Specialty Imaging™
HEAD AND NECK CANCER
STATE OF THE ART DIAGNOSIS, STAGING, AND SURVEILLANCE

专题影像

头颈部肿瘤影像学

—诊断、分期、监测

原著者　Christine M. Glastonbury，MBBS
　　　　　H. Ric Harnsberger，MD
　　　　　Michelle A. Michel，MD
　　　　　Barton F. Branstetter，IV，MD
　　　　　Patricia A. Hudgins，MD，FACR
　　　　　Deborah R. Shatzkes，MD

主　译　李天然　蔡立杰

副主译　唐　军　尚柳彤　刘　刚

译　者　（以姓氏汉语拼音为序）
　　　　　陈发煜　崔华峰　方　圆　郭　帅
　　　　　黄　飞　李　明　林金香　刘　琪
　　　　　刘海丽　孙嘉翊　杨志杰　张　毅
　　　　　张鹏举　周　钏

秘　书　蔡立杰　刘　琪

河南科学技术出版社
·郑州·

内容提要

本书涵盖了头颈部各解剖部位的肿瘤,包括鼻窦和眼眶的恶性肿瘤,唾液腺、甲状腺及甲状旁腺的恶性肿瘤,头颈部淋巴瘤、肉瘤、非鳞状细胞恶性肿瘤,以及皮肤恶性肿瘤。本书就每个特殊部位的肿瘤,从鳞状细胞癌到甲状旁腺癌,回顾性地介绍了肿瘤的解剖层面,并整合了目前 AJCC 数据库中各个阶段的图解说明,精美插图贯穿全书。本书适合肿瘤专业临床医师及科研人士阅读参考。

图书在版编目(CIP)数据

头颈部肿瘤影像学/(美)克里斯汀·M. 格拉斯顿伯里主编;李天然,蔡立杰主译. 一郑州:河南科学技术出版社,2021.3

ISBN 978-7-5725-0175-3

Ⅰ.①头… Ⅱ.①克… ②李… ③蔡… Ⅲ.①头颈部肿瘤－影像诊断 Ⅳ.①R739.91

中国版本图书馆 CIP 数据核字(2020)第 187841 号

出版发行:河南科学技术出版社

北京名医世纪文化传媒有限公司

地址:北京市丰台区万丰路 316 号万开基地 B 座 1-115 邮编:100161

电话:010-63863186 010-63863168

策划编辑:曲秋莲 孟凡辉

文字编辑:杨永岐

责任审读:周晓洲

责任校对:龚利霞

封面设计:吴朝洪

版式设计:崔刚工作室

责任印制:苟小红

印　刷:北京盛通印刷股份有限公司

经　销:全国新华书店、医学书店、网店

开　本:889 mm×1194 mm 1/16 **印张**:37 **字数**:975 千字

版　次:2021 年 3 月第 1 版 2021 年 3 月第 1 次印刷

定　价:298.00 元

如发现印、装质量问题,影响阅读,请与出版社联系并调换

Specialty Imaging™
HEAD AND NECK CANCER
STATE OF THE ART DIAGNOSIS, STAGING, AND SURVEILLANCE

专题影像

头颈部肿瘤影像学
——诊断、分期、监测

原著者　Christine M. Glastonbury，MBBS
H. Ric Harnsberger，MD
Michelle A. Michel，MD
Barton F. Branstetter，IV，MD
Patricia A. Hudgins，MD，FACR
Deborah R. Shatzkes，MD

主　译　李天然　蔡立杰

副主译　唐　军　尚柳彤　刘　刚

译　者　（以姓氏汉语拼音为序）
陈发煜　崔华峰　方　圆　郭　帅
黄　飞　李　明　林金香　刘　琪
刘海丽　孙嘉翊　杨志杰　张　毅
张鹏举　周　钏

秘　书　蔡立杰　刘　琪

河南科学技术出版社
·郑州·

内容提要

本书涵盖了头颈部各解剖部位的肿瘤,包括鼻窦和眼眶的恶性肿瘤,唾液腺、甲状腺及甲状旁腺的恶性肿瘤,头颈部淋巴瘤、肉瘤、非鳞状细胞恶性肿瘤,以及皮肤恶性肿瘤。本书就每个特殊部位的肿瘤,从鳞状细胞癌到甲状旁腺癌,回顾性地介绍了肿瘤的解剖层面,并整合了目前 AJCC 数据库中各个阶段的图解说明,精美插图贯穿全书。本书适合肿瘤专业临床医师及科研人士阅读参考。

图书在版编目（CIP）数据

头颈部肿瘤影像学/（美）克里斯汀·M. 格拉斯顿伯里主编；李天然，蔡立杰主译. 一郑州：河南科学技术出版社，2021.3

ISBN 978-7-5725-0175-3

Ⅰ.①头… Ⅱ.①克… ②李… ③蔡… Ⅲ.①头颈部肿瘤－影像诊断 Ⅳ.①R739.91

中国版本图书馆 CIP 数据核字（2020）第 187841 号

出版发行：河南科学技术出版社
北京名医世纪文化传媒有限公司
地址：北京市丰台区万丰路 316 号万开基地 B 座 1-115　　邮编：100161
电话：010-63863186　010-63863168
策划编辑：曲秋莲　孟凡辉
文字编辑：杨永岐
责任审读：周晓洲
责任校对：龚利霞
封面设计：吴朝洪
版式设计：崔刚工作室
责任印制：苟小红
印　　刷：北京盛通印刷股份有限公司
经　　销：全国新华书店、医学书店、网店
开　　本：889 mm×1194 mm　1/16　　**印张**：37　　　**字数**：975 千字
版　　次：2021 年 3 月第 1 版　　2021 年 3 月第 1 次印刷
定　　价：298.00 元

Elsevier（Singapore）Pte Ltd.
3Killiney Road，
#08-01Winsland House I，
Singapore 239519
Tel：（65）6349-0200；Fax：（65）6733-1817

This translation of Specialty Imaging：Head and Neck Cancer by Christine M. Glastonbury was undertaken by Henan Science & Technology Press and is published by arrangement with Elsevier (Singapore) Pte Ltd.

Specialty Imaging：Head and Neck Cancer by Christine M. Glastonbury 由河南科学技术出版社进行翻译，并根据河南科学技术出版社与爱思唯尔(新加坡)私人有限公司的协议约定出版。

《头颈部肿瘤影像学》(第 1 版)(李天然　蔡立杰　译)
ISBN：978-7-5725-0175-3

著作权合同登记号:豫著许可备字-2020-A-0064

原 著 者

Christine M. Glastonbury, MBBS
Editor in Chief
Professor of Radiology and Biomedical Imaging
Otolaryngology - Head and Neck Surgery
and Radiation Oncology
University of California, San Francisco
San Francisco, California

H. Ric Harnsberger, MD
Professor of Radiology and Otolaryngology
R.C. Willey Chair in Neuroradiology
University of Utah School of Medicine
Salt Lake City, Utah

Barton F. Branstetter, IV, MD
Professor of Radiology, Otolaryngology
and Biomedical Informatics
University of Pittsburgh School of Medicine
Chief of Neuroradiology
University of Pittsburgh Medical Center
Pittsburgh, Philadelphia

Michelle A. Michel, MD
Professor of Radiology and Otolaryngology
Chief, Head and Neck Neuroradiology
Medical College of Wisconsin
Milwaukee, Wisconsin

Deborah R. Shatzkes, MD
Director of Head and Neck Imaging
Lenox Hill Hospital
North Shore LIJ Health Systems
New York, New York

Patricia A. Hudgins, MD, FACR
Professor of Radiology and Otolaryngology
Director of Head and Neck Radiology
Department of Radiology
Emory University School of Medicine
Atlanta, Georgia

参 与 者

Ashok Srinivasan, MD
Associate Professor of Radiology
Department of Radiology
University of Michigan Health System
Ann Arbor, Michigan

Zoran Rumbolt, MD, PhD
Professor
Diagnostic Neuroradiology Chief
and Program Director
Department of Radiology
and Radiological Science
Medical University of South Carolina
Charleston, South Carolina

Nayela Keen, MD
Clinical Instructor of Neuroradiology
University of California, San Francisco
San Francisco, California

Yolanda Y. P. Lee, MBChB, FRCR
Associate Consultant
Honorary Associate Professor
Department of Diagnostic Imaging and
Interventional Radiology
Prince of Whales Hospital
The Chinese University of Hong Kong
Hong Kong, SAR

Anil T. Ahuja, MD, FRCR, FHKCR, FHKAM
Chairman and Chief of Service
Department of Diagnostic Imaging and
Interventional Radiology
Prince of Whales Hospital
The Chinese University of Hong Kong
Hong Kong, SAR

Hilda E. Stambuk, MD
Attending Radiologist
Clinical Head of Head and Neck Imaging
Memorial Sloan-Kettering Cancer Center
New York, New York

Lawrence E. Ginsberg, MD
Professor of Radiology
and Head and Neck Surgery
University of Texas
MD Anderson Cancer Center
Houston, Texas

Bernadette Koch, MD
Associate Director of Radiology
Professor of Radiology and Pediatrics
Cincinnati Children's Hospital Medical Center
Cincinnati, Ohio

献　词

致我们所有的患者，特别是 Rakesh。

CMG

原 著 序

内心中总有写一本专业方面专著的冲动，与我一起工作的优秀同事们都有了专著，有些我也参与其中。虽然这些经验能够帮助我更好地研习头颈部肿瘤放射影像学知识，但发自内心地需要写一部书的愿望还是鼓励着我。在几年前 RSNA 会议上，我看到一部放射学书，但关于头颈部肿瘤方面的内容非常简略，我发现了需要撰写的方向了。

头颈部肿瘤影像学包括头颈部解剖、影像表现、病理及分期等内容，这本书可以更好地帮助放射学人员理解头颈部影像。本书不但对放射学医师提高诊断能力有帮助，而且可以帮助放射学医师理解肿瘤本质、精确分期、影像特征等，也能够帮助外科医师、肿瘤医师及放疗科医师制订合理的治疗方案。本书以疾病为纲逐条信息的形式排列设计，包含有大量的图像，是头颈部肿瘤的参考手册。

本书第一部分主要是头颈部肿瘤影像的检查模式，包括常用的 CT、MR、PET/CT。将超声检查单列一章阐述，由香港 Lee Yuen 和 Ahuja 撰写。Zoran Rumboldt 和 Ashok Srinivasan 撰写高级影像检查技术部分，包括 CT 灌注技术、MR 灌注技术和 MR 弥散技术。当然还有许多其他正在开发的先进检查技术。另外，对头颈部影像的未来检查技术发展方向也进行了阐述。

本书较多的篇幅分析了口咽和喉咽鳞状细胞癌的影像表现及病理分期。由于多数专家对颈部肿瘤治疗后影像解读困难，本书单独对头颈部肿瘤放疗后、术后及重建术后的影像进行了描述。

该书的其余部分为按解剖位置分布的肿瘤，Michelle Michel 和 Deb Shatzkes 各自负责鼻窦和眼眶的恶性肿瘤的撰写，Char Branstetter 和 Hilda Stambuk 负责唾液腺、甲状腺及甲状旁腺癌的撰写。Pat Hudgins，Larry Ginsberg 和 Bernadette Koch 负责头颈部淋巴瘤、肉瘤、非鳞状细胞恶性肿瘤的撰写。我与 Nayela Keen 共同撰写的头颈部皮肤恶性肿瘤作为最后部分。

每个特定部位肿瘤的章节，从鳞状细胞癌到甲状旁腺癌，详细论述了肿瘤的解剖结构，这些内容都是由 Ric Harnsberger 撰写。解剖学后是肿瘤的分期，整合了目前最新的 AJCC 分期标准，并对每一个分期配有图解说明，这样更有利于理解分期影像表现。贯穿全书的精美图解由来自埃米尔出版社的插图团队 Rich，Lane 和 Laura 完成，另外，能够按时完成这本书并且条理清楚很大程度上是由于 Kellie Heap 和 Ashley Renlund 的耐心和对出版物细节的关注，因此我对 Ric 和整个 Amirsys 出版社团队表示衷心的感谢和敬意。谢谢帮助我撰写出我"内心的书"！

向所有贡献临床资料的患者致敬！

特别感谢我的家人：我的夫人（H）和我们的孩子们（Felix 和 Ellie），我保证这将是最后一本书⋯⋯起码在这一段时间里。

Christine M. Glastonbury，MBBS
Editor in Chief
Professor of Radiology and Biomedical Imaging
Otolaryngology-Head and Neck Surgery
and Radiation Oncology
University of California，San Francisco
San Francisco，California

致 谢

医学编辑

Ashley H. Aiken，MD

文字编辑

Dave L. Chance，MA

Arthur G. Gelsinger，MA

Lorna Kennington，MS

Rebecca L. Hutchinson，BA

Angela M. Green，BA

Kalina K. Lowery，MS

图像编辑

Jeffrey J. Marmorstone，BS

Lisa A. M. Steadman，BS

绘 图

Richard Coombs，MS

Lane R. Bennion，MS

Laura C. Sesto，MA

艺术设计指导

Laura C. Sesto，MA

Lisa A. M. Steadman，BS

Mirjam Ravneng，BA

出版负责人

Katherine L. Riser，MA

总 目 录

影像技术

鳞状细胞癌

鳞状细胞癌的原发部位、神经周围肿瘤和淋巴结

治疗后颈部

鼻腔鼻窦肿瘤

眼眶肿瘤

唾液腺肿瘤

甲状腺和甲状旁腺肿瘤

淋巴瘤

非鳞状细胞癌的颈部霍奇金淋巴瘤恶性结节

肉瘤

皮肤恶性肿瘤

目　录

第一部分　影像技术

CT 在头颈部肿瘤中的应用 / 3
MR 在头颈部肿瘤中的应用 / 12
超声在头颈部肿瘤中的应用 / 21
PET/CT 在头颈部肿瘤中的应用 / 30
DWI 成像在头颈部肿瘤中的应用 / 37
CT 灌注成像在头颈部肿瘤中的应用 / 44
MR 灌注成像在头颈部肿瘤中的应用 / 51

第二部分　鳞状细胞癌

鳞状细胞癌概述 / 59
咽黏膜间隙解剖 / 66

第三部分　鳞状细胞癌的原发部位、神经周围肿瘤和淋巴结

鼻咽癌 / 77
口咽癌 / 90
口腔癌 / 121
下咽癌 / 159
喉癌 / 185
周围神经肿瘤 / 217
鳞状细胞癌性淋巴结 / 231

第四部分　治疗后颈部

介绍和概述 / 253

治疗后头颈部影像 / 258

第五部分　鼻腔鼻窦肿瘤

鼻和鼻窦解剖 / 303
鼻腔鼻窦癌分期 / 310
鼻腔鼻窦鳞状细胞癌 / 315
鳞状细胞癌合并内翻性乳头状瘤 / 320
嗅神经母细胞瘤 / 323
鼻腔鼻窦腺癌 / 328
鼻腔鼻窦黑色素瘤 / 331
鼻腔鼻窦神经内分泌癌 / 334
鼻腔鼻窦未分化癌 / 337
鼻腔鼻窦腺样囊性癌 / 338
鼻腔鼻窦软骨肉瘤 / 339
鼻腔鼻窦骨肉瘤 / 340

第六部分　眼眶肿瘤

眼眶解剖 / 343
视神经胶质瘤 / 348
视网膜母细胞瘤 / 353
眼部黑色素瘤 / 358
眼眶淋巴增生性病变 / 363
泪腺癌 / 368

第七部分　唾液腺肿瘤

唾液腺解剖 / 373
分期：唾液腺 / 380

腮腺黏液表皮样癌 / 384

腮腺囊腺癌 / 389

腮腺腺泡细胞癌 / 392

腮腺结节转移性疾病 / 395

腮腺恶性混合瘤 / 400

腮腺神经周围肿瘤 / 403

舌下腺癌 / 408

下颌下腺癌 / 411

咽部黏膜间隙内的小唾液腺恶性肿瘤 / 414

口腔小唾液腺恶性肿瘤 / 417

第八部分　甲状腺和甲状旁腺肿瘤

甲状腺和甲状旁腺解剖学 / 423

分期：甲状腺 / 432

甲状腺癌的分化类型 / 436

甲状腺髓样癌 / 441

间变性甲状腺癌 / 446

甲状旁腺癌 / 451

甲状舌管囊肿癌 / 454

第九部分　淋巴瘤

分期：淋巴瘤 / 459

头颈部非霍奇金淋巴瘤 / 463

咽黏膜间隙非霍奇金淋巴瘤 / 468

鼻窦非霍奇金淋巴瘤 / 473

腮腺非霍奇金淋巴瘤 / 478

甲状腺非霍奇金淋巴瘤 / 483

移植后淋巴增生性疾病 / 486

皮肤 T 细胞淋巴瘤 / 489

第十部分　非鳞状细胞癌的颈部霍奇金淋巴瘤恶性结节

颈部结节样霍奇金淋巴瘤 / 497

颈部结节样非霍奇金淋巴瘤 / 502

分化型甲状腺癌结节 / 507

颈部全身淋巴结转移 / 510

第十一部分　肉　瘤

横纹肌肉瘤 / 515

头颈部骨肉瘤 / 520

头颈部软骨肉瘤 / 525

喉软骨肉瘤 / 530

头颈部脂肪肉瘤 / 535

头颈部滑膜肉瘤 / 538

头颈部恶性周围神经鞘瘤 / 541

头颈部 Kaposi 肉瘤 / 544

头颈部血管肉瘤 / 547

血管外皮瘤 / 550

第十二部分　皮肤恶性肿瘤

皮肤肿瘤介绍 / 555

皮肤鳞状细胞癌 / 558

外耳皮肤鳞状细胞癌 / 563

皮肤黑色素瘤 / 566

皮肤基底细胞癌 / 571

默克尔细胞癌，皮肤病 / 576

第一部分

影像技术

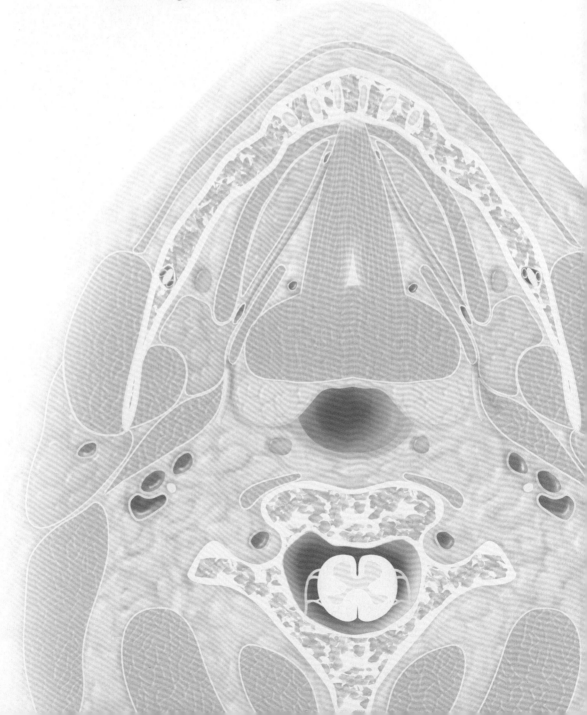

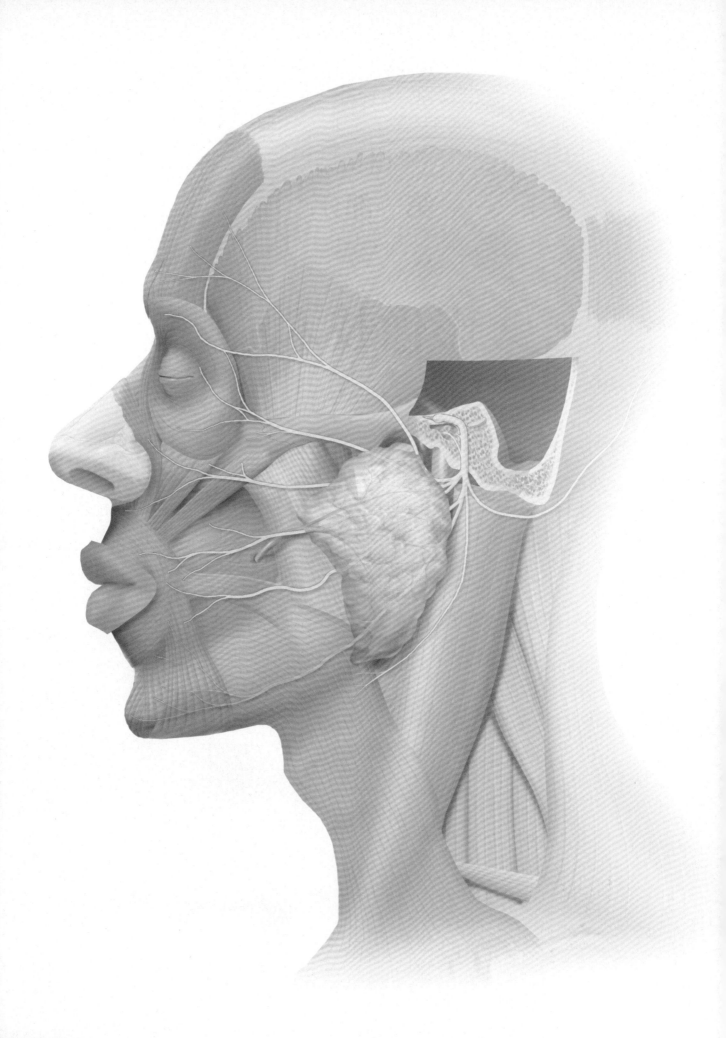

CT 在头颈部肿瘤中的应用

<table>
<tr><td colspan="2" align="center">概 要</td></tr>
<tr><td>

临床意义

- 增强 CT:不确定来源的颈部肿块患者的最佳初诊检查方式
- 快速、高质量的成像有利于反复观察
- 相对于 MR 而言 CT 在舌骨以下的颈部、纵隔受到呼吸和吞咽伪影的影响较小
- 对骨皮质侵犯和瘤内钙化的检出具有优越性
- 有助于判断肿瘤的范围和大小,鉴别淋巴结病,对治疗进行评估和再分期
- CT 也可用于影像引导下的穿刺活检
- CT 是口咽、下咽及喉部肿瘤首选的影像学检查方法
- CT 的肿瘤体积测量与声门上、声门、梨状隐窝和鼻咽癌局部控制和治疗结果相关

</td><td>

成像方法

- MDCT:扫描范围从蝶鞍到胸腔入口或隆突
- 冠状位及矢状位重建帮助确定肿瘤范围

特殊技术、动态检查

- "膨胀脸颊"
- 改良的咽鼓管充气检查法
- 发声
- 张口
- 3D 内镜视图

风险因素及并发症

- 对比剂反应罕见,特别是使用非离子型低渗对比剂
- 肾功能不全、脱水与蛋白血症的患者患对比剂肾病的风险增加

</td></tr>
</table>

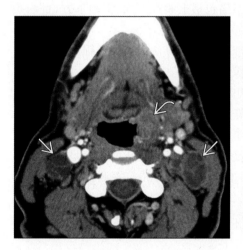 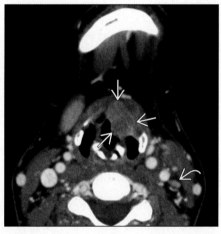

(左)患者横轴位增强 CT 显示左侧颈部肿块伴双侧颈部淋巴结(Ⅱ组)坏死➡,原发性鳞状细胞癌被认为是从左侧扁桃腺下极➡所发生的。(右)横轴位增强 CT 显示声门上喉鳞状细胞癌➡侵及左声门旁间隙。CT 是喉癌的首选成像方式,因为它受运动伪影的影响较小。左侧Ⅲ组淋巴结虽然大小正常➡但表现出明显的强化,需要病理活检

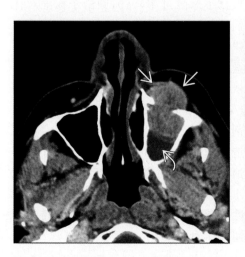 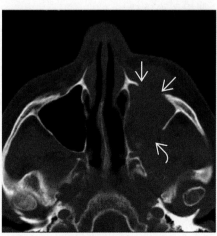

(左)横轴位增强 CT 显示典型的上颌骨鳞状细胞癌。CT 显示病灶已扩展到面颊部软组织➡。在这种情况下,肿块的边界可以通过位于肿瘤后方的低密度分泌物予以勾勒出来➡。(右)同一患者的横轴位骨窗 CT 能更好地显示骨质破坏。肿瘤严重破坏前➡后➡上颌窦壁。虽然在这个病例未涉及,但 CT 在评估皮质骨受累方面具有优势

CT 在头颈部肿瘤中的应用

术 语

定义
- CT:评价头颈部肿瘤横断面成像是基本成像方法

临床意义

临床表现
- 增强 CT 是患者在不明原因的颈部肿块最佳的检查方法
- 增强 CT 有助于鳞状细胞癌的分期
  - 确定肿瘤的范围和大小,识别淋巴结疾病,评估治疗反应和评估肿瘤复发
  - 是许多病理性淋巴结鉴别的首选方法
  - CT 对皮质骨侵蚀及瘤内钙化的诊断优于其他方法
  - 是口咽、下咽部及喉部肿瘤首选的影像学检查方法
  - 在舌骨下颈部和纵隔成像方面快速且不受呼吸和吞咽动作的影响
  - 在显示甲状旁腺的细节方面优于 MR(不受呼吸和搏动伪影影响)
  - 成像质量好且可重复检查

成像方法

多排螺旋 CT(MDCT)与多平面重建
- 对于鳞状细胞癌分期,增强 CT 的扫描范围应从颅底至胸廓入口,对于评价左喉返神经,覆盖范围必须包括气管隆嵴
- 基于原始数据的高质量、薄层图像重建
  - 需要不受运动影响的高分辨率图像
  - 减少扫描时间可以减少对比剂剂量
  - 最大限度地减少辐射暴露
    - 铋护罩可以用来降低甲状腺及晶状体的曝光
    - 颈部扫描范围扩展可以延长至眼眶下
- MR 检查后可行骨算法的非增强 CT 扫描,用于了解鼻咽及口腔肿瘤的皮质骨侵袭情况

图像重建
- 矢状面和冠状面重建对评价下咽部、喉部和气管的病变程度很有帮助

- 允许第三个面测量肿块或结节的大小
- 冠状面
  - 确定颅底和眼眶侵犯
  - 评估跨声门延伸喉部肿瘤的范围
- 矢状面
  - 更好地辨别舌根和声门上肿瘤的会厌脂肪浸润情况

影像规程

颈部
- 头尾向螺旋扫描获得从颅底(鞍)直达气管隆嵴轴位图像
  - 范围包括气管隆嵴对评价左侧真声带(TVC)功能失调是必要的
  - 层厚 0.6~1.25mm
  - 头的定位线平行于听眶线,无须机架倾斜
  - 追加扫描包括上颌窦上面、下颌下方,目的是排除牙齿汞合金伪影
  - 用标准(软组织)算法和边缘增强(骨)算法重建图像
    - 软组织算法=WW350/WL 40;2.5mm
    - 骨算法=WW 3000/WL800;0.625~1.25 mm
  - 其他参数:kVp=120;mA 范围=100~800;机架旋转时间 0.7s(提升可以满足更多的患者量)准直宽度=20mm;探测器组合=32×0.625;螺距约 1;床速 20mm/圈
  - 患者安静呼吸,不屏气
- 对比剂
  - 标准的推荐剂量=90~120 ml
    - 如果肾小球滤过率>60,则给予标准对比剂剂量
    - 组织增强情况受体重影响(推荐体重调整剂量)
    - <80 ml 造影剂(1.3ml/kg 碘浓度为 300 mg/ml)的增强效果不理想
  - 对比剂速率为 2 ml/s,延迟 60s 扫描
  - 分次造影剂团注技术可改善病变与血管增强
  - 盐水追踪技术(注射完造影剂后加注 40ml 生理盐水)
    - 清除静脉注射导管内的造影剂和保持造影剂团注压力一致

- ▪ 避免对比剂集中在手臂静脉,减少静脉周围伪影
- ▪ 不会造成颈部血管密度出现差异(动脉和静脉)
  - ◦ 对注入侧血管的 CT 平均值影响较小

鼻窦

- 多层螺旋 CT 获得薄层横轴位数据,进行冠状和矢状面重建
- 冠状位重建垂直于硬腭,范围从鼻前庭至蝶鞍
  - ◦ 重建层厚:1.0～1.5 mm
- 矢状面重建垂直于硬腭
- 除非对肿瘤进行精确定位存在困难须行钆增强 MR,否则通常不进行增强

具体技术、动态成像方法

- "膨胀脸颊"
  - ◦ 提高口腔黏膜肿瘤的可视化水平(牙龈、颊黏膜、舌及牙龈)
  - ◦ 更好地勾画脸颊、牙龈、唇、颊侧前庭、颊肌、翼突下颌缝和磨牙后三角等结构
  - ◦ 患者均通过鼓起嘴唇含气
    - ▪ 1mm 层厚,扫描范围从硬腭到下颌骨下缘
    - ▪ 尽可能使舌远离硬腭和牙齿
- 改良咽鼓管充气检查法
  - ◦ 当咽隐窝(Rosenmüller 窝)塌陷时,用于提高下咽肿瘤位置和程度的评估,主要是由于黏膜表面或鼻咽部病变引起的变化
  - ◦ 打开声门和膨胀喉前庭及梨状窦;提高环状软骨和杓状软骨后从咽后壁软组织分离
  - ◦ 真假声带紧贴而难以区分
  - ◦ 患者呼气受阻缩唇(喉咽)或撅起的鼻(鼻咽)
    - ▪ 1mm 厚的扫描从舌骨到气管
    - ▪ 对患者进行训练可以提高操作的成功率
- 发声
  - ◦ 当真假声带不能明确区分(并列)时,需要屏气或平静呼吸时扫描
  - ◦ 真假声带和喉腔能更好地区分
  - ◦ 提高了确定声门和声门肿瘤的准确性
  - ◦ 患者发"eeeeeeee"音 10s
    - ▪ 1mm 层厚的扫描从舌骨到气管
    - ▪ 对患者进行训练可以提高操作的成功率
- 张口

- ◦ 用于提高牙科汞合金伪影遮蔽的口腔和口咽肿块的可见性
- ◦ 改善软腭、脸颊、牙龈、移动舌头结构的清楚区分
- ◦ 一般情况下机架倾斜扫描以避免汞合金伪影,伪影造成图像"缺失"区域和散射区域
- ◦ 患者张口,并在牙齿之间放置一个装置(例如 50ml 注射器)以使其稳定
  - ▪ 在安静呼吸下从上颌到下颌骨的 1～3mm 层厚扫描
- 3D 内镜视图
  - ◦ "虚拟内镜":高分辨率容积图像后处理三维显示黏膜表面
  - ◦ 评估不能通过内镜检查的狭窄气道
  - ◦ 最有助于喉气管狭窄的评估
  - ◦ 无创性,通常不需要镇静或静脉造影
    - ▪ 评估小儿声门下狭窄后以进行插管
  - ◦ 使用表面或体积渲染技术处理的三维重建
  - ◦ 可很好地评估声门下和气管狭窄程度及形状
    - ▪ 由于声带的缩紧可能会高估声门水平的狭窄

临床适应证及应用范围

CT 在头颈部肿瘤患者中的作用

- 初始分期
  - ◦ 评估原发病灶的大小和范围
  - ◦ 肿瘤体积测量与声门上,声门,梨状窝,鼻咽癌的局部控制和结果相关
    - ▪ CT 也有助于识别同时性或异时性肿瘤
    - ▪ 下咽原始灶最可能有第二原发灶(1/3 是原发鳞状细胞癌)
  - ◦ 评估受累淋巴结
  - ◦ 确定转移:肺尖,骨,甲状腺
- 影像引导下活检
  - ◦ CT 引导下选择最容易进入和最容易取得组织样本的部位
- 治疗计划(手术类型,放射野,±化疗)
  - ◦ CT 有助于确定 T4 期病变的可切除性
  - ◦ 从影像学上寻找的关键信息
    - ▪ 气管和食管扩张,会厌喉软骨受侵、会厌前脂肪受累

- 骨侵犯:下颌骨、上颌骨和颅底骨
  - 硬脑膜蔓延、周围神经扩散、眼眶浸润、臂丛神经侵袭
  - 动脉包围、椎前筋膜受累、纵隔浸润
- 评估对治疗的反应和潜在的并发症
  - 治疗后的基准显像用于评估肿瘤残留,作为下一步治疗的依据
    - 放化疗后 8~10 周,手术后 10~12 周
- 监测
  - 随访观察次数(3~6 个月间隔)
  - 与基准检查相比可以检测复发性疾病和再分期
  - 复发最常见于治疗后 1 年

鼻咽(NP)

- NP 是患有淋巴结肿大和"未知原发灶"患者病变检查的关键部位
  - 淋巴结肿大常为双侧性淋巴结增大
- 鼻咽肿瘤体积与局部控制及预后相关
  - 肿瘤≤20ml 具有 88％ 的 5 年局部控制(单独用放疗);＞60ml 具有 56％ 的 5 年局部控制(用放疗 & 放化疗)
- 轴位和冠状位图像有助于识别颅底的侵犯
  - 骨皮质变薄或受侵蚀、颅底孔径增大、颅内扩散
- MR 是鼻咽癌分期和随访的首选影像学检查方法
  - 对颅底侵袭、颅内侵犯较敏感

口腔(OC)及口咽(OP)

- 口腔和口咽癌的 CT 表现差异较大
- 原发灶的位置对扫描计划的设计非常关键
- 脸颊病变的显示得益于"膨胀脸颊"技术
- 舌和腭扁桃腺的根部位置进行患有淋巴结肿大和"未知原发灶"的寻找
- 口腔病变的大小对分期和预后很重要
- 在口腔病变初级阶段,重要的是评估舌下空间(血管神经束)的受累情况,穿过中线延伸至后路扩散到颌下空间
- 如果小肿瘤位于致密的下颌骨或牙科金属伪影附近,则小肿瘤难以显示
  - 应用窗宽技术使得小黏膜病灶的显示得以改善(窄窗宽 120 HU 和更高的窗宽水平 60 HU)
  - 延迟期图像可能会改善肿瘤检出,因为对比剂可以更充分强化病灶
- 骨受累程度对外科手术切除病灶、重建骨骼非常重要
  - CT 能够检测出溶骨性下颌骨受侵犯的微小病灶
    - 标准 CT 有颈部 CT 96％ 的敏感性和 87％ 的特异性检测出下颌骨受累
    - 使用专用牙科扫描计划可提高检出率
- 咽后脂肪消失是口咽肿瘤向后侵犯椎前筋膜的标志

喉(Lx)及下咽部(HP)

- CT 在喉及下咽部是常用的扫描方式,因为它相对于 MR 快速和较少的运动伪影
  - 重要的是在鳞状细胞癌分期时能够区分出原发灶是在喉部或下咽部
    - 共壁:环状软骨后方(HP)及杓会厌皱襞(AE)(声门上腔)
- 成像对临床盲区的评估至关重要:梨状窝尖、会厌及声门旁脂肪间隙、软骨受累
  - 梨状窝是患有淋巴结肿大和"未知原发"的患者中搜索的位点
  - 累及会厌前间隙可能会影响手术治疗,是放疗后复发的高风险因素
    - 舌骨会厌脂肪、舌骨受累可能妨碍喉癌功能保全手术的进行
  - 在这个部位肿瘤的软骨受累可能会升级到 T4 期
    - 不规则的软骨骨化对判断是否受到侵犯存在困难
    - 在 CT 检查中骨化是侵犯的敏感标志,但特异性不同
      - 如果患侧杓状软骨、环状软骨骨化局部控制降低(33％)
    - CT 上软骨侵蚀的总特异性为 93％
      - 甲状腺(40％),环状软骨(76％),杓状软骨(79％)
  - 软骨侵蚀、骨硬化(杓状软骨和环状软骨)、喉外肿瘤→总体敏感度为 82％、特异性 79％ 与阴性预测值为 91％

CT 在头颈部肿瘤中的应用

○ 如果咽后脂肪消失则怀疑椎前筋膜受浸润

- 在喉及下咽部癌中局部控制的肿瘤体积预测
  ○ 局部控制—T3 期肿瘤体积≤3.5 ml 约 85% 可以局部控制,或如果肿瘤体积＞3.5ml,局部控制率＜35%

鼻腔鼻窦

- 在鼻窦 CT 上可能首先检测出恶性病变,虽然是为了评估炎症样症状
- CT 提供高灵敏度用于检测微小的窦壁侵蚀和筛板受累
- 通过直接侵犯或通过颅底孔导致眼眶和颅前窝受累可能影响手术切除效果
- CT 更好地检测肿瘤内钙化在成骨细胞瘤中的表现,如在软骨肿瘤中的基质钙化和骨肉瘤中的骨膜反应

淋巴结

- 临床触诊和横轴位成像对检测病理性淋巴结有局限性
  ○ 15%～25% 临床和放射学检查为阴性(N0)淋巴结,在颈部手术中发现阳性淋巴结
  ○ CT 和 MR 对组织学证实的淋巴结转移有相似的敏感度和特异性(80%)
  ○ 应特别注意临床不能触诊的咽部(咽后,气管食管,腮腺内)和面部、枕骨淋巴结组
- 传统上使用大小标准来确定淋巴结受累
  ○ 关于转移性疾病的大小标准存在争议和是否应该测量长轴或短轴
    - Ⅰ和Ⅱa 级淋巴结＜15 mm(长轴)
    - Ⅱb-Ⅵ级淋巴结不应超过 10mm(长轴)
    - 咽后淋巴结≤8mm(长轴)
- CT 补充检查可能更有利于确定肿瘤性淋巴结疾病
  ○ 均匀性:结节内低密度灶(坏死)或缺乏脂肪
  ○ 形态:圆形形态令人担忧(正常为肾形)
  ○ 增强:结节状增强更令人担忧
  ○ 边界:不规则、边缘尖刺和周围缺乏脂肪(囊外扩散)
    - 具有大多数恶性肿瘤敏感和特异的征象
  ○ 簇状结节:Ⅱa 级≥3 个淋巴结,大小 8～9mm 或 9～10mm

血管浸润

- 血管侵犯的 CT 标准
  ○ 肿瘤围绕颈动脉,周长＞180°(100% 特异性)
  ○ 肿瘤和颈动脉之间脂肪层或筋膜消失(＞90% 敏感度)
  ○ 肿瘤与颈内静脉(IJV)之间的脂肪层或筋膜消失
  ○ 颈内静脉节段性闭塞(100% 特异性)

治疗后评估

- 治疗后正常解剖结构的变形使 CT 难以区分治疗后肿瘤的变化
- 在放疗完成 3～4 个月后,影像可以很好地反映原发灶对放疗的反应
  ○ 病灶完全控制的影像学表现提示原发灶被成功控制
  ○ 尺寸缩小＜50%:治疗失败
  ○ 尺寸缩小＞50%:部分响应
- 两次扫描肿块增大:提示肿瘤复发
- 稳定超过 2 年的:软组织影可能是纤维化和瘢痕

禁 忌 证

肾功能不全与对比剂肾毒性

- 肾毒性主要指碘对比剂,当对比剂给药后肾状态突然恶化,并且可以排除其他病因所致
  ○ 关于病理生理学和对比剂诱导肾毒性(CIN)的定义存在争议,血清肌酐或 GFR 决定是否使用对比剂、提前预防或减轻 CIN
  ○ 患有肾功能不全及脱水将增加发生 CIN 的风险
    - 额外风险 CIN 因素高渗透压:如副蛋白血症(多发性骨髓瘤)、胶原血管病、糖尿病经胰岛素治疗、肾手术之前、某些药物
  ○ 终末期肾病患者对比剂给药后可通过透析清除对比剂

造影剂过敏

- 对比剂反应是少见的,特别是使用非离子型低渗对比剂
  ○ 对比剂不良反应的总发生率为 0.2%～0.7%
- 对比剂过敏反应的危险因素包括对造影剂的类过敏反应或先前有过敏反应的明显过

敏史

- ○ 特定的过敏预测价值（如贝类、日用品）是不可靠的
- ○ 大多数遗传性过敏性反应会使对比剂过敏反应增加 2～3 倍，但是风险仍然很低
- 检查前口服糖皮质激素与 H_1 受体阻滞药可预防严重过敏反应

甲状腺癌与含碘对比剂

- 增强 CT 不推荐用于进行[131]I 治疗的分化型甲状腺癌（乳头状和滤泡型癌）患者
  - ○ 对比剂注射后 1 周[131]I 的摄取减少至 50%，在几周后恢复正常
    - 甲状腺实质从 CT 造影中的碘摄取可能会导致放射性碘治疗的延迟
  - ○ 非增强 CT 可以用于这些病例，但在检测病灶方面有点不理想

伪 影

银汞合金义齿

- 口腔和口咽病变可能被义齿伪影所掩盖
- 通过调整扫描角度避开牙齿填充物或开口扫描技术改善图像

胸廓入口伪影

- 来自肩部和锁骨的射束硬化和条纹伪影掩盖了下颈部和（或）锁骨上窝的病变
  - ○ 体型较大的患者的空间分辨率进一步降低
- 可以将患者的肩膀向下拉以减少伪影

骨髓浸润

- 与 MR 相比，CT 对骨髓受累程度的敏感性要低得多

- 肿瘤浸润的显示常常受到义齿伪影的影响，骨硬化与先前的炎症性疾病有关

周围神经浸润（PNT）

- 与 MR 相比，CT 对早期 PNT 的检测不太敏感
- 最有用的 CT 表现
  - ○ 椎间孔、椎管增大
  - ○ 深部脂肪包围的神经增粗
  - ○ 肌肉表现为去神经改变

咽后淋巴结检测

- 咽后淋巴结，特别是较小时，与相邻的椎前肌群密度相似而难以区分
  - ○ 在鼻腔鼻窦恶性肿瘤患者中寻找这些淋巴结
  - ○ 咽后淋巴结显示可以使用黏膜窗宽（窄窗宽 120HU 和更高窗宽 60HU）来改善

参考文献

[1] Hoang JK et al：CT mucosal window settings：a novel approach to evaluating early T-stage head and neck carcinoma AJR Am J Roentgenol. 195（4）：1002-6，2010

[2] Petrou M et al：Extracranial head and neck neoplasms：role of imaging. Cancer Treat Res. 143：93-117，2008

[3] Rumboldt Z et al：Imaging in head and neck cancer. Curr Treat Options Oncol. 7(1)：23-34，2006

[4] Henrot P et al：Dynamic maneuvers in local staging of head and neck malignancies with current imaging techniques principles and clinical applications. Radiographics. 23（S）：1201-13，2003

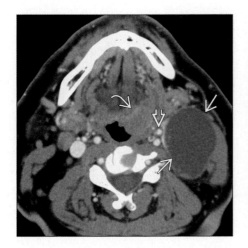
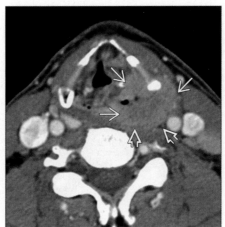

（左）注射对比剂后最佳时机的增强 CT 轴位图像显示舌根鳞状细胞癌➡低密度囊性淋巴结➡常见于 HPV（＋）原发灶。原发灶和淋巴结均不侵犯颈动脉鞘➡。不应该认为成人在这个部位的囊性肿块是鳃裂囊肿。（右）轴位增强 CT 显示巨大梨状窝鳞状细胞癌➡。较薄带状咽后脂肪位于肿块后方➡可排除椎前浸润，这是制定治疗计划的关键因素

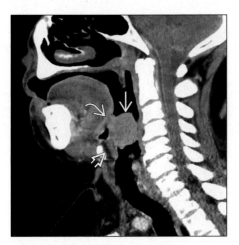
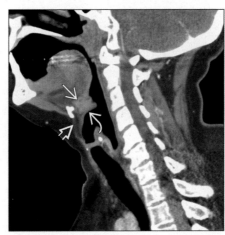

（左）增强 CT 矢状位重建显示较大的声门上鳞状细胞癌➡起源于会厌。此平面有助于评估肿瘤头尾向扩展和舌根➡受累及会厌前脂肪➡侵犯情况，该病例未出现这些情况。（右）增强 CT 矢状面重建显示小的舌根 SCCa➡位于会厌➡下部。没有明显会厌前脂肪➡浸润。这种病变在临床上难以评估

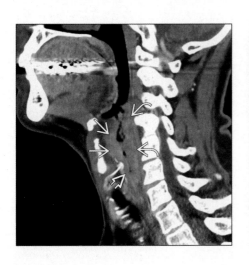
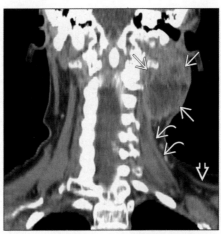

（左）增强 CT 矢状位重建显示头尾向扩展的大鳞状细胞癌。在这个平面上，可以看到肿瘤向声门上和下咽部扩展。会厌➡，咽后壁➡和环状软骨后区➡都被肿瘤浸润。（右）增强 CT 冠状位重建显示成团的坏死淋巴结➡肿块由鳞状细胞癌所致。囊外扩散涉及颅底、颈动脉鞘和胸锁乳突肌。注意 Ⅺ 对脑神经去神经萎缩的胸锁乳突肌➡和斜方肌➡

（左）轴位增强 CT 采用"膨胀脸颊"技术。下唇黏膜➡被从下颌骨表面注入空气所分离。患者没有口腔或牙龈病变；然而，在口腔底前部➡可见小鳞状细胞癌。（右）增强 CT 轴位采用"膨胀脸颊"技术。空气勾画出小鳞状细胞癌的轮廓➡。使用这种技术可以更好地看到小的口腔和牙龈病变，因为黏膜与病灶➡不是同一位置

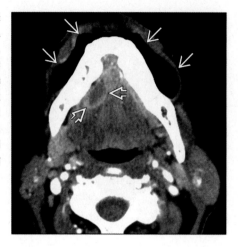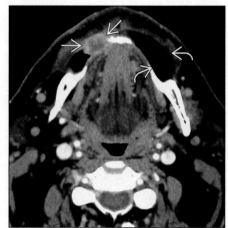

（左）"改良 Valsalva"技术，增强 CT 轴位显示空气膨胀的喉前庭➡和梨状窝➡。右侧杓会厌皱襞轻度增厚➡是小鳞状细胞癌。肿瘤边缘位于声门上区和下咽之间。（右）"改良 Valsalva"技术，增强 CT 轴位很好地显示后环状区➡。左侧声带麻痹伴左侧喉室扩张➡源于之前甲状腺手术

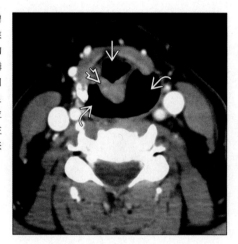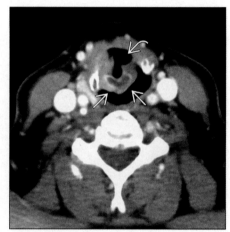

（左）三维 CT 仿真内镜（支气管镜技术）显示气管分叉➡。隆突远端右主支气管➡局灶性狭窄。该患者有多发获得性狭窄。这种技术可以补充传统内镜检查结果。（右）冠状位骨窗 CT 显示鼻咽癌➡体积较大，侵犯斜坡➡并延伸至颈动脉内侧➡。轻微的骨侵犯在 CT 上能更好地表现，而且冠状位对鼻咽原发灶的显示特别有帮助

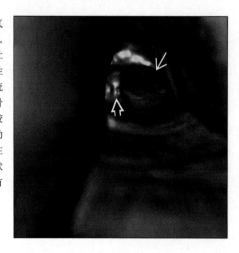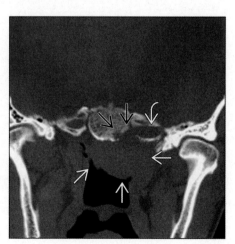

头颈部肿瘤影像学——诊断、分期、监测

CT 在头颈部肿瘤中的应用

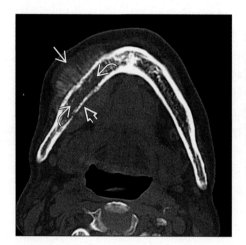
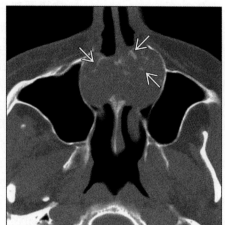

（左）轴位骨 CT 显示从胃肠道腺癌转移到下颌骨的病变。有显著的骨膜反应➡，舌骨皮质➡变薄和侵蚀，骨髓受累，失去正常的骨小梁➡结构形态。（右）轴位骨 CT 显示广泛性的鼻中隔软骨肉瘤的特异性基质钙化➡。CT 最适用于描述这些罕见的间质叶性恶性肿瘤的软骨和骨髓基质

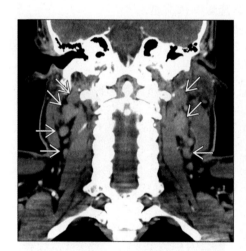
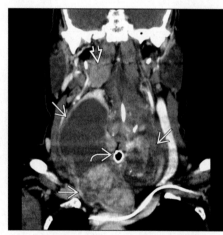

（左）冠状位 CT 重建显示淋巴瘤患者双侧淋巴结➡强化。CT 的均匀强化和多间隙内淋巴结受累提示是淋巴瘤而不是鳞状细胞癌。（右）冠状位 CT 重建显示出较大、不均匀增强、分化较差的甲状腺癌（DTC）➡伴气道压迫（气管插管）➡。该图像还显示了具有 DTC 的增强特征的病理性咽后结节➡

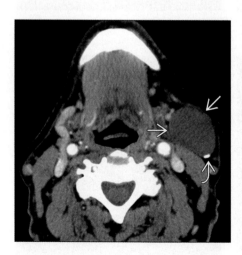
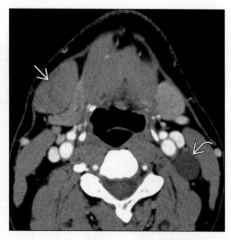

（左）轴位增强 CT 显示 CT 在检测淋巴结钙化的能力。30 岁的女性颈部出现大的恶性肿块➡。钙化➡存在于肿块的后方。活检显示分化型甲状腺癌。钙化是甲状腺乳头状癌的特征。（右）轴位增强 CT 显示强化均匀、淋巴瘤样的、右侧 I b 区淋巴结➡使颌下腺变形和左侧 II 区淋巴结囊性变➡甲状腺癌转移

MR 在头颈部肿瘤中的应用

概　要

临床意义

- MR 是精确勾画肿瘤边缘的最佳成像工具，识别周围神经性肿瘤-血管侵犯及骨髓浸润
- 良好的软组织对比分辨率
- 通常更好显示肿瘤的特征，如腮腺
- 无电离辐射和罕见钆对比剂反应
- 牙科用汞合金的影响比 CT 小

序列

- 多平面成像对肿瘤的重要程度
- T1WI 描绘了病变的解剖细节
- 长 TR 序列的脂肪抑制技术显著提高了病变的显示，并能更好地描述病变的特征
- T1WI C+FS 更进一步描述和表征肿瘤并评估神经、硬膜/颅内侵犯
- DWI 及 MR 灌注成像可以提供更多的信息

常用颈部成像计划

- 颅底至锁骨上窝
- 层厚：4mm；层距：0.5～1mm
- 轴位和冠状位 T1WI
- 轴位和冠状位 T2WI FS 或 STIR
- 轴位和冠状位 T1WI C+ FS

安全注意事项

- 在严重肾疾病的患者中钆与肾源性系统性纤维化（NSF）相关
- 植入装置的 MR 相容性和异物的存在应在扫描前确定
- 幽闭恐惧症或呼吸问题阻碍了许多头颈部患者的 MR 检查

伪影和局限

- 磁敏感伪影降低图像质量
- 吞咽运动使颈部成像困难

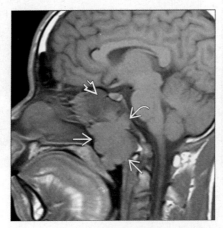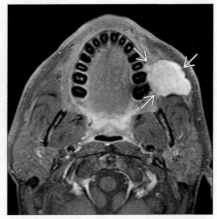

(左)矢状位 T1WI MR 显示 1 例 16 岁患者的较大鼻咽癌➡，斜坡➡侵犯，正常明亮的脂髓信号被替代。蝶窦➡内可见分泌物。(右)轴位 T1WI C+FS MR 显示增强的颊间隙肿块➡，边缘轮廓清晰，证实为梭形细胞肉瘤。MR 具有优良的软组织分辨力和较少的金属伪影是口腔和颊部病变的良好成像方式

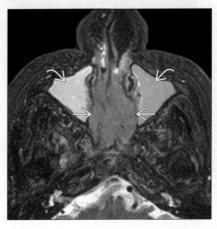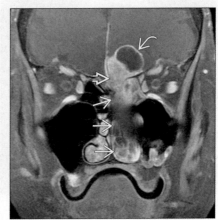

(左)轴位 STIR MR 显示位于鼻腔内的较大 B 细胞淋巴瘤➡。上颌窦➡内的分泌物呈 T2 高信号，在 MR 上很容易与肿瘤区别。肿块内相对较低的信号与肿瘤细胞的类型密切相关。(右)冠状位 T1WI C+FS MR 显示鼻腔肿瘤➡经筛板➡向颅内延伸，眼眶无受累。肿瘤边缘➡的囊性病灶形成是与嗅神经母细胞瘤鉴别特征

MR 在头颈部肿瘤中的应用

术　语

缩写
- 磁共振成像(MR)

定义
- 无电离辐射评估头颈部癌的基本成像方式

临床意义

临床重要性
- MR 是精确划定肿瘤边缘、眼眶及颅内侵犯的最佳成像工具,鉴别周围神经播散(PNT),并确定骨髓浸润、血管侵犯及程度
  - 与 CT 相比,具有更好的软组织分辨力和对比分辨力
  - 上颈部(SHN)的首选成像方式
    - 是鼻咽、口腔、鼻腔、鼻窦与涎腺肿瘤的最佳评估方式
    - 受牙金属伪影影响小于 CT
    - 在上颈部基本没有运动伪影
  - 无电离辐射
  - 是碘造影剂过敏患者的首选技术

成像方法

分期
- 在已知恶性肿瘤的背景下,MR 可用于原发性肿瘤和淋巴结的分期
- 通常在增强 CT 后行 MR 检查
- MR 对鼻窦和唾液腺的初步评估可能集中在某一区域,不能覆盖整个颈部,如果是用增强 CT 评价病变则可以覆盖整个颈部

设备
- 最好的获得图像的磁场强度≥1.5 T
- 表面线圈大大提高信号的信噪比和空间分辨率
- 在进入 MR 成像设备之前,患者必须检查植入装置和金属异物的存在

序列
- T1WI 勾勒病变的解剖细节,特别是相邻的脂肪
- 在长 TR 系列上采用脂肪抑制技术(化学选择或 STIR)可使病变显示更清楚
- 轴位和冠状位 T1 WI C+FS 序列在确定软组织范围、神经周围肿瘤及硬脑膜、颅内浸润方面优于 CT
  - 脂肪抑制可明显提高强化与高信号脂肪相邻的病变的显示
  - 脂肪抑制 T2WI 及增强后 T1 可以识别淋巴结坏死和结外扩散
- 信号激励次数、视野(FOV)、矩阵大小和层间距离调整,以提供最大的细节显示,像素宽度≤1mm

成像规程

颈部
- 覆盖范围:颅底至锁骨上窝
- 序列:3 个序列,每个序列至少有 1 个平面
  - 轴位和冠状位 T1WI
  - 轴位和冠状位 T2WI FS 或 STIR
  - 轴位和冠状位 T1WI C+ FS
  - ±矢状面序列
    - 可能对鼻咽(NP)、口腔(OC)、舌根(BOT)、腭和气道的病变成像有用
- **参数**
  - 视野:20~22 cm
  - 层厚:4mm;层距:0.5~1mm
  - 矩阵:192×256
  - 表面线圈能改善图像质量
  - 饱和脉冲减少血管流动伪影

鼻腔鼻窦
- 范围:轴位(前颅窝至上颌牙槽);冠状位(鼻前庭至海绵窦)
- **系列**
  - 轴位和冠状位 T1WI
  - 轴位和冠状位 T2WI FS 或 STIR
  - 轴位和冠状位 T1WI C+ FS
  - 矢状序列可选
- **参数**
  - 视野:16~18 cm
  - 层厚:3mm;层距:0.5
  - 采用表面线圈(头线圈)

MR 在头颈部肿瘤中的应用

唾液腺

- 覆盖范围:岩脊顶部至下颌骨
  - 包括第Ⅶ对脑神经路径对腮腺肿块的评估
- 序列及参数
  - 类似于鼻窦计划
  - 弥散图像有助于鉴别良恶性病变
  - 利用表面线圈(头线圈)

特殊技术

- 纱布垫:口腔
  - 口腔前庭肿瘤由于颊龈黏膜的错位而变得模糊不清,纱布垫可以改善成像效果
  - 2×2 英寸的卷状纱布塞入口腔前庭,纱布与空气有相似的 MR 表现
    - 类似于 CT 的"膨胀脸颊"技术
- 颈部垫"水袋"
  - 由于颅外头颈部不同的宽度和厚度,在下颈-胸部入口处常出现脂肪抑制信号丢失
  - 生理盐水袋可以减轻体感伪影,改善脂肪抑制效果

临床指征与应用

价值

- 头颈部癌症患者的多方面价值
- 很大程度上是因为更好地描述了深部组织的侵入和关键结构的累及
  - 会厌前脂肪浸润
  - 椎前筋膜浸润
  - 突破喉软骨
  - 骨髓浸润
  - 周围神经肿瘤扩散
  - 眼眶脂肪浸润
  - 硬脑膜和脑侵犯
  - 气管和食管的受累
  - 动脉包绕
  - 臂丛神经受累
  - 纵隔浸润
- **分期**
  - 如上所述,肿瘤的深度范围能够更好勾画出来
  - 肿瘤体积测量与声门上、声门和梨状窝鳞状细胞癌和鼻咽癌的局部控制及预后相关
- **治疗计划**
  - MR 对确定原发性病变可切除性具有重要意义
  - 肿瘤真实范围的界定对规划调强放疗(IM-RT)很重要
- **治疗反应和监测**
  - 用于评估残留的治疗后的基线成像和未来治疗的路线图
  - 复发最常见于治疗后的第一个 2 年

鼻咽

- MR 优于 CT 对于内镜检查容易漏诊的小鼻咽癌,确定深部扩张(咽旁间隙)、颅底侵犯及颅内播散
- 颅底骨侵犯可能是直接的、通过周围神经或周围血管进行侵犯
  - 经咽鼓管和腭提肌周围经咽鼓管筋膜或 Morgagni 窦直接侵犯
  - 蝶骨、斜坡、岩尖、颞鳞的直接骨髓浸润
  - 经周围神经通过卵圆孔、舌下神经管、和(或)翼腭窝(PPF)浸润
  - 经周围血管沿颈内动脉(ICA)通过破裂孔进入海绵窦
- 非增强 T1WI 评价颅底和咽旁播散效果最佳
  - 肿瘤取代正常的高信号脂肪
- T1WI C +FS 被推荐用于检测周围神经
  - 评估全程颅神经顺行或逆行受累程度

口腔及口咽

- 口腔肿瘤的范围通常最好在临床检查时确定
  - 牙科金属和致密的下颌骨不会造成明显的伪影
- 小舌根和腭扁桃体肿瘤在临床检查中可能看不见
  - 相对于 CT 这些往往更容易被 MR 检测到
- 肿瘤边缘及厚度 T 2 WI 上能更好地显示
  - T1WI C+FS 提高对肿瘤边缘的勾画
- 肿瘤>2cm,边缘侵犯,舌下间隙播散可能累及血管神经束
  - 如果病变累及舌下间隙,可以评估对侧系带下浸润至颌下间隙
- 肿瘤厚度是口腔舌鳞状细胞癌的预后因素
  - ≤3mm 厚度有较低的复发率和优良的无病生存率
  - ≥9mm 厚度 24% 局部复发的概率和 66% 的 5 年无病生存率

MR 在头颈部肿瘤中的应用

- 肿瘤厚度＞9 mm 时,淋巴结受累的发生率增加
- 下颌骨骨髓侵犯显示↓T1 信号,↑T2 或 STIR 信号,在 T1WIC ＋ FS 系列上信号增强
  - 有报道 MR 检查下颌侵犯的准确率为 93%
  - MR 可能会高估骨髓浸润的程度
    - 由于炎症或出血而导致的假阳性结果
- 咽后脂肪保持 T1 高信号,是可靠地预测咽后壁病变无椎前筋膜侵犯

喉及下咽

- MR 的软组织分化优势常被喉及下咽部运动伪影所减弱
- 使用 CT 检查软骨侵犯很容易漏诊
  - 在 MR 上,观察正常软骨、脂肪信号丢失;软骨信号跟肿瘤信号一致
  - ↓T1 信号,中等 T2 信号,软骨骨髓腔可以增强
  - MR 对软骨侵袭具有特异性:甲状腺(56%)、环状软骨(87%)、杓状软骨(95%)
  - 反应性炎症、水肿和纤维化可能导致软骨浸润的假阳性诊断
- MR 更准确预测颈段食管的浸润
  - 管壁增厚,周围脂肪层消失,管壁上的 T2 信号↑
  - 这些影像表现结合起来对食管受累敏感性为 100%
  - 肿块周径＞270°具有 100% 的特异性

鼻腔鼻窦

- MR 能较好鉴别肿瘤与黏膜增厚及受阻塞的分泌物
- 更好地鉴别鼻腔、鼻窦恶性肿瘤的特点
  - 鉴别内翻性乳头状瘤中鳞状细胞癌具有优越性
    - 坏死、卷曲或脑回形结构丢失是癌的表现
  - 在淋巴增殖性肿瘤中 T2 信号↓是由于细胞密度较高和↑细胞核:胞质比
  - 肿瘤-脑交界处发现囊肿是嗅神经母细胞瘤的特征性表现
  - 在黑色素瘤中↑T1 和 T2 信号↓跟黑色素±出血有关
  - 在软骨肿瘤中 T2 信号↑
- MR 是评价跨鼻腔延伸的最佳方法

- PPF、眼眶、颞下窝、颅内蔓延
- T 2 WI/STIR 和 T1C＋FS 序列上是最佳评估肿瘤形态的方法
  - 瘤周水肿伴 T2 高信号和眼眶内肌肉信号的增强可能与肿瘤浸润相似
  - 局灶性硬脑膜结节,厚度＞5 mm,软脑膜强化对硬脑膜受侵袭的预测准确率较高
    - 线性硬脑膜增强并不一定意味着肿瘤受浸润
    - 可能是炎症反应,但可能需要在手术样本进行病理评估

唾液腺

- MR 是腮腺及颌下肿块评价的首选形式
  - 低 T2 信号和浸润性边缘更多提示恶性肿瘤
  - 在 DWI 上低 ADC 值提示可能为恶性肿瘤
- MR 可精确确定腮腺病变的位置、程度、与第 7 对中枢神经
  - 与 CN 7 相关的病变部位对手术计划至关重要
  - 肿瘤浸润下颌后静脉外侧缘提示面神经受累
    - MR 面部肌肉萎缩预示着肿瘤切除术后效果不佳
  - 非增强 T1WI 显示脂肪包围的肿瘤边缘
  - 肿大的腮腺内淋巴结的存在需要寻找是否患有 EAC 或眼周皮肤癌
- 相对于 CT,MR 能更好地显示小颌下腺病变

甲状腺

- 大部分使用超声来评估甲状腺结节
  - 超声不能评价所有颈部淋巴结及上纵隔
- 对比增强 MR 可用于放射性碘治疗的甲状腺癌患者
  - MR 避免与 CT 增强的甲状腺碘负荷增加而导致碘治疗延迟
- MR 是评价甲状腺恶性肿瘤邻近结构侵犯的首选方法
- 气管受侵犯
  - 肿瘤与气管接触的周围≥180°
  - 气管腔内肿块
  - 气管软骨呈软组织信号
- 甲状腺和食道之间的脂肪层消失表明食管受浸润

MR 在头颈部肿瘤中的应用

- 经气管食管沟脂肪消失预测喉返神经受侵袭

淋巴结

- CT 和 MR 对淋巴结转移的确诊有相等的敏感性和特异性（80％）
- 临床触诊和横轴位成像在检测病理性淋巴结中有局限性
- 15％～25％病例 CT 和 MR 颈部检查为阴性情况下在手术中发现阳性结节
- MR 优于 CT 对咽后淋巴结的检测
- 关于转移疾病大小标准的争论
  - Ⅰ和ⅡA级淋巴结＜15mm（长轴）被认为是正常大小
  - Ⅱb-Ⅵ级淋巴结≤10 mm（长轴）
  - 咽后淋巴结≤8mm（长轴）
- T2WI FS/STIR 与 T1WI C＋ FS 是识别淋巴结坏死和结外播散的最佳序列
  - 其内↓T1 和↑或混杂 T2 信号提示坏死
  - 不规则、边缘毛糙或淋巴结周围脂肪缺失表明节外扩散

周围神经肿瘤浸润（PNT）

- PNT 的检测 MR 优于 CT
- PNT 并不少见，影像鉴别是关键
- 30％～45％的 PNT 患者最初无临床症状
- PNT 的存在可能会大大改变治疗方案
  - 可被视为不能切除的肿瘤
  - 可能会导致更多的疾病手术±更广泛的术后放疗
- 尽管进行了广泛、潜在的疾病手术，未能检测到 PNT 可能导致治疗失败
- 三叉神经（CN5）和面神经（CN7）是最常累及的神经
  - CN7：腮腺恶性肿瘤
  - CNV1：额头/前额皮肤恶性肿瘤
  - CNV2：鼻腔、腭、颊部皮肤癌
  - CNV3：口腔及口咽部肿瘤、唇部肿瘤及沿耳颞神经分布的腮腺
- **PNT 的 MR 征象**
  - 神经增粗与 T 2 高信号
  - 不对称，神经增强强化
  - 神经孔下方或内部的脂肪消失
  - 神经支配肌肉组织的去神经退变

血管浸润

- MR 对颈动脉侵犯的预测比 CT 更可靠
- 血管侵犯的 MR 成像标准
  - 肿瘤累及颈动脉的圆周＞270°
  - 敏感度 100％，特异性 88％，准确性 91％，用于确定无法切除的疾病
- 采用 MR 血管造影、静脉造影进一步评估血管侵犯
- MR 最好地描绘静脉注射增强的肿瘤团块和区别于无变化的血栓

治疗后评价

- 治疗后解剖变形使得辨别肿瘤的治疗后变化变得困难
- 随访 MR 与基线治疗后成像相比，新的或增加团块对于复发是令人担忧的
  - 始终评估重建皮瓣的深部边缘以使得软组织肿块显像
- 治疗反应和监视成像最常用的是 CT 和 PET/CT 检查

禁忌证及不良反应

铁磁性异物及植入装置

- 在扫描前应确定患者体内任何植入物或异物的 MR 相容性或 MR 安全性，以防止潜在的严重损伤
- 用表格记录患者的病史，用 X 线片和（或）CT
- 获得关于装置或异物类型的书面文件

不合规患者

- 患者必须能够持续配合或需要镇静
- 那些有严重的幽闭恐惧症，改变心理状态，潜在疾病（心力衰竭、多余的分泌物，呼吸困难）可能不适合 MR 成像
- 幽闭恐惧症的麻醉监测考虑口服抗焦虑药或中度或深度镇静

肾功能不全与肾毒性

- 当给予钆螯合物时肾源性系统性纤维化（NSF）可能发生在急性肾功能衰竭，慢性严重肾疾病和肝肾衰竭的患者中
  - 纤维化病主要累及皮肤和皮下组织以及其他器官

MR 在头颈部肿瘤中的应用

- 症状可能发展迅速，导致挛缩、不动和死亡
- 慢性肾脏疾病患者估计肾小球滤过率（eGFR）<29 ml/(min·1.73 m²)，有 1%～7% 患 NSF 的风险
  - 报道发病率高达 18%
  - 有些患者报告的 eGFR 为 30～59 ml/(min·1.73m²)
  - 注射钆剂后进行血液透析的患者可能患 NSF 的风险不会降低
- 接受较高剂量且具有较高累计终身剂量的钆的患者的风险较高
- 并非所有的钆基制剂都具有相同的 NSF 风险
- 在所有可能需要钆治疗的高危患者中确定 eGFR 的重要性

怀孕

- 由于 MR 致畸作用不确定，一般不建议在第 1 孕期进行扫描
  - 除非孕妇危急，否则一般要避免
- 第 2 和第 3 孕期的扫描可以进行，通常用于评估胎儿或胎盘
- 钆是妊娠禁忌
  - 只有在产妇紧急需要时才使用，并在与患者和临床医师讨论风险和利益后才使用

造影剂过敏

- 过敏样反应与变态反应是罕见的（0.004%～0.7 %）
- 严重的反应是极为罕见的（0001%～0.01 %）
- 如果以前发生过过敏反应，过敏发生率提高 8 倍
- 哮喘、过敏和某些药物也可增加风险

伪影和局限

人工制品

- 手术植入口腔内的金属，如牙桥、支架和重建螺丝板，可能会掩盖口腔病变
- 颈椎融合的金属可能会限制下咽及颈段食管肿瘤显示

- 当金属存在时脂肪抑制受局部磁场影响最大
  - 结果脂肪抑制失败，但水常被抑制
  - 执行 T2 和 T1C＋ 无脂肪抑制

磁敏感伪影

- 降低图像质量和在高场扫描仪上出现，使用脂肪抑制序列被放大
  - 影响区域为软组织与含气空间界面的和脂肪抑制
  - 常见的位置：眼眶、颅底（海绵窦）、鼻腔（鼻中隔与鼻甲）
    - 在 3T 中空气间隙造成"晕轮"和使解剖结构模糊
  - T1WIC＋ FS 的图像可以类似病理状态
  - 表现为高信号区域，没有扭曲变形
  - 可以通过更宽的接收带宽来缓解
- 磁化率伪影
  - 组织宽度、体积的结构变化（颈部比肩部更薄）导致组织场强的差异
    - 饱和脉冲频率未优化的区域脂肪抑制失败
    - 可以通过仔细调整磁铁的垫片和使用盐水"水袋"来缓解

运动伪影

- 与 CT 相比，MR 在喉及下咽部的成像时间较长是特别不利的
- 疼痛或分泌物丰富的患者不能耐受长时间序列
- 如果预期患者不能保持静止首先行关键序列扫描

参考文献

[1] Dillon JK et al：Gauze padding：a simple technique to delineate small oral cavity tumors. AJNR Am J Neuroradiol. 32(5)：934-7,2011

[2] ACR Committee on Drugs and Contrast Media：ACR Manual on Contrast Media. Version 7,2010

[3] Kanal E et al：ACR guidance document for safe MR practices：2007. AJR Am J Roentgenol. 188(6)：1447-74,2007

MR 在头颈部肿瘤中的应用

（左）轴位 T1 C＋FS MR 显示舌部左侧增强鳞状细胞癌➡。病例中，神经血管束➡受压，病变不越过中线，紧邻肿块➡的下颌骨未被侵犯。（右）轴位 T1WI MR 显示较大的腺癌转移，累及下颌骨并延伸到相邻的舌➡和颊➡软组织中。该序列很好地显示了广泛的骨髓侵犯➡

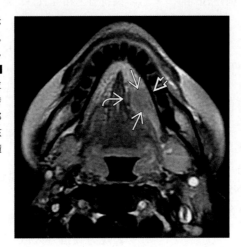
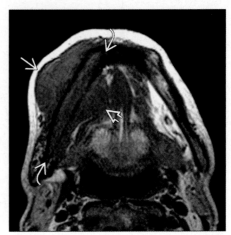

（左）轴向 T1WI C ＋ FS MR 显示较大口咽部鳞状细胞癌，向前扩散到口底。软组织的肿块范围在 MR 上，显示良好，具有向侧方➡和向后方延伸并且累及右颈动脉间隙➡。（右）STIR 轴位 MR 显示右半舌➡高信号饱满与口腔鳞状细胞癌患者经去神经治疗有关。该监测扫描确定小咽后的淋巴结➡为复发

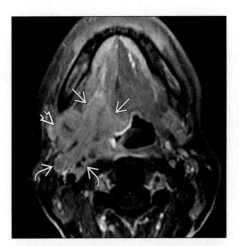
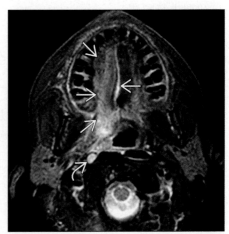

（左）STIR 轴位 MR 使用纱布垫技术。纱布具有低信号➡特点，并且可以将颊部软组织从牙龈表面移开。这改善了沿颊黏膜的小高信号肿瘤➡的显示。注意金属伪影➡。（右）冠状位 T 1 WI C＋FS MR 不同患者使用纱布垫技术显示小颊黏膜鳞状细胞癌。纱布垫➡外侧的上颌牙槽轮廓细微增厚和增强➡。没有颊部脂肪➡浸润的证据

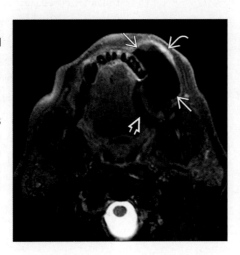
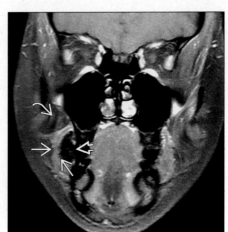

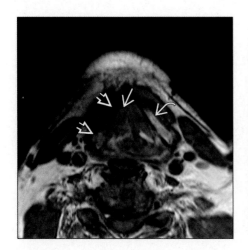
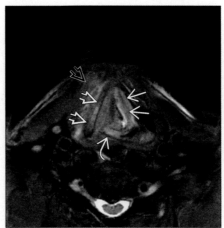

（左）轴位 T1WI MR 显示右真声带鳞状细胞癌➡呈中等信号。右侧甲状软骨➡由于肿瘤浸润而出现低信号。注意左甲状软骨板➡内脂肪呈正常高信号。（右）同一患者的轴位 T 2WI FS MR 显示右侧甲状软骨➡和环状软骨➡内肿瘤信号。在 T4a 期肿瘤中也可以见到咽外软组织受累➡。也有对侧左真声带➡受累

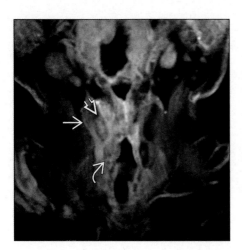
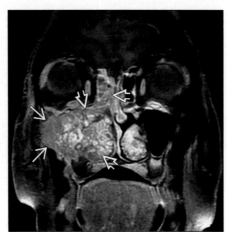

（左）冠状位 T1WI FS C＋MR 显示跨声门鳞状细胞癌软骨受侵犯。右侧甲状软骨➡和环状软骨➡异常强化伴喉外肿瘤➡扩散。MR 很好地显示软骨受浸润和 T4a 肿瘤的头尾向范围。（右）冠状面 T1WI C＋FS MR 显示鳞状细胞癌位于内翻乳头状瘤内。MR 显示乳头状瘤的卷曲状、脑回状结构➡乳头的特征。发现侧面➡实体均质组织为癌

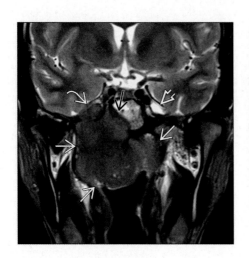
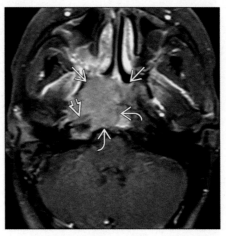

（左）冠状面 T2 WI FS MR 显示较大鼻咽癌➡侵犯颅底。肿块中的低信号表明高细胞核质比。侵及右侧斜坡➡和 Meckel 腔➡。注意左侧 Meckel 腔➡正常脑脊液信号。（右）同一患者的轴位 T1 WI C＋FS MR 表现肿块➡为弥散性增强。再一次显示颅底骨质受侵犯➡，该 T4 期肿瘤右颈内动脉岩骨段受累➡

(左)Bell 麻痹患者的 MR 轴位 T1WI 图像示：弥散浸润的右侧腮腺➡️向茎乳孔➡️的第Ⅶ对脑神经（CN7）扩散。这种腺样囊性癌通过耳颞神经侵入第Ⅴ对脑神经（CN5）与咀嚼肌➡️萎缩有关。（右）冠状位 T1WI C＋FS MR 示：小的、强化的腮腺腺泡细胞癌➡️。尽管它的体积很小，面神经➡️乳突段有明显的肿瘤扩散

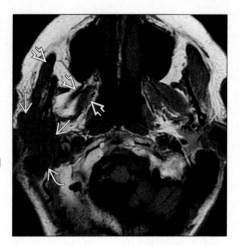 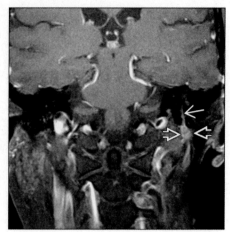

(左)冠状位 T1WI C＋FS MR 示：颅内周围神经播散的淋巴瘤➡️沿着 CNV3，并可见小视野的 MR 卷积伪影➡️和磁敏感伪影➡️，在 3T 磁体中对于空气-骨-软组织界面处的成像可能是个难题。（右）矢状位 T1WI MR 示：复发性下唇鳞状细胞癌伴坏死➡️。下颌牙齿➡️被肿瘤包围。广泛的周围神经浸润沿着明显扩大的 CNV3➡️延伸到 Meckel 腔➡️

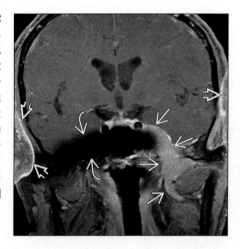 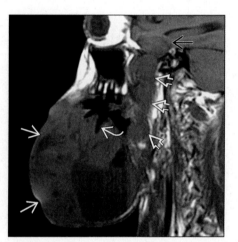

(左)冠状位 T1WI MR 示：在唇鳞状细胞癌切除后 1 年 1B 淋巴结复发。淋巴结➡️增大，不规则的边缘与囊外播散一致。颈阔肌受累并变厚➡️。（右)非霍奇金淋巴瘤患者的轴位 T2WI FS MR 示：较大、均匀的左Ⅱ级淋巴结➡️，其后侧有一个额外的小淋巴结➡️。鳞状细胞癌转移为均质的淋巴结存在争议，出现坏死较常见

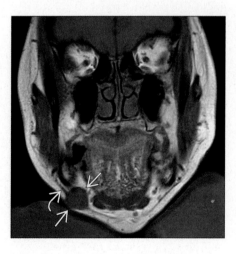 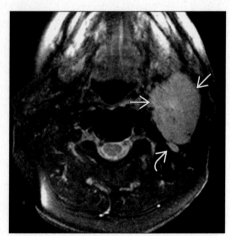

超声在头颈部肿瘤中的应用

概 要

术语
- 超声(US)在头颈部(H&N)肿瘤的应用

临床意义
- 超声引导下细针穿刺术(FNA)是诊断头颈部肿瘤恶性颈淋巴结转移的最准确方法
- 唾液腺疾病评估方法的建立
- 评估甲状腺结节和引导 FNA 最有用的影像学工具
- 颈部治疗后安全、准确监测的方法

超声成像的优势
- 实时、多平面、动态评估颈部结构、淋巴结和肿块
- 优良的空间分辨率和组织分辨率

超声扫描计划
- 制定一个常规的、系统的方法来进行准确的分期和治疗后监测

- 补充使用灰阶、多普勒和超声引导下活检可提高诊断准确率

伪影
- 在肥胖患者的较大肿瘤,其结构深达骨或空气或无法探测,将很难评估
- 颈内静脉缓慢血流(IJV)表现为类似血栓的静脉回声
- 在放射治疗后的初期,由于弥散性水肿,回波平面的散射和模糊增加
- 在放射治疗后或术后阶段,皮肤轮廓会出现异常和严重的纤维变性
- 复发/软组织转移病灶往往是边缘不清、高度可疑、富血供病变作为线索

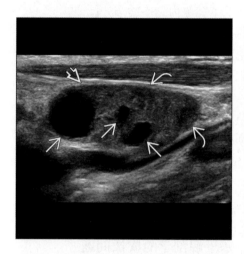
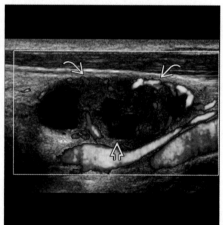

(左)上颈部纵向超声显示鳞状细胞癌转移性淋巴结,有囊变坏死➡正常肺门结构缺失➡。注意边界清晰➡这个特征不应该单独用于区分病变的良性和恶性。(右)同一淋巴结的多普勒超声显示周围血管➡丰富,肺门血管结构➡消失。灰阶和多普勒超声表现为典型的转移性淋巴结受累

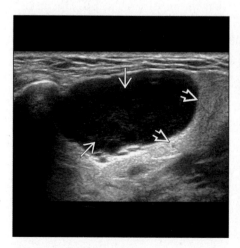
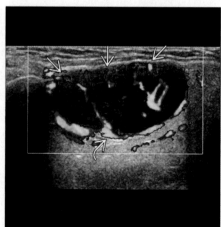

(左)下颌下区纵向超声显示增大的低回声淋巴结推移下颌下腺➡,这是一个有用的鉴别唾液腺肿瘤的特征。注意淋巴结内部网状结构➡。(右)同一淋巴结的多普勒超声显示淋巴结门结构不清➡和周围富血管➡。灰阶和多普勒显示的是淋巴瘤的特征;主要与慢性炎症淋巴结鉴别。活检诊断为淋巴瘤

超声在头颈部肿瘤中的应用

术 语

缩写

- 超声(US)在头颈部(H&N)癌的应用
- 能量多普勒(PWR)
- 细针穿刺(FNA)
- 空芯针穿刺活检(CNB)

定义

- 诊断优势比(DOR)
  - 一种测试诊断性能的度量标准,它将灵敏度和特异性结合到一个度量标准中
    - DOR值越大,对有和无靶征患者的鉴别能力越好

临床意义

超声的临床意义

- US引导下FNA是诊断H&N恶性肿瘤颈淋巴结转移最准确的方法
  - US和US-FNA的DOR分别为206和40,而17个序列CT和MR的DOR分别为14与7
- 作为唾液腺疾病第一线影像工具
  - US为大多数良性唾液腺炎性疾病提供即时诊断
  - 确定未知唾液区肿块位于腺内和腺外
  - 联合活检是诊断涎腺肿瘤的一种安全、准确的方法
- 评价甲状腺结节最有用的影像学工具
  - US联合FNA术前预测甲状腺结节准确性>90%
- 安全准确的治疗后监测方法
  - 引导活检的优势和短间隔随访在解决疑难病例具有优势

影像解剖学

正常颈部淋巴结(LN)

- 椭圆形(短轴比<0.5),边界良好,低回声
- 淋巴结门富血管
- 正常腮腺内和颌下淋巴结可能是圆形的
- ⅡA水平的颈内静脉二腹肌淋巴结(JD)是颈部最大的淋巴结
  - 正常或反应性JD的短轴直径可达1cm
- 超声可准确评估ⅠA至Ⅵ水平淋巴结
- Ⅶ级(上纵隔)淋巴结无法通过经皮超声检查
- 正常颈淋巴结在儿科患者中尤为突出

正常甲状腺

- 左右叶对称在下颈部中线由峡部相连
- 偶尔能看到锥叶从峡部的上部延伸出来
- 均匀、细回声实质型
- 散在的血管

正常涎腺

- 腮腺
  - 评价浅叶较好
  - 腮腺深叶在超声上的表现通常是模糊的,主要是由于下颌骨和乳突引起的散射和遮挡
  - 正常情况下腮腺内见小结节
- 下颌下腺
  - 由于脂肪含量较低,回声比腮腺低
  - 颌下三角区和下颌舌骨肌背侧游离缘占位较多
  - 从早期胚胎开始就不包含腺内淋巴结
- 腺体实质超声检查
  - 均匀、细回声的实质
  - 腺内导管<2mm
  - 分散的实质内血管

基于解剖学的成像问题

主要概念

- 颈部结构、结节和肿块的实时、多平面动态评估
- 现代超声仪高空间分辨率优于CT和MR
  - 像迷走神经这样的小解剖结构通常可以看到
- 超声束穿透深度与超声频率成反比
  - 传统的高分辨率颈部超声通常能穿透几厘米浅的颈部
  - 较大肿瘤和肥胖患者的评估可能不足
- 由于空气-组织和骨-组织界面处的高声阻抗,这些区域是不可探测的
  - 深部含气体结构:咽喉黏膜间隙和气管等上呼吸道深部结构
  - 深部骨结构,如脊柱、胸骨后区、腮腺深叶

◦ 怀疑累及这些区域的需要 CT/MR 检查

超声技术

传感器
- 高频线性阵列传感器
- 带宽以 10 MHz 为中心
- 探头宽度:40~50mm

灰度设置
- 动态范围
  ◦ 唾液腺回声为等回声,肌肉为低回声
  ◦ 涎腺实质和淋巴结皮质的内部结构应清楚可见
    ▪ 增益过大→坏死区看起来坚实,钙化的声影不明显
    ▪ 增益过小→假囊/坏死表现,后部声影增强和通过透射衰减
- 时间增益补偿
  ◦ 组织深度均匀灰度
- 深度
  ◦ 只是在空气或骨质皮质遮蔽下才能完全覆盖
  ◦ 一旦发现病灶进行放大
- 焦点
  ◦ 将焦点设置在病变的中间
  ◦ 如果有多个焦点区域可用,则将焦点区域扩展到整个病灶
- 空间复合
  ◦ 在大多数现代超声仪中普遍适用的特征
  ◦ 基于实时帧频的显微 CT 图像组合成单幅复合图像
  ◦ 提高图像分辨率但减少后部特征
  ◦ 当后向特征对于 2 个体征的分化非常重要时,应避免空间复合
    ▪ 例如,点状钙化与胶体囊肿,或假性囊肿与实性结节

彩色多普勒
- 高灵敏度过滤器,可检测低速血流量
- 脉冲重复频率≈500Hz
  ◦ 可能需要降低频率以观察某些唾液腺肿瘤或结节
- 具有中等持久性

- 探头感兴趣区域仅仅可覆盖病变感兴趣,以减少来自邻近结构如大动脉的干扰
- 颜色增益设置在背景噪声水平以下,以确保最大灵敏度

US 引导下 FNA 或 CNB
- FNA 对许多头颈部病变是一种有用的附加方法
  ◦ 诊断特异性提高到 98%
  ◦ CNB 比 FNA 更准确,但创伤性更大
- 总则
  ◦ 应谨慎对待华法林或出血倾向的患者
  ◦ 病灶太小(<5mm)FNA 无法获取足够的组织
    ▪ FNA 中的针斜面 2~3mm
  ◦ 避免穿过主要血管
    ▪ 由于探头压力,颈浅静脉易被忽视
    ▪ 在计划进针路径时,通过应用光探头压力和能量或彩色多普勒常规检查
  ◦ 瞄准实性部分以获得更高的收益
  ◦ 如果可以选择甲状腺结节内的靶点钙化
- 甲状腺病变特别注意事项
  ◦ 术中无吞咽
  ◦ 充分止血
  ◦ 富血管性甲状腺功能亢进(甲亢)甲状腺结节活检可能是危险的
    ▪ 延迟活检直到抗甲状腺药物治疗后比较好
- 细针穿刺(FNA)
  ◦ 21~23 号皮下注射针,带有延长管和低挡抽吸
  ◦ 对于甲状腺病变,有些细针(25 号)和不带抽吸取样功能
  ◦ 细胞学家可以现场评价标本
- 空芯针穿刺活检(CNB)
  ◦ 局部麻醉
  ◦ 2mm 皮肤小切口有助于插入针头
  ◦ 带或不带同轴系统的大口径针(18~21 号)

超声造影剂
- 提高血管的可视化程度
- 潜在评估对治疗的反应
- 与 CT、MR 或 PET 相比,在日常临床实践中不被采用的原因可能是相对于静脉造影剂需要的领域和费用

超声在头颈部肿瘤中的应用

超声弹性成像
- 鉴别甲状腺良恶性结节的潜在应用
  - 经过对 8 项研究的 Mate 分析得出的结论
- 日常临床实践和其他头颈部肿块的作用正在调查中

超声扫描规程

所需的临床信息
- 提供原发肿瘤的位置或占位性肿块的位置以便超声评估
- 既往活组织检查史
  - 可能因出血或钙化而使病变表现复杂化
  - 特别重要的是甲状腺病灶 FNA 后塌陷出血性囊肿常与甲状腺乳头状癌相似
- 既往颈部手术史或颈部放射治疗史(XRT)
  - 治疗后的正常表现与恶性疾病
  - 淋巴道改变,从而改变了淋巴结扩散的模式

建议扫描程序
- 采取系统的综合评估方法
  - 对于准确分期和治疗后的监测尤为重要
- 患者取仰卧位并且颈部伸直
  - 从颏下区开始扫描
- 患者头部向左转
  - 依次扫描右颌下、腮腺、上下颈内静脉、锁骨上窝和后上三角区
- 头部右转的患者要反复检查左侧颈部
- 患者头部居中扫描甲状腺及中央区并完成扫描
- 注意不包括椎旁区域,因为该区域没有主要的淋巴链
  - 如怀疑与疾病有关,请在此处进行额外的扫描
- 扫描平面
  - 涎腺行横向和纵向扫描
  - 横向平面筛查其余的颈部
  - 目标病变应在 2 个正交平面进行检查以获得详细的形态学和解剖关系
- 能量或彩色多普勒
  - 在灰度超声不明确诊断时增加恶性和非恶性结节的鉴别诊断
  - 有助于确定甲状腺结节的性质
  - 活检和进针路径计划制订前的常规操作

US 引导下 FNA 或 CNB
- 有助于确定原发肿瘤或复发的恶性程度和细胞类型
- 确定可疑转移性淋巴结的性质,并评估可疑淋巴结进行分期
- 确定疑似卵泡病变的细胞类型以指导手术决策

临床应用

鳞状细胞癌(SCCa)的分期
- **肿瘤(T)分期**
  - 颌下腺、腮腺浅叶和甲状腺的微小肿瘤 CT 显示不佳
    - 可用于团块达 5cm 以上的 T 分期
  - 侵犯浅表的结构,如胸锁乳突肌,皮下脂肪和皮肤都很好显示
  - 颈动脉受累和支架可在灰阶和多普勒上得到很好的显示
    - 早期动脉桥接或侵犯可通过对颈动脉施加分级探头压力来鉴别
  - 颈内静脉(IJV)受累证实可以不需要静脉造影
    - 可见颈内静脉受压迫、侵袭、腔内无回声的血栓或血管内癌栓
- **淋巴结(N)分期**
  - 目前最精确的颈部淋巴结转移检测方法
  - 颏下腺、颌下腺、腮腺内、颈内静脉、脊髓副链和锁骨上窝淋巴结的最佳评估方法
  - 咽后和纵隔淋巴结不能行超声检查时,需要 CT 或 MR 评估

鳞状细胞癌淋巴结
- 淋巴结转移是影响头颈部鳞状细胞癌预后的最重要因素
- 主要的目标应该是发现临床隐匿性转移的淋巴结,否则将不适合进行选择性治疗
- 影响不同 N 分期的因素有单个或多个同侧淋巴结、对侧颈淋巴结和最大淋巴结的大小
  - 锁骨上淋巴结受累为鼻咽癌的 N3 期
- 超声引导下 FNA 检查对恶性病变的定性和对不明确的淋巴结进行检查,否则会影响手术或放射治疗
- **恶性淋巴结的超声特点**

○ 圆形(短轴比<0.5),低回声,正常淋巴结门结构缺失,内部坏死和周围血管丰富
○ 恶性结节通常边界清楚
○ 恶性结节边界不清楚提示边界向囊外扩散
○ 高风险区域中 3 个或更多组正常淋巴结组异常应该被视为可疑恶性

治疗后评价

- 用于直接治疗后评估颈部肿块,鉴别早期复发和手术后的变化
  ○ 对超声引导下 FNA 可能也有帮助
- 对甲状腺床、颌下、腮腺浅表区域颈部淋巴结转移和局部复发的长期监测有用
- 治疗后颈部超声检查存在许多伪影
  ○ 知识很重要,经验很有帮助

唾液腺肿瘤

- 适用于下颌下腺及腮腺浅叶肿块的初步评估及指导活检
- 舌下腺肿块应常规进行 CT 或 MR 评估
  ○ 恶性肿瘤可能性高
- 一旦证实为恶性肿瘤,应进行横断面影像检查,以评估沿周围神经束扩散
- 恶性涎腺肿瘤的超声表现
  ○ 恶性程度高
    - 不规则,边界不清;偶有粗大钙化;穿透性较良性肿瘤少
    - 囊外扩散或局部浸润不常见,但出现则可高度预测是恶性肿瘤
  ○ 低度恶性肿瘤
    - 边界良好,实性表现,±囊性变
    - 表现与良性病变有重叠
    - 建议所有唾液腺肿块行 FNA
  ○ 涎腺淋巴瘤是罕见的,更常见的是潜在的干燥综合征
    - 难以与局限性慢性硬化性涎腺炎相鉴别
    - 在非对称受累的情况下,应执行 FNA

甲状腺肿瘤与转移性淋巴结疾病

- 超声优于核素、CT 和 MR 成像
  ○ 检测亚临床(<1 cm)甲状腺结节
  ○ 检测微钙化作为甲状腺恶性肿瘤的唯一预测指标,其阳性预测值为 70%
- 对于评估较大病灶的浸润范围用处不大

○ 侵犯气管、喉和纵隔需要 CT 和 MR 进行评估
- 有助于淋巴结疾病的检测
  ○ 超声对早期、小的转移性病灶检出较敏感
  ○ 21%~65% 的原发性或复发性乳头状甲状腺癌(PTCa)和甲状腺髓样癌(MTCa)转移到对侧颈部和纵隔之前主要转移到同侧颈部中间和外侧区域
- 安全有效的治疗后监测工具
- 甲状腺乳头状癌(PTCa)
  ○ 边缘模糊、实性(70%)、低回声(77%~90%)甲状腺肿块伴点状钙化(25%~90%)和结内血管紊乱
  ○ 颈部淋巴结转移中常见的微钙化(50%)和囊性坏死(25%)
- 甲状腺髓样癌(MTCa)
  ○ 实性、低回声性甲状腺肿块伴等回声病灶(80%~90%)和结内血管紊乱
  ○ 颈部淋巴结转移中常见的微钙化(50%~60%)
- 未分化癌
  ○ 大的、边缘模糊的、低回声的、血供丰富的肿块
  ○ 淋巴结转移(80%)、甲状腺囊外转移和血管侵犯(1/3)常见
  ○ 用横断面成像评估范围最好
- 滤泡性病变
  ○ 良性滤泡状腺瘤→滤泡状癌
  ○ 较大实性、均匀(70%)、声晕(80%)
  ○ 边界模糊、低回声、厚而不规则的包膜、结内血管混乱是恶性肿瘤的特异性征象
  ○ 恶性肿瘤的唯一可靠的超声征象是明显的血管侵犯或包膜外播散

淋巴瘤

- 增大的、圆形的、低回声结节,具有结节内网状及周围血管增多
- 坏死少见,仅见于高级别淋巴瘤
- 化疗后可能发生钙化
- 与慢性炎症性淋巴结病的鉴别往往是困难的
- 超声主要用于与其他原因的弥散性淋巴结病进行鉴别,指导 CNB/FNA
  ○ 结核性淋巴结炎、感染性淋巴结炎和转移性

淋巴结病
- 完整的分期需要全身横断面成像,最好用 PET/CT

非鳞状细胞癌淋巴结转移
- 一般缺乏与转移性鳞状细胞癌淋巴结相鉴别的特异征象
- 微钙化提示 PTCa 或 MTCa 转移
- 超声在颈部结节病变的主要作用是分期及指导 FNA 以明确病理诊断

伪 影

技术伪影
- 暴露不充分
  - 锁骨上窝和胸骨上窝病变可能评估不完全
- 难以探测的区域
  - 乳突后三角是淋巴结复发的常见部位
    - 超声检查容易漏掉!
- 颈内静脉假性血栓
  - 颈内静脉中的缓慢血流使狭窄部位近端出现反流回声
  - 回声的分层和移动是假血栓的表现
  - 通过患者坐位来消除该伪影

颈部术后的伪影
- 在刚进行放射治疗后,弥散性软组织水肿使声波散射增加,组织平面模糊
  - 细微的病变很容易遗漏
- 在长期放射治疗后和(或)术后阶段,皮肤轮廓扭曲,纤维化严重
  - 探头接触不够紧密,组织平面模糊,正常解剖扭曲

- 放射治疗后的淋巴结可能会出现肥大,呈圆形
  - 难以与复发/残留疾病区分开来
  - 通常发生在颏中线和胸骨上区
  - FNA 检查及随访超声可避免误诊
- 由于淋巴回流,淋巴结复发可能不遵循部位特异性假说
  - 这就增加了解释不明确淋巴结的难度
- 复发/软组织转移往往边缘不清,难以从背景纤维化中鉴别出来
  - 需要高度的警觉性、患者新发病灶,以及富血管病变
- 缝合口处肉芽肿可原发性或结节性复发相似,特别是 PTCa
  - 相关病史、内部粗大钙化和乏血供有利于鉴别缝合口性肉芽肿

参考文献

[1] Anil G et al: Thyroid nodules: risk stratification for malignancy with ultrasound and guided biopsy. Cancer Imaging 11:209-23, 2011

[2] Bojunga J et al: Real-time elastography for the differentiation of benign and malignant thyroid nodules: a meta-analysis. Thyroid. 20 (10): 1145-50, 2010

[3] Ahuja AT et al: Ultrasound of malignant cervical lymph nodes. Cancer Imaging. 8:48-56, 2008

[4] de Bondt RB et al: Detection of lymph node metastases in head and neck cancer: a meta-analysis comparing US, USgFNAC, CT and MR imaging. Eur J Radiol. 64(2):266-72, 2007

超声在头颈部肿瘤中的应用

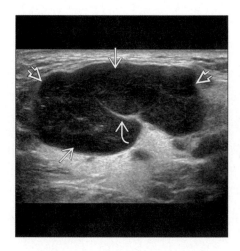

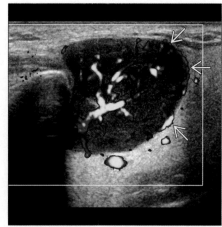

（左）1 例新诊断鼻咽癌（NPC）患者右下颌下区横轴位超声显示异常增大淋巴结➡的皮质弥漫性增厚➡但淋巴结门尚正常➡。灰阶成像显示可能是早期恶性病变或炎症性淋巴结疾病。（右）同一淋巴结的纵向多普勒超声显示淋巴结周边见血管分布➡，这是恶性淋巴结的特征。FNA 证实转移性鼻咽癌

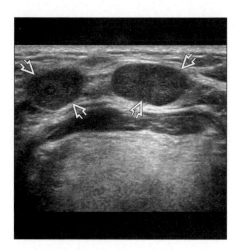

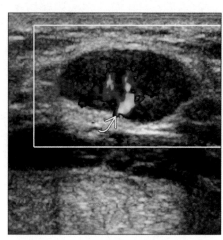

（左）横轴位超声示颏下区 2 个增大的、圆形淋巴结➡，淋巴结门明显消失，患者曾经接受放射治疗（XRT）。（右）1 个淋巴结的多普勒超声显示正常淋巴结门血管形态➡，周围无血管。这是良性淋巴结的表现。放射治疗后肥大淋巴结整体灰度和多普勒表现一致。FNA 可以明确良性的性质，也可以排除隐性转移

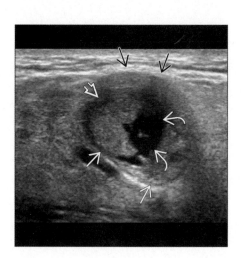

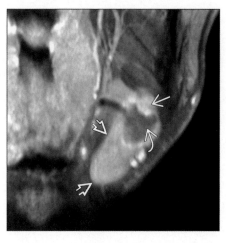

（左）左颌下腺超声横切面显示腺内肿块➡圆形、边界清楚➡、实性伴中心囊性坏死➡。无明显囊外浸润➡。囊性坏死提示恶性肿瘤可能征象。FNA 证实为颌下腺低度恶性黏液表皮样癌。（右）同一患者的冠状面 T1WI C+ MR 显示左侧颌下腺➡实性➡和囊性➡边缘强化肿块

（左）右侧下颌下腺横切超声检查可见腺体内低回声团块，边缘不规则➡️，实质不均质低回声➡️，似有向周围组织侵袭➡️，其声像图可疑唾液腺恶性肿瘤。FNA（穿刺）确诊为高级别腺癌。（右）同一患者的轴位增强 CT 显示右侧下颌下腺呈不均匀强化表现➡️，肿瘤很难与正常腺体鉴别，这点超声检查更有优势

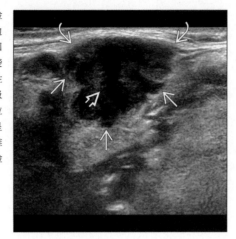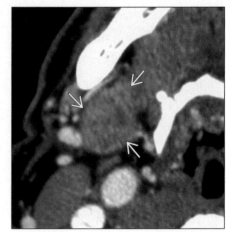

（左）左侧腮腺横切超声检查可见在腮腺浅部有一侵袭性的腺体内肿块➡️，已经扩展到下颌支➡️与乳突➡️的深部➡️，但浸润的范围并不是很清晰，是整体超声腮腺检查的局限性，MR 检查却有优势。（右）同一患者轴向 T2WI FS MR 检查显示左侧腮腺侵袭性肿块在腮腺深叶➡️的浸润范围已接近颈动脉间隙➡️，穿刺（FNA）确诊为高级别腺癌

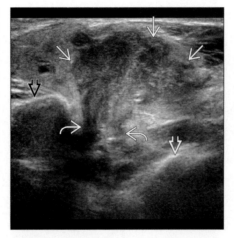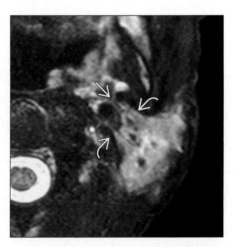

（左）甲状腺右侧叶➡️超声横切显示其内可见明显的低回声，实性结节伴点状钙化➡️，这是典型的甲状腺乳头状癌（PTCa）的声像图表现，PTCa 导致甲状腺包膜增大➡️。（右）甲状腺左侧叶横切超声也表现为典型的甲状腺乳头状癌特征➡️，实性不均质回声，同侧的淋巴结有转移➡️，表现特点相同，都有点状钙化➡️

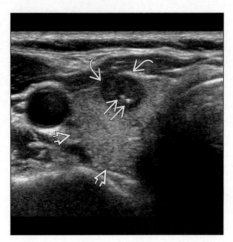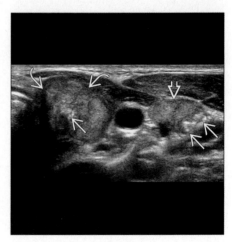

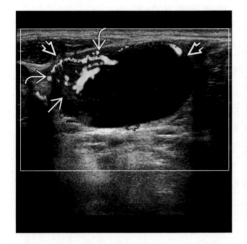

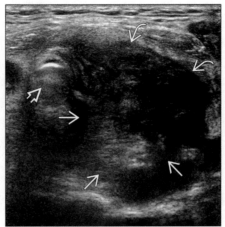

（左）多普勒超声显示左颈后三角显示异常囊性结节➡️，这是另一个甲状腺源性的转移性淋巴结常见征象，此结节内可见实性成分➡️且周边有异常血管影➡️。（右）甲状腺超声横切显示气管➡️侧方甲状腺左侧叶明显增大，一个不均质低回声肿块➡️弥漫浸润，这是甲状腺包膜破裂造成的➡️

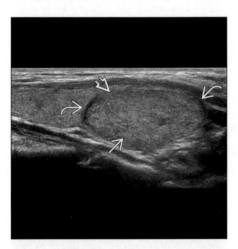

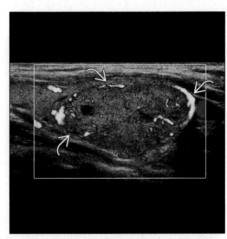

（左）甲状腺超声长轴因而见甲状腺下极有一典型的滤泡性病变➡️，其回声均匀、实性的➡️，周围有晕环➡️。（右）多普勒超声显示同一病变结节周围多血管影➡️。尽管超声和多普勒的血管影和囊性变声像图都表现为良性征象，但最终确诊仍然依赖外科手术标本。穿刺可以帮助确诊囊性病变的良恶性

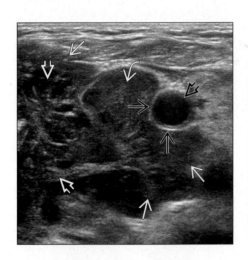

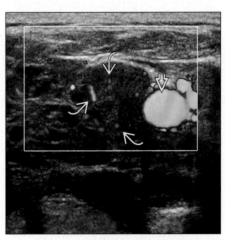

（左）甲状腺左侧叶超声波检查显示甲状腺乳头状癌➡️已经囊外侵犯➡️，左颈静脉管腔内被软组织填充，颈总动脉➡️是被包绕但并无侵袭，在原发灶与颈总动脉之间有保存完好的组织平面➡️。（右）多普勒超声可见左侧颈内静脉腔内软组织内血管分布➡️，是瘤栓。注意多普勒超声颈总动脉➡️内血流信号➡️

PET/CT 在头颈部肿瘤中的应用

概　要

临床适应证

- 是头颈部进展期鳞状细胞癌进行分期、评价疗效、监测的最佳影像模式
- 优于单纯 PET 或者 CT 以及传统 MR 检查
- 在确诊第二原发病灶有优势

原理

- FDG 如正常的葡萄糖被输送到细胞
- 在高代谢的细胞内积聚
- PET/CT 扫描仪不再需要 PET 的透射扫描
- 结合解剖和生理信息
- SUV 是对葡萄糖代谢的定量测量

PET 扫描计划

- PET 结合 CECT 可以提高针对的精确性
- 颈部影像推荐小视野扫描

头颈部鳞状细胞癌的临床应用

- PET/CT 结果与肿瘤的大小有关
- 对评估淋巴结和远距离转移灶,尤其是进展到3、4 期的肿瘤或者确诊为转移的肿瘤很有帮助
- 对确诊第二原发病灶很有帮助
- 对确定未知原发灶的定位很有帮助
- 对早期复发的病灶优于传统影像
- 对治疗后评估具有高阴性预测值

PET 不足

- 正常解剖生理、炎症、治疗后的假阳性显像
- 囊性病变、小肿瘤、不摄取 FDG 病变的假阴性显像
- 判读头颈部 PET/CT 的扫描图像要了解头颈部正常解剖结构和肿瘤的生物学行为

(左)图中所示,^{18}F 到 ^{18}O 的放射衰变过程中发射一个正电子(β^+),这种正电子在组织中平均运行 1mm 后遇到一个负电子(β^-),发生湮没辐射,产生出方向相反、能量相等的两个光子。(右)图中所示葡萄糖和 FDG 的代谢,两者都通过运载蛋白 GLUT1 运输到细胞内,并通过己糖激酶的磷酸化作用,以 FDG - 6-P 的形式滞留在细胞内

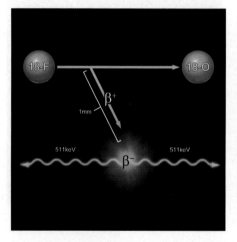
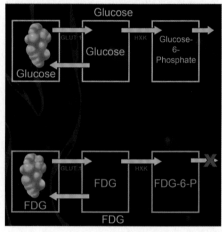

(左)PET/CT 伪影。经过 CT 的衰减校正的 PET 图像显示右侧腋窝明显的摄取➡,这个患者曾接受过经右侧肘静脉血管注射含碘显像剂的 CT 检查,未稀释的显像剂可能导致衰减校正伪影。(右)同样实验、同一患者,未经衰减校正时未在腋窝处显示代谢情况➡,因此可以确定是伪影

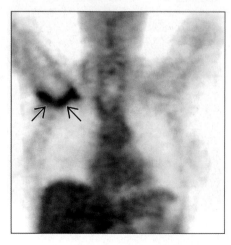
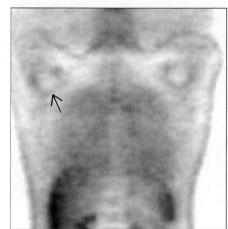

PET/CT 在头颈部肿瘤中的应用

缩写

- 正电子发射断层扫描（PET）
- PET 与 CT 相结合的扫描仪（PET/CT）

临床意义

临床表现

- 对进展期头颈部鳞状细胞癌的分期、评估、监测的最佳方法
  - 优于单独进行 PET 或者 CT 检查
  - 优于普通 MR 检查
  - 有利于确定第二种原发病灶
    - 适用于头颈部肿瘤，特别是头颈部鳞状细胞癌
- 肿瘤定性应进行 PET/CT 检查
  - 不适用于筛查或评估未经活检证实的肿块
- 分期：经活检证实的癌为明确病变的范围而行成像检查
- 适用于用 PET/CT 临床分期
  - T3、T4 肿瘤和不确定的 T2 期
  - 临床确诊的结节性病灶
  - 临床怀疑远处转移
- 监视：治疗期间或短期内对治疗效果的评估
- 监测：对治疗过的患者进行无临床症状观察和有无复发监测
  - 类似频繁进行扫描监测还存在争议
- 重新分期：对临床怀疑或经活检证实存在复发的患者进行成像
  - 局部复发为了明确转移情况，对选择姑息性治疗方案具有指导意义
  - 确定远处转移病变的范围

检查技术

PET 物理特性

- F18 是 F 缺少中子的同位素
- F18 半衰期为 110min
- F18 由回旋加速器产生
  - 通常购买 F18 要比回旋加速器生产更经济

- F18 降解为 O18 时发射一个正电子
- 正电子和电子是电荷相反的对应物质
- 正电子在组织中运行 1～2mm 距离与电子相互作用
  - 这个短距离对空间分辨率是非常重要的
- 正电子和电子相互作用发生湮灭辐射发射出方向相反、能量相等 511 keV 的两个光子
  - 符合探测是同时探测此过程的两个光子
- 湮没光子被探测器同时接收就是符合探测
- 位置信息一定发生在两个探测器的连线上

^{18}F-氟脱氧葡萄糖的生物特性（^{18}F-FDG）

- 正常葡萄糖代谢
  - 葡萄糖通过跨膜转运蛋白 GLUT1 进入细胞
  - 在葡萄糖己糖激酶的作用下磷酸化，生成 6-PO4-葡萄糖，进入柠檬酸循环
- ^{18}F-FDG 代谢
  - FDG 通过跨膜转运蛋白 GLUT1 进入细胞
    - 在大多数肿瘤细胞中过表达 GLUT1
  - FDG 被磷酸化后不能进一步进行糖酵解
  - FDG 陷入高葡萄糖代谢的细胞内而聚集
- 标准化摄取值可以定量检测 FDG 的代谢情况

PET/CT 图像融合

- 此图像包含功能代谢影像和解剖结构影像
  - 比单独的 PET 和 CT 图像要有优势
  - 可以分辨颈部正常生理摄取和病理性摄取
- 设备一般是多探测器 CT 结合 PET 高分辨扫描
- 使用 CT 进行衰减校正，就不用进行 PET 透射扫描
  - 减少整体检查的时间
- 衰减校正（AC）
  - 正电子更可能会被高密度的物质吸收
  - CT 密度用于数学补偿
  - 静脉注射对比剂时采用更新的算法，当 PET 扫描时对比剂已经清空
  - 衰减校正图像显示白肺，而非衰减校正图像显示黑肺

其他 PET 同位素

- FLT 为^{18}F-3′-脱氧-3′-胸腺嘧啶
  - F18 发射一个正电子
  - 胸腺嘧啶核苷在增殖的细胞内代谢高

PET/CT 在头颈部肿瘤中的应用

∘ FLT 图像在炎症表现比 ^{18}F-FDG 伪影少
* 非 F18 标记化合物
  ∘ ^{11}C 半衰期 20min
  ∘ ^{13}N 半衰期 10min
  ∘ ^{15}O 半衰期 2min
* 非 F18 标记化合物半衰期都比较短而应用受限
* 目前只有 FDG 常规应用于临床

PET 扫描规程

单独 FDG PET 扫描
* 要求行透射扫描对图像进行衰减校正
  ∘ 增加扫描时间
* 与 PET/CT 相比,精确诊断效能低
* 对非肿瘤定性有帮助

PET 联合 CT 衰减校正
* 采用低 mA CT 扫描
* 无助于诊断质量,只能用于衰减校正
* 不能辨别特征性病变,仅能用于识别病变

PET 和普通 CT
* 采用诊断级别参数进行扫描,无碘对比剂增强
* 与 CECT/PET 比较,诊断精确度不足
* 高假阳性率

PET 和增强 CT
* 高诊断精确度
* 假阳性低
* 对额外产生的伪影要求有经验以避免误诊
* CECT 会遇到复杂的问题

扫描建议
* 检查前禁食 6h
* 血糖<200 mg/dl
  ∘ 高血糖患者需要重新安排检查
  ∘ 葡萄糖和 FDG 相互竞争产生低质量图像
  ∘ 有外源性胰岛素注入-肌肉摄取-低质量图像
* 剂量=14~18 mCi FDG
* 1h 代谢时长,然后进行 CT 扫描,最后进行 PET 扫描
* CT 层厚 2~3mm
* 胳膊放身体两边(与体部肿瘤采集计划不同)
  ∘ 补偿肺野的低图像质量,采用胳膊上举肺野

低 mA 扫描
* 颈部小视野图像可以满足图像重建
* 头颈部癌的扫描包括腹部和骨盆
  ∘ 通常不包括头颈的转移
* 除非限制,一般使用 IV
* 减少肌肉摄取
  ∘ 告诉患者在代谢过程中不要走动或者讲话
  ∘ 苯二氮䓬类药物相对于 PET/CT 更适用于 PET,因为 CT 定位在肌肉上
* 减少褐色脂肪摄取
  ∘ 使患者待在温暖的环境中
    ▪ 保暖外套或者温暖的房间
  ∘ 药理学选择(苯二氮䓬类、β 受体阻滞药)
    ▪ 对 PET 采集更有帮助,PET/CT 显示摄取 CT 定位在脂肪上

头颈部 SCCa 的临床应用

分期
* 分期应用取决于原发性肿瘤的大小
  ∘ 适用于局部晚期 T3/T4 期肿瘤
    ▪ 很可能有淋巴结或远处转移
  ∘ 由于 T1 期患者转移病变可能性极低,因而并不适用于 T1 期肿瘤
  ∘ 对于 T2 肿瘤,PET/CT 应用存在争议,目前其价值未知
* 以目前的表现确定预后
  ∘ 高 SUV(>9)的患者预后较差
* 有助于在原发灶初期发现未知的第二原发性肿瘤
  ∘ 在 H&N 癌症及肺癌患者中屡见不鲜
  ∘ 抽烟及酗酒会导致局部癌变
  ∘ 在原发肿瘤复发的过程中也可能检测到第二原发性肿瘤

未知的原发性肿瘤
* 未知原发性肿瘤是鳞癌,仅仅表现为增大淋巴结,通常在健康体检和内镜检查中未能发现其原发灶部位
* PET/CT 能够在≤25% 的患者中检出不明的肿瘤
* 治疗计划的关键参考
  ∘ 不明原发性肿瘤患者放射治疗,会产生严重

PET/CT 在头颈部肿瘤中的应用

的不良反应和致死率

放射治疗计划

- PET/CT 可在瘢痕及手术区确定活性肿瘤的区域
- 调强放疗（IMRT）可以针对患病区域进行调整。
- 在放射治疗计划方面,通常认为 PET 边界比 CT 边界更有用

疗效监测

- PET/CT 可预测治疗后最终结果
  - 高阴性预测价值
- 在治疗期间进行扫描可以识别出需要不同疗法的非应答者
- 颈淋巴结清扫术
  - 较大淋巴结通常在放化疗后采用颈淋巴结清扫术
  - PET/CT 可识别出有完全疗效的患者,使其可以免于手术

监测

- 为无复发症状的成功治愈的患者定期安排 PET/CT 检查
- 大多数肿瘤复发发生在治疗后 1 年内,95％复发发生在 2 年内
- PET/CT 能比传统成像手段更早地发现复发情况
  - 生存获益情况具体未知
- 非常高的阴性预测值
  - 连续两次扫描都呈阴性,有 98％的可能性已经治愈
  - 在 HPV 相关的口咽部鳞状细胞癌,其预测价值更高
- 监测方案存在争议,目前也尚未有权威文献说明这一问题
  - 需考虑的问题:何时开始？何种频率？何时结束
- 推荐的 PET/CT 监测方案
  - 在治疗后 2 个月、5 个月、8 个月及 14 个月进行 PET/CT 监测
  - 若检查结果始终为阴性,则在治疗后 14 个月停止 PET/CT 监测

复发肿瘤

- 会伴随更高的远处转移发生率和第二原发肿瘤的发生率
- 建议再一次进行 PET/CT 检查,以确定疾病的严重程度并进一步制订治疗计划方案

对其他头颈部恶性肿瘤采用 PET 检查

甲状腺癌

- 分化型甲状腺癌（DTCa）
  - 在有限的临床情况下有一些价值
    - 做过甲状腺切除术和放射碘治疗的患者,出现了甲状腺素升高及 ^{131}I 扫描阴性,可行 PET 检查
- 甲状腺髓样癌（MTCa）
  - 没有证据表明 PET/CT 具有价值,因为该肿瘤对 FDG 不敏感
- 甲状腺未分化癌
  - 解剖成像优先使用的方法,因为该方法可对局部疾病进行评估并控制相应的临床症状。
  - 先进的成像技术对预后无影响

淋巴瘤

- 大部分淋巴瘤中有持续性的 FDG 明显摄取
- PET/CT 对淋巴瘤的分期、监测疗效和评估预后非常有用

黑素瘤

- 皮肤与黏膜黑素瘤中有持续性的 FDG 摄取
- PET/CT 对淋巴瘤的分期、监测疗效和评估预后非常有用

头颈部疾病中进行 PET 的误区

假阳性

- **正常的生理摄取**
  - 肌肉
    - 在手术和放疗后（XRT）,肌肉的摄取通常是不对称的
    - 摄取通常是沿着肌肉呈线性分布的,但有时也会呈局灶性的
    - 通常发生于翼肌、头下斜肌,以及前斜角肌
  - 唾液腺
    - 正常腺体的 FDG 摄取水平较低
    - 在放射治疗之后,FDG 的摄取会减少,且

通常是不对称的

- 手术切除后会造成不对称状摄取,类似对侧存在"肿块"假象
  ○ 甲状腺
    ▪ 弥散性摄取是良性肿瘤的典型表征,患者可能患有甲状腺炎
    ▪ 局灶性摄取更值得关注,在细针抽吸检查后,可发现25%的患者是恶性肿瘤
  ○ 淋巴组织
    ▪ 变化较大,尤其是在扁桃体和舌根部
  ○ 褐色脂肪
    ▪ 分布有特征性,尤其分布于腋窝和锁骨上窝
    ▪ 通常多发于年轻女性
    ▪ 通常认为褐色脂肪新陈代谢更活跃
  ○ 喉部
    ▪ 几乎所有的扫描都出现生理摄取情况;集中于环状肌和(或)环状软骨肌部位
    ▪ 声带麻痹会导致不对称摄取,声带麻痹的部位无摄取
    ▪ Teflon甲状软骨成形术引发的炎症将导致身体同侧的摄取增加
- 治疗后的变化
  ○ 可产生不对称摄取,可引起生理的变化
  ○ 舌会格外敏感
- 发炎、感染
  ○ 术区感染与肿瘤很难区分
  ○ 尤其是口腔附近的炎症
  ○ 可能需要细针穿刺来解决问题
- 良性肿瘤
  ○ 尤其是腺体肿瘤
  ○ 最常见的有肿瘤细胞瘤、多形性腺瘤、肉瘤及甲状腺腺瘤
- 治疗后早期影像
  ○ 辐射效应和术后炎症会导致FDG摄取增加,而不是肿瘤摄取
- 颈部囊性病灶
  ○ 良性囊肿内部或周围的炎症可能被误认为是肿瘤摄取

- 伪影摄取
  ○ 金属或高密度可导致在衰减校正图像上FDG摄取增加
    ▪ 非衰减校正图像上有鉴别价值

假阴性

- 小肿瘤会限制FDG摄取
  ○ 可检测出FDG摄取量的最小肿瘤为5mm
- 无FDG明显摄取肿瘤
  ○ 尤其是腺体恶性肿瘤
- 颈部囊性肿瘤
  ○ 可能掩盖小的肿瘤成分
  ○ 如果未经CECT检查,可能会漏诊
  ○ 注意,成人所有的囊性颈部肿瘤都可认为是恶性的,除非查证结果表明它是良性的

临床相关报告

SUV 值

- 高度依赖于设备与患者自身特点
- 分期中若SUV值极高(>9),其预后则较差
- 严格的SUV阈值在临床上没有用处

放射报告

- 报告应对治疗有益
- 建议使用与乳腺BI-RADS报告系统相似的分类
  ○ 没有复发=没有治疗
  ○ 可能阴性=常规监测
  ○ 可疑=推荐使用内镜
  ○ 担忧=建议活检
  ○ 明确进展=再次治疗

参考文献

[1] Johansen J et al: FDG-PET/CT for detection of the unknown primary head and neck tumor. Q J Nucl Med Mol Imaging. 55(5):500-8,2011

头颈部肿瘤影像学——诊断、分期、监测

PET/CT 在头颈部肿瘤中的应用

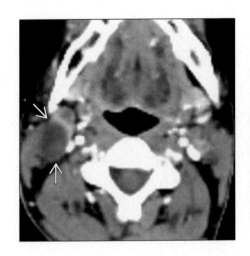
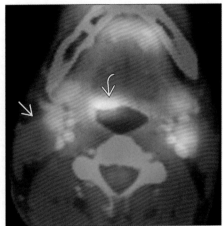

（左）CECT 横断面显示囊性为主的淋巴结➡提示口咽原发鳞状细胞癌，但是在 CECT 上未找到原发灶，此患者在 CT、体格检查、内镜检查、组织活检都未发现原发灶。（右）轴位 PET/CT 在同样的位置在右舌根处➡发现高摄取，继而再次组织活检，证实为原发病灶。虽然是恶性，但囊性淋巴结➡显示轻度 FDG 摄取，主要是因为淋巴结中实性成分较少

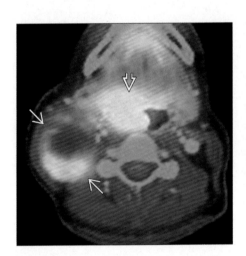
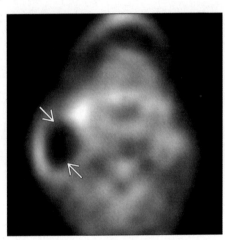

（左）轴位 PET/CT 显示较大舌根部原发肿瘤➡和同侧较大的转移性淋巴结➡，像这种进展期肿瘤，在放化疗后，如果有残余病变还可以进行手术切除。（右）同一患者，轴位 PET 示在完成放化疗后显示残留的颈淋巴结➡没有异常摄取，患者避免了手术切除，而且在治疗后已保持两年没有复发

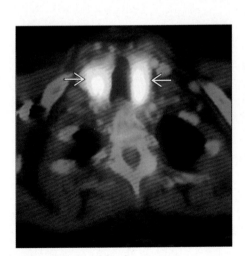
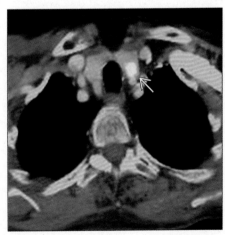

（左）轴位 PET/CT 显示整个甲状腺➡弥散性摄取 FDG。它的摄取表现与恶性肿瘤无关，可以在甲状腺炎中看到。（右）另一患者，轴位 PET/CT 显示在左侧甲状腺结节➡处局灶性高摄取。即使在 CT 上没有肿块，这一表现令人担忧，应进行活检，因为在偶发的甲状腺局灶性摄取，有 25％ 的恶性肿瘤发生率

（左）轴位 PET/CT 显示左侧翼外肌➡️的生理性 FDG 摄取。甚至没有明显的症状或既往治疗过,该肌肉经常有不对称的 FDG 摄取。不对称性 FDG 摄取可能与牙齿磨削有关。（右）轴位 PET/CT 显示双侧下斜肌➡️生理性 FDG 摄取。该肌肉经常具有高和(或)不对称的 FDG 摄取

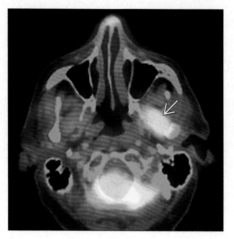
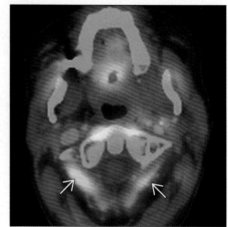

（左）正位 PET 显示咀嚼肌➡️对 FDG 的摄取显著增加,这是与抗精神病药物引起的迟发性运动障碍有关的生理性摄取,并被称为"金刚狼"的征象(金刚狼是《X 战警》系列中的虚构人物)。（右）轴位 PET/CT 显示散在 FDG 摄取➡️,而没有 CT 表现异常。这种生理性的摄取来自于棕色脂肪,通常出现在冬季的年轻女性身上。CT 相关检查可防止误诊

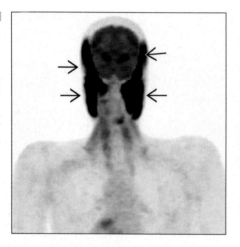
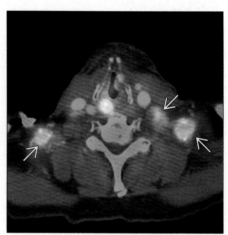

（左）轴位 PET/CT 显示咽旁有明显的 FDG 摄取➡️,该患者曾经进行过颈部放射治疗,CT 增强表现为环状强化。该病灶是喉部脓肿,很容易被误诊为肿瘤坏死。（右）青年患者,下咽部小肿瘤,PET 显示颈部、腋窝➡️和肺门➡️淋巴结 FDG 摄取。这种淋巴结转移不常见,证实为未知的类肉瘤

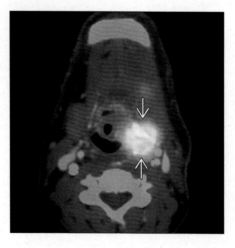
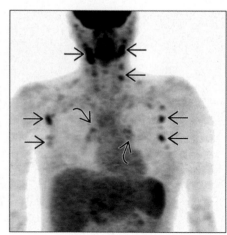

DWI 成像在头颈部肿瘤中的应用

概　要

术语
- 扩散是分子的随机运动
- DWI 是一项 MR 技术,其图像用局部水扩散特征进行加权处理
- ADC 是水扩散的量级或"自由度"

DWI 原理
- 组织中水分扩散的大小,通常表示为 ADC
- 较高的 ADC 值表明水分扩散的程度较大
- DWI 信号强度取决于水的运动强度
- DWI 信号强度也依赖于毛细血管灌注,特别是在低 b 值时
- 富细胞组织比无细胞或少细胞组织 ADC 值低

临床效用
- 一般来说,恶性病变的 ADC 值<良性病变的 ADC 值,但也有例外

- 淋巴瘤的 ADC 值通常< 鳞状细胞癌的 ADC 值
- 恶性鳞状细胞癌结节的 ADC 值<非恶性淋巴结的 ADC 值
- 在肿瘤治疗前 ADC 值较低时放化疗反应良好
- 在肿瘤化疗的头几个周期的平均 ADC 值增加提示有良好的治疗反应
- 复发性肿瘤的 ADC 值<肉芽组织的 ADC 值
- 甲状腺恶性结节的 ADC 值可能<正常腺体和良性结节的 ADC 值
- ADC 在良性和恶性腮腺肿瘤之间有交叉,特别是在恶性肿瘤和 Warthin 肿瘤有交叉
- 在腮腺肿瘤良性肿瘤中的 ADC 值高于恶性腮腺肿瘤更常见

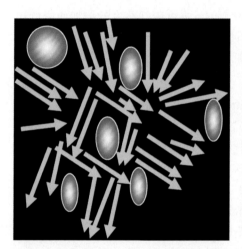
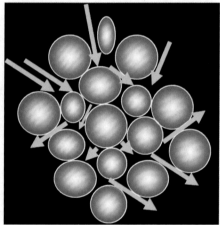

(左)图解说明水扩散的概念(蓝色箭头)。细胞较少的组织在它们之间有较大的胞外间隙,从而允许有更大程度的水分子运动自由度。在 DWI 中,被视为具有较高 ADC 值的组织。(右)图解说明水扩散(蓝色箭头)的概念,在更多的细胞组织,如恶性肿瘤,倾向显示相对限制水的运动,DWI 量化显示具有较低 ADC 值

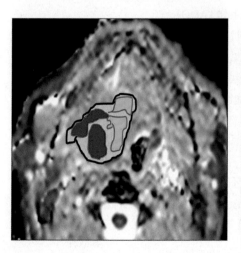
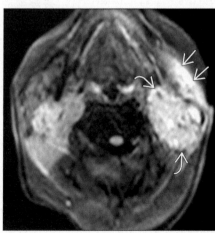

(左)参数响应图(ADC)与感兴趣组织上的颜色编码图叠加有助于可视化肿瘤不同部分 ADC 变化。这种技术可能比平均 ADC 更敏感地确定肿瘤对化疗照射的早期反应。(右)颈部轴位 DWI 图像显示磁敏感伪影➔类似邻近恶性淋巴结融合团块信号强度➔,会干扰准确的病灶轮廓

DWI 成像在头颈部肿瘤中的应用

术　语

缩写

- 弥散加权成像（DWI）

定义

- 扩散是分子的随机运动，也称为布朗运动
- DWI 是一种磁共振成像技术，其中利用水扩散的局部微结构特征对图像进行加权
- 表观弥散系数（ADC）是对水扩散的大小或"自由度"的度量，也称为扩散系数
  - 来自至少 2 组具有不同梯度强度的扩散图像，即不同 b 值的弥散图像，形成 ADC 图
  - ADC 图代表 ADC 值在整个图像中的分布

临床意义

临床表现

- DWI 具有独特的能力来测量组织中水分子发生的变化，具有多种用途
  - 良恶性肿块与结节的鉴别
  - 残余胆脂瘤的诊断与检测
  - 治疗后腺功能的评价
- 头颈部区域的 DWI 的巨大潜在价值
  - 预测对非手术治疗的反应
  - 治疗期间监测评估早期反应
  - 监测后期治疗以检测癌症复发

DWI 原理

水分子的运动

- 人体组织中的水分子运动是非随机的，可以通过 DWI 进行测量
- 不同组织表现出不同的水扩散特性，由多种因素决定
  - 组织结构和细胞结构
  - 细胞外与细胞内水的比例
  - 细胞膜和髓鞘等屏障
    - 这也决定了扩散的方向性：各向同性与各向异性
  - DWI 测量组织中水分扩散的大小，以 ADC 表示
  - 弥散张量成像（DTI）测量扩散的大小和方向性

DWI 信号的梯度生成

- DWI 是基于在 $180°$ 重聚焦脉冲两侧使用强对称梯度测量组织微环境中的水分子运动
  - 通常在自旋回波序列中
- 静止自旋（分子）由第一梯度失相位
- 通过相同角度第二梯度使静止自旋相位重聚，从而在该体素内产生信号
- 移动自旋（分子）由第一梯度失相位
- 当移动自旋在 2 个梯度的应用之间移动时，相移不再被 2 个梯度失相位
- 水分子运动的大小决定 DWI 强度
  - 以静止自旋为主的体素产生最高信号
- 以移动自旋为主的体素产生最小信号
- 扩散信号的大小受水分子迁移度的影响
  - 移动自旋信号强度随迁移度的增加而降低
- DWI 上的信号强度也依赖于毛细血管灌注，特别是在低 b 值时

DWI b 值

- 表示 DWI 对水运动的敏感度，以 s/mm^2 为单位
- 扩散梯度强度、梯度持续时间和扩散梯度间隔
- DWI 更高 b 值→更强扩散加权
- b=1000 比 b=500 具有更强的扩散权重
- b=0（"b0"）→无梯度强度，图像呈 T2 加权
- 注意：低 b 值（<300）可能导致错误结果
  - 灌注效应引起的信号变化大于扩散效应

表观弥散系数（ADC）

- 定量水扩散的数值方法，以 mm^2/s 为单位测量
- 显而易见，因为 DWI 不能区分由于温度或其他梯度引起的水扩散
- 人颈部组织 ADC 为 $1×10^{-3}\ mm^2/s$
- 较高的 ADC 值表明水扩散的幅度较大，较高的扩散系数
- 较低的 ADC 值表明水分扩散的幅度较小，"受限"或"不完全"的运动
- 高细胞组织比无细胞或低细胞组织显示较低的 ADC 值

DWI 成像在头颈部肿瘤中的应用

DWI 技术与方案

序列技术

- **脉冲梯度回波平面成像(EPI)**
  - 从单个数据样本形成完整的图像获得时间更短
    - 所有 k 空间线在 1 个重复时间的梯度回波或自旋回波序列填充完成
  - 在读出过程中获得梯度回波链数据
  - 最初的射频激励通常是自旋回波,但也可以是梯度回波
  - 自旋回波中采用双侧较强对称梯度 180°重聚焦脉冲
  - EPI 对磁场不均匀性敏感
- **非回波平面 DWI**
  - 周期性旋转重叠并行线与增强型重建(PRO-PELLER 技术)
  - 多激发多回波快速自旋回波(FSE)成像
  - 会导致回波平面成像中运动矫正、降低敏感度、畸形变
  - 会导致信噪比(SNR)降低

具体的扫描计划

- 1.5T 或 3T 的磁体
- 8 或 16 通道的头或颈部线圈
- 自旋回波平面成像
- 使用磁敏感因子≥2 进行并行成像,以减少敏感伪影,特别是场强较高时
- b 值范围:0～1000 s/mm^2
  - 通常使用≥1 个低和 1 个高 b 值
  - 经常使用 2 个(临床)至 6(科研)个 b 值
  - b 值数越多→扫描时间越长
- 优选平面:轴位和矢状位
- 层面厚度:一般≤4mm
- 相位编码方向:前后
- 激励次数(NEX)≥3

临床应用

良恶性病变的鉴别诊断

- 良性病变通常表现出比恶性病变更高的 ADC 值
  - 可能是由于细胞外基质的减少和水分子在细胞外和细胞内扩散的减少有关,也与细胞富集、细胞核增多:核质比的增加有关
- ADC 信号的解释总是结合传统的磁共振的成像特征,如浸润和侵犯
- 1.5T 磁体
  - ADC<1.0×10^{-3} mm^2/s 提示恶性
- 3T 磁体
  - ADC<1.3× 10^{-3}mm^2/s 提示恶性
- 目前尚没有统一的界值,也有例外
  - 细胞密集的良性病变如脑膜瘤可能具有较低的 ADC
  - 坏死或囊性恶性肿瘤可能由于自由水增加而表现出高的 ADC 值
- 淋巴瘤比鳞状细胞癌(SCCa)表现为更低的 ADC 值
  - 一般淋巴瘤的 ADC<0.7 × 10^{-3}mm^2/s
  - 可能是由于细胞密度和核质比比鳞状细胞癌多

淋巴结的评估

- 恶性鳞状细胞癌淋巴结 ADC 值低于非恶性淋巴结
- 大多数研究表明,鉴别良恶性结节的临界值为(0.9～1.0)×10^{-3}mm^2/s
- ADC 值与常规 MR 诊断淋巴结转移的标准相结合,能显著提高良恶性淋巴结的鉴别诊断率
  - 淋巴结大小、结节形状、囊外播散、灶性坏死

对治疗反应的预测

- 在治疗前预测放化疗的反应可能有助于确定患者的预后和制订个性化治疗计划
- 治疗前 ADC 值可以用于原发灶和转移淋巴结的定量
  - 治疗前较低的 ADC 值→对放化疗反应良好是高概率事件

对治疗反应的监测

- 治疗期间早期监测治疗反应,可用于确定治疗是否有效
- 然后可以决定是否改变化疗药物、增加放疗或者提早进行手术治疗
- 1 个化疗周期后,临床医师通常在内镜下对治疗反应进行早期监测
  - 有用但不能评估肿瘤的深层部分

- 监测 ADC 早期变化的几种方法
  - 平均 ADC 值可在整个肿瘤中进行测量,并与治疗前的 ADC 值进行比较:平均 ADC 值与平均 ADC 值的变化
    - 第 1 周期平均 ADC 的增加表明对反应良好
  - 在治疗之前和之后评估整个肿瘤内的体素-体素反应
    - 用户可以选择可视颜色图表示 ADC 值的变化称为参数响应图或 PRM(ADC)
      - 例如,ADC 中颜色代码以红色表示增加,ADC 中蓝色表示减少,而 ADC 编码为灰色表示没有不变
    - 患者显示更好的治疗结果,表现出 PRM 变化大幅度增加
    - 显著的肿瘤大小或浸润方向变化使得治疗前后的图像配准和比较变得非常困难
  - 评估治疗前后整个肿瘤直方图的变化
    - 图像代表 ADC 值在整个肿瘤内分布
    - 与肿瘤大小或形状无关
    - 在某些情况下,与 PRM(ADC)相比,它可能是更好的评价工具

肿瘤复发

- 复发恶性肿瘤的 ADC 值往往低于良性肉芽组织
- 在治疗后肿块的评估不明确时,ADC<1×10^{-3} mm^2/s 提示恶性肿瘤复发
- 治疗后质量评估应始终将常规成像特征与 ADC 值结合起来,以做出明智的决定

甲状腺肿瘤

- 甲状腺恶性结节中 ADC 值低于正常腺体和良性结节中的 ADC 值
- ADC 值可用于甲状腺结节细针穿刺活检中起到辅助作用
- 要在胸廓入口处获得可靠、无伪影的 ADC 值存在着许多技术难题

唾液腺肿瘤

- 虽然 ADC 值可能不能区分良性和恶性肿瘤,平均 ADC 值与细胞外成分呈正相关
- ADC 在良性和恶性肿瘤之间重叠,特别是在恶性肿瘤和 Warthin 瘤之间
- ADC 值较高的区域（≥1.8×10^{-3} mm^2/s）相对于恶性肿瘤更常出现在良性肿瘤中

- 多形性腺瘤和肌上皮腺瘤的 ADCs 均高于其他肿瘤的 ADCs 值
- 多参数成像(结合 ADC 值和动态成像的时间强度曲线)可用于良恶性肿瘤的鉴别
- 利用弥散和灌注数据进行的体素内非相干运动成像可能对良恶性肿瘤的鉴别有帮助

唾液腺功能评价

- DWI 有望成为研究放射性口干燥症的非侵入性评估工具
- ADC 可对唾液腺进行静息和刺激以评估腺功能
- **放射治疗前**
  - 静息时腮腺的 ADC 值低于颌下腺的 ADC 值
  - ADC 值在刺激后开始下降,随后稳步增加到基线以上达到峰值
- **放射治疗后**
  - ADC 值在放射性治疗后腮腺高于在静息时留存的腮腺
  - 放射治疗后刺激后 ADC 值变化不明显

伪影及局限

MR 设备

- 涡流和非线性梯度磁场易引起成像结果不准确
- 3T 将有更大的磁敏感伪影

畸变

- 近肩部圆形颈部变为卵圆形
- 低信噪比和磁敏感伪影
  - 磁体垫片可以改善磁场均匀性并减少伪影

组织界面磁敏感伪影

- 发生在有明显不同磁化率的组织间的边界,如气-骨和与牙齿金属充填物相邻部位
  - 可通过并行采集和非常小的视野采集来减少磁敏感伪影
  - 通过缩短回波时间和增加带宽来降低磁敏感伪影
  - 在颈部放置盐水袋可减少空气-组织界面的磁敏感伪影

运动伪影

- 患者的运动,如吞咽、呼吸、咳嗽、说话和下颌运动

- 患者训练和镇静技术可能有帮助
- 减少扫描采集时间；单激发回波平面成像
- 血管搏动引起的内在运动伪影

参考文献

[1] Srinivasan A et al：Utility of pretreatment mean apparent diffusion coefficient and apparent diffusion coefficient histograms in prediction of outcome to chemoradiation in head and neck squamous cell carcinoma. J Comput Assist Tomogr. 36（1）：131-7，2012

[2] Sumi M et al：Salivary gland tumors：use of intra-voxel incoherent motion MR imaging for assessment of diffusion and perfusion for the differentiation of benign from malignant tumors. Radiology. 263（3）：770-7，2012

[3] Thoeny HC et al：Diffusion-weighted MR imaging in the head and neck. Radiology. 263（1）：19-32，2012

[4] Schafer J et al：Diffusion magnetic resonance imaging in the head and neck. Magn Reson Imaging Clin N Am 19（1）：55-67，2011

[5] Habermann CR et al：Diffusion-weighted echo-planar MR imaging of primary parotid gland tumors：is a prediction of different histologic subtypes possible ? AJNR Am J Neuroradiol. 30（3）：591-6，2009

[6] Juan CJ et al：Salivary glands：echo-planar versus PROPELLER diffusion-weighted MR imaging for assessment of ADCs，Radiology. 251（1）：144-52，2009

[7] Vandecaveye V et al：Head and neck squamous cell carcinoma：value of diffusion-weighted MR imaging for nodal staging. Radiology. 251（1）：134-46，2009.

[8] Dirix P et al：Diffusion-welghted magnetic resonance imaging to evaluate major salivary gland function before and after radiotherapy. Int J Radiat Oncol Biol Phys. 71（5）：1365-71，2008.

[9] Srinivasan A et al：Differentiation of benign and malignant pathology in the head and neck using 3T apparent diffusion coefficient values：early experience. AJNR Am J Neuroradiol. 29（1）：40-4，2008.

[10] Abdel Razek AA. et al：Role of diffusion-weighted echo-planar MR imaging in differentiation of residual or recurrent head and neck tumors and posttreatment changes. AJNR Am J Neuroradiol. 28（6）：1146-52，2007.

DWI 成像在头颈部肿瘤中的应用

（左）轴位 DWI 检查（b＝800），鼻神经内分泌癌，发现肿瘤➡️内存在高弥散信号。（右）同一患者，轴向 ADC 图显示恶性肿瘤中 ADC 信号➡️的弥漫性减低。恶性头颈部肿瘤弥散受到较大的限制，因此与颈部正常组织相比，ADC 较低

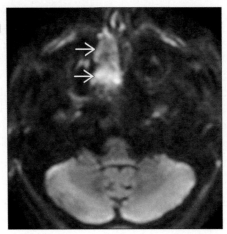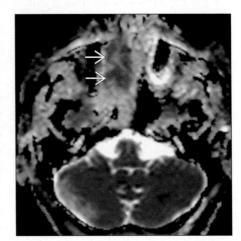

（左）口咽部较大鳞状细胞癌➡️，轴位 T2WI FS MR 成像显示双侧 II 区淋巴结➡️轮廓正常或轻度增大。（右）同一患者，轴位 DWI（b＝1000）不仅在原发肿瘤➡️中，而且在双侧 II 区淋巴结➡️中显示信号强度增加。在这些淋巴结中测得的 ADC 值在（0.7～0.8）×10^{-3} mm²/s，呈转移阳性

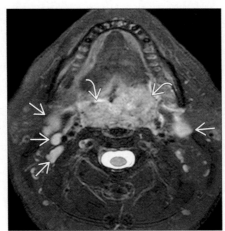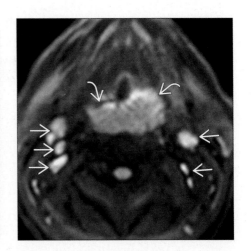

（左）同一患者，ADC 图显示原发肿瘤➡️和淋巴结➡️ADC 信号减低，淋巴结 ADC 值在（0.7～0.8）×10^{-3} mm²/s，所有淋巴结呈转移阳性。（右）另一位口咽部鳞状细胞癌患者放化疗 1 周后，轴位 DWZ（b＝800）图像显示在右侧 II 区淋巴结➡️中心的弥散信号➡️减弱，提示组织破坏和早期治疗反应

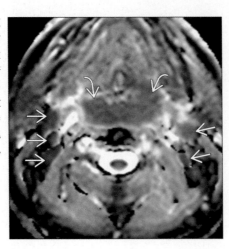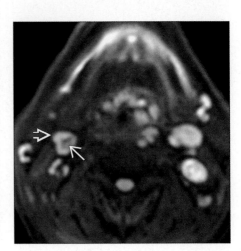

DWI 成像在头颈部肿瘤中的应用

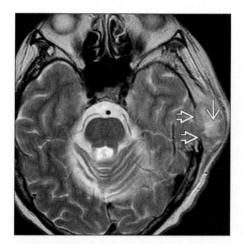
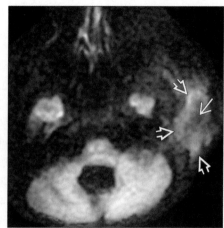

（左）轴位 T2WI MR 显示不均质腺鳞状细胞癌侵犯左侧颞骨➡️，并可见内部坏死区 T2 信号➡️增加。（右）同一患者，轴位 DWI(b＝800)显示病变通常为高信号➡️，但内部坏死为弥散信号➡️减低。平均 ADC 值为 1.4×10^{-3} mm²/s，表明该肿瘤可能对放化疗反应不佳

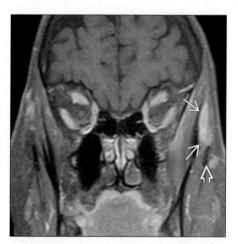
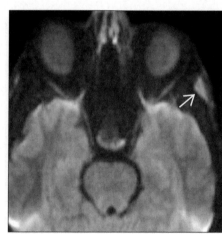

（左）患者接受边缘区淋巴瘤治疗 6 个月，冠状面 T1WI C＋FS MR，显示边缘区➡️强化高于左颞骨➡️病变，怀疑为肿瘤复发。（右）同一患者，轴位 DWI(b＝800)显示颞骨上病变➡️的弥散信号增加，ADC 测量值为 0.8×10^{-3} mm²/s。活检发现为淋巴瘤复发。淋巴瘤是具有最低的 ADC 值的肿瘤

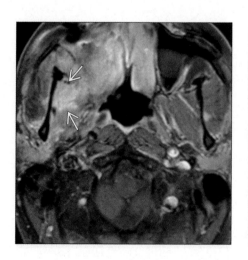
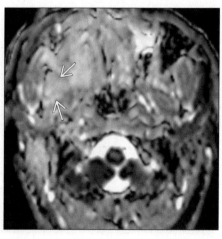

（左）患者一年前经头颈部鳞状细胞癌手术、重建、放化疗，T1WI C＋FS MR，显示右下颌内侧强化病变➡️，高度怀疑肿瘤复发。（右）同一患者，轴位 ADC 图显示病灶➡️内 ADC 值增加（测量值 1.6×10^{-3} mm²/s），活检未发现恶性肿瘤的证据。肉芽肿病变和瘢痕组织在影像学上可能与复发疾病类似，但通常 ADC 值增加，就像本例

CT 灌注成像在头颈部肿瘤中的应用

概　要

术语

- 通过动态采集碘对比剂注射后的图像来测量组织灌注参数的 CT 技术

临床意义

- 评估头颈部癌症有价值的工具
- 对鉴别肿瘤 T 分期和肿瘤体积具有特有的优势
- 可从正常结构中检出细小肿瘤
- 可以预测对放化疗的反应
- 可以帮助区分肿瘤治疗后的变化

CT 灌注原理

- 血容量＝血流量×平均通过时间
- 对于 CTP 分析，必须假设双室模型与对比剂间质外渗

CT 灌注扫描技术

- 颈部 CT 增强前后数据即可用于 CTP 评估
- 3.5～6ml/s 注射 40～50ml 造影剂
- CT 检查前 5～10s 行盐水冲洗
- 80kV，20～200mA，45～60s，时间分辨率为 0.5～2.5s
- 数据采集应在对比剂首过之后，至少包括对比剂部分通过间质

伪影及局限

- 坏死区域和血管应该排除在测量之外
- 注意特别是假牙和低剂量技术的射线硬化伪影
- 运动伪影在喉部最明显
- 将 CTP 作为真正生物标志物的证据仍然不足

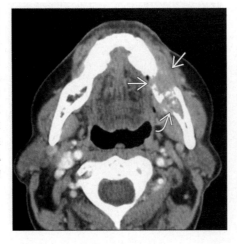
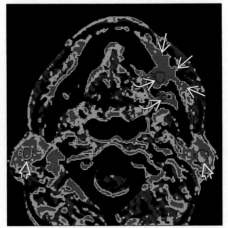

（左）轴位 CECT 显示 1 例患者 T4a 下牙槽骨鳞状细胞癌➡左侧下颌骨破坏并延伸至磨牙后三角➡。肿瘤在 CECT 轻中度增强。（右）同一水平的轴向血流量（BF）参数图显示较好的肿瘤➡轮廓。红色表示高 BF，蓝色表示低 BF。ROIs 被放置在肿块➡和双侧腮腺➡内。注意恶性肿瘤的 BF 与舌或其他肌肉组织相比较高，但与腮腺的 BF 相似

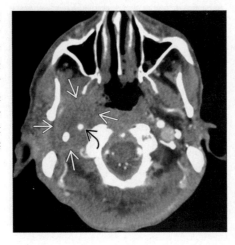
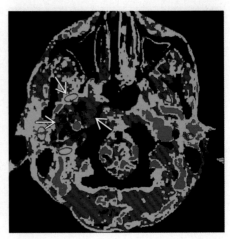

（左）1 例鼻咽癌患者的轴位 CECT 显示异常组织延伸至右颈动脉和咽旁间隙➡并包绕右颈内动脉➡。影像表现是可疑的肿瘤残留或复发。（右）相对应的 BF 图（红色高，蓝色低）提示残留肿瘤内的低 BF，表明治疗后的变化。注意病变及邻近结构➡内的多个 ROIs。后续未经随访和活检证实

CT 灌注成像在头颈部肿瘤中的应用

术　语

定义
- 碘对比剂动态采集图像时无创性测量组织灌注参数的 CT 技术

临床意义

CT 灌注(CTP)的临床意义
- CTP 是评价头颈部恶性肿瘤的有效工具
- 可在所有现代 CT 扫描仪上进行常规检查
- 对于肿瘤 T 分期和肿瘤体积能够提供特异的信息
- 在大多数患者和原发肿瘤部位是可行的
- 有助于区分肿瘤与正常组织结构和治疗后的变化
- 可预测对放疗(XRT)和化疗的反应

CT 灌注原理

中心容量原理
- 血容量＝血流量×平均通过时间

CT 灌注参数
- 平均通过时间(MTT)
  - 以秒为单位
  - 对比剂从输入动脉经毛细血管床至静脉末端的平均时间
- 血容量(BV)
  - 以 ml/(100g・min)组织为单位
  - 以组织强化曲线下面积与动脉强化曲线下面积之比计算
- 血流量(BF)
  - 以 ml/(100g・min)为单位测量
  - 动脉输入通过组织内血管间隙的血流变化
  - BF＝BV÷MTT 来计算
  - 头颈部鳞状细胞癌中 BF 与肿瘤微血管密度呈显著正相关
- 毛细血管通透性(CP)
  - 也称为表面渗透率(PS)
  - 以 ml/(100g・min)为单位测量
  - 对比剂从血管内到间隙的流出率,与血管通透性直接相关

- 肿瘤血管由于新血管内皮形成而比正常血管更易渗漏
  - 这使得一些注射的对比从组织间隙向血管内的间隙回流
  - CP 反映血管通透性;通过新形成的微血管壁对比剂渗漏率
  - CP 的计算需要延长 CTP 数据采集时间,超过对比剂首过时间

单室和双室模型
- CTP 分析可以假定问题组织与 1 个输入、1 个输出的单个腔室相当,对应于供血动脉和引流静脉
  - 单室模型适用于组织首过时对比剂间质弥散可忽略不计
- 造影剂间质外渗与肿瘤的实质成分相关,因此,双入口模式更为可取
  - 数据采集应延迟到对比剂首过之后,至少包括对比剂通过部分间质

血管生成与微血管密度(MVD)
- CT 增强的生理学基础与肿瘤血管生成的生理学效应密切相关
- 血管生成(新的毛细血管形成)是肿瘤生长和转移扩散的关键因素
- 血管生成是一个复杂的过程,包括血管生成因子刺激的内皮细胞的破坏、增殖和迁移
- 血管的形成为肿瘤内皮细胞生长提供能量,肿瘤细胞分裂比正常内皮细胞快得多
- 通过 MVD 测量肿瘤血管生成是多种实体瘤独立的预后指标
- 在头颈部鳞状细胞癌患者中,高 MVD 与晚期肿瘤分期、局部和远处转移以及无病生存率降低有关
  - 在头颈部鳞状细胞癌的几个主要原发病灶中,MVD 是预测预后的指标

CT 灌注技术

CT 灌注计划
- CTP 可在颈部增强 CT 之前或之后进行
- 如果先前的影像学检查已经确诊病变或相关淋巴结,非增强 CT 可以采用低剂量扫描

CT 灌注成像在头颈部肿瘤中的应用

- 非增强 CT 选择 CTP 采集的层面,减少辐射和对比剂量
- 静脉注射造影剂
  - 40～50ml 的 300～400mg I/ml 浓度的对比剂,3.5～6ml/s 的速率
  - 相同体积和速率的盐水冲洗
- CT 扫描参数
  - 造影剂注射后延迟 5～10s
  - 80kV,20～200mA,角度和 z 轴管电流调制
  - 扫描时间:45～60s
  - 时间分辨率 0.5～2.5s
  - 在 60～90s 内附加扫描可以每 10s 执行 1 次
  - 通过使 X 线光束能量接近碘的 k 边缘 (33.2keV)来增加对比度分辨率,提高了对比度-噪声比,减少辐射
  - 连续的球管旋转及无床的运动,患者平静呼吸
  - 在电影模式下采集数据
- 用软组织或标准算法重建数据,厚度 2.5～5mm
- 根据探测器行数覆盖灌注体积
  - 如果探测器宽度足够从 2cm 到整个颈部扫描
  - 摇篮床技术允许扩大覆盖范围

灌注数据后处理

- CTP 数据以 DICOM 格式输出到配备灌注软件包的工作站
- 软件包是基于最大斜率或反卷积算法
- 最大斜率法更简单,不需要追踪感兴趣的血管区域(ROIs)
- 反卷积方法更为复杂,需要血管 ROI 输入,但可以对灌注参数进行定量评估
  - 对噪声不敏感,需要较低的注入速率,对于低灌注值更可靠
- CTP 在头颈部肿瘤中的应用以反卷积分析为主
- 输入血管变异性(同侧或对侧 ICA 或 ECA)对结果无影响
- 处理算法的可变性是有意义;用不同的计算模型和软件包得到的 CTP 参数是不能直接互换的

CTP 参数图

- CTP 图可以与常规 CT 图像对照观察
  - 正常骨骼无灌注,单独显示为黑色骨骼
  - 叠加会导致骨骼出现白色
- 伪彩,通常红色/黄色表示高值,蓝色/紫色表示低值,绿色表示中间值

ROI 放置

- 应避免出现在坏死区、囊状区和出血区以及任何可见血管结构区域
- 在单层或多层图像上勾画感兴趣区
- 平均值最常被记录;或者可以使用最大值或最小值

临床应用

恶性和非恶性病变的鉴别诊断

- 鳞状细胞癌的 CP、BF 和 BV 的平均值较高,MTT 低于肌肉和大多数其他正常组织,包括良性病变
- 如果没有明显的对比度增强,癌症病灶在 CTP 上的显示要好于在标准颈部 CT 上的显示
- 低 MTT 反映高灌注压力:相对较高的 BF 和相对较低的 BV
  - 病灶内大量瘀血;可能由于毛细血管漏出增加所致
  - 可以解释为什么 MTT 在区分恶性病变和良性病变方面可能是可靠的指标
- 鳞状细胞癌的 BF 明显高于治疗后的变化,而 MTT 的降低更明显
  - 短 MTT(3.5～6s)是恶性肿瘤的特征
  - 由于肿瘤新生血管形成,增加灌注压力和毛细血管渗漏
- **腮腺肿瘤显示出与鳞状细胞癌相反的趋势**
  - 高 BV 值是腮腺良性肿瘤的特征
  - 腮腺恶性肿瘤 BV 和 BF 相对较低
    - 可能反映肿瘤坏死成分
  - MTT 和渗透参数(CP)无显著差异
    - 恶性肿瘤具有相对较高的 MTT 和较低的 CP 值
  - 渗透参数成像侧重于血管内和血管外期相间肿瘤内对比剂量的差异
    - 具有高细胞-间质等级的肿瘤,例如 War-

thin 肿瘤,将保留较少的对比剂,显示较高的 CP 值

- 腺癌的 CTP 值似乎与鳞状细胞癌相似
- 食管癌有较高的 BF 值($>$70)并有较高的血行转移率
- **局部淋巴结转移**
  - 与良性淋巴结相比,转移性淋巴结 BF、BV 和 CP 显著增高
  - 高出约 50% 以上;在转移淋巴结中 BF 往往$>$100,BV$>$6
- 正常甲状腺和唾液腺具有较高的灌注值

预测治疗反应

- 较高的 BF 和 BV 水平可能与较好的氧和药物传递有关
  - 可预测对放疗和(或)化疗的反应
- 氧是强力的放射增敏剂
- 头颈部癌中的肿瘤乏氧导致对放疗的反应性较差
- 肿瘤氧合作用对化疗效果也有显著影响
- 氧供给量是灌注速率和动脉氧浓度的乘积
  - 肿瘤灌注和肿瘤氧浓度通常有很强的相关性
- 具有升高 MVD 和推测灌注降低更具侵袭性的肿瘤可能受益于早期辅助治疗,并且可能最好用放疗和(或)化疗治疗
- 较高水平的 BF、BV 和 CP 预示对放疗的反应更好
  - 可能是因为肿瘤的氧合和代谢增加
  - 可预测对治疗良好反应
    - 肿瘤的 BF$>$70~80 和 CP$>$15
- CTP 参数可作为 T 分期和肿瘤体积的独立预测因子

治疗反应的监测

- CTP 在放射治疗中的研究结果
  - 研究表明,大多数响应者在早期(2 周和 15~20 Gy)的肿瘤 BF 相对增加
    - 放疗 2 周后未响应者显示↓BF
  - 在 40Gy(5 周)进行的单独研究显示,肿瘤 BF 与基线值相比略有下降
    - 5 周时,对治疗未响应者出现 BF↑
  - 2 项研究表明,对治疗响应者早期 BF 上升,然后下降

    - 对治疗未响应者出现早期 BF 下降,随后上升
- 化疗期间 CTP 的研究结果
  - 更高水平的 BF 和 BV 预示对化疗有更好反应
    - 可能是因为肿瘤的氧合作用和代谢增加
  - 接近正常值提示对治疗反应良好
    - 肿瘤 BV$>$5,且可达 7
  - 诱导化疗后 BV 下降了 20%,与口咽鳞状细胞癌的临床反应是一致的
    - 内镜检查评估临床疗效

肿瘤复发与治疗后的变化

- 用 BF 进行复发、残余和治疗后变化的区分
  - 治疗后的变化显示 BF$<$62
  - 复发、残留肿瘤 BF$>$46
  - BF 值之间有重叠
  - BV、MTT 和 CP 值在复发疾病和治疗后变化之间有重叠
- 对口咽部鳞状细胞癌采用有放化疗,如果低 CP,肿瘤复发的相对危险度↑×11.1
  - 对于大体积肿瘤,复发风险↑×7.4
  - 肿瘤体积与灌注参数无显著相关性
    - 表示它们可能代表独立的预后因素
- **CTP 可早期发现残余肿瘤情况**
  - 如果早期进行手术,在技术上的挑战性可能会降低,效果可能会更好
  - 注意 PET/CT 在放疗后$\geq$8 周进行

放疗副作用监测

- 放疗治疗 2 周后咽缩肌 BF×150% 和 BV×100% 的增加,预示着治疗后 6 个月的严重(3 级)吞咽困难

监测放射治疗对脊髓的影响

- 髓内 BF、BV 和 CP 的暂时性增高
- 40 Gy 时 BF 增加 300%;完成 XRT 后恢复正常
- 这一趋势与在放疗响应者肿瘤中观察到的 BF 相似

伪 影

处理方法

- 获得的数值变化很大

○ 取决于处理方法、软件和 CT 扫描仪软件包的组合

• 坏死区域和血管应该排除在测量之外

伪影

• 射线束硬化伪影
  ○ 经常由假牙产生,尤其是低剂量技术
  ○ 倾斜 CT 机架以使假体远离视野,可以使这些伪影最小化
• 运动伪影
  ○ 喉部最突出
  ○ 可以用摇篮床技术加强

辐射剂量

• 一般来说,对于头颈部癌症患者来说,并不是什么大问题,因为患者将接受高剂量的放射治疗

肿瘤学中的生物标记

• CTP 成为真正生物学标志物的证据水平仍然不足
• CTP 与终末结果相关的前瞻性验证研究是必要的

参考文献

[1] Truong MT et al:Correlating computed tomography perfusion changes in the pharyngeal constrictor muscles during head-and-neck radiotherapy to dysphagia outcome, Int J Radiat Oncol Biol Phys,82(2):e119-27,2012

[2] Tawfik AM et al:Perfusion CT of head and neck cancer:effect of arterial input selection. AJR Am J Roentgenol. 196(6):1374-80,2011

[3] Truong MT et al:Prediction of locoregional control in head and neck squamous cell carcinoma with serial CT perfusion during radiotherapy, AJNR Am J Neuroradiol. 32(7):1195-201,2011

[4] Faggioni L et al:CT perfusion of head and neck tumors:how we do it. AJR Am J Roentgenol. 194(1)62-9,2010

[5] Spampinato MV et al:Computed tomography perfusion assessment of radiation therapy effects on spinal cord hemodynamics, Int J Radiat Oncol Biol Phys,77(3):851-7,2010

[6] Surian-Popovic K et al:Changes in perfusion CT of advanced squamous cell carcinoma of the head and neck treated during the course of concomitant chemoradiotherapy,AJNR Am J Neuroradiol. 31(3):570-5,2010

[7] Bisdas S et al:Outcome prediction after surgery and chemoradiation of squamous cell carcinoma in the oral cavity, oropharynx, and hypopharynx:use of baseline perfusion CT microcirculatory parameters vs. tumor volume. Int J Radiat Oncol Biol Phys,73(5):1313-8,2009

[8] Miracle AC et al:CT perfusion of the neck:internal carotid artery versus external carotid artery as the reference artery,AJNR Am J Neuroradiol. 30(8):1598-601,2009

[9] Zima A et al:Can pretreatment CT perfusion predict response of advanced squamous cell carcinoma of the upper aerodigestive tract treated with induction chemotherapy? AJNR Am J Neuroradiol. 28(2):328-34,2007

[10] Rumboldt Z et al:Perfusion CT for head and neck tumors:pilot study,AJNR Am J Neuroradiol. 26(5):1178-85,2005

[11] Hermans R et al:Tumor perfusion rate determined noninvasively by dynamic computed tomography predicts outcome in head-and-neck cancer after radiotherapy. Int J Radiat Oncol Biol Phys,57(5):1351-6,2003

CT 灌注成像在头颈部肿瘤中的应用

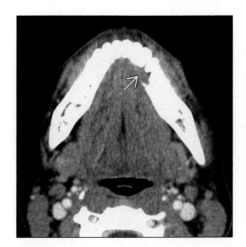

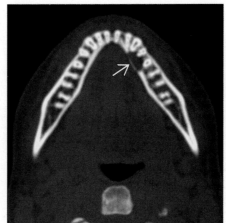

(左)CTP 在良恶性病变鉴别诊断中的应用。年轻患者轴位 CECT 显示口腔小软组织肿块侵蚀左侧下颌骨➡的舌侧面。(右)同一患者相同水平的轴位骨窗 CT 显示下颌骨侵蚀➡具有更好的效果。两处活检结果没有明确的组织学结果,然后进行 CTP 来帮助指导患者治疗

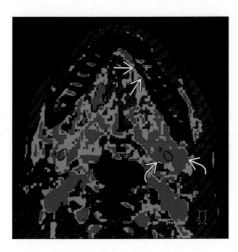

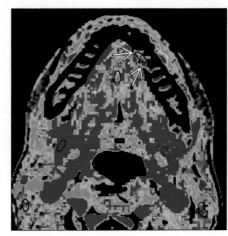

(左)同一水平面的轴位 BF 图(红色高,蓝色低)显示病灶➡内的 BF 值非常低［37 ml/(100g·min)］,提示病变为良性病灶。注意同侧下颌下腺➡中 BF 要高得多。(右)同一患者的轴位 BV 图显示病变 BV➡轻度增加。同样,BV 为红色。后行病变切除术,最终的组织病理学结果是一种良性的纤维黏液样肿瘤

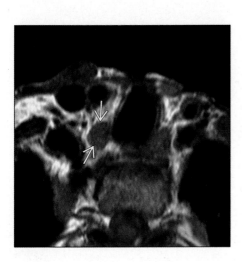

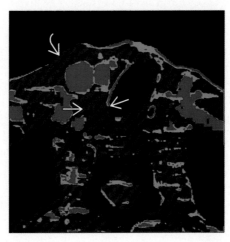

(左)颈胸段的轴位 T1WI MR 显示右气管旁结节➡,患者曾有头颈部肿瘤的治疗史,可疑转移性淋巴结。(右)同一患者轴位 BF 图显示结节➡内 BF 值很低［8.5 ml/(100g·min)］。甚至低于胸锁乳突肌➡,这表明这不是一个恶性进程,组织学检查发现脂肪坏死和良性炎症改变

CT 灌注成像在头颈部肿瘤中的应用

（左）复发与治疗后的变化。患者患有喉部鳞状细胞癌并经放射治疗，轴位 CECT 显示杓会厌裂和声门上喉部➡️附近区域增厚并有增强。（右）同一患者轴位的 BF 图显示该区域有较高的 BF 值［100g 组织＞100ml/(100g·min)］➡️，提示该病灶的复发。活检显示鳞状细胞癌

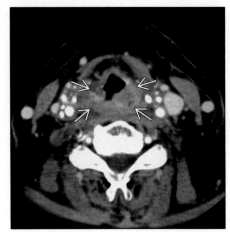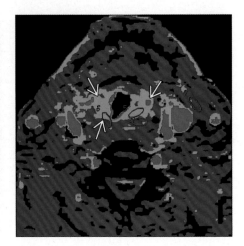

（左）CT 灌注成像轴位最大强度投影(MIP)重建显示右咽旁和咀嚼肌间隙内的增强肿块➡️，是右鼻咽癌的深层扩散的征象。（右）同一患者轴位对应的 BF 图显示该病灶➡️值较高 107～138ml/(100g·min)。这预示着对放射治疗的良好反应，治疗 3 年后患者病灶消失

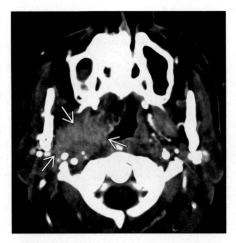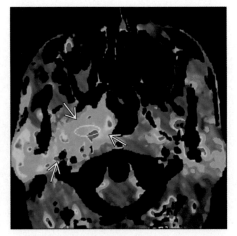

（左）来自同一例患者较低水平的 CT 单源灌注的轴位图像显示大的转移性ⅡA 组淋巴结➡️。全颈 CTP 检查采用 toggle-table 技术。（右）在 CTP 源图像上呈现轴位相应的 BF 图作为覆盖图，从而产生明亮的骨结构➡️。转移结节沿周围➡️显示高 BF，而中心低 BF➡️被认为是坏死。为了获得定量数据，放置 ROIs 时应避免坏死区域

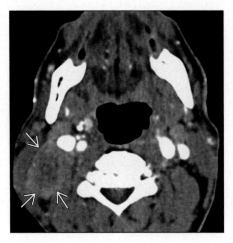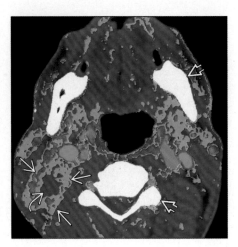

MR 灌注成像在头颈部肿瘤中的应用

概 要

术语
- 非侵入性测量组织灌注参数的 MR 技术
- MR 灌注成像技术可在治疗前提供更好的预测预后，可预测和监测治疗反应

MR 灌注成像原理
- 血容量（BV）＝血流量（BF）×平均通过时间（MTT）
- BV 是特定组织的血容量
- BF 是每分钟通过特定组织血流量
- MTT 是血液通过特定组织的平均时间
- CP 对比剂从血管向毛细血管间隙的扩散参数
- K-trans 是血管传递常数，描述了血管对比剂的渗透性

MR 灌注技术
- MR 灌注可以用（DSC，DCE）或不用钆对比剂（ASL）来完成

- DSC 利用钆的 T2 或 T2 * 缩短效应（磁敏感）
- DCE 利用 T1 缩短效应（弛豫率）
- ASL 是一种利用射频脉冲无创标记动脉水质子的方法

临床应用
- 癌症 BV 和 BF 通常＞正常组织 BV 和 BF
- DSC PWI 可鉴别良恶性肿瘤
- 放化疗完全响应患者比部分响应者治疗前 K-trans 较高
- 与局部控制失败相比，放化疗后 2 周局部控制患者的 BV 显著增加
- 治疗前 CP 与缺氧和 VEGF 表达呈负相关，这是阴性预后因素

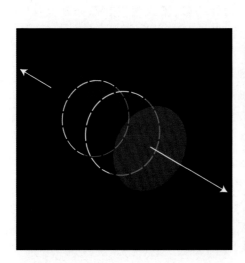
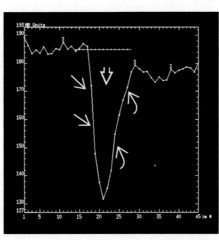

（左）图示说明了中心容积原理，是理解 PWI 的关键。流量被定义为每单位时间通过截面的血容积。通常表示为血容量＝血流量×平均通过时间或 BV ＝ BF × MTT。（右）DSC PWI 的信号强度-时间曲线。在 T2 或 T2 * 图像上团注钆剂通过扫描层面信号先丢失➡️然后恢复➡️。首次通过区域➡️信号强度 - 时间曲线被认为代表组织 BV

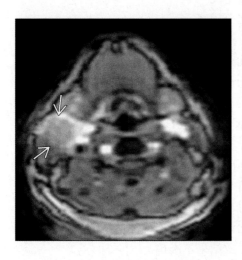
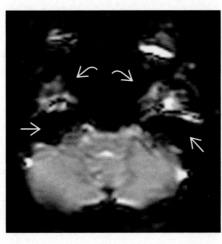

（左）DCE 灌注 T1 梯度回波 MR 的轴位图像，空间分辨率有一些损失，但结节肿块很明显➡️。与常规磁共振序列一同观察至关重要。（右）DSC 检查的轴向 PWI MR 显示出较大的磁敏感伪影。根据定义，该序列容易产生伪影，特别是靠近骨骼➡️和靠近软组织与空气的界面➡️，这使得对颈部病变特别是颅底肿块的评估非常困难

MR 灌注成像在头颈部肿瘤中的应用

术 语

缩写
- 灌注加权成像(PWI)
- 动态磁敏感对比增强(DSC)
- 动态对比增强(DCE)
- 动脉自旋标记(ASL)

定义
- 无创测量组织灌注参数的磁共振技术

临床意义

MR 灌注成像的临床重要意义
- 治疗前可能会更好地预测预后
- 可预测对放化疗的反应
- 可以帮助监测治疗期间的早期变化

MR 灌注成像原理

中心容积原理
- BV＝BF×MTT

MR 灌注参数
- BV
  - 单位组织中的血容量,以血液 ml/100g 组织为单位
  - 癌组织往往具有比正常组织更高的 BV,可能是由于血液供应的寄生性和新血管生成
- BF
  - 每分钟血液通过组织的量,以 ml/(100g·min)为单位
  - 对应于微循环组织灌注而不是通过主血管树流量
  - 癌组织比正常组织有更高的 BF
- MTT
  - 特定组织的从动脉到静脉的 MTT
  - 以秒为单位
- 达峰时间(TTP)
  - 表示特定组织中的从对比度到达到对比度剂浓度达到峰值(最大信号强度变化)的时间
  - 以秒为单位
- 毛细血管渗透性(CP)
  - 造影剂穿过毛细血管到血管外间隙的表征参数
  - 以 ml/(100g·min)为单位
- 血管对比传递系数（K-trans）
  - 也称血管对比转移常数
  - 描述血管的通透性
  - 受 CP 和 BF 的影响;每分钟测量

MR 灌注技术

一般背景原则
- 动态对比增强(DCE)和动态磁敏感对比增强(DSC)需要钆对比剂
- 动脉自旋标记(ASL)PWI 不需要造影剂
- 动脉输入功能(AIF)
  - 通过特定区域的动脉对比剂浓度的内容,可以精确计算灌注参数
  - 由于流动性伪影、流入效应和部分容积效应而进行测量具有技术难度
  - 可用手动和自动选择技术操作
- 磁共振灌注需要快速团注追踪能力
- 快速回波平面成像技术对图像采集至关重要

DCE
- 原理
  - 动态首过成像利用 T1 缩短效应的钆剂(弛豫率)来检测首过推注期间组织中的信号增加情况
  - 癌组织中毛细血管渗漏导致钆剂进入血管外-细胞外间隙
  - 使用简单或复杂的药代动力学模型量化对比度增强情况
  - 高时间分辨率
  - 空间分辨率高于 DSC
  - 由于钆剂的弛豫效应比磁敏感效应更强,所以比 DSC 更低的对比度量的要求
- 技术
  - MR DCE 灌注与 CT 灌注参数之间的显著相关性
  - 首过期间动态采集
  - 构建信号强度-时间曲线
  - 构建对比浓度-时间曲线(简单分析)
    - 对比浓度和信号强度之间的非线性关系可能导致结果不准确

MR 灌注成像在头颈部肿瘤中的应用

- ◦ AIF 的确定和采集
- • 药代动力学模型允许计算 K trans、CP、BV 和 BF

DSC

- • 原理
  - ◦ 动态首过成像利用钆剂(磁敏感)的缩短 T2 或 T2*作用,在团注过程中检测血管内信号下降
  - ◦ T2 加权序列比 T2* 加权序列对微血管室的特异性更强,当然也要考虑到较大的血管
  - ◦ 假定钆剂始终保持在血管内,充当血池标记物
    - ▪ 假设不一定准确,因为对比剂主要集中在癌肿组织
  - ◦ 在首次通过时信号的减少取决于
    - ▪ 血管内对比剂浓度
    - ▪ 单位体积组织内的血管数量和直径
    - ▪ 信号加权类型
- • 技术
  - ◦ 采集方案
    - ▪ 基于回波平面成像的动态快速采集
    - ▪ 血管内对比剂追踪;假设对比剂渗漏与图像无关
    - ▪ 对比剂团注间隔越短越好
    - ▪ 基线测量信号强度,基于首次团注通过组织和随后第一次通过测量的信号强度
    - ▪ 注射后首次团注追踪非常关键,因为随后的团注对比剂开始扩散,不能再提供精确的灌注检测
    - ▪ 建立信号强度-时间和对比度浓度-时间曲线有助于产生灌注参数
  - ◦ 后处理技术
    - ▪ 主要采用 2 种技术
      - – 模拟信号强度-时间曲线消除示踪剂回流的作用
      - – AIF 反卷积法要考虑到药团在时间上的离散性和患者的心功能
    - ▪ 构建信号强度-时间和对比度浓度曲线
    - ▪ 曲线下面积代表首次通过时的 BV
    - ▪ MTT 根据首次通过时的曲线宽度计算;通常是半宽高
    - ▪ BV 和 MTT 比值为 BF

- ▪ 测量值是相对的而不是绝对的

动脉自旋标记(ASL)

- • 原理
  - ◦ 使用 1 或 2 个射频脉冲序列无创地标记血管内动脉血中水的氢核
  - ◦ 脉冲使感兴趣区域上游的动脉血液的纵向磁化反转
    - ▪ 对 T1 的磁化和弛豫时间进行了修正
  - ◦ 超快回波平面序列是首选
  - ◦ 在采集过程中,信号包括测量的感兴趣区域的磁化强度和来自标记血液池的附加磁化强度
  - ◦ 二次未标记的采集作为参考
  - ◦ 从标记采集中减去未标记的数据可以计算灌注量
  - ◦ 颈部影像的经验有限

计 划

DCE- MR 灌注成像

- • 动态 T1 加权梯度回波
- • 在造影剂团注之前、期间和之后获取图像
- • 钆的剂量通常为 0.1mmol/kg,速率 2～4 ml/s,然后生理盐水冲洗
- • 根据层厚和成像矩阵,时间分辨率可以从 1.5～7.5s 不等
- • 扫描时间可超过 5～7min

DSC-MR 灌注

- • 动态 T2 或 T2* 加权回波平面序列
- • 在造影剂团注首过之前、期间和之后获取图像
- • 钆的剂量通常为 0.1～0.2 mmol/kg,4～5 ml/s,然后是生理盐水冲洗
- • 时间分辨率为 2～4s
- • 扫描时间通常为 2min

临床应用

良恶性肿瘤的鉴别

- • DSC 可鉴别良恶性肿瘤
  - ◦ 恶性肿瘤的信号强度(SI)在对比增强后比良性肿瘤有更高的变化百分比
  - ◦ 对比剂增强后,恶性淋巴结的 SI 变化百分比高于良性淋巴结

MR 灌注成像在头颈部肿瘤中的应用

○ 对比剂增强后,转移淋巴结的 SI 变化百分比高于淋巴瘤

治疗反应的预测与监测

- K-trans
  ○ 在放化疗后,完全缓解患者的 K-trans 比部分缓解患者高
  ○ 对于 IV 期头颈癌(HNC),治疗前 K-trans 的斜率可以预测进展期生存率(PFS)和总生存率(OS)
- 血容量(BV)
  ○ 化疗 2 周后,局部控制较局部失败显著增加
  ○ 如果局部控制,治疗结束时 BV 恢复正常
- 毛细血管通透性(CP)表面积
  ○ 在 HNC 中,治疗前 CP 与缺氧及血管内皮生长因子表达呈负相关
    ▪ 乏氧和 VEGF 是预后的负相关因素

伪影及局限

灌注参数的绝对定量

- 由于信号强度与对比增强之间的复杂关系而造成困难
- 使用内部结构作为参考生成的相对值

钆注射液

- 在团注对比剂使用之前,需要足够数量的参考图像
- 较慢的注射会引起团注分散和参数计算不准确

动脉输入功能(AIF)

- 最精确的灌注计算需要很小的团注量,但这是不可能的
- 由于部分容积和饱和效应容易出现不准确

运动伪影

- 尽量减少患者的活动
- DCE 和 ASL 采集时间较长,因此易于移动

序列选择

- 梯度回波平面的图像信噪比(SNR)较高
- ASL 中的序列减法降低信噪比

参考文献

[1] Shukla-Dave A et al: Dynamic contrast-enhanced magnetic resonance imaging as a predictor of outcome in head and-neck squamous cell carcinoma patients with nodal metastases. Int J Radiat Oncol Biol Phys. 82(5):1837-44,2012

[2] Chawla S et al:Prediction of disease-free survival in patients with squamous cell carcinomas of the head and neck using dynamic contrast-enhanced MR imaging. AJNR Am J Neuroradiol. 32(4):778-84,2011

MR 灌注成像在头颈部肿瘤中的应用

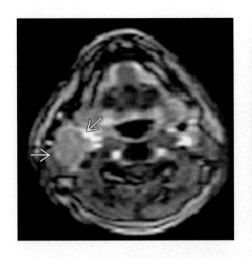 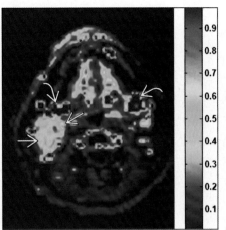

（左）在已知右腭扁桃体鳞状细胞癌的患者中利用 DCE-PWI 序列进行的轴位 T1 加权 PWI MR 显示大的右侧 II 组转移性淋巴结➡。（右）相应的轴向 K-trans 图显示增大结节➡值在每分钟 0.3～0.5 个范围内，这与其余未受影响颈部的范围相比更高。值得注意的是，富血管区域，如唾液腺➡和血管，可能显示高的 K-trans 值

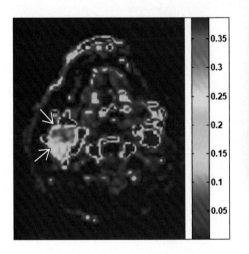 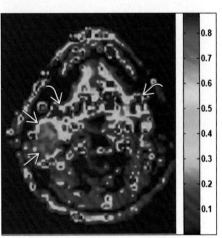

（左）对应的轴位血浆容积分数 (Vp) 图示说明血浆容积分数。注意，与背景值相比，结节➡显示了更高的值。（右）对应的轴位血管外细胞外间隙分数 (Ve) 图显示血管外细胞外空间的体积。淋巴结➡ Ve 值，高于背景，但在下颌下腺➡中甚至更高

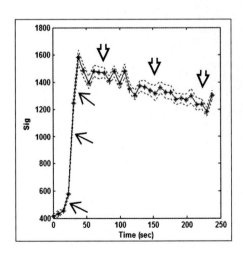 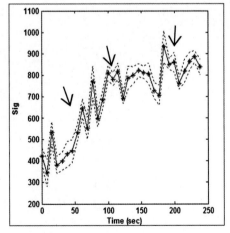

（左）来自上述结节肿块的信号强度-时间曲线显示在注射钆对比➡之后第一分钟信号的初始急剧上升，然后 3min➡相对平台期。这种模式在恶性病变中可以观察到。（右）同一患者正常椎旁肌的信号强度-时间曲线显示在 4min 内➡信号缓慢稳定增加，仅达到肿瘤信号强度的 1/2 左右。这种模式在良性组织中观察到

（蔡立杰 译 李天然 校）

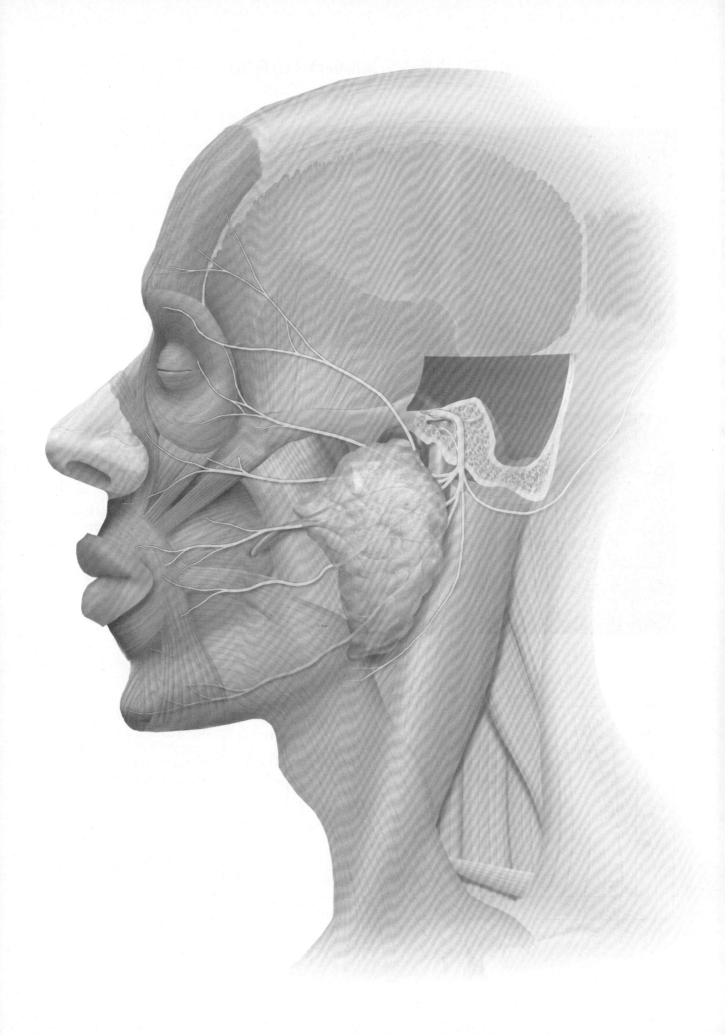

第二部分

鳞状细胞癌

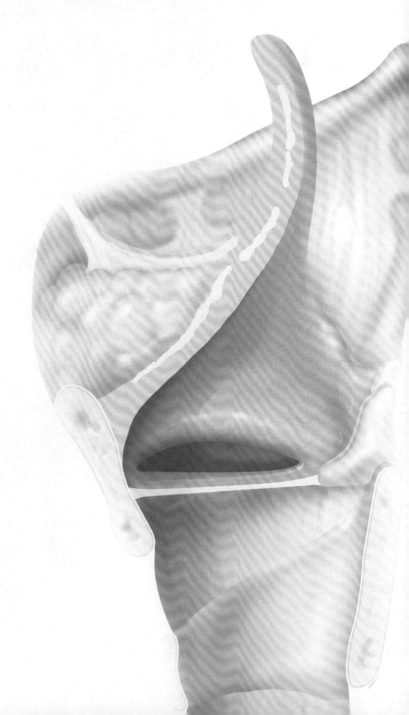

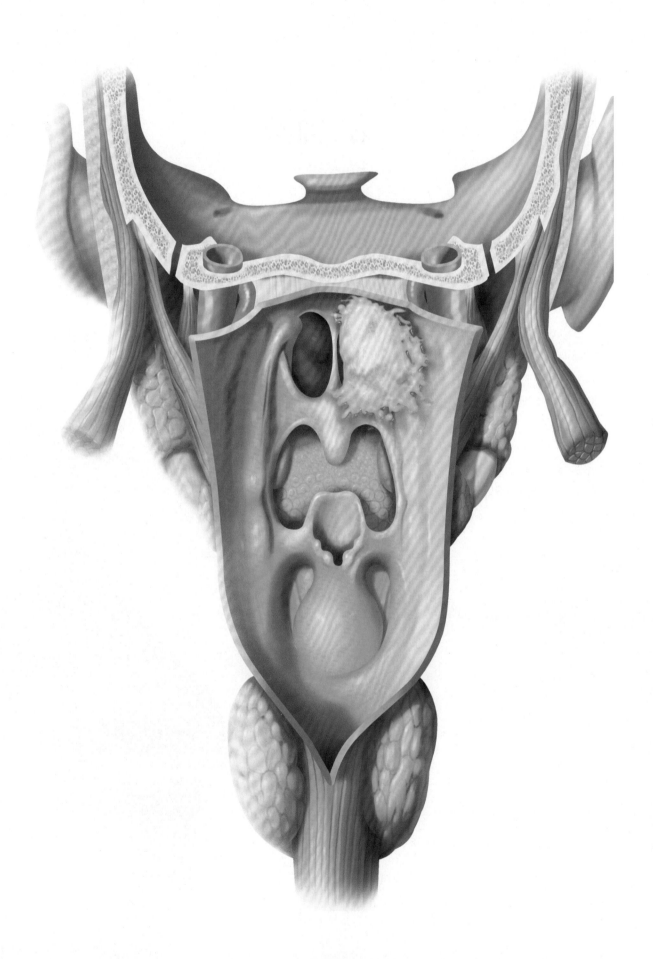

鳞状细胞癌概述

鳞状细胞癌的概要

毫无疑问,鳞状细胞癌是头颈部最常见的恶性病变。然而,过去人们认为是一种相当单一的肿瘤,但随着近年来对分子本质及鳞状细胞癌的病因认知的进展,揭示出它其实是一种异质性的恶性肿瘤。

在大多数头颈部位,烟草是导致黏膜发育不良和形成新生物最常见的致病因素。作为辅助因子,酗酒、遗传学因素,以及口腔卫生不良都会是发展为鳞状细胞癌的危险因素。与超过 30 年吸烟趋势持续下降相平行,头颈部鳞状细胞癌的发生率也会下降,尤其是在口腔,喉及下咽部癌。与之相反,在口咽部的舌和腭扁桃体鳞状细胞癌的发生率会升高,尤其是 60 岁以下人群,但也可能有限地或没有接触烟草和酗酒的患者。日益增加的鳞状细胞癌的一般人群其人乳头病毒(HPV)和一般的人乳头瘤病毒 16 亚型是阳性,而它会导致会阴部肿瘤。当前在美国,大约 60% 的口咽扁桃体鳞状细胞癌是由于 HPV 引起的。HPV 阳性比 HPV 阴性的鳞状细胞脑癌对放化疗更为敏感,患者会有总体更高的生存率。HPV 阳性的患者同时又是吸烟者其预后居中。

鼻咽癌(NPC)是一种明显不同的肿瘤,最常见的组织病理亚型有 EBV 病毒感染。最少见和浸润性最强的类型(角化型鼻咽癌)与烟草和酗酒有关,尽管一些病理学文献认为与 HPV 感染有关。

随着对鳞状细胞癌大量的分子水平研究,虽然我们当前对这一肿瘤的认知正在进展,但是放射学家的角色并未改变。在做出诊断的时候,放射学家可疑对肿瘤的分期做出关键的评价。放射学家的角色包括评价原发灶的大小、发现周围神经肿瘤、评估区域性的结节及病变的远处转移。随着治疗,基础和监测影像要求认真的评价以发现鳞状细胞癌的残留与复发、治疗的并发症、继发肿瘤。

影像的方法和适应证

对于头颈部所有部位的鳞状细胞癌分期,没有最佳的影像方法。通过 CT 和 MR 可以观察一些特殊部位的肿瘤,但最重要的是依据患者的具体情况及放射学专家的水平做出检查方法的选择。这是因为有大量分泌物或疼痛的患者无法忍受长时间的 MR 检查。CT 和 MR 的高质量的全颈部成像应更容易对每个患者重复操作,并且大的视野、非最佳化 MR 序列及对颅底解剖的不熟悉会导致难以发现关键病变。与 CT 相比,质量较差的 MR 检查既昂贵又不令人满意。

由于上述这些限制,MR 在某些部位可提供特定的应用。比如,对于鼻咽癌 MR 是首选的分期方法,因为 MR 可发现颅底浸润(T3 期)或颅内蔓延(T4 期),这对于肿瘤分期和制订治疗计划非常重要。而且,当制订手术切除或调强放疗计划的时候,MR 较好的软组织分辨率可发现小的原发性扁桃体肿瘤并能够评估小病变的深度。因此,MR 通常用于口腔和口咽部的检查。对于喉部检查,MR 由于对运动伪影非常敏感,主要用于确定 CT 无能为力的软骨受侵(T4a 期)。最后,任何部位的淋巴结病变,CT 与 MR 的评估能力相当。

由于颈部解剖的复杂性和其紧密的局部结构,头颈部的 FDG PET/CT 是最佳的检查模式。了解不同组织正常 FDG 摄取的变异程度,尤其是肌肉、棕色脂肪、唾液和淋巴组织,以及最近的活检部位都非常重要。这些都是导致 PET 的假阳性的潜在因素,潜在的假阴性表现是大部分囊性结节缺乏摄取。相关的颈部 CT 能够正确鉴别囊性结节样转移灶。

超声在诊断头颈部鳞状细胞癌的作用有限,超声主要应用于其他检查方式无法明确时,比如当发现对侧出现阳性结节,有可能改变分期和处理方式时。超声也可以应用于细针穿刺活检的影像引导(FNA)。

影像解剖学

鳞状细胞癌起源于上呼吸道、上消化道、咽部、喉部的黏膜表面,咽部本身实际上是一个肌肉管,被颈深筋膜(DCF)中层包裹,由咽基底膜附着在颅底。咽黏膜间隙是位于颈深筋膜气道一侧的连续的组织薄隙,它在解剖学上被分成不同的部位。黏膜鳞状细胞癌的分期因每个部位而异,喉部鳞状细胞癌的分期则因其三个子部位而异。

鼻咽位于鼻腔后方,从颅底咽侧面至软腭。下部与口咽相邻,口咽向后延伸至舌骨。扁桃体前叶和舌周乳头状突起确定了口咽的前界。舌的前2/3位于口腔，被称为口腔舌部；后1/3叫作舌基，是口咽的一部分，所以舌基瘤又称舌扁桃体瘤。

舌骨下方的咽分叉形成喉，喉与气管相连，下咽与颈段食道相连。下咽后壁是口咽后壁的延续。下咽侧面的"口袋"形成梨状窦，梨状窦通过杓状会厌皱襞与喉分离。近2/3的下咽鳞癌发生在梨状窦。喉在颈部较前部，分为三个部分：声门上部，包括会厌、杓状会厌皱襞和假索；声门，或真声带；声门下区，它与颈部气管相连。超过一半的喉鳞状细胞癌来源于声门。

头颈部鳞状细胞癌成像问题探讨

目前鳞状细胞癌的分期，使用第七版（2010）美国癌症联合委员会（AJCC）分期系统。在影像学评估时参考特定肿瘤（T）和淋巴结（N）的特征，可大大提高影像报告的可信度。当肿瘤或淋巴结的大小对决定T和N期分期非常重要时，需要测量肿瘤的最大直径。在许多黏膜肿瘤，特别是口腔鳞癌，肿瘤的大小在临床检查时就可以测定。断层成像的关键作用是评估那些在检查中不明显的特征，如深部组织范围或骨浸润，这可能会提高肿瘤分期或改变治疗方案的选择。

周围神经肿瘤（PNT）的发现可显著改变手术切除范围和（或）放射治疗野。黏膜和皮肤鳞状细胞癌与其他皮肤恶性肿瘤、唾液腺肿瘤和淋巴瘤一样，都表现出神经趋向性。PNT通常在MR上更容易被发现，但只要仔细评估扩散途径在CT上可以发现。

转移性结节性病灶是头颈部鳞状细胞癌最重要的预后因素。除鼻咽直径小于3cm的单个淋巴结定义为N1外，所有部位均为Ⅲ期。较大的淋巴结或多个或双侧淋巴结定义N2期和Ⅳ期。鼻咽癌通常有广泛的、大的淋巴结转移；因此，该肿瘤有独立的、不同的淋巴结分期标准。对于任何头颈部鳞状细胞癌，应仔细评估颈部是否有肿大、密度不均或坏死的淋巴结。淋巴结包膜外扩散（ECS）虽然没有正式提高淋巴结结节分期，但可能会导致治疗方法的改变。淋巴结包膜外扩散与较差的预后和较高的肿瘤复发率有关，应在影像学报告中加以描述体现。

在用于肿瘤分期颈部扫描图像中，还应评估肺尖和骨转移。最后，由于大多数鳞状细胞癌与烟草和饮酒有关，许多头颈癌症患者患第二原发肿瘤的风险增加。第二原发肿瘤最常见于咽下腔鳞状细胞癌，1/3第二原发肿瘤与原发鳞状细胞癌同步。第二原发肿瘤最常见的是另一种头颈部鳞状细胞癌或食管癌或肺肿瘤。

手术、放疗和（或）化疗后，应进行治疗后基准扫描，以确认有无残留病变。这也可以作为一个"路线图"，对于畸形变的颈部有助于早期检测肿瘤复发。基准扫描通常在化疗后8～10周进行，而术后是10～12周。PET/CT大约需要延长到12周后进行，以避免FDG假阳性摄取治疗的感染性摄取。

放化疗后基准扫描应当显示无复发性病灶。治疗后是否存在增大的淋巴结或残留的原发肿块值得关注，通常需要切除。治疗后的颈部扫描最好在10周之前进行，以降低导致颈部手术后纤维化的可能性。所谓的"边界性"软组织在基准CT/MR扫描中应被仔细观察，可以在超声引导下穿刺抽吸，或手术切除。在我们医院中，放化疗后8周的任何"边界性"扫描都要在12周内进行PET/CT检查。如果有阳性发现，则进行颈部切开。

在过去的20年里，随着调强放射疗在头颈部癌症治疗中的应用越来越多，放射治疗已经发生了巨大的变化。调强放射疗最大限度地增加了对肿瘤的放射剂量，并把未受侵犯组织的辐射降到最低，但这需要在治疗前精确地描绘肿瘤边缘。MR通常是最好的检查方法，虽然一些临床实践中也会单独使用PET/CT或增强CT，但需要放射科医师更多地投入精力，以确保准确的需治疗的肿瘤体积。

无论是否同步化疗，放疗均可引起颈部组织在外观上的明显改变，如放疗野各组织的急性炎症，并伴有广泛水肿。随着时间的推移，这种情况会转化为纤维化，且伴有萎缩和MR上信号强度和纹理的改变。无论是急性还是慢性的放疗后改变，在CT或MR上都可能难以判断，需要仔细评估并与之前的检查进行比较，以发现早期肿瘤的复发。

手术切除原发肿瘤和（或）淋巴结引流也会导

鳞状细胞癌概述

致正常颈部轮廓的变化。熟悉颈部淋巴结解剖和常见皮瓣重建的类型是评估并发症和复发的必要条件。在评估这类检查之前，了解手术流程是非常有帮助的。相对简单的切除，如选择性颈部肿瘤切除，在图像上可能有非常细微的变化。相反，皮瓣重建的大型切除可能是相当复杂的，并受到金属伪影的影响。MR 受硬件伪影的影响较小，对肿瘤复发更加敏感；然而，皮瓣重建的肌肉成分会发生去神经化改变，导致 MR 信号强度变化。重要的是颈部重建后基准扫描，以确保没有肿瘤残留或进展。

复发性鳞状细胞癌最常发生在治疗后的头两年。在此期间影像学复查的频率是可变的，可以在 3～6 个月的间隔内进行，这取决于肿瘤的初始分期、组织学特征，以及正在进行的临床治疗过程和体检表现。在任何后续影像学检查中，必须考虑第二原发肿瘤的可能性。记住，在每次随访研究中都要寻找残留、复发和新肿瘤！

如何用 CT 或 MR 对新的肿瘤进行分期

- 确定原发肿瘤的发生部位。除非非常熟悉 AJCC，否则对照特异性原发部位 TNM 分期表
- 评估肿瘤的大小并描述肿瘤的范围。侵犯深度是多少？是否有骨髓浸润？有周围神经的扩散吗？扩散到哪里
- 评估区域引流淋巴结。是否有对侧淋巴结？是否有跳跃转移
- 评估肺部和骨骼的转移情况

头颈部鳞状细胞癌部位		
鼻咽	**口腔**	**下咽**
鼻咽癌（NPC）	舌	梨状窝
	口底	后环区
口咽	牙槽嵴	下咽后壁
舌扁桃体/舌根	磨牙后三角（RMT）	
腭扁桃体	颊黏膜	**喉咽**
口咽后壁	硬腭	声门上
软腭	唇	声门
		声门下

鼻咽（AJCC 2010）			
解剖学分期/预后组			
0 分期	原位癌	N0	M0
Ⅰ 期	T1	N0	M0
Ⅱ 期	T2	N0	M0
	T1-T2	N1	M0
Ⅲ 期	T3	N0-N2	M0
	T1-T3	N2	M0
ⅣA 期	T4	N0-N2	M0
ⅣB 期	任何 T	N3	M0
ⅣC 期	任何 T	任何 N	M1

Adapted from 7th edition AJCC staging Forms.

鳞状细胞癌概述

所有其他位置头颈部鳞状细胞癌（AJCC 2010）			
解剖学分期/预后组			
0 期	原位癌	N0	M0
Ⅰ 期	T1	N0	M0
Ⅱ 期	T2	N0	M0
Ⅲ 期	T3	N0	M0
	T1-T3	N1	M0
ⅣA 期	T4a	N0-N1	M0
	T1-T4a	N2	M0
ⅣB 期	T4b	任何 N	M0
	任何 T	N3	M0
ⅣC 期	任何 T	任何 N	M1

Adapted from 7th edition AJCC staging Forms.

临床意义

当患者出现颈部肿块，发现结节性鳞状细胞癌时，在耳鼻喉科医师的诊室进行初步临床检查。如果原发部位不明显，则被认为是"未明确的原发肿瘤"，影像学检查在确定原发部位以便指导活检方面具有重要作用。瞄准所关注的区域进行准确扫描，从而降低复发率。在评估颈部寻找未知原发肿瘤时，首先要考虑四个关键部位：①鼻咽：咽隐窝；②口咽：腭扁桃体；③口咽：舌侧扁桃体；④下咽：梨状窦尖。Rosenmüller 窝和梨状窦顶端可能是临床的"盲点"，无论是在诊室检查时，还是在直接喉镜检查时，如果肿瘤非常小的话。腭扁桃体和舌扁桃体可能在隐窝深处藏有肿瘤，因此黏膜肿瘤在视觉上或触诊上可能不明显。在这四个部位中，在横断面图像上发现软组织不对称是诊断的关键。

由于人乳头状瘤病毒阳性口咽部鳞状细胞癌发病率的上升，扁桃体鳞状细胞癌的人口统计学特征发生了变化，这需要放射科医师在评估颈部肿块（可能是囊性或实性转移淋巴结）的年轻非吸烟患者时更加警惕。在未被证实之前，成人的新发颈部肿块应被认为是肿瘤。

参考文献

[1] Genden EM et al：Human papillomavirus and oro-pharyngeal squamous cell carcinoma：what the clinician should know. Eur Arch Otorhinolaryngol. Epub ahead of print，2012

[2] Srinivasan A et al：Biologic imaging of head and neck cancer：the present and the future. AJNR Am J Neuroradiol. 33(4)：586-94，2012

[3] Subramaniam RM et al：Fluorodeoxyglucose-positron emission tomography imaging of head and neck squamous cell cancer. AJNR Am J Neuroradiol. 31(4)：598-604，2010

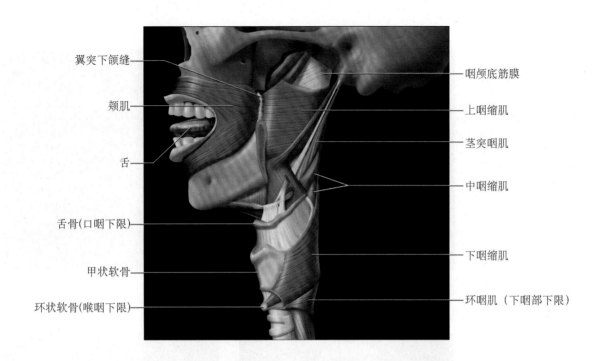

翼突下颌缝 —— 咽颅底筋膜
颊肌 —— 上咽缩肌
舌 —— 茎突咽肌
中咽缩肌
舌骨(口咽下限) —— 下咽缩肌
甲状软骨
环状软骨(喉咽下限) —— 环咽肌（下咽部下限）

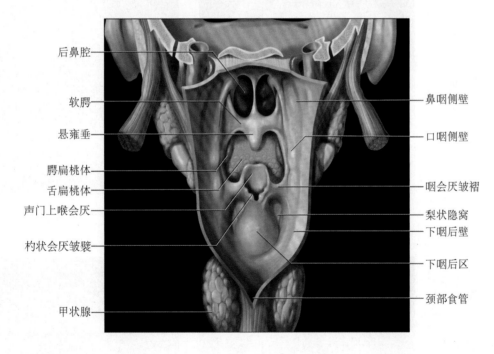

后鼻腔 —— 鼻咽侧壁
软腭 —— 口咽侧壁
悬雍垂
腭扁桃体 —— 咽会厌皱褶
舌扁桃体 —— 梨状隐窝
声门上喉会厌 —— 下咽后壁
杓状会厌皱襞 —— 下咽后区
颈部食管
甲状腺

（上）侧面图显示咽黏膜间隙的主要肌肉。注意咽本质上是一个向上附着于颅底的管状结构，由上、中、下咽上缩肌形成。鼻咽、口咽、下咽部是该管的连续节段，口腔与口咽部相连续。喉咽与下咽密切相连，起自口咽下部。（下）咽黏膜间隙图，像从后面打开一样，显示该间隙可分为鼻咽部、口咽部和下咽部。咽黏膜间隙淋巴环（Waldeyer）包含鼻咽腺样体及咽腭、舌扁桃体

鳞状细胞癌概述

(左)鼻咽黏膜间隙轴位图(蓝色),显示咽上缩肌➡️和腭帆提肌➡️。颈深筋膜中层(粉红色线)形成深部间隙边缘。(右)1例32岁的亚洲女性破伤风患者,T1WI C FS MR成像显示,右鼻咽部大的轻度➡️强化的肿块和浸润的咀嚼肌间隙和斜坡➡️。颅神经受累发现T₄N₂、Ⅳ期鼻咽癌。腭帆提肌➡️

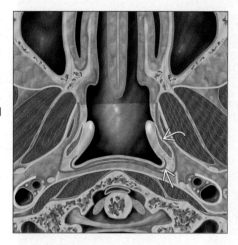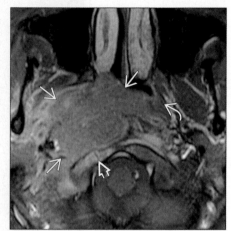

(左)口咽黏膜间隙轴位图(蓝色),从上往下看,与更前部的口腔有区别。前部➡️和后部扁桃体叶、腭扁桃体➡️、舌扁桃体➡️或咽后壁是最常见的原发性鳞状细胞癌部位。(右)1例66岁患者,经牙科医师体检发现,咽部呈不对称,其轴位T1WI C+ FS MR图像,可见扁桃体窝中度强化的肿瘤➡️。本病为罕见的缺乏腺体病。T1N0、Ⅰ期鳞状细胞癌

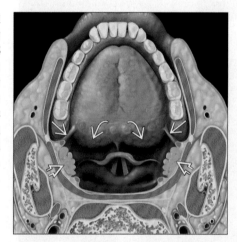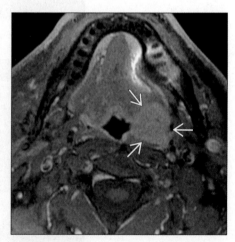

(左)轴位图显示咽部黏膜间隙下咽面,在声门上水平由梨状窦➡️和后壁组成➡️。杓会厌皱襞是声门上区的一部分➡️,从下咽分出喉咽。(右)广泛的双侧腺体疾病患者➡️,增强CT表现为不规则的、来源于下咽后壁的浅表播散性肿块➡️。T3N2c分期,ⅣA期鳞状细胞癌。注意杓会厌皱襞➡️

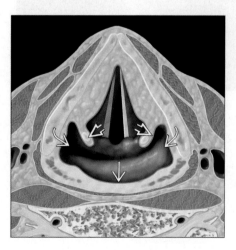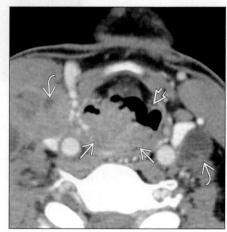

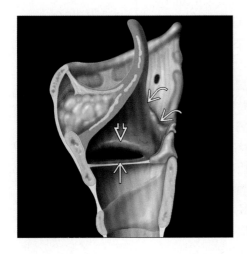

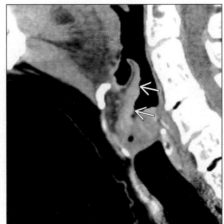

（左）喉咽矢状位示真声带➡。假声带➡位于其上方并与之平行，而杓会厌（AE）皱襞➡从杓状软骨顶端向会厌下外侧缘突出。声门下区从真声带下延伸到环状软骨下缘。（右）1例73岁女性，增强CT矢状位重建图像显示会厌➡区喉部表面异常增厚。T2N2c，ⅣA期鳞状细胞癌

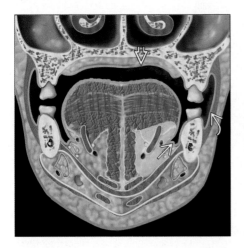

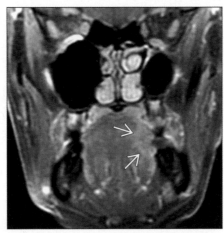

（左）冠状面图像显示口腔黏膜间隙/表面用蓝色标出。硬腭➡、口腔舌头、上下牙槽嵴、颊➡、口底的➡口腔黏膜表面。冠状面常有助于舌体、口底和下颌骨的受累的判断。（右）1名32岁女性，长期吸烟和吸食大麻，冠状位T1WI C+FS MR表现为舌侧病变不均匀轻度强化➡。T2N2b，ⅣA期鳞状细胞癌

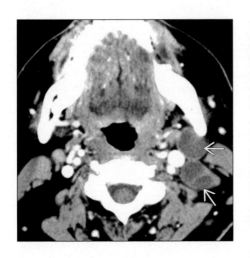

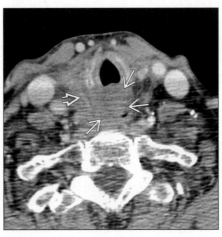

（左）1例46岁女性，颈部肿块，增强CT显示多发囊性结节➡。虽然临床检查没有发现原发病变或影像学检查也未发现明确证据，但扁桃体切除术发现小的原发肿瘤。T1N2bⅣA期鳞状细胞癌。（右）1例78岁男性，在完成T1期声门鳞状细胞癌放射治疗7个月后出现新的声音嘶哑，增强CT显示境界不清食管肿块➡并右气管食管沟浸润➡。病变为第二原发肿瘤（食管鳞癌）

咽黏膜间隙解剖

术 语

缩写
- 咽黏膜间隙(PMS)

同义词
- 咽黏膜

定义
- 颈深筋膜中层气道侧的鼻咽、口咽及下咽表面结构

影像解剖学

概述
- 咽是由上、中、下括约肌组成的肌管
  - 咽分为鼻咽(NP)、口咽(OP),与下咽(HP)表面
  - 咽(PMS)含有黏膜、淋巴组织及小唾液腺(MSGs)
- 咽黏膜与口腔和声门上腔相连续
  - 所有头颈部癌症＞90%来源于黏膜
  - 来源于淋巴组织的小唾液腺相关淋巴瘤或小唾液腺癌

范围
- PMS 为连续的黏膜,从鼻咽到下咽(包括软腭)
- 黏膜也延伸到口腔和喉部

解剖关系
- 颈深筋膜中层(ML-DCF)围绕 PMS,PMS 气道侧无筋膜
- 后边到 PMS 是咽后间隙(RPS)
- 侧边到 PMS 是咽旁间隙(PPS)
- 颅底与 PMS 关系
  - 大面积地附着于颅底
  - 包括蝶窦、前斜坡
  - 还包括破裂孔
    - 破裂孔:颈内动脉岩骨水平段前部为软骨(ICA)
    - 由于软骨阻碍鼻咽癌不会侵犯到颈内动脉(血管周围蔓延)

内部结构
- **咽黏膜表面**
  - 主要是复层鳞状上皮
- PMS 淋巴环:随着年龄的增长 PMS 淋巴环组织减少
  - 同义词:Waldeyer 环
  - 鼻咽:腺样体
  - 口咽,侧壁:腭扁桃体
  - 口咽,舌根:舌扁桃体
- **小唾液腺**
  - 软腭黏膜小唾液腺最丰富
- **咽颅底筋膜**
  - 为连接上缩肌到颅底的硬腱膜
  - 后上边缘缺口＝Morgagni 窦
    - 从颅底到 PMS 腭帆提肌和咽鼓管通过这个缺口
    - 肿瘤可以侧向通过该窦进行扩散,从鼻咽到 PPS
- **咽黏膜间隙肌肉**
  - 上,中,下缩肌
  - 咽鼓管咽肌
  - 腭帆提肌的远端
- **咽鼓管圆枕:咽鼓管软骨末端**

咽黏膜间隙筋膜
- 颈深筋膜中间层(ML-DCF)代表鼻咽 PMS 深部边缘
  - 在鼻咽,ML-DCF 围成咽颅底筋膜侧后缘
  - 在口咽,ML-DCF 位于上、中咽缩肌深面
  - 在下咽,ML-DCF 位于下缩肌深缘

PMS 区域原发灶
- 鼻咽
  - 单一原发灶＝鼻咽表面
- 口咽
  - 舌根(舌扁桃体)
  - 腭扁桃体
  - 口咽后壁
  - 软腭
- 下咽
  - 梨状隐窝
  - 环状软骨后
  - 后咽壁

解剖成像问题

成像表现
- 什么影像学表现能明确原发鳞状细胞癌局限于

咽黏膜间隙解剖

咽黏膜间隙
- ○ 肿瘤中心位于咽旁间隙的内侧
- ○ 肿瘤将 PPS 脂肪从内侧推向外侧
- ○ 肿瘤破坏正常的咽黏膜间隙和黏膜下结构

成像建议
- CECT 或者 MR 能够对 PMS 肿瘤进行很好的显示
- 如果侵犯颅底或可疑周围神经肿瘤，T1 C ＋脂肪饱和成像是最好的 MR 序列
- 骨 CT 对皮质侵犯最好

成像方法
- 咽部鳞状细胞癌成像时，记住在诊断报告中体现原发灶和淋巴结分期

影像伪影
- 在解释 PMS 影像时，最常见的错误是将正常不对称性结构标记为肿瘤
- 咽侧隐窝常常不对称，可能有滞留囊肿
- 淋巴组织变异也可以误认为是肿瘤

临床意义

临床重要性
- 参考 MD 通常可以看到 PMS 表面良好
  - ○ 放射学家主要是观察肿瘤深度范围、周围神经侵犯和淋巴结情况
- PMS 最常见的病变是鳞状细胞癌
  - ○ 熟悉每个特定原发肿瘤的分期标准

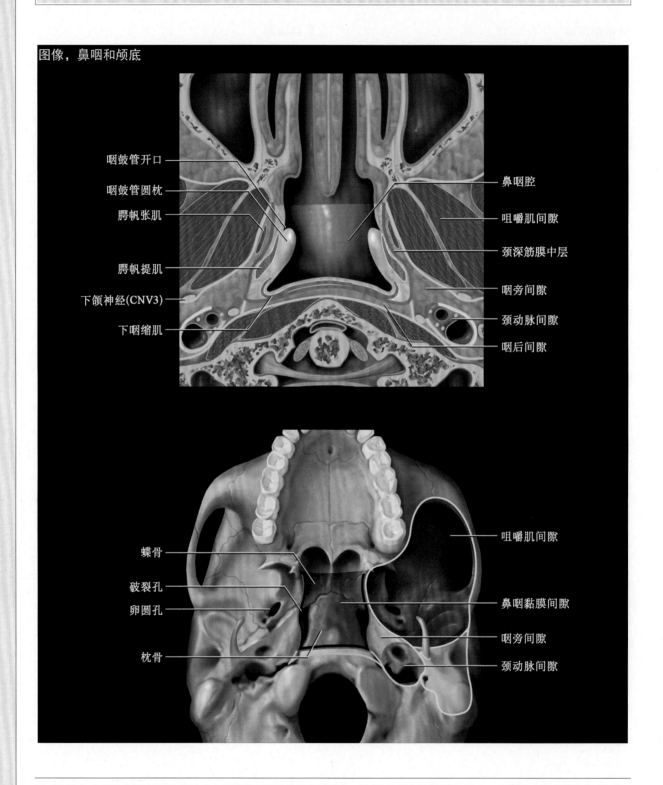

图像，鼻咽和颅底

咽鼓管开口
咽鼓管圆枕
腭帆张肌
腭帆提肌
下颌神经(CNV3)
下咽缩肌

鼻咽腔
咀嚼肌间隙
颈深筋膜中层
咽旁间隙
颈动脉间隙
咽后间隙

蝶骨
破裂孔
卵圆孔
枕骨

咀嚼肌间隙
鼻咽黏膜间隙
咽旁间隙
颈动脉间隙

（上）轴位图，鼻咽黏膜间隙/表面（蓝色），上咽缩肌和腭帆提肌在间隙内。记住，这两个结构通过 Morgagni 窦伸入咽黏膜间隙（PMS）。鼻咽癌可以经 Morgagni 窦破入咽黏膜间隙。颈深筋膜中间层是该间隙深部的边缘。（下）下面观颅底图，舌骨上颈部间隙与颅底咽黏膜间隙（PMS）的关系

注意，PMS 紧邻蝶骨、枕骨。破裂孔、颈内动脉管水平段软骨均在该区内。鼻咽癌可以通过破裂孔进入颅内（血管周围扩散）或对蝶骨和枕骨基底部直接侵犯

咽黏膜间隙解剖

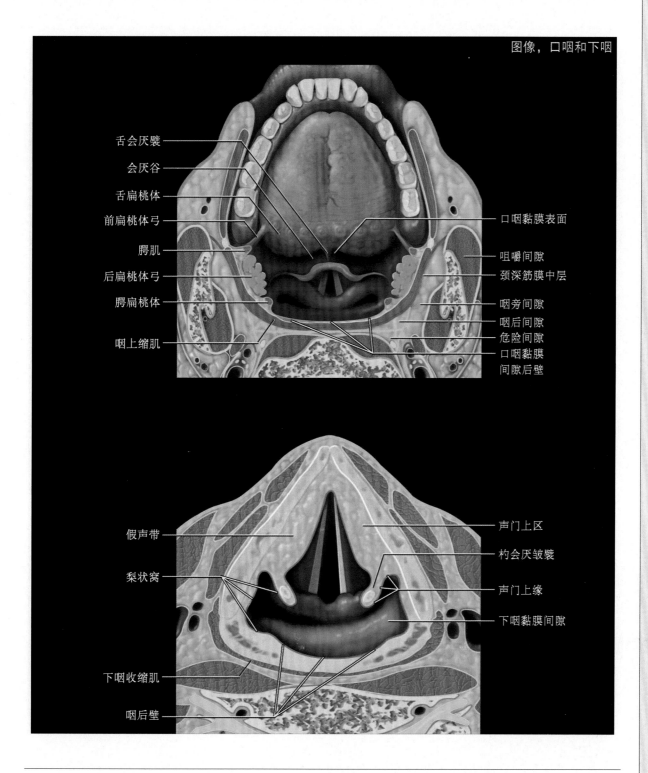

图像，口咽和下咽

舌会厌襞
会厌谷
舌扁桃体
前扁桃体弓
腭肌
后扁桃体弓
腭扁桃体
咽上缩肌

口咽黏膜表面
咀嚼间隙
颈深筋膜中层
咽旁间隙
咽后间隙
危险间隙
口咽黏膜
间隙后壁

假声带
梨状窝

下咽收缩肌
咽后壁

声门上区
杓会厌皱襞
声门上缘
下咽黏膜间隙

（上）轴向图上面观，显示从上方看的口咽黏膜空间及表面（蓝色）。上咽缩肌、扁桃体，包括腭，舌扁桃体都位于这个位置。颈深筋膜中间层是这个间隙的深部边界。口咽鳞状细胞癌 4 原发部位包括：①舌根（舌扁桃体），②扁桃体区（腭扁桃体），③软腭，④口咽后壁。（下）轴位图显示下咽黏膜间隙。在声门上水平，下咽是由梨状窝及后壁组成。注意，杓会厌后壁在下咽，而杓会厌前壁在上咽部。该区域通常被称为"声门上区"，3 个下咽癌原发部位：①梨状窝，②咽后壁，③环状软骨后区

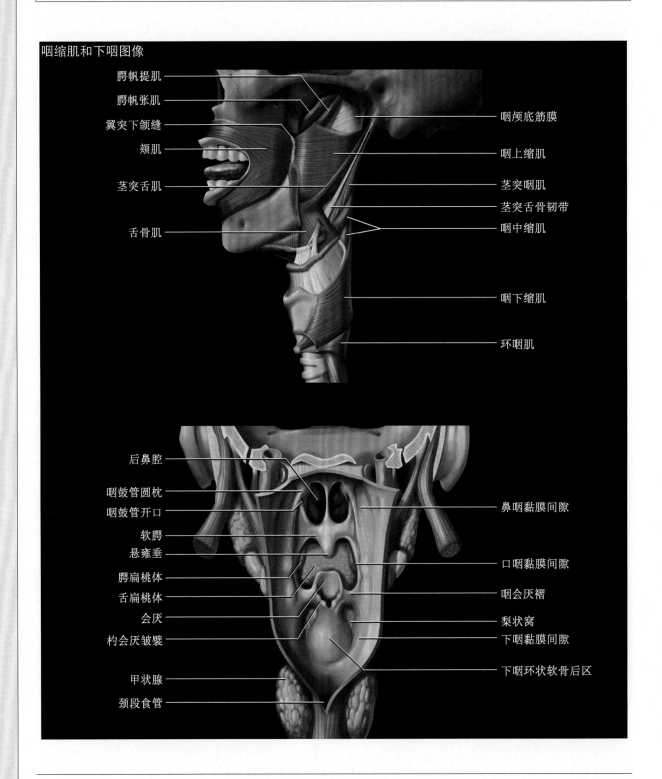

咽缩肌和下咽图像

腭帆提肌
腭帆张肌
翼突下颌缝
颊肌
茎突舌肌
舌骨肌

咽颅底筋膜
咽上缩肌
茎突咽肌
茎突舌骨韧带
咽中缩肌
咽下缩肌
环咽肌

后鼻腔
咽鼓管圆枕
咽鼓管开口
软腭
悬雍垂
腭扁桃体
舌扁桃体
会厌
杓会厌皱襞
甲状腺
颈段食管

鼻咽黏膜间隙
口咽黏膜间隙
咽会厌褶
梨状窝
下咽黏膜间隙
下咽环状软骨后区

(上)侧面图显示咽黏膜间隙的主要肌肉。注意,上、中、下咽上缩肌位于咽黏膜间隙的后壁从鼻咽到口咽、直到下咽部。咽颅底筋膜附着在上咽缩肌直到颅底。腭帆提肌远端位于气道侧的颈深筋膜中层,它是咽黏膜间隙的一部分。(下)后面观,咽黏膜间隙/表面连续的黏膜层,覆盖了邻近的鼻咽、口咽和下咽区域。鳞状细胞癌可能来自黏膜表面的任何位置。PMS淋巴环包含鼻咽腺样体、咽腭及舌扁桃体。结外结节性淋巴瘤可以起自该淋巴环

咽黏膜间隙解剖

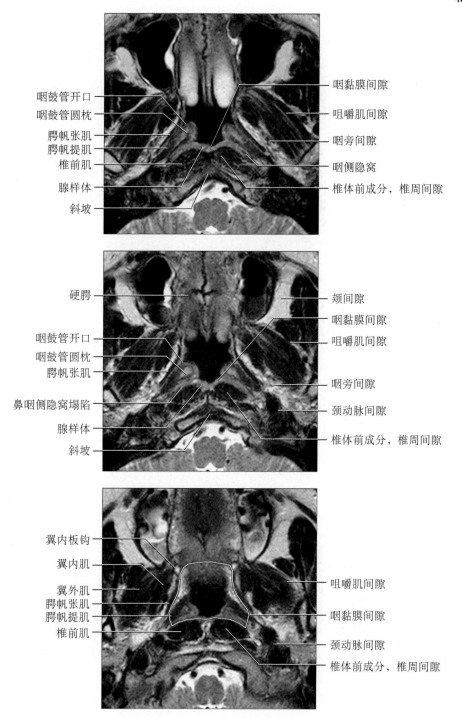

（上）9幅轴位平扫MR图像第1幅显示在鼻咽部的水平从上至下咽黏膜间隙。注意咽鼓管（远端为软骨咽鼓管）与鼻咽腺样体。咽隐窝闭塞，因此在影像上看不见。（中）腭帆提肌位于咽部过渡区，颈深筋膜中层旁（未显示）。它跨过咽颅底筋膜上缘。腭帆张肌不进入咽黏膜间隙。（下）在这幅图像中通过下上颌窦的底部、咽黏膜间隙区域被勾画出来的概述

咽黏膜间隙解剖

轴位T2MR

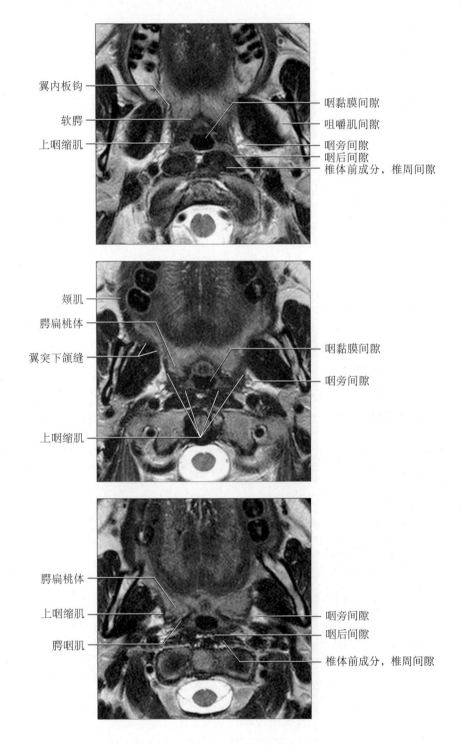

翼内板钩
软腭
上咽缩肌

咽黏膜间隙
咀嚼肌间隙
咽旁间隙
咽后间隙
椎体前成分，椎周间隙

颊肌
腭扁桃体
翼突下颌缝
上咽缩肌

咽黏膜间隙
咽旁间隙

腭扁桃体
上咽缩肌
腭咽肌

咽旁间隙
咽后间隙
椎体前成分，椎周间隙

（上）在软腭层面，咽黏膜间隙及其旁的咽旁间隙能够显示。在这个层面上，咽后间隙很薄，位于咽后壁黏膜间隙和椎前间隙椎前结构之间。（中）在上颌牙齿的水平，其上部口咽的咽黏膜间隙可见显示。注意腭扁桃体的上缘，上部咽缩肌沿着 PMS 边缘走行，其内的颈深筋膜中层在影像上是无法看到的。（下）在这幅口咽中间层面图像，腭扁桃体是咽部黏膜间隙的主要结构。咽后间隙脂肪条纹在后部，而咽旁间隙在侧部

咽黏膜间隙解剖

轴位T2MR、NP、OP，& HP

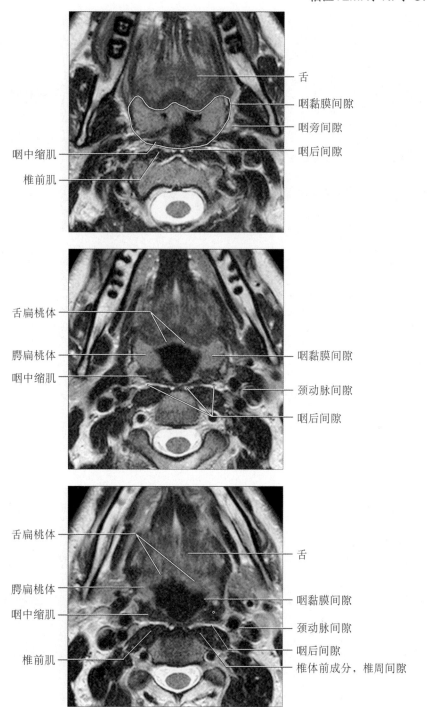

上图标注：
- 舌
- 咽黏膜间隙
- 咽旁间隙
- 咽后间隙
- 咽中缩肌
- 椎前肌

中图标注：
- 舌扁桃体
- 腭扁桃体
- 咽中缩肌
- 咽黏膜间隙
- 颈动脉间隙
- 咽后间隙

下图标注：
- 舌扁桃体
- 腭扁桃体
- 咽中缩肌
- 椎前肌
- 舌
- 咽黏膜间隙
- 颈动脉间隙
- 咽后间隙
- 椎体前成分，椎周间隙

（上）在下颌牙齿的水平，咽部黏膜的空间包含的舌、腭扁桃体。舌扁桃体前方是口腔内舌。（中）咽后间隙脂肪条纹在咽黏膜间隙后方，清晰可见。在咽后间隙的后方是椎前间隙的椎前组成结构。后咽壁的鳞状细胞癌可直接侵犯咽后间隙或通过淋巴管蔓延到咽后淋巴结。（下）在口咽下部、较厚舌扁桃体组织中可见低信号的腭扁桃体。记住，舌扁桃体位于口咽部（不是口腔）

咽黏膜间隙解剖

冠状位图像 T1C+MR

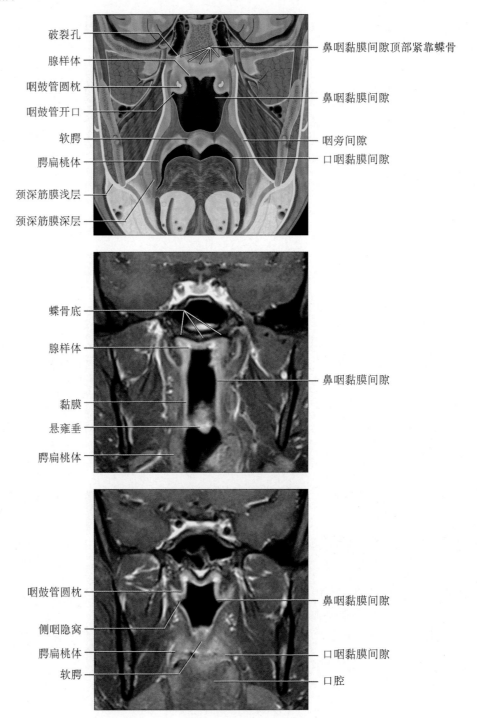

破裂孔
腺样体
咽鼓管圆枕
咽鼓管开口
软腭
腭扁桃体
颈深筋膜浅层
颈深筋膜深层

鼻咽黏膜间隙顶部紧靠蝶骨
鼻咽黏膜间隙
咽旁间隙
口咽黏膜间隙

蝶骨底
腺样体
黏膜
悬雍垂
腭扁桃体

鼻咽黏膜间隙

咽鼓管圆枕
侧咽隐窝
腭扁桃体
软腭

鼻咽黏膜间隙
口咽黏膜间隙
口腔

（上）冠状图显示鼻咽和口咽黏膜间隙。注意深筋膜的中层,它限定了咽黏膜间隙的外侧缘。咽旁间隙是指从双侧对称的脂肪间隙到咽黏膜间隙之间的间隙。（中）冠状位增强脂肪饱和 T1 MR 图像显示咽部黏膜间隙/表面增强。注意该鼻咽黏膜间隙顶部紧靠蝶骨。记住,在鼻咽顶部开始的鼻咽癌在出现时通常会侵犯蝶窦。（下）冠状位增强脂肪饱和 T1 MR 显示在咽鼓管圆枕(软骨咽鼓管)及侧咽隐窝的黏膜强化

（刘　刚　译　李天然　校对）

第三部分

鳞状细胞癌的原发部位、神经周围肿瘤和淋巴结

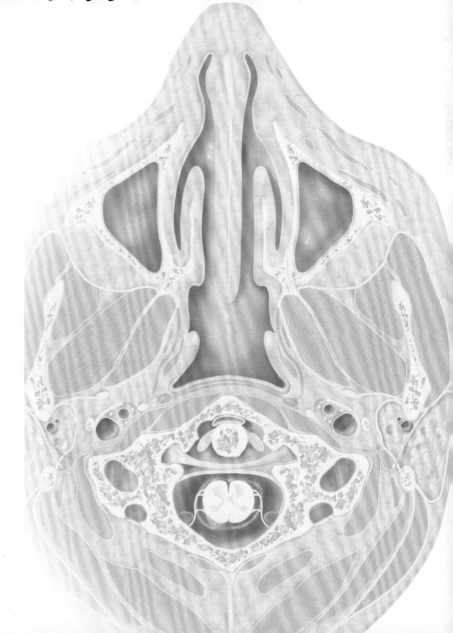

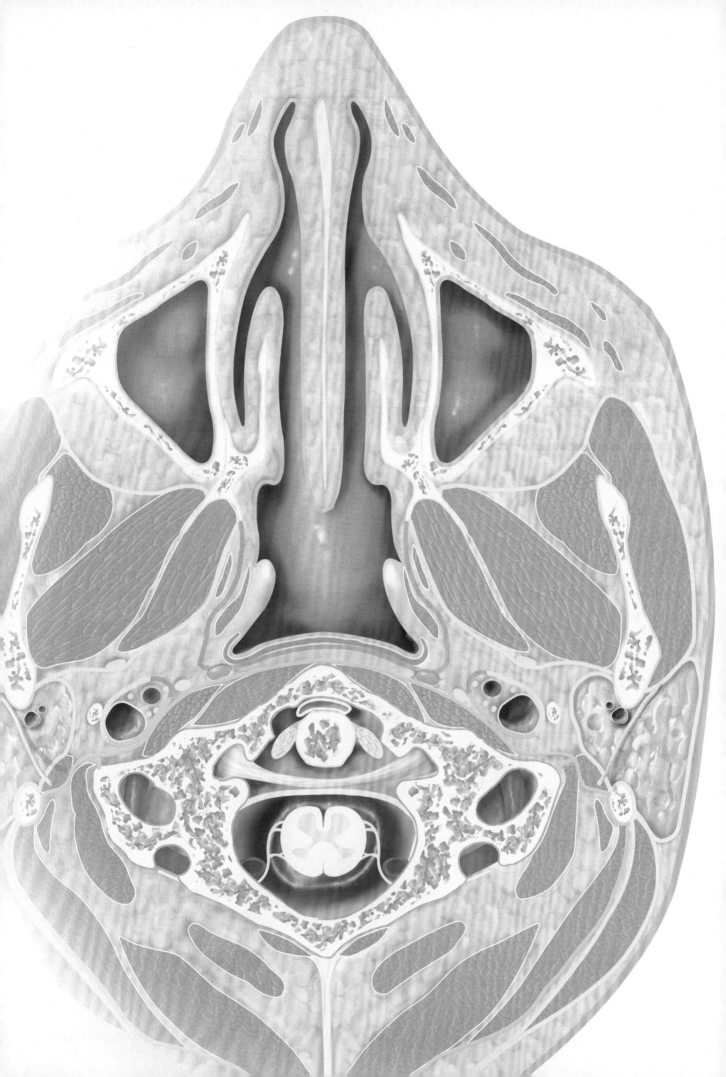

鼻咽癌：鼻咽部和颅底中线的解剖

术 语

缩写

- 鼻咽部（NP）的咽黏膜间隙（PMS）
- 鼻咽癌（NPC）

定义

- 鼻咽部的咽黏膜间隙：鼻咽部深部颈筋膜的中间层位于气道旁的表面结构

影像解剖学

概述

- 鼻咽部是由括约肌构成的咽部肌肉管腔中最发达的
  - 咽（咽黏膜间隙）的表面包含黏膜、淋巴组织和唾液腺
- 咽黏膜向前延续至鼻的后方，下方与口咽相延续
  - 75%的非角化的鼻咽癌和25%是角化的鼻咽癌都起自鼻咽黏膜
  - 非霍奇金淋巴瘤起自淋巴组织
  - 唾液腺癌起自小唾液腺

范围

- 鼻咽与前部鼻腔和下咽相延续

解剖关系

- 气道旁的咽黏膜间隙没有筋膜邻近
- 咽黏膜间隙的后方是咽后间隙
  - 是鼻咽癌结节最好发的位置
- 咽黏膜间隙的侧方是咽旁间隙
  - 鼻咽癌侵犯到咽旁间隙：T2期
- 颅底毗邻咽部黏膜间隙
  - 显示宽的区域黏附于颅底
  - 范围包括蝶底骨（蝶骨底部）的后方，枕骨底的前方（斜坡前方）
    - 鼻咽癌侵犯到鼻窦或者斜坡：T3期
  - 也包括破裂孔（FL）
    - 破裂孔：在颈内动脉岩骨水平以下的前下方被软骨填充的一个孔
    - 鼻咽癌颅内侵犯穿过破裂孔：T4期

内涵

- **鼻咽部的黏膜表面**

- 显著使分层形成鳞状上皮化
- 侧方的咽隐窝（又叫 Rosenmüller 窝）
- **鼻咽部的扁桃体肥大**
  - 咽淋巴环（Waldeyer 环）占优势的成分
- **小唾液腺**
  - 少量的存在于鼻咽部的黏膜间隙（软腭是最常见的咽的位置）
- **咽颅底筋膜**
  - 连接颅底和咽上缩肌的坚韧的腱膜
  - 后上方的边缘切迹是 Morgagni 窦
    - 腭帆提肌和咽鼓管穿过这个切迹从颅底走行到咽部黏膜间隙
    - 鼻咽癌旁侵犯穿过从鼻咽部到咽旁间隙的窦道（T2）
- **鼻咽的咽黏膜间隙的肌肉**
  - 咽上缩肌
  - 腭帆提肌，远端
- **咽鼓管圆枕：咽鼓管的软骨端**

咽黏膜间隙的筋膜

- 深部颈筋膜的中间层（ML-DCF）代表了咽黏膜间隙（PMS）的边缘
  - 在鼻咽部，深部颈筋膜的中间层包绕咽颅底筋膜或咽上缩肌的侧缘或后缘

鼻咽的咽黏膜间隙的原发肿瘤的位置

- 鼻咽的咽黏膜间隙对于分期来说没有子位置
- 唯一的原发位置就是鼻咽表面

解剖成像问题

考虑

- 定义原发鳞状细胞癌局限于鼻咽咽黏膜间隙的影像学表现有哪些
  - 肿瘤的中心在咽旁间隙的内侧
  - 肿瘤将咽旁间隙的脂肪从内侧推向外侧
  - 肿瘤破坏咽黏膜间隙黏膜和黏膜下的结构

影像学建议

- 磁共振被认为是鼻咽癌成像的首选方式
  - 极好地描绘了颅底侵犯或疑似神经肿瘤
  - T1 增强+脂肪抑制磁共振对这些表现来说是最好的序列
- 骨 CT 对于皮质侵犯显示最好

鼻咽癌：鼻咽部和颅底中线的解剖

影像学方法

- 鼻咽癌成像,记得在报告中明确原发肿瘤和结节的分期
  - 咽旁间隙侵犯(T2);斜坡或窦侵犯(T3)
  - 颅内、颅神经、眼眶、咀嚼肌间隙(T4)

影像学误区

- 在解释咽黏膜的图像时,最常见的错误是正常的不对称看作鼻咽癌
  - 淋巴组织和潴留性囊肿可以引起这个改变
  - 检查乳突气房是否阻塞
    - 透明的气房有利于良性进程
    - 浑浊需要进一步临床评估

临床意义

临床价值

- 在鼻咽的临床评估中,咨询医师能看见咽黏膜表面的大部分

- 医师在常规体检中不能看到咽侧隐窝
- 临床医师对鼻咽癌的深度是盲目的
- 放射科医师提供了有关分期的信息
  - 咽旁间隙侵犯(T2)
  - 斜坡和窦的侵犯(T3)
  - 周围神经肿瘤,颅内,眼眶 & 咀嚼肌间隙侵犯(T4)
  - 淋巴结分期:咽后的,最常见的影响 Ⅱ-Ⅳ 级和 Ⅴ 级
- 最常见的鼻咽黏膜间隙的肿瘤是鼻咽癌和淋巴瘤

鼻咽癌:鼻咽部和颅底中线的解剖

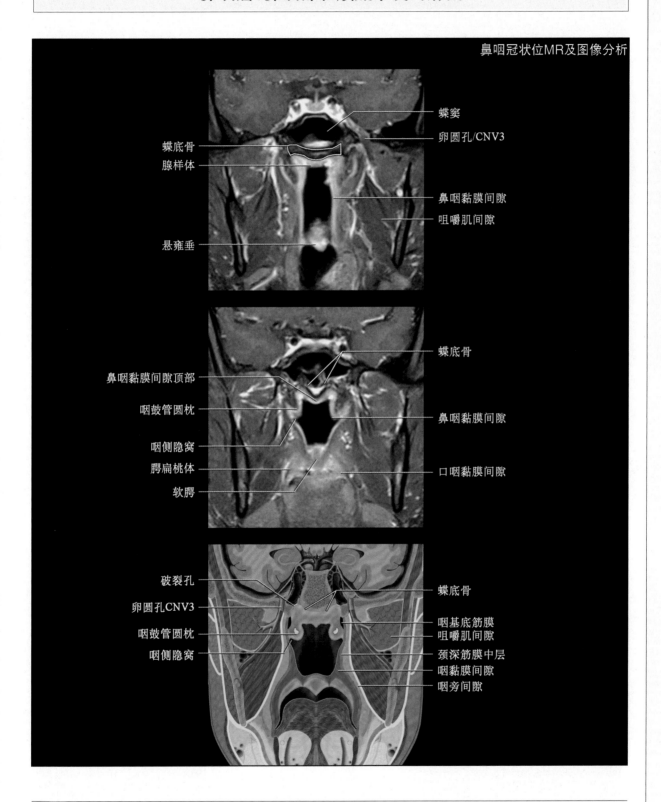

鼻咽冠状位MR及图像分析

(上图标注)

- 蝶窦
- 卵圆孔/CNV3
- 蝶底骨
- 腺样体
- 鼻咽黏膜间隙
- 咀嚼肌间隙
- 悬雍垂

(中图标注)

- 蝶底骨
- 鼻咽黏膜间隙顶部
- 咽鼓管圆枕
- 鼻咽黏膜间隙
- 咽侧隐窝
- 腭扁桃体
- 口咽黏膜间隙
- 软腭

(下图标注)

- 破裂孔
- 蝶底骨
- 卵圆孔CNV3
- 咽基底筋膜
- 咀嚼肌间隙
- 咽鼓管圆枕
- 颈深筋膜中层
- 咽侧隐窝
- 咽黏膜间隙
- 咽旁间隙

(上)冠状位增强脂肪饱和 T1 MR 图像显示咽黏膜间隙表面强化。注意鼻咽黏膜间隙的顶部紧靠蝶骨底部。记住起于鼻咽顶部的鼻咽癌在出现时通常会侵犯蝶窦。(中)冠状位增强脂肪饱和 T1 MR 图像显示了覆盖在咽鼓管上的黏膜的薄板(咽鼓管软骨)和咽侧隐窝的强化。(下)冠状位图显示鼻咽黏膜间隙。注意深筋膜的中间层定义为咽黏膜的外侧缘。咽旁间隙是鼻咽黏膜间隙侧方对称的脂肪间隙。鼻咽黏膜间隙的下缘是软硬腭层面,而它的上方紧靠蝶底骨

鼻咽癌:分期:鼻咽

主要内容	适用于第 7 版 AJCC 分级标准
肿瘤	
TNM	清晰度
TX	原发性肿瘤没有评估(原发肿瘤无法评价)
T0	原发性肿瘤没有迹象
Tis	原位癌
T1	肿瘤只限于鼻咽或肿瘤蔓延至口咽和(或)没有咽旁蔓延[1] 的鼻腔
T2	肿瘤随着咽旁生长[1]
T3	肿瘤累及颅底和(或)鼻旁窦的骨性结构
T4	肿瘤向颅内蔓延和(或)累及颅神经周围淋巴结
周围淋巴结	
NX	局部淋巴结没有评估
N0	没有淋巴结转移
N1	颈部淋巴结单侧转移最大的直径≤6cm,在锁骨上窝之上和(或)单侧或双侧,咽后淋巴结最大的直径[2]≤6cm
N2	颈部淋巴结双侧转移最大的直径≤6cm,超过了锁骨上窝
N3	转移的淋巴结>6cm 和(或)到达锁骨上窝[3]
N3a	最大的直径>6cm
N3b	累及锁骨上窝[3]
远处转移	
M0	没有远处转移
M1	有远处转移

[1] 咽旁生长表示肿瘤向后内侧浸润

[2] 中线的节点被认为是身体同侧的节点

[3] 锁骨上的区域或者锁骨上窝鼻咽部的肿瘤相关也是被 Ho 描述的三角地带。表现为三点:①上端边界在胸骨下至锁骨,②上端边界在侧面下至锁骨,③颈部和肩部的交界点。值得注意的是,这些包括Ⅳ水平的尾部和ⅤB。全部病例的淋巴结在淋巴结窝的被认为是 N3b

AJCC 阶段/预后组	适用于 AJCC 第 7 版标准		
分级	T	N	M
0	Tis	N0	M0
Ⅰ	T1	N0	M0
Ⅱ	T1	N1	M0
	T2	N0	M0
	T2	N1	M0
Ⅲ	T1	N2	M0
	T2	N2	M0
	T3	N0	M0
	T3	N1	M0
	T3	N2	M0
ⅣA	T4	N0	M0
	T4	N1	M0
	T4	N2	M0
ⅣB	Any T	N3	M0
ⅣC	Any T	Any N	M1

T1

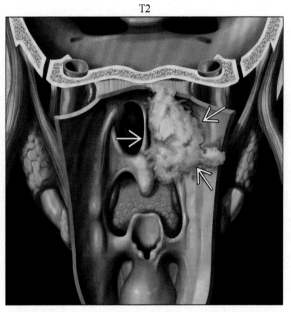

鼻咽癌 T1 期图解➡显示局限在鼻咽部。鼻咽肿瘤可向前延伸到鼻腔或向下到口咽，并且只要没有向深侧渗入到咽旁脂肪，仍然是 T1 期

T2

图示一定程度上大些的鼻咽癌➡，但没有累及颅底。决定 T2 期不是肿瘤大小，而是向侧方深入脂肪间隙。这通常在轴位层面显示最好

T3

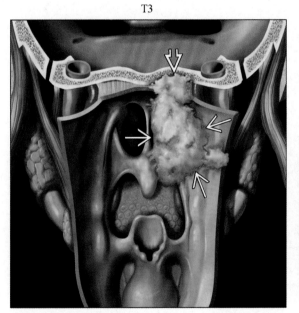

图示一个较大的鼻咽癌➡，向上延伸到颅底⇗，这个表示 T3 期的病变。鼻窦受累也代表肿瘤 T3 期。T3 期至少是鼻咽癌的一个阶段

T4

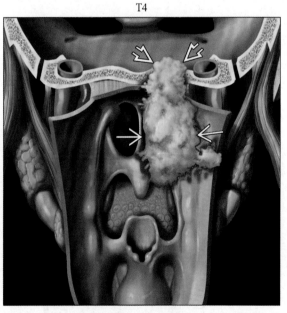

图示一个更广泛的鼻咽癌➡正通过颅底侵犯到颅内⇗因此是一个 T4 期的肿瘤。颅神经、下咽部、眼眶的受累，或延伸至咀嚼肌间隙/颞下窝，也表示鼻咽癌为 T4 期

N2

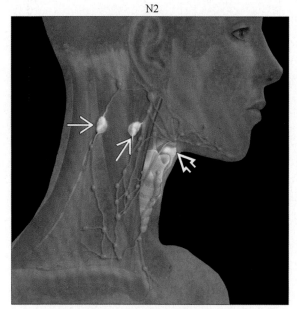

N3

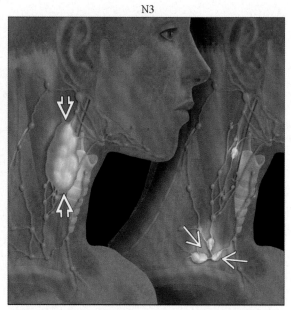

图示 N2 期淋巴结病变,累及左➡️右➡️两侧颈部的淋巴结节,大小≤6cm。鼻咽癌淋巴结的 TNM 分期是独特的,并且与咽、喉部其余部鳞状细胞癌淋巴结分期不同。仅仅对于鼻咽癌来说,N2 期不作为伴有其他部位鳞状细胞癌的再分期

图示鼻咽癌 N3 淋巴结分期。患者左侧有一个 N3a 期的巨大的淋巴结转移瘤>6cm➡️。患者左侧锁骨上窝淋巴结受累➡️,这代表了 N3b 期的病变。N3a 或 N3b 期代表鼻咽癌至少是ⅣB 期

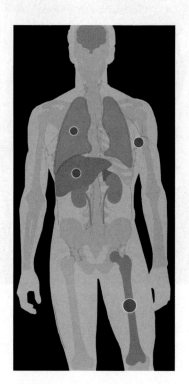

远处转移部位

骨	48%
远处淋巴结	43%
肝	36%
肺	31%

20%～30%的患者会出现远处转移,一般在诊断和治疗后 2 年内

鼻咽癌:鼻咽癌

概　要

术语
- 鼻咽癌(NPC)
- 咽侧壁的黏膜肿瘤,与EBV感染成像有密切关联

影像
- MR成像很好地显示出咽旁脂肪,颅底渗出和颅内肿瘤
- 90%都伴随淋巴结感染:咽后壁,二级和最常见
- 转移的淋巴结常常变大和坏死
- 鼻咽癌有显著的葡萄糖的摄取

主要鉴别诊断
- 良性腺性淋巴结增生
- 鼻咽非霍奇金淋巴瘤
- 鼻咽幼儿唾液腺恶性肿瘤
- 垂体腺瘤

病理
- 鼻咽癌25%角质化(以前的Ⅰ型)
- 无角质化的鼻咽癌
  - 与EB病毒有密切关系
  - 15%是有区别(以前的Ⅱ型)
  - 60%没有区别(以前的Ⅲ型)
- 很少的是基底细胞样鳞状细胞肿瘤

临床线索
- 最大发生率:40—60岁
- 儿童鼻咽癌少见;大多数和无角质化的无差别
- 有带血的鼻涕或者鼻出血
- 50%～70%发现时通过转移淋巴结的聚集
- 浆液性耳炎是由于咽鼓管阻塞
- 无角化的鼻咽癌5年生存率达75%
- 角化的鼻咽癌5年生存率为20%～40%
- 基底细胞样鳞状细胞肿瘤预后较差

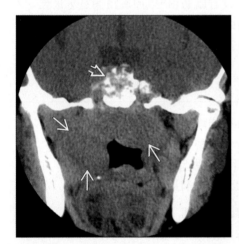
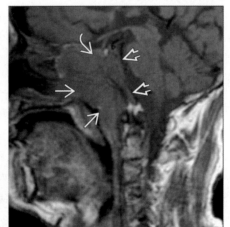

(左)鼻旁窦冠状位平扫CT,62岁亚洲男性,鼻塞和鼻出血,鼻咽部不对称的巨大团块➡,斜坡➡处呈不均匀斑驳密度。(右)病变在MR T1WI矢状位显示鼻咽部有一巨大软组织肿块➡,侵犯蝶鞍➡,取代了正常的斜坡➡脂肪高信号不伴有斜坡膨胀

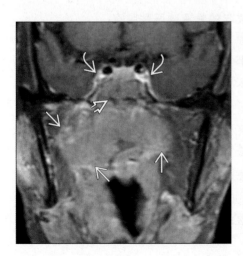
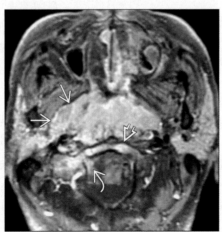

(左)冠状位T1WI增强压脂MR显示中等强化巨大肿块➡充满鼻咽部,病变右侧缘模糊。增强的肿块从颅骨蔓延至蝶骨➡。海绵窦➡没有异常改变。(右)轴位T1WI增强压脂MR显示被浸润的咽旁脂肪➡,在蝶骨尾异常强化➡和骨髓浸润一致。然而更加值得注意的是,右侧舌下神经➡强化。见T4肿瘤

鼻咽癌:鼻咽癌

术 语

缩写
- 鼻咽癌(NPC)

术语
- 最主要的鼻咽部的黏膜恶性肿瘤,绝大部分和 EB 病毒感染有关

影 像 学

一般表现
- 最好的诊断线索
  - 咽侧壁的范围和颈部淋巴结
- 位置
  - 出现在咽侧壁,Rosenmüller 窝
    - 鼻咽部的上外侧
- 形态学
  - 包块的黏膜边缘不完整伴随延伸和浸润
  - 90% 的淋巴结被累及

CT 表现
- 增强 CT
  - 非中线中等强化的鼻咽部肿块
  - 转移的淋巴结常伴有增大,有或无坏死
  - 咽后淋巴结经常在图像上见到细细的和肌肉密度相等的等密度线
- 骨 CT 扫描
  - 可能会显示斜坡的皮质或者翼突内侧板被破坏

MR 表现
- T1WI
  - 不对称肿块和肌肉等或者稍低信号
  - 咽旁脂肪的浸润敏感
  - 被累及的骨髓在 T1 呈低信号
- T2WI
  - 和肌肉相比,鼻咽癌呈稍高信号
  - 被阻塞的中耳分泌物呈明显高信号
- T1WI C+ FS
  - 最好地显示面部深区的浸润和海绵窦病变
    - 冠状位的图像有利于观察
  - 轻度均匀的肿瘤强化

核医学所示
- PET/CT
  - 肿瘤、淋巴结和转移灶显著的 FDG 摄取
  - 如果是小的早期病变,脑部的 FDG 摄取可能因为厚层而错过
    - 需要薄的准直器,在冠状位上观察
  - 磁共振仍是颅底和颅内病变所必需的

成像方法
- 最好的成像手段
  - MR 被 AJCC 推荐用来评级
    - 对颅底和颅内肿瘤的传播最敏感
    - 对于咽后淋巴结的检出,MR 比临床检查/超声/CT 都要敏感
    - CECT 可以作为替代检查
  - PET/CT 经常检出如果病变分期在 N2-3 或者转移瘤
- 方法建议
  - T1MR 没有脂肪信号,颅底浸润显示最佳
  - 延迟增强轴位和冠状位的图像能最好地显示颅内传播

鉴别诊断

腺状良性淋巴样增生
- 幼儿青少年典型表现是巨大的扁桃体大
- HIV 患者表现为反应性心肌肥大
- 对称增大没有浸润周围组织

鼻咽非霍奇金淋巴瘤
- 中线对称的团块,有或没有深层浸润椎前肌肉
- 在斜坡位置,更喜欢扩散而不是浸润

鼻咽部未成年的唾液腺恶性肿瘤
- 罕见的原发肿瘤
- 可能少部分的原发肿瘤伴有广泛入侵
- 累及相关联的淋巴结较为罕见

垂体腺瘤
- 大的鞍区团块从蝶骨延伸到鼻咽部
- 膨胀的鞍区是影像表现的关键

鼻咽部的黏膜隔肉瘤
- 极少见;儿童更常见
- 黏膜下层的侵犯性包块

鼻咽癌:鼻咽癌

病理学

一般表现

- 病因
  - 无角化的和 EB 病毒感染密切相关
    - 在肿瘤细胞和癌前病变中找到 EB 病毒的 DNA
  - 其他被提议的影响因素
    - 孩子饮食中的致癌物
    - 遗传因素
      - 直系亲属会增加风险
      - HLA-A2 和 HLA-sin2 患鼻咽癌的风险会增加
      - 遭受辐射的既往史
      - 基底细胞样鳞状细胞癌和角质化鼻咽癌多数都和抽烟和饮酒有关

分期、分级和分类

- 美国联合癌症委员会(AJCC)分类,2010 年
  - TNM 分期;NPC 有独特的淋巴结分期
  - AJCC 2002 系统的重大变化

大体病理和外科特征

- WHO 的病理类型分类
- 角质化鼻咽癌(之前的Ⅰ型)
  - 乏血供的、中等的或者高分化的
- 无角质化的鼻咽癌

AJCC 鼻咽癌分期

肿瘤分期(T)	淋巴结分期(N)
T1 局限在鼻咽或者侵犯至口咽或者鼻腔	N1:≥1cm 单侧淋巴结转移≤6cm 和(或)单侧/双侧咽后淋巴结≤6cm
T2 侵犯至咽旁脂肪	N2:双侧淋巴结转移≤6cm
T3 侵犯斜坡或者海绵窦	N3a 远处淋巴结转移≤6cm
T4 颅内扩散,脑神经,眼眶,喉咽,咀嚼肌间隙	N3b:远处淋巴结转移至锁骨上窝
远处转移(M)	注意:此淋巴结分期是鼻咽癌唯一分期
M0:没有远处淋巴结转移,M1:远处淋巴结转移	

Adapted from 7th edition AJCC staging Forms.

- EB 病毒的聚合酶链反应 75%～100%阳性
  - 已分化的(之前的Ⅱ型)
  - 未分化的(之前的Ⅲ型)
- 基底细胞样鳞状细胞癌
  - 典型的 EB 病毒和人乳头状瘤病毒阴性

临床线索

表现

- 大部分常见的征兆和症状
  - 传导性耳聋仅次于中耳梗阻
    - 咽鼓管的梗阻或者感染
  - 血性鼻涕或者鼻出血
  - 50%～70%的肿瘤来自转移性淋巴结
- 其他的征兆和症状
  - 罕见的颅神经病变

人口统计学资料

- 年龄
  - 高发年龄:40－60 岁
  - 幼儿患鼻咽癌罕见;多数都是未分化的非角化的
- 性别
  - 男:女＝2.5:1
- 家族史
  - 非角化鼻咽癌是中国南方的常见病
    - 每 100 万人 800 例
    - 远高于世界其他地区的 10/100 万
    - 在阿拉斯加和加拿大发生率适度上升
  - 出生在美国的华人第二代和第三代的发生率有所下降
  - 在美国的儿童中,非裔美国人的发生率上升
- 流行病学
  - 世界范围内,最常见的成人鼻咽部的恶性

鼻咽癌：鼻咽癌

肿瘤

- 亚洲男性最为常见
- 非角化的鼻咽癌 75% > 角质化的鼻咽癌 25% > 极少见的基底细胞样鳞状细胞肿瘤

生物学和预后

- 角质化的鼻咽癌：最差的预后；5 年生存率只有 20%～40%
- 非角质化的鼻咽癌：对放射线敏感，预后较好；5 年生存率达 75%
- 基底细胞样鳞状细胞肿瘤：一般很差
- 大部分鼻咽癌表现为 Ⅲ 级，ⅣA 级或者 ⅣB 级
- ≥90% 有淋巴结转移
  - 咽后淋巴结最先转移
  - Ⅱ 级或者 Ⅳ 级最为常见
  - 伴有两侧的扩散
- 5% 有远处淋巴结转移
  - 预后较差
- ≤30% 复发伴有远处淋巴结转移
  - 骨髓：硬化或者细胞溶解酶的病变
  - 胸部和肝也常常被累及

治疗

- 通常对放疗敏感，尤其是非角质化的鼻咽癌
  - T1：单纯放疗
  - T2-4：放疗＋化疗
  - M1：化疗；只对放疗敏感的
- 对处理后的剩余病变进行颈部淋巴结清除术

诊断目录

考虑

- 在成人中耳堵塞的时候特别仔细地评估鼻咽
- 淋巴瘤最主要的不同是成人鼻咽部肿块是或者不是腺瘤
  - 多数是在中线比不对称的鼻咽癌

- 倾向于扩展到斜坡而不是浸润

影像解释 Pearls 病

- T1 MR 对咽旁间隙和骨髓侵犯敏感
- T1C＋ 关键是颅内的，周围神经的和海绵窦的侵犯

报告技巧

- 确切关键的肿瘤发现应该被找到
  - 咽旁脂肪浸润（T2）
  - 颅底侵犯（T3）
  - 颅内或脑神经的受累（T4）
- 淋巴结转移常见；淋巴结经常很大，
  - 咽后淋巴结，Ⅱ 级和 Ⅳ 级最常见
  - 锁骨上的淋巴结＝N3b
    - 重要信息，因此在描述任何颈部下段淋巴结都有可能是锁骨上淋巴结

参考文献

[1] Chan AT：Current treatment of nasopharyngeal carcinoma. Eur J Cancer. 47 Suppl 3；S302-3，2011

[2] Roy C et al：Basaloid squamous cell carcinoma of nasopharynx：an extremely rare variety of tumour of nasopharynx. J Indian Med Assoc. 109（5）；343-4，2011

[3] Xie CM et al：Computed tomographic findings of skull base bony changes after radiotherapy for nasopharyngeal carcinoma：implications for local recurrence. J Otolaryngol Head Neck Surg. 40（4）；300-10，2011

[4] Chong VF et al：Nasopharyngeal carcinoma. Eur J Radiol. 66（3）；437-47，2008

[5] Glastonbury CM：Nasopharyngeal carcinoma：the role of magnetic resonance imaging in diagnosis，staging，treatment，and follow-up. Top Magn Reson Imaging. 18（4）；225-35，2007

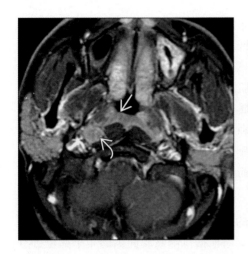 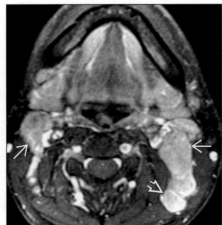

(左)26岁亚洲男性颈部肿块，轴位 T1WI C＋ FS MR 显示鼻咽部黏膜➡的不对称性软组织充填，尽管没有侵犯椎前肌肉。增大的右侧咽后淋巴结➡还是很明显的。(右)轴位 T1WI C＋ FS MR 同一患者可以观察到双侧增大的Ⅱ区淋巴结➡和左侧的Ⅴ区淋巴结➡，这些证明了是未分化无角质癌，EB 病毒感染阳性。分期 T1N2＝Ⅲ期病变

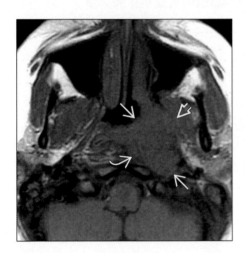 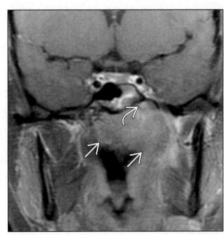

(左)18岁女性，轴位 T1WI MR 显示起自左侧 Rosenmüller 窝的不对称团块➡，侵犯椎前肌肉➡和左侧咽旁间隙脂肪➡。(右)同一患者，冠状位 T1WI C＋ FS MR 显示左侧蝶骨➡处，肿瘤呈连续强化➡，伴有骨髓浸润。鼻咽癌没有明显的颅内侵犯。分期 T3N2 伴有双侧淋巴结肿大或者Ⅲ期病变

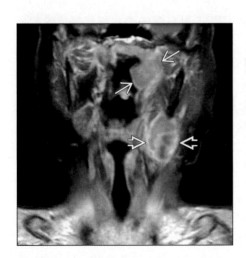 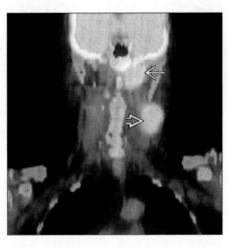

(左)最近被诊断为鼻咽癌 65岁女性，冠状位 T1WI C＋ FS MR 显示左侧鼻咽部溃烂的增强肿块➡，伴有同侧的Ⅱ区淋巴结坏死➡。对侧的淋巴结也被发现，活检显示低分化角质化肿瘤。(右)冠状位的 PET/CT 合成图像显示左侧鼻咽部的原发肿瘤➡和Ⅱ区淋巴结➡ FDG 摄取旺盛。没有远处转移。分级 T2N2M0＝Ⅲ级病变

口咽癌：口咽解剖

术　语

缩写词
- 口咽的咽黏膜间隙

术语
- 口咽黏膜间隙：口咽深颈筋膜气道中间层的表面结构

影像解剖学

概述
- 口咽是由括约肌组成的中段的肌肉通道
  - 口咽：咽的一部分，位于鼻咽下方，喉咽上方
  - 口咽黏膜间隙包括黏膜、淋巴组织和唾液腺
- 口咽的黏膜是连续的，前面的口腔，上面的鼻腔，喉咽和下面的喉黏膜
  - 口咽黏膜产生鳞状细胞癌
  - 淋巴组织和唾液腺各自产生非霍奇金淋巴瘤和唾液腺癌

范围
- 口咽的咽黏膜间隙连绵延续到口腔、鼻腔、下咽部和喉

解剖关系
- 咽黏膜间隙在呼吸道一侧没有筋膜包裹
  - 深颈筋膜的中间层界定了深部的边缘
  - 晚于颈筋膜的是咽后间隙
    - 在常见的淋巴结位于鼻咽癌和口咽后壁的鳞状细胞癌
- 咽黏膜间隙侧面是咽旁间隙
- 上缘：直线平行于腭板
- 下缘：上缘舌骨或者小脑骨是根据舌会厌和舌会厌褶里面的内容来定义的

内部内容
- 口咽的黏膜表皮
  - 多层的鳞状上皮
- 口咽扁桃体
  - 腭舌扁桃体是咽淋巴环（Waldeyer 环）的三个组成部分中的两个
  - 舌扁桃体＝舌底
- 小涎腺
  - 很少在口咽的咽黏膜间隙（软腭是最常见的部位）
- 软腭
  - 从硬腭后部伸入口咽气道；尖端为悬雍垂
  - 在此区域集合了小涎腺
- 口咽的咽黏膜间隙肌肉
  - 舌腭肌（扁桃体前方）
  - 腭咽肌（扁桃体后方）
  - 前方和中部的咽缩肌群
- 口咽的咽黏膜间隙筋膜
  - 深颈筋膜的中间层界定了咽黏膜间隙的深层边缘

位于口咽的咽黏膜间隙的原发肿瘤
- 鳞状细胞癌根据口咽黏膜间隙的 4 个部位进行分型
  - 软腭、腭扁桃体、舌扁桃体和后壁

解剖成像问题

考虑
- 基于口咽的咽黏膜间隙的原发鳞状细胞癌的影像表现是什么
  - 肿瘤中心是腭扁桃体的咽旁间隙中间
  - 肿瘤把咽旁间隙的脂肪从中间推向两侧
  - 肿瘤可以破坏正常的咽黏膜间隙的黏膜和黏膜下层的结构
  - 注意：舌扁桃体的鳞状细胞癌没有遵循这一规律

影像学建议
- MR 或者 CECT 对口咽的鳞状细胞癌成像效果非常好
  - 与 CT 成像相比，MR 受口腔科的汞合金影响较小
  - MR 能更好地显示颅底的侵犯和疑似周围神经肿瘤
    - T1 C＋ FS 是最好的被选序列
  - CECT 可能会低估口腔底部的渗出

影像方法
- 在口咽部的鳞状细胞癌成像时，记得报告是原发肿瘤还是淋巴结转移
  - 报告原发肿瘤的依据：上腭或者舌扁桃体，软腭或者口咽后壁

○ 报告肿瘤大小分级
  ▪ T1：≤2cm
  ▪ T2：＞2cm 但≤4cm
  ▪ T3：＞4cm 或者扩展到了会厌的舌面
  ▪ T4a（中晚期的局部病变）：肿瘤侵犯到喉头、外部舌肌、翼内肌、硬腭或下颌骨
  ▪ T4b（非常晚期的局部病变）：肿瘤侵犯到椎周间隙、颈动脉周围或涉及纵隔

影像误区
• 口咽部的鳞状细胞癌分期
  ○ 当肿瘤没有侵犯舌根，侵犯到了会厌的舌的表面是 T3 而不是 T4a
• 记住，舌根（舌扁桃体）是在口咽而不在口腔

临床意义

临床表现
• 涉及 MD 能在口咽的咽黏膜间隙表面被观察到
  ○ 放射科医师通过相关的信息进行分期
    ▪ 原发肿瘤的大小（T1-T3）
    ▪ 侵犯到会厌的舌面（T3）
    ▪ 侵犯到喉头，舌黏膜，翼内肌，硬腭，下颌骨（T4a）
    ▪ 侵犯到椎周间隙，颈动脉，纵隔膜（T4b）
    ▪ 淋巴结分期：咽后壁，Ⅱ-Ⅳ或Ⅴ期最常见的影响

图像，口咽和口咽筋膜

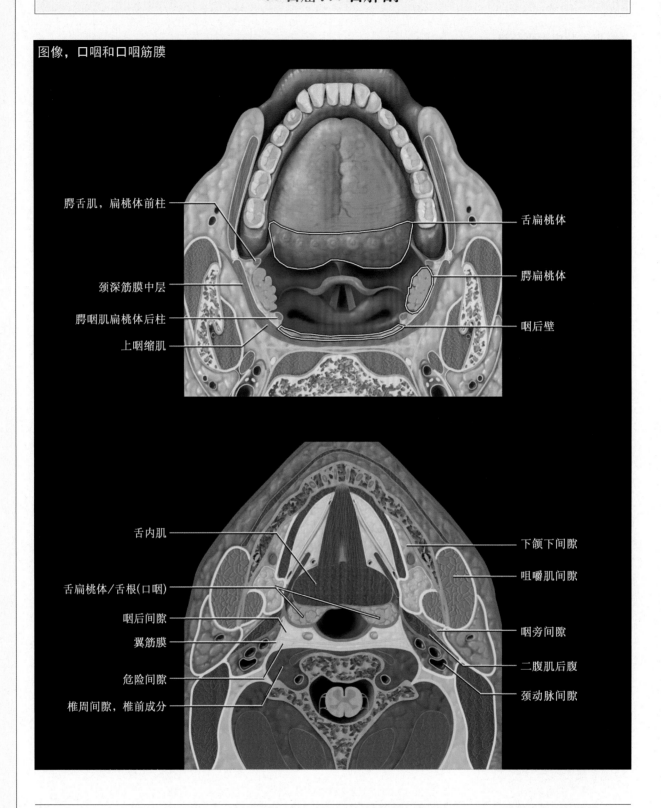

膈舌肌，扁桃体前柱

舌扁桃体

颈深筋膜中层

腭扁桃体

腭咽肌扁桃体后柱

上咽缩肌

咽后壁

舌内肌

下颌下间隙

咀嚼肌间隙

舌扁桃体/舌根(口咽)

咽后间隙

咽旁间隙

翼筋膜

危险间隙

二腹肌后腹

椎周间隙，椎前成分

颈动脉间隙

(上)轴位口咽黏膜间隙的图像(蓝色)上面观显示咽缩肌上面和扁桃体，包括腭、舌扁桃体都位于这个区域。深颈筋膜的中间层是这个间隙的深部边界。根据鳞状细胞癌的分期，口咽有四个亚区：舌、腭扁桃体、咽后壁和软腭(没有显示)口咽的四个形状确定了鳞状细胞癌确认分期：舌和腭扁桃体，后壁和软腭(没有显示)。(下)轴位图像显示舌骨上的颈部间隙在口咽下部的水平。表浅的(黄色标线)，中间层(粉色标线)，和深层(蓝绿色标线)颈深筋膜勾画出舌骨上颈部间隙。值得注意的是，舌扁桃体(舌根)是口咽黏膜空间。没有筋膜分隔的舌扁桃体与口腔的固有舌肌

口咽癌：口咽解剖

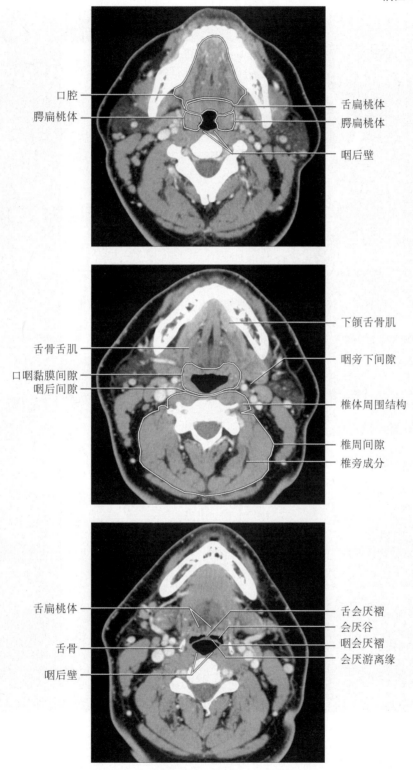

口腔
腭扁桃体
舌扁桃体
腭扁桃体
咽后壁

下颌舌骨肌
舌骨舌肌
咽旁下间隙
口咽黏膜间隙
椎体周围结构
咽后间隙
椎周间隙
椎旁成分

舌扁桃体
舌会厌褶
会厌谷
咽会厌褶
会厌游离缘
舌骨
咽后壁

（上）三幅图像中的第一幅 轴位 CECT 图像通过口咽黏膜间隙在下腭水平。注意口咽黏膜间隙鳞状细胞癌四个亚区中的三个①舌扁桃体，②腭扁桃体，③咽后壁。记住舌扁桃体是口咽的一部分，不是口腔！（中）在这张通过口咽下层面图像中，咽黏膜间隙在椎体周围间隙（PVS）的前方被勾画出来。腭扁桃体之间的间隙是咽后间隙。翼状筋膜是由咽后间隙的外侧缘组成，没有显示。（下）轴位 CECT 口咽下层面显示会厌的游离缘，舌会厌褶和咽会厌褶一起组成了"奔驰标志"的形状。前面看到舌扁桃体的下部。有时增大的舌扁桃体可能会使会厌谷模糊

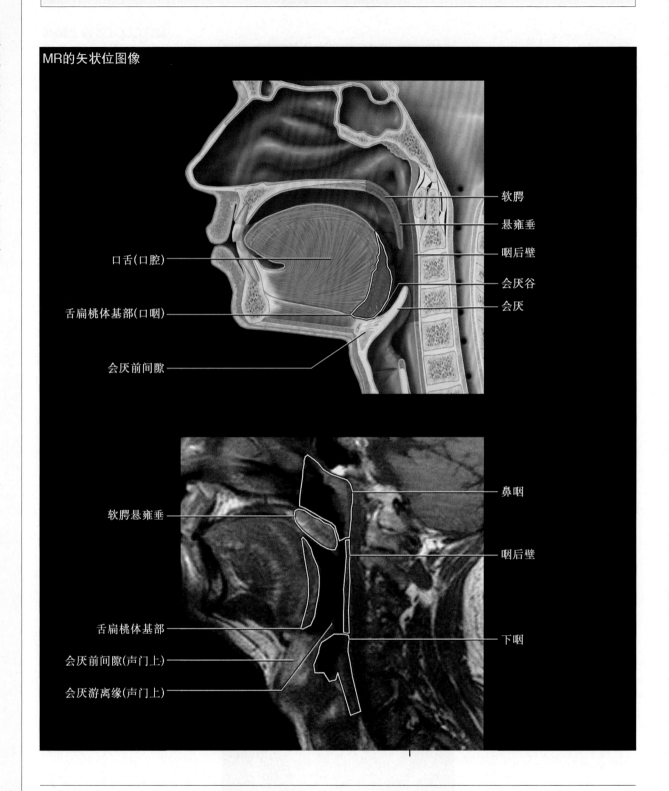

MR的矢状位图像

软腭
悬雍垂
咽后壁
会厌谷
会厌

口舌(口腔)

舌扁桃体基部(口咽)

会厌前间隙

鼻咽

软腭悬雍垂

咽后壁

舌扁桃体基部

会厌前间隙(声门上)

会厌游离缘(声门上)

下咽

(上)咽侧面图显示口咽(口咽黏膜间隙)以蓝色突出。口咽的上界是从软腭后缘至咽后壁的连线下界是舌骨的上界。注意会厌是正常声门上部分而不是口咽,尽管它是连接口咽的通道。口咽的四个亚区:①舌扁桃体,②腭扁桃体(未显示),③咽后壁,④软腭。(下)口咽气管近中线的矢状位 T1MR 图像显示用于鳞状细胞癌的四个分区中的三个。此图中腭扁桃体未显示,但是仍有三个结构被显示:舌扁桃体、软腭和咽后壁。口咽黏膜间隙的上方是鼻咽。口咽黏膜间隙的下方是喉咽和声门上喉部

口咽癌：口咽解剖

轴位口咽MR 张口位图像

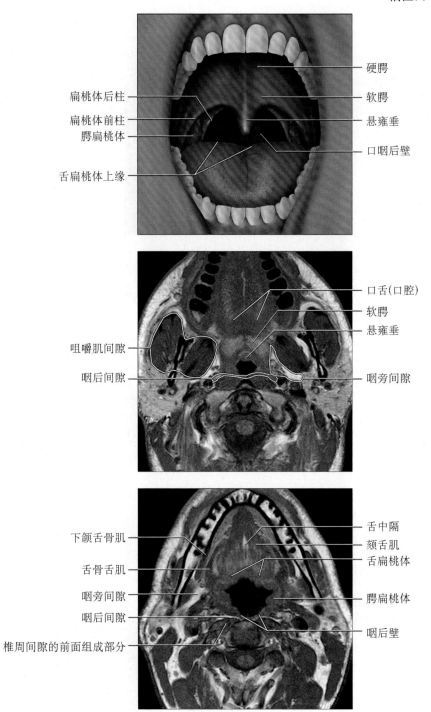

上图标注：
- 硬腭
- 软腭
- 悬雍垂
- 口咽后壁
- 扁桃体后柱
- 扁桃体前柱
- 腭扁桃体
- 舌扁桃体上缘

中图标注：
- 口舌(口腔)
- 软腭
- 悬雍垂
- 咀嚼肌间隙
- 咽后间隙
- 咽旁间隙

下图标注：
- 舌中隔
- 颏舌肌
- 舌扁桃体
- 腭扁桃体
- 咽后壁
- 下颌舌骨肌
- 舌骨舌肌
- 咽旁间隙
- 咽后间隙
- 椎周间隙的前面组成部分

(上)口咽张口位图像显示四个口咽鳞状细胞癌的部位：①成对的腭扁桃体，②舌扁桃体，③软腭悬雍垂，④咽后壁。值得注意的是，通过体检张口位能给临床医师在这一区域鳞状细胞癌的重要信息。只是舌根部舌扁桃体表面不能很好显示。(中)口咽上层面轴位 T1MR 图像是用来强调的口咽黏膜间隙周围的间隙。包括咽旁间隙和咀嚼肌间隙、咽后间隙和前面口腔。当侵袭性鳞状细胞癌离开了口咽间隙，很可能有些间隙被侵犯。(下)通过口咽底部的轴位 T1MR 图像显示舌前神经、侧方腭扁桃体和咽后壁。咽黏膜间隙后方的脂肪条索是咽后间隙。咽后间隙的后方是椎周间隙的前面组成部分

口咽癌：口咽解剖

测绘图

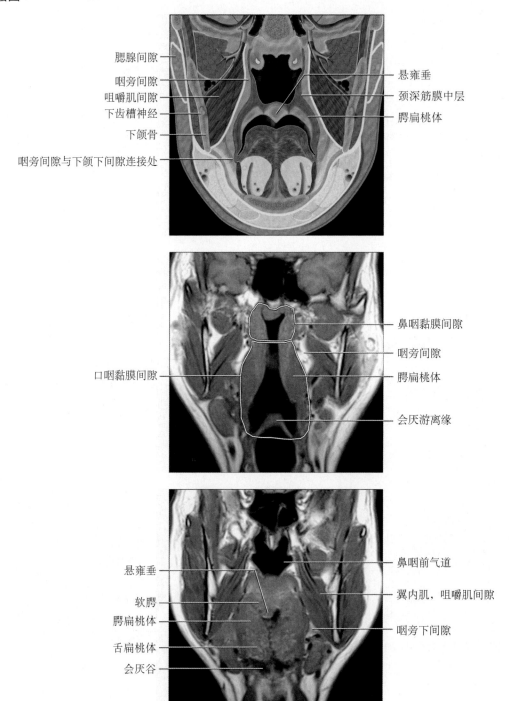

腮腺间隙
咽旁间隙
咀嚼肌间隙
下齿槽神经
下颌骨
咽旁间隙与下颌下间隙连接处

悬雍垂
颈深筋膜中层
腭扁桃体

口咽黏膜间隙

鼻咽黏膜间隙
咽旁间隙
腭扁桃体
会厌游离缘

悬雍垂
软腭
腭扁桃体
舌扁桃体
会厌谷

鼻咽前气道
翼内肌，咀嚼肌间隙
咽旁下间隙

（上）冠状位图像显示口咽的周围间隙和黏膜。图像上的黄线表示颈深筋膜浅层的腮腺间隙和咀嚼肌间隙。粉色线表示颈深筋膜的中间层，被看作口咽黏膜间隙的边缘。（中）冠状位 T1 MR 图像显示鼻咽和口咽连续的黏膜间隙。咽旁间隙沿两者的侧表面从颅底延伸至下颌下间隙的上表面。在下方，会厌的游离缘（声门上喉的最上面）伸入口咽气道下部缘（顶端的声门喉头）伸入口咽导气管的下方。（下）口咽前部冠状位 T1 MR 图像显示很多的淋巴环（Waldeyer 环）可以看到硬腭和舌扁桃体。鼻咽腺样体没有显示。软腭和悬雍垂是口咽黏膜间隙的一部分

口咽癌:分期:口咽

(T)主要的		根据 AJCC 第 7 版分级标准	
肿瘤			
TNM	定义		
TX	原发肿瘤不能被评估		
T0	没有证据显示是原发肿瘤		
Tis	原位癌		
T1	肿瘤的最大径≤2cm		
T2	肿瘤的最大径＞2cm 但≤4cm		
T3	肿瘤的最大径＞4cm 或者扩散到会厌的表面		
T4a	渐进的局部病变:肿瘤侵犯到喉头,舌的外附肌,翼内肌和硬腭或者下颌骨[1]		
T4b	晚期的局部病变:肿瘤侵犯翼外肌,翼状肌平台,鼻咽侧面,或颅底或颈动脉周围		
(N)局部淋巴结			
NX	局部淋巴结没有评估		
N0	没有淋巴结的远处转移		
N1	身体同侧单个淋巴结转移,最大径≤3cm		
N2	身体同侧单个淋巴结转移,最大径＞3cm 但≤6cm 或者双侧或者对侧的淋巴结没有一个最大径＞6cm		
N2a	身体同侧单个淋巴结转移,最大径＞3cm 或者≤6cm		
N2b	多发淋巴结转移但最大径＞6cm		
N2c	双侧或者对侧的淋巴结转移淋巴结没有一个最大径＞6cm		
N3	多发淋巴结转移最大径＞6cm		
(M)远处转移			
M0	没有远处转移		
M1	远处转移		

[1] 原发肿瘤黏膜延伸到会厌的表面,被侵犯的喉不包括舌和会厌窝

Ⅶ级多发被认为是局部淋巴结转移

AJCC 阶段/预后组		适用于 AJCC 第 7 版标准	
分级	T	N	M
0	Tis	N0	M0
Ⅰ	T1	N0	M0
Ⅱ	T2	N0	M0
Ⅲ	T3	N0	M0
	T1	N1	M0
	T2	N1	M0
	T3	N1	M0
ⅣA	T4a	N0	M0
	T4a	N1	M0
	T1	N2	M0
	T2	N2	M0
	T3	N2	M0
	T4a	N2	M0
ⅣB	T4b	Any N	M0
	Any T	N3	M0
ⅣC	Any T	Any N	M1

T1

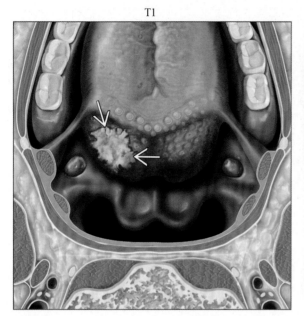

图像描述的是一个小的,小于 2cm 的肿瘤只限于右侧舌扁桃体➡被认为是 T1 期。口咽的肿瘤可能起因于舌扁桃体,上腭扁桃体的复合体,咽后壁或者软腭

T2

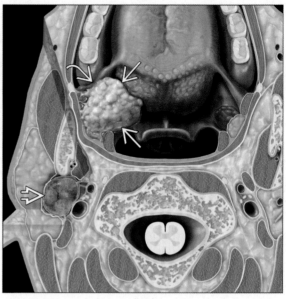

图像说明了一个大一些的肿瘤➡这是起源于右侧的扁桃体和涉及前扁桃体柱➡肿瘤最大径小于 4cm 被认为是 T2 分期。注意,身体同侧的ⅡA 级淋巴结➡在口咽部鳞状细胞癌很常见

T3

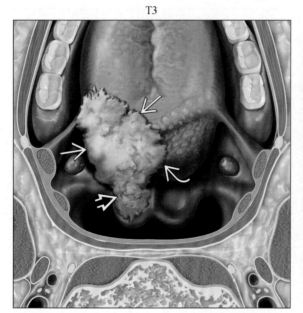

图像显示大于 4cm 的舌扁桃体鳞状细胞癌➡扩展到了右侧的会厌下方➡扩展到了舌会厌表面仍然考虑是 T3 期病变。肿瘤穿过中线扩展到左侧舌根部➡,尽管不影响分期

T4a

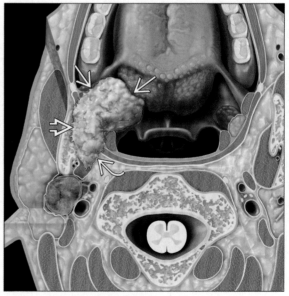

图像显示更广泛的上腭扁桃体鳞状细胞癌➡其通过口咽侧壁侵犯翼内肌➡和上颌骨➡这个肿瘤任意一种侵犯区域均可将其归为 T4a 或者中晚期病变

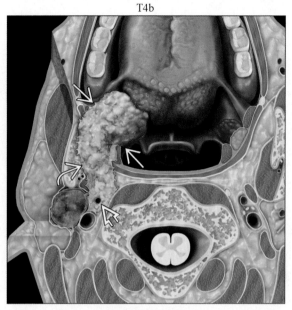

T4b　　　　　　　　　　　T4b

图像显示非常晚期的局部大的鳞状细胞癌➡侵犯舌底和咽侧壁、舌的根部和颏舌肌➚,还有颅底的前方➡舌外肌肉被累及为 T4a 病变,但颅底被侵犯就是 T4b 期肿瘤

图像显示另外一个非常晚期的肿瘤➡起源于右侧腭扁桃体和侵犯翼内肌➡下颌骨和包绕颈内动脉➡T4b 的分期是由侵犯翼外肌、翼突内侧板、鼻咽侧壁,或者颅底及颈动脉周围来决定的

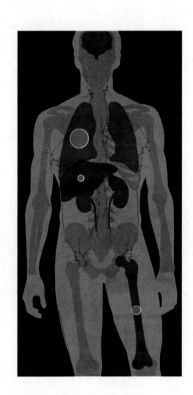

远处转移位置	
肺	83％
骨骼	31％
肝	6％

约 12％的口咽癌患者出现远处转移,远端处转移在与 HPV 相关的 SC-Ca 中比较少见。如果在颈部进行局部控制,远处转移的可能性会显著降低

口咽癌:舌扁桃体SCCa

概 要

术语
- 舌根(BOT)咽 SCCa
- 舌后 1/3 扁桃体组织

成像
- 原发性肿瘤可能是溃疡-渗透性损伤或外生质
- 可能表现为轻微原发性的淋巴结转移
- 淋巴结固体和中度增强或囊性
- 大多数使用的都是,但更准确的是肿瘤的范围
- CECT:在静脉造影进行扫描后≥90s,以最大限度地增加肿瘤和黏膜增强
- MR:脂肪的倾向测验增强了软组织的对比:T2和 T1 C+
- PET/CT:用于不整齐的原始搜索,进行晚期肿瘤,治疗后的基线扫描
- 注意 FDG 阴性的囊性淋巴结转移

主要鉴别诊断
- 舌扁桃体淋巴样增生
- 舌扁桃体非霍奇金淋巴瘤
- 腭扁桃体 SCCa
- 舌扁桃体良性混合瘤
- 舌扁桃体小唾液腺恶性肿瘤

病理
- 口咽癌 SCCa 与烟草和乙醇滥用有关,HPV 感染

临床线索
- 最常见的是喉咙痛
- 通常至少有一个节点,即使很小
- 20%的双侧腺病
- 辐射+化学治疗是主要治疗方法
- 总体 5 年生存=50%

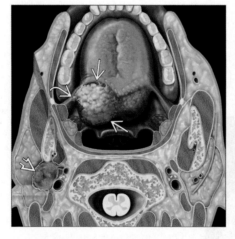
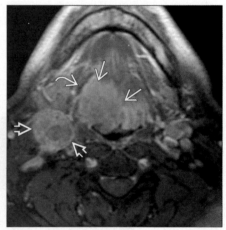

(左)轴位图像显示舌扁桃体 SCCa ➡,并与同侧淋巴结病 ➡ 有关。舌根部肿瘤主要是外生性生长,但浸润前扁桃体柱 ➡ 的下侧。(右)1 例 58 岁嗜酒者在牙科手术后,出现持续性右颈部肿块,其轴位增强压脂 T1WI MR 显示右侧不均匀Ⅱ区肿大淋巴结 ➡。原发性肿瘤位于同侧舌扁桃体 ➡ 和浸润口腔底部和舌骨肌的内侧 ➡

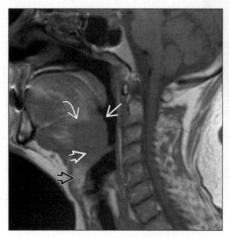
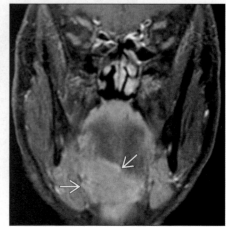

(左)同一患者矢状位 T1WI MR 显示右舌根部 ➡ 饱满,肿瘤取代了舌扁桃体组织,浸润到口腔的底部 ➡。肿瘤向下延伸至会厌谷 ➡,但不向会厌前脂肪 ➡ 延伸。(右)冠状 T1WI C+FSMR 显示在同一例患者的右舌根部不对称肿块 ➡。这是侵袭性的 SCCa,并认为 T4a N2c,ⅣA 期接受了化疗。患者的随访时间为 4 年

口咽癌：舌扁桃体 SCCa

术　语

缩写
- 舌扁桃体鳞状细胞癌（SCCa）

同一性
- 舌根 SCCa

定义
- 舌根上的口咽扁桃体组织中出现的上皮肿瘤
  - 舌后 1/3 的扁桃体组织
  - 与口腔（口腔）主要部位不同

影 像 学

一般表现
- 最佳的诊断线索
  - Ⅱ级的节点质量与任何一种
    - 舌扁桃体不对称增大舌根浸润性肿块
    - 舌根侵入性侵入体
- 位置
  - 淋巴组织，后舌到舌的环状乳头，向下延伸到小管后勒，舌乳头状的乳头向外延伸
- 大小
  - 可从淋巴结上显示，但仍小于 2cm，或大于 4cm 与症状轻微
- 结构
  - 溃疡渗透性病变或外生肿块填充气道

CT 表现
- CECT
  - 通常是适度的增强和舌扁桃体一样
  - 小病变：黏膜不对称；通常是细微的
  - 大病变：外生强化肿块或浸润性病变
  - 节结性固体，中度增强，或囊性

MR 表现
- T1WI
  - 等强度的舌肌肉组织
- T2WI
  - 舌和口底肌肉高强度
- T1WI C+
  - 中度到明显增强

核医学表现
- PET
  - SCCa 是可靠的 FDG，通常比正常的舌扁桃体组织更大
  - 注意 FDG 阴性的细胞性淋巴结转移

成像建议
- 最佳的成像方法
  - CECT 最常用，更便宜，更快
  - MR 提供更准确的肿瘤范围评估：对辐射计划的重要性
    - 优越的软组织对比
    - 牙齿汞合金制品较少受影响
  - PET/CT：口咽 SCCa 的 3 个主要用途
    - 原发性肿瘤的检测
    - 分期：如果 T3/T4 或广泛的淋巴结疾病，远处转移
    - 基线：放疗化疗后 3 个月
    - 残余 SCCa 的阴性预测值
- 建议方法
  - CECT：延迟成像大于或等于 90s 后
    - 最大化肿瘤和黏膜增强
  - MR：T_2 FS 和 T_1 C+FS 提高组织对比度

鉴别诊断

舌扁桃体淋巴样增生
- 没有深度入侵或播散肿块
- 其他淋巴组织增生

舌扁桃体非霍奇金淋巴瘤
- 外生包块或弥漫性扁桃体肿大
- 通常是大的非坏死的淋巴结

腭扁桃体 SCCa
- 舌下唇舌腭和舌扁桃体在舌扁桃体沟"相会"
- 可能很难分辨出 SCCa

舌骨扁桃体良性混合瘤
- 舌扁桃体的锐缘肿块
- 花序梗大时进入气道

舌扁桃体小唾腺恶性肿瘤
- 稀有：也可能与 SCCa 难以区分

口咽癌：舌扁桃体 SCCa

AJCC 与口咽分期

肿瘤（T）：最大尺寸	淋巴结转移（N）：最大尺寸
T1：肿瘤≤2cm	N1：身体同侧单发淋巴结≤3cm
T2：肿瘤＞2cm，≤4cm	N2a：身体同侧单发淋巴结＞3cm，≤6cm
T3：肿瘤＞4cm	N2b：多发身体同侧淋巴结≤6cm
T4a：侵入喉，内翼肌或外舌肌，硬腭，下颌骨	N2c：双侧多发淋巴结≤6cm
T4b：侵犯外侧翼状肌，翼状骨板，外侧鼻部，颅底，颈动脉	N3：淋巴结转移＞6cm
远处转移（M）：M0＝无远处转移；M1＝远处转移	

适用于 AJCC 第 7 版标准

- 淋巴结转移不太常见

病理学

一般表现

- 病因
  - 口咽 SCCa 有两个原因
  - 烟草和乙醇滥用
    - 乙醇滥用是一个独立的危险因素并且有可能导致烟草的影响
    - 结果黏膜上皮化生，异型增生→瘤变
    - 治疗期间的持续使用降低生存率
  - 人类乳头状瘤病毒感染
    - 肿瘤蛋白表达了抑制肿瘤抑制蛋白的方法
    - 与 HPV16 相关的 90％
    - 典型的年轻患者，较小的原发患者
- 相关的异常
  - 在范科尼贫血患者口咽 SCCa 发病率增加

分期、分级、分类

- 2010 年美国癌症分期联合委员会
- 所有口咽肿瘤都使用相同的 TNM 标准
- 口咽淋巴结分期使用与口腔、喉和咽部相同的标准

大体病理学与手术指征

- 褐色或白色
- 溃疡性渗透或外生生长方式

显微表现

- 鳞状细胞分化与细胞内桥或角化±角蛋白珍珠
- 进一步分为良好、中等或差分化
  - 高达 60％的低分化

临床线索

表现

- 最常见的症状
  - 最常见的表现是喉咙痛
  - 可能出现颈部淋巴结转移而没有明显的原发性肿瘤
- 其他症状
  - 饱腹感或"喉咙里的肿块"
  - 牵涉痛引起的同侧耳痛
- 临床表现
  - 50 岁的老人有大量的烟草和乙醇的使用和新的颈部淋巴结群

人口统计学资料

- 年龄
  - 成年人：典型是大于 45 岁
- 性别
  - 男＞女
- 流行病学
  - 大多数 H&N SCCa 的发病率正在下降
    - 与烟草使用率下降相关
  - 口咽癌发病率增加
    - HPV 感染与癌症相关

自然病史与预后

- 即使是 T1/2 的肿瘤通常也有至少 1 个淋巴结
  - 20％表现为双侧腺痛
- 30％～50％的远处转移，特别是控制不佳的地方疾病
  - 肺＞骨骼＞肝
- 总体 5 年生存＝50％

口咽癌:舌扁桃体 SCCa

- 溃疡浸润的预后往往比外生的鳞状细胞癌差
  - 外生 T3/T4:5-年存活率=67%
  - 溃烂 T3/T4:5 年生存率=33%

治疗

- 化学放射治疗是主要的,虽然可以对气道内的外生性病变进行切除
- T1/T2 SCCa 可单独手术或确定的 XRT 进行处理
  - XRT 通常倾向于整体放射治疗
- 同步放化疗后监测重要
  - CECT/MR 6~8 周或 PET/CT 3 个月
  - 残留病变的抢救性手术

诊断目录

图像判读的要点

- 在黏膜和肿瘤增强的情况下,SCCa 可能很难在 CECT 上被发现和描述

报告提示

- 测量原发病灶的最大直径,确定肿瘤扩散的范围
  - 前:舌下间隙,舌根,口腔
  - 侧面:内侧翼状肌,下颌骨
  - 后部:扁桃体前柱,腭扁桃体
  - 下部:声门上喉与会厌前间隙
- 检查同侧和对侧淋巴结疾病
- 诊断和随访时一定考虑第 2 个原发性肿瘤
  - 15% 的烟草/乙醇相关的 H&N 的 SCCa
  - H&N 等食管癌或肺癌

参考文献

[1] Ahmed M et al:The value of magnetic resonance imaging in target volume delineation of base of tongue tumours--a study using flexible surface coils. Radiother Oncol. 94(2):161-7,2010

[2] Budrukkar A et al:Squamous cell carcinoma of base of tongue in a patient with Fanconi's anemia treated with radiation therapy:case report and review of literature. Head Neck. 32(10):1422-7,2010

[3] Marur S et al:HPV-associated head and neck cancer:a virusrelated cancer epidemic. Lancet Oncol. 11(8):781-9,2010

[4] Pederson AW et al:Chemoradiotherapy for locoregionally advanced squamous cell carcinoma of the base of tongue. Head Neck. 32(11):1519-27,2010

[5] Cianchetti M et al:Diagnostic evaluation of squamous cell carcinoma metastatic to cervical lymph nodes from an unknown head and neck primary site. Laryngoscope. 119(12):2348-54,2009

[6] Cohan DM et al:Oropharyngeal cancer:current understanding and management. Curr Opin Otolaryngol Head Neck Surg. 17(2):88-94,2009

[7] Henstrom DK et al:Transoral resection for squamous cell carcinoma of the base of the tongue. Arch Otolaryngol Head Neck Surg. 135(12):1231-8,2009

[8] Stambuk HE et al:Oral cavity and oropharynx tumors. Radiol Clin North Am. 45(1):1-20,2007

[9] Zima AJ et al:Magnetic resonance imaging of oropharyngeal cancer. Top Magn Reson Imaging. 18(4):237-42,2007

[10] Gandhi D et al:Computed tomography perfusion of squamous cell carcinoma of the upper aerodigestive tract. Initial results. J Comput Assist Tomogr. 27(5):687-93,2003

(左)在 59 岁患者的右颈,发现为结节性肿块,在右舌根上显示不对称增强➡。该部位的活组织检查发现分化程度较差(T1 N1,Ⅲ 期疾病)。(右)右腺病患者的轴向 T1WI C+FS 显示右侧舌侧扁桃体轮廓不对称➡,尽管 PET/CT 呈阴性,但活检被定向到该区域,并被证实为侵袭性 SCCa,分为 $T_1 N_1$ SCCa 舌扁桃体Ⅲ期疾病

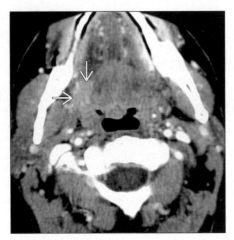
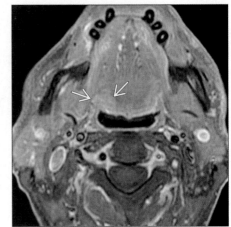

(左)在 65 岁的老年患者中,有严重的烟草和乙醇史,以及体重减轻 25 磅伴有吞咽困难和咽喉痛的患者,表现为不均匀的左侧Ⅱ级淋巴结肿大➡,伴有大的溃疡性浸润性肿块累及整个舌根➡。(右)轴向 T1WI C+FS 在同一患者中更好的描述了肿瘤浸润到口腔➡和内侧翼状肌的范围➡,分期为 $T_{4a} N2c M_1$。4 个月后死亡

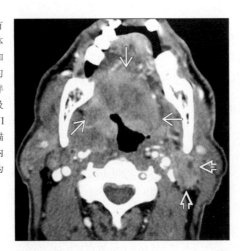
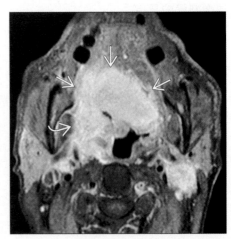

(左)轴向 T1WI 在患者的喉咙痛和饱腹的情况下显示右舌扁桃体的不对称增大➡,没有深度的浸润。(右)轴向 T2WI 更多地表现出体积庞大的外生性肿块,这覆盖了大部分的口咽气道➡。在诊断中也出现了多个同侧非均质淋巴结大➡。病灶在放化疗前切除,显示为基底细胞癌的变异体

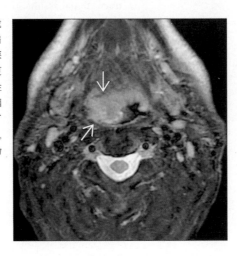
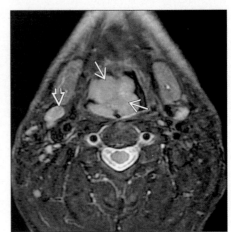

口咽癌:腭扁桃体 SCCa

概 要

术语
- 腭扁桃体鳞状细胞癌(SCCa)
  - 最常见口咽肿瘤
- 腭扁桃体、扁桃体前柱或后柱

成像
- 肿瘤外观和表现多变
- 小病变可能在临床＋成像上难以发现
- 大病变可能是外生或深部浸润
- 腺病最常见的是同外侧Ⅱ级
  - 固态、囊性或混合性
- CECT 或结节实性 MR 过去用于初级和节段程度
- MR:提高小原发病灶的检测和肿瘤范围的勾画
- PET/CT:当远处转移晚期的局部或结节性疾病,也可确定未知的原发性肿瘤部位

主要鉴别诊断
- 扁桃体淋巴组织增生
- 扁桃体及扁桃体周脓肿
- 腭扁桃体非霍奇金淋巴瘤
- 腭扁桃体良性混合瘤

病理
- 烟草＋乙醇滥用与扁桃体 SCCa 有关
- 人乳头状瘤病毒尤其是 HPV16 与扁桃体 SCCa 有关
- 人乳头状瘤病毒通常感染年轻患者,较小的原发性,总体治疗反应和生存率更好

临床线索
- 同侧耳痛、吞咽或进食时疼痛
- 转移淋巴结可能是最初的表现
- 75％～80％有腺病
- 大多数患者年龄超过 45 岁,但小于 45 岁发病率上升

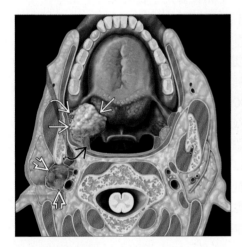
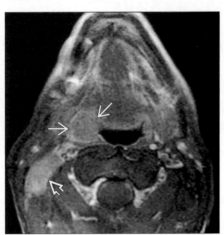

(左)轴位显示腭扁桃体原发性鳞状细胞癌➡的口咽侧壁累及扁桃体前柱➡。注意,后扁桃体柱状浸润➡不同侧的Ⅱ级腺病➡。(右)轴向 T1WI C＋FS 在患者出现右侧颈部肿块上表面显示结节状砾岩➡,FNA 揭示了 SCCa。清晰可见的腭扁桃体原发肿瘤➡,测量 2.2cm×1.8cm。ⅣA 期肿瘤 T2 N2b,分期阶段

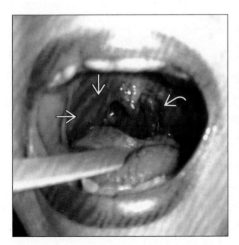
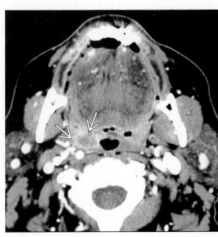

(左)临床照片与吞咽困难的女性,右咽喉和耳痛,显示硬块和溃烂的右腭扁桃体➡。注意扁桃体前柱的消失,如图左侧所示➡。(右)轴向在同一侧患者显示 1.8cm×1.0cm 中央型腭扁桃体低密度团块➡发现分化良好的 SCCa。几个同侧增大的淋巴结被发现,为 T1N2b 期,ⅣA 期肿瘤。患者接受了放化疗

口咽癌:腭扁桃体 SCCa

术 语

缩写
- 腭扁桃体鳞状细胞癌(SCCa)

同义词
- 腭扁桃体 SCCa

定义
- 口咽侧壁上皮性肿瘤
  - 腭扁桃体,前或后扁桃体支柱
  - 可能被称为"扁桃体复合体"

影 像 学

一般表现
- 最佳诊断线索
  - 扩大不均匀腭扁桃体侵袭性深缘
- 位置
  - 扁桃体窝 ≫前扁桃体柱>后扁桃体柱
- 大小
  - 变量:小的临床隐匿性病变到大的外生扁桃体肿块
- 结构
  - 早期的小肿瘤可能只有黏膜
  - 晚期病变体积大,局部广泛

CT 表现
- CECT
  - 小的病变可能很难描绘
    - 扁桃体增强可以反映肿瘤
  - 大病变可能是外生的或深部浸润的
    - 典型的中等或异构增强
  - 腺病最常见的同侧Ⅱ级
    - 肿大＋中央节点坏死＋淋巴结外侵犯
    - 淋巴结可能完全是囊性的

MR 表现
- T1WI
  - 通常扁桃体肿大
  - 肿瘤轻度降至扁桃体
- T2 WI FS
  - 对扁桃体和肌肉的高强度刺激
    - 通常是异构的
  - 异常小和 T2 低信号
- T1WI C＋FS
  - 肿瘤比扁桃体更能增强

核医学表现
- PET
  - SCCa 初级和转移性淋巴结
  - 扁桃体组织有生理性 FDG 摄取,随炎症而增加
  - 可以看到不对称的生理 FDG 摄取
    - SUV 最大比率(SUV 最大扁桃体/SUV 最大对侧扁桃体)＞1.48 提示 SCCa

超声表现
- 灰阶超声
  - 可能用于颈部肿块的初步评估
  - 对原病灶的确定或评估没有用处

成像建议
- 最佳成像工具
  - CECT 或 MR 曾用于初级和节点的范围
  - CECT:即使采用薄层成像,也可能看不到小病变
  - MR:更好的组织对比可以提高小原发病灶的检出和肿瘤范围的勾画
    - 与 CT 相比更不受牙科汞合金的影响
  - PET/CT:口咽 SCCa 的几种用途
    - 在临床检查中未见病变时确定原发不明
    - 当 T3/T4、低颈淋巴结转移或 N3 肿瘤时远处转移的评估
- 建议方法
  - MR:脂肪饱和度 T2 与对比 T1 有益
  - PET/CT:在寻找未知的原发性肿瘤时,必须先进行黏膜活检

鉴别诊断

扁桃体淋巴增生
- 连续增生的增大扁桃体
- 没有深度浸润的表现
- 通常对称扩大,舌侧±腺体扩大

扁桃体/周围脓肿
- 年轻成人患有急性发热疾病
- 扁桃体内或周围的有边缘增强的流体聚集
- 反应性结节±咽后水肿

口咽癌：腭扁桃体 SCCa

AJCC 咽喉分期（2010）

肿瘤（T）：尺寸以最大尺寸测量	淋巴结转移（N）：尺寸最大
T1：肿瘤≤2 cm	N1：单同侧结节≤3 cm
T2：肿瘤＞2cm，≤4 cm	N2a：单同侧结节＞3 cm，≤6 cm
T3：肿瘤＞4 cm	N2b：多个同侧结节≤6 cm
T4a：浸润喉、内侧翼状或外舌肌，硬腭，下颌骨	N2c：双侧或对侧结节≤6 cm
T4b：浸润外侧翼状肌，翼状板，外侧鼻咽，颅底，颈动脉	N3：淋巴结转移＞6 cm
远处转移（M）：M0＝无远处转移，M1＝远处转移	

Adapted form 7th edition AJCC staging froms.

腭扁桃体非霍奇金淋巴瘤

- 黏膜下肿块引起扁桃体扩大±深部浸润
- 通常伴有大的，非坏死的颈部淋巴结

腭扁桃体良性混合瘤

- 扁桃体肿块边界清晰
- 通常有明显的 T2 MR 高信号
- ±结节钙化

病 理 学

一般表现

- 病因
  - 两个确定原因：吸烟饮酒和 HPV 感染
  - 吸烟饮酒导致黏膜化生和发育不良
    - 两种病因的协同效应
    - 诊断后继续吸烟饮酒会降低生存概率
  - 人类乳头瘤病毒（HPV）
    - 表达使肿瘤抑制蛋白不稳定的癌蛋白
    - HPV16 是最流行的亚型（将近 90%）
    - 感染与性行为密切相关
    - 患者通常年龄较小，原发肿瘤较小
- 相关病因
  - 患有范科尼贫血患者的对所有口咽鳞癌的发病率均增加
    - HPV（＋）鳞状细胞癌
  - 如果有家族史，特别是吸烟饮酒史，具有高风险

分期、分级和分类

- 改编自美国癌症联合委员会（AJCC）2010 年的分期表
- 所有口咽肿瘤使用相同的 TNM 标准
- 口咽淋巴结的分期与口腔、喉和下咽部的标准

相同

大体病理和手术特点

- Ⅲ期不规则溃疡、硬结、黏膜损伤
- 颜色棕色或白色；外生性或浸润性的微观特征

显微特点

- 鳞状细胞分化与细胞内桥接或角质化，±角蛋白珠形成
- 进一步分类肿瘤分化：好、中度或差
  - 60% 的肿瘤是中度分化

临床线索

表现

- 最常见的体征（症状）
  - 耳痛，吞咽或吃饭时疼痛
  - 二级转移淋巴结可能是初期表现
    - 75%～80% 的患者出现淋巴结大，15% 为双侧
    - 只有不常见的对侧结节
- 其他体征（症状）
  - 特定位置的症状
    - 咀嚼肌的侵袭：牙关紧闭症，V3 麻木
    - 下颌侵袭：下颌疼痛，下牙槽神经麻木
- 临床资料
  - 50 岁，具有烟草和饮酒史和新的颈部肿块

人口统计学资料

- 年龄
  - 成年患者，一般＞45 岁
    - 8%＜45 岁，似乎发病正在增加
- 性别
  - 男性＞女性
- 流行病学

口咽癌:腭扁桃体SCCa

- ○ 70%～80%的口咽肿瘤是由扁桃体引起的
- ○ 占美国2%的恶性肿瘤
- ○ 尽管烟草使用量下降,但全球的发病率仍在不断增加
- ○ 自1990年以来,美国的HPV相关癌症上升迅速

自然病史与预后

- 淋巴结转移显著降低5年生存率
- 局部或区域性复发通常发生在24个月内
- 转移性疾病:肺＞骨骼＞肝
- HPV是有利的提示预后的生物标志物:总体呈现更好的治疗反应和生存率
  - ○ 有些报道提示只有男性有生存优势
  - ○ 其他因素,包括长期的烟草史,EGFR表达,TP53突变可能降低生存率

治疗

- 较小的肿瘤,T1-2有两个选择
  - ○ 肿瘤和颈部的原位放疗
  - ○ 扁桃体切除±颈部放疗
- 较大的肿瘤和(或)广泛的淋巴结疾病
  - ○ 放疗或手术＋化疗
- 治疗后残留病灶的检测
  - ○ 6～8周行CECT/MR和(或)3个月内行PET/CT
  - ○ 若诊断检查表明存在残存病灶,则需进一步手术

诊断目录

影像学解读注意点

- 成人患者"第二鳃裂囊肿"不宜确诊
- ○ 腭扁桃体是常见的潜在原发部位
- ○ 囊状结节可能不出现FDG富集

报告提示

- 扁桃体的大小不对称并不少见
  - ○ 不均匀的、无临床感染或伴有淋巴结疾病的不对称,提示与鳞状细胞癌有关

参考文献

[1] Davison JM et al:Squamous cell carcinoma of the palatine tonsils:FDG standardized uptake value ratio as a biomarker to differentiate tonsillar carcinoma from physiologic uptake. Radiology. 255(2):578-85,2010

[2] Cohan DM et al:Oropharyngeal cancer:current understanding and management. Curr Opin Otolaryngol Head Neck Surg. 17(2):88-94,2009

[3] Luginbuhl A et al:Prevalence, morphology, and prognosis of human papillomavirus in tonsillar cancer. Ann Otol Rhinol Laryngol. 118(10):742-9,2009

[4] Stambuk HE et al:Oral cavity and oropharynx tumors. Radiol Clin North Am. 45(1):1-20,2007

[5] Jumper JR et al:The "small,dark tonsil" in patients presenting with metastatic cervical lymphadenopathy from an unknown primary. AJNR Am J Neuroradiol. 26(2):411-3,2005

口咽癌:腭扁桃体 SCCa

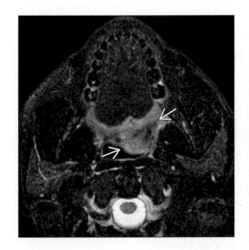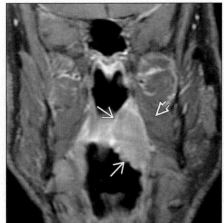

(左)有口腔肿块的 50 岁患者的轴向 MR T2WI FS,MR 显示异种外生性左腭扁桃体肿瘤➡️。提示一般中心信号强度较低。(右)冠状动脉 T1WI C＋FS MR 在同一患者中显示出大面积左腭扁桃体原发肿瘤的外生性➡️。清楚地说明了肿瘤的浸润程度,特别是没有对内侧翼状肌的深度延伸➡️。分期为 T3 N0 M0,Ⅲ期,患者接受放化疗

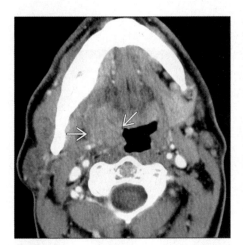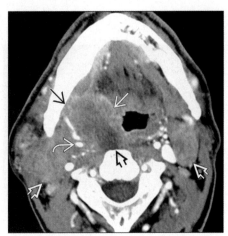

(左)带有多个右颈肿块的吸烟饮酒者的轴向 CECT,显示右腭扁桃体扩大➡️。FNA 揭示了为鳞状细胞癌,分期为 T1 N2b;然而患者没有接受随访。(右)同样分期为 T4bN2cM1 的患者的轴向 CECT,ⅣC 期,1 年后显示异质性大扁桃体团块物➡️浸润右侧到下颌骨边缘➡️。并围绕颈动脉血管➡️。其后,鳞状细胞癌浸润于椎间组织➡️:提示双侧淋巴结肿大➡️

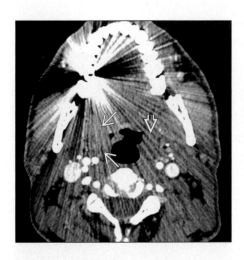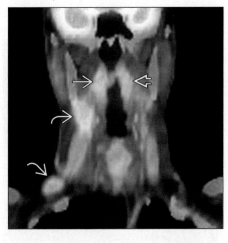

(左)37 岁的患者,轴向 CECT 示锁骨上淋巴结肿大,在口咽水平上显示出明显的牙汞合金伪影,但与左侧相比,右腭扁桃体➡️的密度和尺寸略微不对称➡️;也导致气道略不对称。(右)与左侧相比,冠状 PET/CT 融合图像显示➡️右腭扁桃体的摄取不对称增高➡️,发现是由于鳞状细胞癌[HPV（-）]。右颈节也很明显➡️。这证明是腭淋巴结 T2N2b,ⅣA 期

口咽癌：咽后壁 SCCa

概　要

术语

- 咽后壁出现鳞状细胞癌（SCCa）
  - 软腭是上限；舌骨是下限

成像

- 咽后壁口腔壁块状物呈分叶状
- CT：轻度的软组织增强
- MR：肌肉在 T1 及 T2 像信号强度相似
  - 适度的对比度增强
- MRI 上完整的咽后脂肪平面对于肿瘤浸润有较高的阴性预测价值
- 鳞状细胞癌具有 FDG 富集效应

主要鉴别诊断

- 鼻咽癌
- 后咽下壁鳞状细胞癌
- 静脉畸形

病理

- 85％～90％的口咽癌是鳞状细胞癌
  - 60％是高度分化的

临床线索

- 相对罕见，比舌腭扁桃体鳞状细胞癌少得多
- 与烟草和乙醇滥用关系密切
- 晚期前通常无症状
- 可以向后延伸到咽后区和（或）前椎间隙

诊断目录

- 如果进行原位手术，建议行 MR 确定椎前是否有浸润
- 应仔细考虑淋巴结转移
  - 咽后，尤其是椎前浸润
  - 经常会发现双侧淋巴结：N2c＝ⅣA 期

（左）横向图形描绘了由咽后壁➡引起的不规则鳞状细胞癌浸润咽后脂肪。椎前肌浸润提示 T4b 肿瘤➡。注意同侧坏死性转移性咽后淋巴结浸润到颈动脉。（右）轴向 CECT 显示左侧咽后壁产生的软组织块呈分叶，轻度增强。➡椎前肌浸润和淋巴结肿大不明显。患者有长期的吸烟饮酒史

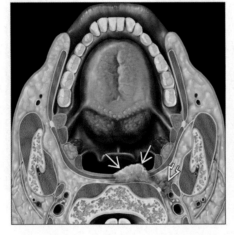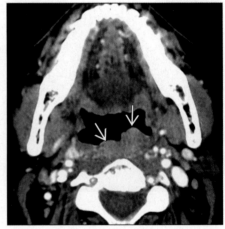

（左）吞咽困难患者的轴向 T1WI MR 显示后鼻咽壁不规则的双叶增厚➡。右侧出现咽后脂肪高信号➡但在左侧是模糊的。然后并没有椎前肌入侵的证据。（右）矢状面 T1WI C＋FS MR 在同 1 例患者中显示咽壁，肿瘤的左侧部分向后口咽部隆起➡。其下降到下咽的上侧➡，但并不超越鼻咽。T2N0M0 肿瘤

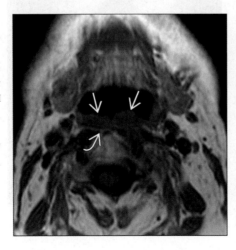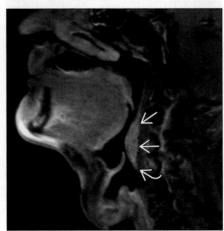

口咽癌：咽后壁 SCCa

术 语

定义
- 黏膜鳞状细胞癌（SCCa）起源于软腭后咽后壁和舌骨之间

影像学

一般表现
- 位置
  - 咽后壁从软腭到舌骨水平

CT 表现
- 分叶状口咽后壁肿块
- 轻度适度增强

MR 表现
- T1 像口咽后壁和肌肉等信号
- T2 中等强度肿块，中度对比度增强
- MRI 上完整的咽后脂肪平面对于肿瘤浸润有较高的阴性预测值价
- 即使用 MR 也难以确定浸润；手术经常是明确的方法

核医学表现
- PET/CT
  - 鳞状细胞癌具有 FDG 富集

成像建议
- 最佳的成像工具
  - CT 或 MR 是优秀的断层成像工具
  - 如果考虑手术切除，应行 MR 以寻找保留的咽后脂肪

鉴别诊断

鼻咽癌
- 通常生长在鼻咽隐窝
- 可能延伸至口咽部，仍然是 T1 肿瘤

后喉下壁鳞状细胞癌
- 罕见原发性下咽鳞状细胞癌
- 可能延伸至口咽

静脉畸形
- 不均匀肿块，具有中度至明显的增强

- 通常涉及多个相邻的空间

病 理

一般表现
- 病因
  - 与烟草和乙醇的滥用强烈关联

分期、分级和分类
- 使用与所有口咽鳞状细胞癌相同的 AJCC TNM（2010）分期系统

显微表现
- 85%～90% 的口咽癌是鳞状细胞癌
- 很少有基底型鳞状细胞癌

临床线索

表现
- 最常见的体征/症状
  - 通常相对无症状直到后期
  - 吞咽困难±结节块
    - 不同于腭和舌扁桃体鳞状细胞癌，不作为未知原发证据

人口统计学资料
- 年龄
  - 大多数患者＞45 岁
- 性别
  - 男性＞女性
- 流行病学
  - 相对罕见（＜5%）；比舌腭扁桃体鳞状细胞癌少得多

自然病史与预后
- 可以向后延伸到咽后空间和（或）前椎间隙
  - 增加咽后淋巴结转移的可能性
- 由于接近中线，经常双侧淋巴结转移
  - 多达 30% 具有咽后节淋巴结转移

治疗
- 一般准则
  - 如果肿瘤较小，N0：单独放疗
  - 较大的肿瘤，＞N1：化学放疗±颈部手术
- 小肿瘤可能会进行原发性切除
  - 应排除椎体入侵

口咽癌:咽后壁 SCCa

诊断目录

影像学解读注意

- 如果进行原发性手术,建议 MR 确定椎前浸润

报告提示

- 应慎重考虑淋巴结转移
  - 咽后,尤其是椎前浸润
  - 经常发现的双侧淋巴结(N2c)

参考文献

[1] Tshering Vogel DW et al:Cancer of the oral cavity and oropharynx. Cancer Imaging. 10:62-72,2010

[2] Cohan DM et al:Oropharyngeal cancer:current understanding and management. Curr Opin Otolaryngol Head Neck Surg. 17(2):88-94,2009

[3] Grant DG et al:Oropharyngeal cancer:a case for single modality treatment with transoral laser microsurgery. Arch Otolaryngol Head Neck Surg. 135(12):1225-30,2009

[4] Shin HA et al:Role of primary surgery for early-stage(T1-2N0) squamous cell carcinoma of the oropharynx. Oral Oncol. 45(12):1063-6,2009

[5] Stambuk HE et al:Oral cavity and oropharynx tumors. Radiol Clin North Am. 45(1):1-20,2007

[6] Zima AJ et al:Magnetic resonance imaging of oropharyngeal cancer. Top Magn Reson Imaging. 18(4):237-42,2007

[7] Hsu WC et al:Accuracy of magnetic resonance imaging in predicting absence of fixation of head and neck cancer to the prevertebral space. Head Neck. 27(2):95-100,2005

口咽癌：软腭 SCCa

概　要

术语

- 源于软腭（SP）悬雍垂（软腭尖）的黏膜鳞状细胞癌（SCCa）
- 在所有口咽鳞状细胞癌中占 5%～25%

影像

- 最佳评估方法：矢状面和冠状面较水平面更优
- CECT：轻度增强渗透结块；SP 可能会出现扩散增厚
- MR：局限性或弥散性中度增强病变
- MR 对软组织、骨和周围神经转移具有较好的评估作用
- FDG PET：鳞状细胞癌具有 FDG 富集

主要鉴别诊断

- 扁桃体鳞状细胞癌
- 软腭小涎腺恶性肿瘤

- 预期的辐射变化

病理

- 使用与所有口咽鳞状细胞癌相同的 AJCC TNM 系统（2010）

临床线索

- 患者可能会出现喉咙刺激或无症状
- 与烟草和乙醇滥用密切相关
- 5 年整体生存率＝51%
- 高达 25% 具有第二原发性 H&N 肿瘤

诊断目录

- 可能蔓延到中线和腭扁桃体
- 寻找黏膜下肿瘤扩散和咽旁脂肪浸润
- 60%～70% T3/T4 存在淋巴结转移
- 具有双侧淋巴结转移趋势明显，特别是 T4

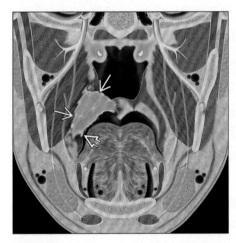

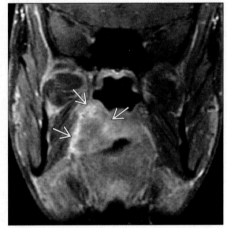

（左）冠状面的图像显示了软腭鳞状细胞癌➡的位置和生长模式，包括腭弓和邻近的咽旁脂肪，并且肿瘤向中线侵袭。肿瘤沿着咽壁➡向旁边侵袭，这其中包括咽扁桃体。（右）为重度吸烟及饮酒的年轻患者其冠状面在 MR 影像，T1WI C＋FS 成像的图像，可在右半侧软腭见不同类的信号增强的团块➡这是基底细胞样的低分化鳞状细胞癌。此为 T4a 期患者，肿瘤侵犯至翼内肌

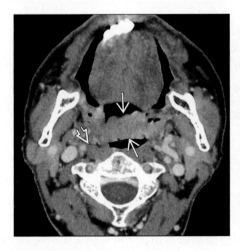

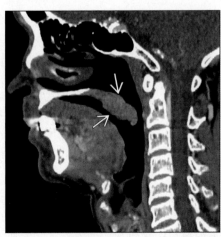

（左）此患者在 MR 中无法清晰扫描到水平面的 CECT，这表明软腭➡处存在广泛的增厚和轻度的信号增强，并沿着侧咽壁向两侧侵犯。极为重要的右侧咽后结节➡虽然没有坏死，但仍明显可见。此患者的肿瘤分期为 T2N1M0（Ⅲ级），为中度分化或高分化的软腭鳞状细胞癌。（右）CECT 在矢状面的重建可以最清晰地显示巨大的软腭肿瘤➡的轮廓

口咽癌:软腭 SCCa

术　语

定义

- 源于软腭(SP)及小舌(即软腭的尖端)的黏膜鳞状细胞癌(SCCa)

图　像

一般表现

- 最佳诊断依据
  - 广泛增厚或不对称增厚的软腭
- 部位
  - 软腭;从硬腭后缘到小舌
  - 易沿中线转移和(或)侧口咽的腭扁桃体扩散的趋势
- 大小
  - 大多处于 T1 或 T2 期,因此大小一般<4cm
- 形态学
  - CECT 轻度增强;MR 中度增强;呈现界限不清的团块
    - 黏膜下浸润趋势

CT 表现

- CECT
  - 常难以在轴向面上完全显现
    - 可见轻度增强的具浸润性的肿块
    - 软腭可能出现弥漫性增厚

MR 表现

- T1WI
  - 信号强度同于肌肉,略高于软腭
- T2WI FS
  - 信号强度轻微高于正常软腭
- T1WI C+FS
  - 损伤处呈现仅局灶性或弥漫性中度强化的病灶

影像学检查建议

- 最佳影像学检查工具
  - MR 可对肿瘤造成的软组织及骨转移和沿神经周的侵犯做出极好的评估
    - 冠状面和矢状面的影像比轴向面更具价值
- 建议方法
  - CECT:冠状面和矢状面的薄层图像重建
  - MR:冠状面 T1,T2FS 和 T1WI C+FS 重要性的表现具有重要意义

核医学表现

- PET/CT
  - 鳞状细胞癌处高摄取 FDG

鉴别诊断

腭扁桃体鳞状细胞癌

- 源于扁桃体的肿瘤易向头部侵犯至软腭
- 在图像上可能难以辨别原发灶

软腭小唾液腺的恶变

- 呈现局部或浸润性的损伤,通常累及全黏膜下层
- 相比之下,此疾病更好发于硬腭

可预期的辐射引起的病变

- 在 XRT 中可呈现广泛的 SP 增厚和信号加强
- 通常伴有颈部其他 XRT 的表现

病理学

分期、分级和分类

- 与其他口咽部鳞癌一样,采用 AJCC TNM 分期系统(2010)

显微表现

- 大多呈现为中度分化或低分化的鳞状细胞癌
- 基底细胞样鳞状细胞癌罕见报道

临床线索

临床表现

- 大多数表现为如下体征或症状
  - 患者可出现咽喉后部的不适感或受刺激感
  - 患者可能无明显症状

人口统计学资料

- 年龄
  - 此疾病多好发于 50—70 岁的人群
- 性别
  - 男性多于女性,可能提示与烟草的接触有关
- 流行病学
  - 在所有口咽部鳞癌中占 5%～25%

口咽癌：软腭 SCCa

疾病诱因与预后

- 与接触烟草和饮酒过度密切相关
- 75％的患者早期疾病表现为 T1 或 T2 期
- 69％的患者无淋巴转移
- 5 年内所有患者总存活率＝51％
- 5 年内无复发患者的存活率为 58％

治疗

- 不同的观点倾向于最佳的是放射治疗而不是手术治疗，分别支持明确放疗和手术与 XRT 的协同治疗
- 晚期肿瘤除了手术治疗或 XRT 治疗外还可能需要进行化疗

诊断目录

注意

- 黏膜下层的肿瘤侵犯以及咽旁脂肪的浸润在临床上可能并不明显，需要进一步检查
- 肿瘤可侵犯同侧扁桃体或超过中线侵犯对侧扁桃体

- 60％～70％的处于 T3 或 T4 期的患者可出现淋巴结转移
- 双侧淋巴结转移趋势明显，尤其是 T4 期的患者
  ○ 需谨慎检查二区和咽后结节
- 多达 25％的患者可有第二处 H&N 原位癌

影像解读标准

- 冠状面和矢状面的图像对于判断原发病灶最具意义

参考文献

[1] Iyer NG et al：Surgical management of squamous cell carcinoma of the soft palate：Factors predictive of outcome. Head Neck. 34(8)：1071-80，2012

[2] Olzowy B et al：Frequency of bilateral cervical metastases in oropharyngeal squamous cell carcinoma：a retrospective analysis of 352 cases after bilateral neck dissection. Head Neck. 33(2)：239-43，2011

（尚柳彤 **译** 黄 飞 **校**）

口咽癌：HPV 相关口咽 SCCa

概　要

术语
- 人乳头瘤病毒阳性［HPV（＋）］与口咽鳞癌的相关性
- 最常见的 HPV 16 型

影像
- 影像学认为吸烟和饮酒导致的口咽 SCCa；影像显示相同
- CECT/MR：Ⅱ-Ⅲ级的腺病表现为单个或多个实性或囊性结节
- 强化肿块在腭或舌扁桃体
- PET/CT 可能有助于确定原发病灶不明的情况，通常是微小病灶

主要鉴别诊断
- 第二鳃裂囊肿
- 非霍奇金淋巴瘤
- 咽黏膜间隙非霍奇金淋巴瘤
- 不对称的淋巴组织

病理学
- 与口咽 SCCa 的分期相同
- HPV（＋）SCCa 与 HPV（－）SCCa 无特异性组织学特征
- HPV 的病因由 HPV DNA 或 p16 激酶抑制药被染色确定

临床线索
- 描述：单侧颈部肿块，Ⅱa 级淋巴结
- 好发人群为年轻人，男性，不吸烟
- 他们比口咽 HPV（－）、烟草及乙醇滥用的患者预后更好
- 吸烟并有 HPV（＋）SCCa 的患者预后中等
- 同步放化疗治疗

诊断目录
- 考虑 HPV（＋）SCCa 并伴有新的颈部肿块患者，淋巴结看起来像第二鳃裂囊肿

（左）轴位 CECT 显示双侧舌基底正常，➡所示。（右）同 1 例患者的轴位 CECT 显示右侧颈部囊性分隔肿块➡所示。淋巴结的细针穿刺活检显示鳞状细胞癌，内镜活检显示在舌基底部原发性 HPV（＋）舌鳞状细胞癌。小舌根部原发性肿瘤在横断面成像上可能很难被发现。HPV（＋）口咽鳞状细胞癌虽然原发肿瘤小，但经常会出现大的囊性淋巴结转移

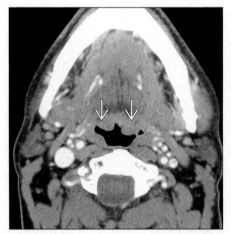
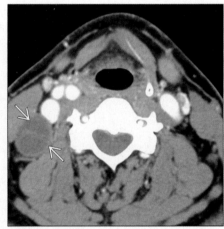

（左）轴位增强扫描能很好地显示细小结构，对患者右耳疼痛并伴有颈部肿大的腭扁桃体肿块时的诊断很有价值➡。（右）同 1 例患者的轴位 CECT 显示右侧较大的淋巴结➡。坏死的淋巴结呈现中心区域低密度影➡。病变部位为 HPV16 感染所致。对于Ⅱa 淋巴结转移，原发的肿瘤常在同侧颈部，发生在舌扁桃体或腭扁桃体

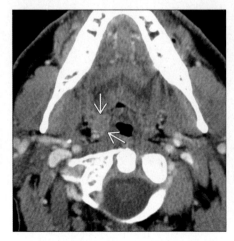
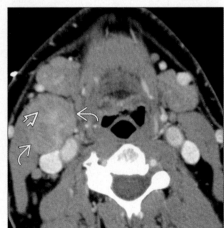

口咽癌:HPV 相关口咽 SCCa

术　语

缩写
- 人类乳头状瘤病毒(HPV)
- HPV 阳性[HPV(+)]
- HPV 阴性[HPV(−)]

定义
- 局部口咽部鳞状细胞癌由 HPV 感染引起
  - 其中 87%～96%是 HPV16 所致

影像学

一般表现
- 最佳诊断依据
  - 年轻男性伴有淋巴结大,腭或舌扁桃体肿块
  - 影像学表现为与口咽部鳞状细胞癌并与有吸烟史的患者表现类似
- 位置
  - 淋巴结结节;Ⅱ-Ⅲ级,同侧或双侧
  - 原发性 SCCa:扁桃体或舌底
- 大小
  - 原发肿瘤;与淋巴结的形态和大小没有相关性
  - 不管淋巴结是否大与否,原发性病变通常小到可以隐匿在正常图像中
- 形态学
  - 继发性的淋巴结大与原发病变在数量上和大小上没有相关性
  - 淋巴结可能是圆的,具有"囊性"表现

CT 表现
- 增强 CT
  - 淋巴结增大:从单一的实性或囊性结节到大的淋巴结腺瘤
    - 淋巴结通常为Ⅱ级和Ⅲ级;可能是囊性的
    - 不规则的淋巴结边缘粗糙变大并向外部扩张
  - 增强的结节发生在扁桃体窝或舌根部
    - 原发性口咽肿瘤大小、分期不一,可能被隐藏而无法发现

MR 表现
- T1WI
  - 转移性的结节;>1.5mm Ⅱ-Ⅲ级同侧原发性病灶
  - 原发性:在扁桃体窝或者舌根部,肿块和肌肉一样为等信号
- T2WI
  - 转移性结节:>1.5mm Ⅱ-Ⅲ级结节信号高于肌肉或者囊性组织
  - 原发性:在扁桃体窝或者舌根部,肿块呈现等信号或者稍高信号
- T1WI C+ FS
  - 继发性结节:>1.5mm Ⅱ-Ⅲ级,如果非坏死或只有外周,以及中心坏死,则结节呈均匀强化
  - 原发性:更多的发生在舌根部或扁桃体底部

超声表现
- Ⅱ、Ⅲ、Ⅳ级颈淋巴结呈囊性和实性

核医学表现
- PET/CT
  - 原发 HPV(+) SCCa 和淋巴结都会使 FDG 显像
  - 微小的病变可能难以检测
    - 正常的扁桃体组织也会使 FDG 显像
    - FDG 摄取明显不对称,有利于判断原发部位
  - 注意鉴别 FDG 阴性的囊性淋巴结

成像推荐
- 最佳的图像工具
  - CECT 是最佳评估转移性淋巴结的检查手段
  - MR 检查对原发性病灶更敏感
  - PET/CT 只能发现原发病灶
- 检查建议
  - CECT 使用≤3 mm 层厚需注意适当调节对比度
  - >100ml 可以使黏膜强化,从而确定原发肿瘤的分期
  - 延迟 90s 显像要确保黏膜强化
    - 提高原发部位对比度分辨率
    - 发现坏死的淋巴结

鉴别诊断

第二鳃裂囊肿(BCC)
- 在成人中,第二鳃裂囊肿的诊断较为困难,且较 HPV 相关结节在口咽 SCCa 中相遇的可能性要小得多

口咽癌:HPV 相关口咽 SCCa

非霍奇金淋巴瘤结节

- 可能与口咽部鳞状细胞癌(SCCa)上的淋巴结难以区分

咽黏膜间隙(PMS)非霍奇金淋巴瘤

- 咽部 SCCa 通常单侧,淋巴瘤常为双侧

PMS 不对称的淋巴组织

- 无病理性淋巴结大

病理学

分期、分级和分类

- 分期与咽部 SCCa 所使用 AJCC 分期系统相一致

一般病理和外科特征

- 原发性肿瘤可以在扁桃体切除手术标本中发现
- HPV(+)SCCa 往往起源于扁桃体隐窝
  - HPV 以隐窝网状上皮为靶点
- 与吸烟相关的鳞状细胞癌往往起源于表面上皮细胞

显微表现

- HPV(+)和 HPV(-)肿瘤没有特异性的组织学特征
- 一般组织学特征包括
  - 突出的基底细胞样形态
  - 浸润淋巴细胞
  - 无表面上皮异常增生
  - 无明显角化
- HPV 的病因由 HPV DNA 或 P16 激酶抑制药染色确定
- 原位杂交(ISH)和聚合酶链反应(PCR)是直接检测 HPV DNA 的方法
  - 以上两种试验皆昂贵和费时
  - PCR 检测灵敏度最高,但很难进行
  - ISH 不敏感但属于特效实验
- p16 激酶抑制药的免疫组织化学(IHC)研究
  - 敏感,相对便宜,更容易进行
  - 5%～10%的假阳性[HPV(-)SCCa],假阴性 8%[HPV(+)SCCa]

HPV

- 发现至少有 200 种不同的 HPV

- 60%侵犯皮肤的 HPV 类型;表现为疣
- 40%侵犯黏膜的 HPV 类型;广谱疾病
  - HPV6 和 11("低风险")引起良性黏膜和肛门生殖器乳头状瘤
  - HPV16 和 18("高风险")引起宫颈癌、生殖器癌和口咽癌
- HPV16:E6 和 E7 癌基因蛋白抑制蛋白 p53 和 pRb 蛋白存在于视网膜母细胞瘤中
  - E6 蛋白降解 p53 抑癌蛋白,干扰 DNA 修复和细胞凋亡
    - 吸烟与乙醇相关的鳞状细胞癌可以引起 p53 基因突变
  - E7 蛋白使 pRb 失活,导致细胞周期控制进一步丧失
    - 在试图恢复控制的过程中,宿主细胞增加了 p16,一种依赖于细胞周期蛋白的激酶抑制药
    - p16 在肿瘤细胞中的染色是 HPV 诱发恶性肿瘤的分子标志

临床线索

表现

- 最常见的体征
  - 新的单侧颈部肿块从 Ⅱa 淋巴结转移
- 其他体征(症状)
  - 同侧的耳朵疼痛并伴有吞咽困难

人口统计学资料

- 年龄
  - 一般比 HPV(-)鳞状细胞癌患者年轻
  - 年龄范围:31-78 岁
- 性别
  - 85%为男性
- 种族划分
  - >90%为白种人
- 流行病学
  - 在美国,80%的口咽鳞癌与 HPV 相关
  - HPV 最常见为性传播
  - 患病风险与性伴侣的数量和口交行为直接相关

自然历史及预后

- 总的来说,预后优于口咽 HPV(-)SCCa 患者

口咽癌：HPV 相关口咽 SCCa

- 更好的局部和区域控制，较少的第二原发性肿瘤，患者通常有更良好预后
  - 晚期口咽部肿瘤的生存率是 HPV（＋）SCCa 的 2～3 倍
- 生存优势不明显但存在，如果 HPV（＋）SCCa 与吸烟史并存
- HPV（＋）SCCa 和不吸烟：5 年生存率 90%
- HPV（－）SCCa 和吸烟大于 10 包·年：5 年生存率 50%
- 对于 HPV（＋）SCCa 和 HPV（－）SCCa，肿瘤淋巴结的 ECS 可能不是一个较差的预后指标

治疗

- 最常见的是同时放射治疗（XRT）和顺铂为主的化疗
- 经口腔手术（TORS）或经口激光显微手术
  - TORS 适用于 T1 和 T2 SCCa

诊断目录

考虑

- 口咽部 HPV（＋）SCCa 的任何成年患者新发的颈部肿块，看起来像第二基底细胞癌
- HPV（＋）SCCa 倾向于有更广泛的淋巴结病，但内皮细胞浸润可能是预后不良的指标

图像解读

- 第二类基底细胞癌诊断排除成年人，淋巴结转移者应第一时间考虑
- 原发在舌根部扁桃体上病变在影像学上常表现为很小或隐匿性

报告提示

- 描述包括原发性口咽部肿瘤的描述和淋巴结结节分期
  - 肿瘤分期 T1-3 以原发肿瘤大小为根据
  - T4a 和 T4b 基于特定的周围结构

- 淋巴结分期使用 AJCC 分期

参考文献

[1] Genden EM et al：Human papillomavirus and oropharyngeal squamous cell carcinoma：what the clinician should know. Eur Arch Otorhinolaryngol. Epub ahead of print，2012

[2] Haerle SK et al：Contrast-enhanced ^{18}F-FDG-PET/CT for the assessment of necrotic lymph node metastases. Head Neck. 33(3)：324_9，2011

[3] ZhangI et al：The benefit of early PET/CT surveillance in HPV-associated head and neck squamous cell carcinoma Arch Otolaryngol Head Neck Surg. 137(11)：1106-11，2011

[4] Ang KK et al：Human papillomavirus and survival of patients with oropharvngeal cancer. N Engl J Med. 363(1)：24-35 2010

[5] Attner P et al：The role of human papillomavirus in the increased incidence of base of tongue cancer. Int J Cancer. 126(12)：2879-84，2010

[6] Glombitza F et al：HPV status in head and neck tumors. Pathol Res Pract. 206(4)：229-34，2010

[7] Maxwell J H et al：Tobacco use in human papillomavirus positive advanced oropharynx cancer patients related to increased risk of distant metastases and tumor recurrence. Clin Cancer Res. 16(4)：1226-35，2010

[8] Gillison ML：HPV and prognosis for patients with oropharynx cancer. Eur J Cancer. 45 Suppl 1：383-5，2009

[9] Hudgins PA, Gillison M. Second branchial cleft cyst：not！！ AJNR Am J Neuroradiol. 30(9)：1628-9，2009

[10] Printz C：CancerScope：Patients with HPV-linked throat cancer fare better than others. Cancer 115 (22)：5131，2009

（左）轴位 CECT 表现为左侧颈部巨大的单房囊性肿块➡️其位置与第二鳃裂囊肿相似。左侧腭扁桃体下极延伸至 glossotonsillar 沟充盈➡️。（右侧）轴位 CECT 显示较下位颈动脉鞘外侧➡️颌下腺后➡️囊性肿块➡️，胸骨锁乳突肌前内侧➡️囊性肿块，与第二鳃裂囊肿相似。这是来自 HPV（＋）扁桃体 SCCa 的转移性淋巴结

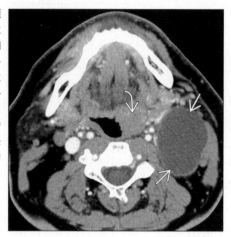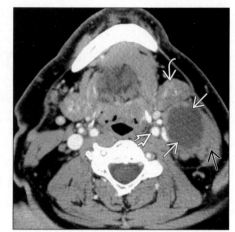

（左）轴位 T2 MR 图像显示ⅡA期实性病理结节➡️扁桃体轻度肿大不对称➡️正常范围内，如未发现其他异常，建议活检。（右）同一患者冠状位 T2 FS MR 图像显示右侧舌侧扁桃体➡️高信号强度。虽然这种不对称可以在正常范围内，但恶性腺病的存在使不对称变得很明显。这证明是 HPV（＋）舌侧扁桃体 SCCa

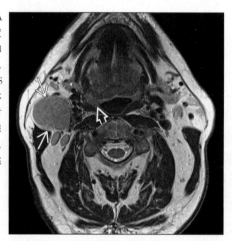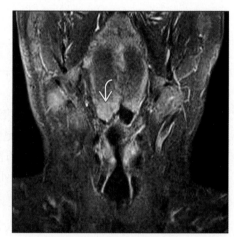

（左）轴位 CECT 显示浸润的鳞状细胞癌抗原➡️扩散进入咀嚼肌➡️并围绕着左侧颈内动脉➡️提示 T4b 期肿瘤。这就确定为 p16 蛋白阳性，提示 HPV 感染。（右）轴位 CECT 下方显示扁桃体 SCCa 向前伸入口腔➡️外侧到咽旁脂肪➡️并且沿口咽壁后方➡️走行到中线。大量的双侧ⅡA期坏死结节➡️形成结节期 N2c

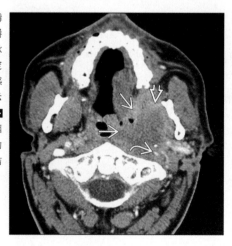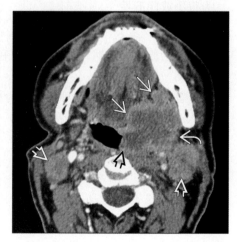

口腔癌：口腔解剖学

术　语

缩写

- 口腔（OC）
- 口腔黏膜间隙/表面（OMS）
- 舌根（ROT）
- 口底（FOM）
- 磨牙后三角（RMT）
- 翼突下颌缝（PMR）

定义

- 口腔：舌骨上颈位于鼻窦下方，口咽前方；最好的称谓称为"嘴"
- 口腔黏膜表面：口腔的黏膜表面从嘴唇的表皮细胞交界处向上延伸至软硬腭交界处，向下延伸至环状乳突线
- 舌根：口腔舌下表面与口腔前底和下颌骨交界处
  - 影像学表现包括舌中隔、颏舌下肌和颏舌骨肌
- 口底：包括下颌舌骨肌和舌骨舌肌的新月形，从下牙槽嵴的内侧延伸至舌下表面
  - 通过影像观察，包括下颌内侧的下颌舌骨肌（颌舌骨嵴）到下颌骨内侧和舌骨舌肌
- 磨牙后三角：下颌最后一磨牙后的三角状黏膜区，覆盖下颌下支前表面
- 翼突下颌缝：厚筋膜带在下颌舌骨嵴的边缘和内侧翼板钩突之间延伸
  - 表示颈深筋膜中层增厚，位于颊肌后缘与上收缩肌前缘之间

影像学解剖

概述

- OC 被软腭、扁桃体前柱及环形乳头从口咽分离
- 建议 OC 影像解剖的方法是考虑 4 个不同的区域
  - 口腔黏膜的空间/表面：OC 黏膜表面
  - 舌下间隙（SLS）：非筋膜排列在下颌舌骨肌内侧
  - 颌下间隙（SMS）；SMS 位于下侧的下颌舌骨肌

- 舌根：由复杂的颏舌肌颏舌骨以及舌中隔组成
- 为划分鳞状细胞癌的分期（SCCa）OMS 被细分为 8 个具体部位
  - 唇黏膜：只包括嘴唇接触对唇的朱红色表面或红色部分
    - 唇起始于唇红缘交界处的皮肤
  - 上牙槽嵴黏膜：由上龈颊沟黏膜附着线延伸至硬腭交界处
    - 后缘是扁桃体前柱的上端
  - 下牙槽嵴黏膜：由颊沟黏膜附着线延伸至口腔底游离黏膜线
    - 磨牙后三角前部
  - 磨牙后三角黏膜：从下颌最后一颗白齿后表面水平向上延伸至顶端，毗邻上颌骨结节
  - 颊黏膜：由对唇接触线延伸至牙槽嵴（上下）、翼腭裂黏膜附着线
  - 口腔黏膜底：从下牙槽嵴内表面向舌下表面延伸的半月牙黏膜表面
    - 后边界是以前扁桃体支柱基础
    - 舌系带将黏膜分为 2 部分
    - 含颌下腺及舌下腺口
    - FOM SCCa 的起源位置
  - 硬腭黏膜：半月形的黏膜从上牙槽嵴内表面延伸，覆盖上颌骨腭突及腭骨水平板
    - 后缘是腭骨后缘
  - 口腔黏膜：在口腔底黏膜表面交界处，由环状乳头线向前延伸至舌下表面
    - 4 分区的认识：舌尖、舌侧缘、舌背、舌及底面

解剖关系

- 口腔区域关系
  - 上极：硬腭，上颌牙槽嵴
  - 横向：面颊间隙
  - 前面：下颌舌骨肌（口底）、下颌牙槽嵴和牙齿
  - 后面：软腭、前扁桃体支柱与舌扁桃体（舌根）
- 舌下间隙的关系
  - SLS 位于下层的下颌舌骨肌和内侧的颏舌肌之间
  - SLS 沟通前下方系带
    - 在口腔深部形成"马蹄"

- 其次，SLS 进入 SMS 后上方以及下咽旁间隙（PPS）
- SLS 的筋膜没有从 SMS 和下咽旁间隙上分离
  - 直接的沟通使疾病在这 3 个空间之间的传播
- 下颌下间隙的关系
  - SMS 是一个垂直的"马蹄"空间位于颈阔肌下方和下颌舌骨以上的区域
  - SMS 沟通下后方的 PPS 和后方的 SLS
  - SMS 继续向下到达颈前间隙
- 舌根（ROT）的关系
  - 下方，ROT 止于下颌舌骨悬吊
  - 前方，止于下颌联合

内部结构
- 舌：舌前 2/3
  - 舌根：后 1/3；口咽
  - 根舌：舌深部肌肉（颏舌肌和颏舌骨肌）＋舌中隔
- 舌：舌外肌
  - 颏舌肌：平行舌中隔的扇形大肌
    - 起源（O）：上颏结节以及下颌联合下颌骨内面
    - 走行（I）：沿着舌头背侧表面延长
    - 作用（F）：伸出舌头
    - 神经支配（N）：CN12
  - 舌骨舌肌：薄，四边形肌肉
    - O：舌骨体及舌骨大角
    - I：垂直进入舌侧
    - F：按压舌头
    - N：CN12
  - 茎突舌肌
    - O：茎突和茎突下颌韧带
    - I：与舌骨舌肌合并的舌侧
    - F：回缩舌头使其向上向后
    - N：CN12
  - 舌腭肌
    - O：腭骨腱膜下表面
    - I：舌背
    - F：形成前扁桃体支柱
    - N：CN10，咽丛神经的分支

- 下颌舌骨肌
  - 形成口底：将 OC 分离成 SMS 和除后缘外的 SLS
  - 下颌舌骨肌裂在前 1/3 和后 2/3 下颌舌骨肌的交界处
    - 含脂肪±血管±副唾液组织
  - O：来自下颌舌骨肌线
  - I：舌骨
  - F：抑制下颌骨，提升舌骨，OC 的表面以及舌头
  - N：来自 CNV3 的下颌舌骨肌神经分支
- 口腔黏膜空间/表面
  - 完整的 OC 包括颊（颊），牙龈（牙龈），腭和舌面
  - 小唾液腺上皮下集合遍布 OC
    - 最常见的位置是内唇、颊、腭
- 舌下间隙的内容物
  - 舌神经：V3 的感官结合 CN7 鼓索神经（味觉，舌的前 2/3）
  - CN9 和 CN12 的末梢（舌头的运动神经）
  - 舌动脉和静脉
  - 舌下腺和导管
  - 舌骨舌肌前缘进入 SLS 后方
  - 下颌下腺和下颌下腺导管深部
- 下颌下间隙的内容物
  - 下颌下腺的大部分表面
  - 颏下（水平ⅠA）和下颌（ⅠB区）淋巴结群
  - 面静脉和动脉
  - CN12 的下襻
  - 二腹肌的前腹
    - 由 CNV3 下颌舌骨肌支的神经支配
- 翼突下颌缝
  - 纤维带从下颌舌骨线延伸至翼内侧板
  - 颊肌和咽上缩肌在翼突下颌缝相交
  - 位于磨牙后三角区的黏膜下层
  - SCCa 从磨牙后三角区的基础翼板

OC 表面黏膜
- OMS 和 SLS 是两边的筋膜
- SMS 由颈深筋膜浅层排列
  - 深筋膜滑移沿舌骨肌外表面走行，浅筋膜滑移沿颈阔肌深缘走行

- 无筋膜分离的后 SMS 和 SLS 来自下咽旁间隙口腔黏膜空间的原发肿瘤部位
- OMS 细分为 8 个具体的具有独特传播途径的 SCCa 以及治疗挑战
  - 唇，上下牙槽嵴、磨牙后区、颊、FOM、硬腭，与舌

- T3：>4cm 在最大尺寸
- T4a：肿瘤侵犯下颌骨，上颌骨，深舌肌（颏舌肌，舌骨舌肌，腭舌肌，茎突舌肌）上颌窦，皮肤
- T4b：肿瘤广泛侵袭咀嚼肌或颈动脉间隙（并包绕颈内动脉），翼板，颅底

解剖成像问题

影像建议

- MR 是口腔鳞状细胞癌成像的理想成像方式
  - MR 受银汞合金的影响比 CT 小
  - MR 更好地显示深部区域的入侵
- 如果使用银汞合金，CECT 有多达 2cm 的盲点
  - 骨的 CT 图像可以帮助定位下颌骨以及上颌骨侵犯部位
  - 如果磨牙后三角区的 SCCa 被银汞合金遮蔽，从外观上看翼突下颌缝是否涉及其中

成像方法

- 临床检查发现 OC SCCa 时，如怀疑为 T3 或 T4 期，应行影像学检查
  - 放射科报告必须包括原发性和淋巴结分期
  - 通过确定 SCCa 次位点开始报告
  - 报告中要写肿瘤的大小阶段
    - T1：≤2cm
    - T2：>2cm 但≤4cm

临床意义

临床表现

- 医师可以看到 OMS 所有的表面，划分临床 SCCa 阶段
  - 放射线学者提供深层组织分期信息
    - 原发肿瘤大小（T1-T3）
    - 在 T 分期表 T4a 或 T4b 入侵的定义
    - 淋巴结分期：ⅠA-B，其中ⅡA 最常见
- OC 成像显示
  - 已知的 SCCa；SCCa 分期
    - 记住报告原发肿瘤和淋巴结分期
  - OC 感染、蜂窝织炎或脓肿、病因
    - 寻找龋齿、根尖周囊肿、颌骨骨髓炎
  - SMS 肿块、结节或颌下腺内
    - 结节病与腺体分离；腺病使腺体本身增大
  - 没有病史；利用空间分析法分析病变
    - 将病变 OMS，SLS，SMS，或 ROT 分散

轴向和冠状口腔图形

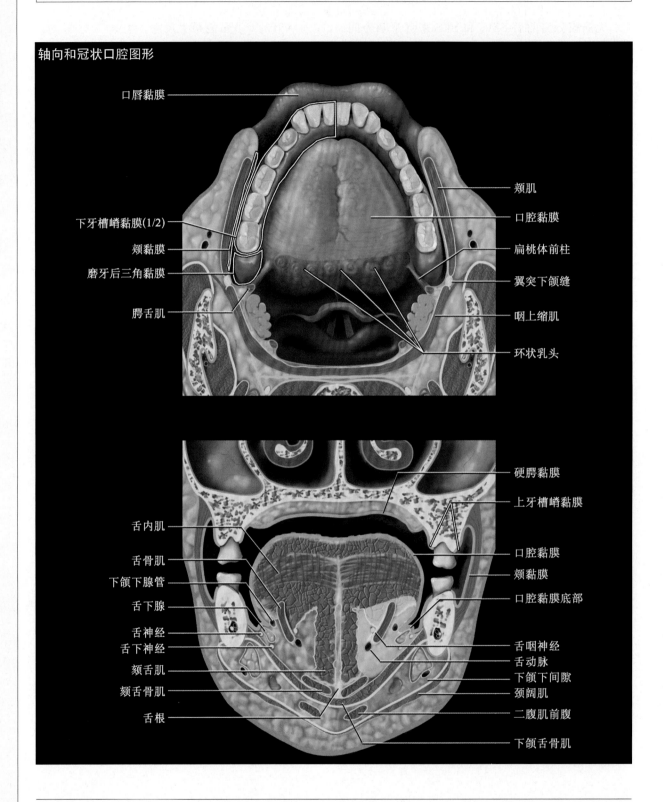

口唇黏膜

颊肌

口腔黏膜

下牙槽嵴黏膜(1/2)

扁桃体前柱

颊黏膜

翼突下颌缝

磨牙后三角黏膜

咽上缩肌

腭舌肌

环状乳头

硬腭黏膜

上牙槽嵴黏膜

舌内肌

舌骨肌

口腔黏膜

下颌下腺管

颊黏膜

舌下腺

口腔黏膜底部

舌神经

舌下神经

舌咽神经

颏舌肌

舌动脉

颏舌骨肌

下颌下间隙

舌根

颈阔肌

二腹肌前腹

下颌舌骨肌

（上）从口腔黏膜空间/表面上方（蓝色阴影）观察到的8个离散黏膜中的5个用于分期的5个标记亚位点：①唇；②颊；③下牙槽嵴；④后磨牙；⑤口舌未见残留的黏膜下层包括上牙槽嵴、硬腭和口腔底。注意：环状乳头将口腔前腔与口咽后腔分开。翼下颌中缝连接颊肌的后缘和咽上缩肌。（下）通过口腔内的冠状图形，下颌舌骨肌表现为在下颌舌骨嵴之间左右伸展，肌肉分离的舌下部位（绿色区域）与颌下部位（浅蓝色区域）请注意硬腭、上牙槽嵴、舌头、面颊部及口腔黏膜底部，鳞状细胞癌肿瘤转移灶已经被标记。SLS包括舌神经、动脉、颌下腺导管、CN9、CN12和舌下腺。SMS包括下颌下腺、面部动静脉、ⅠA和ⅠB节点和二腹肌前腹

口腔癌：口腔解剖学

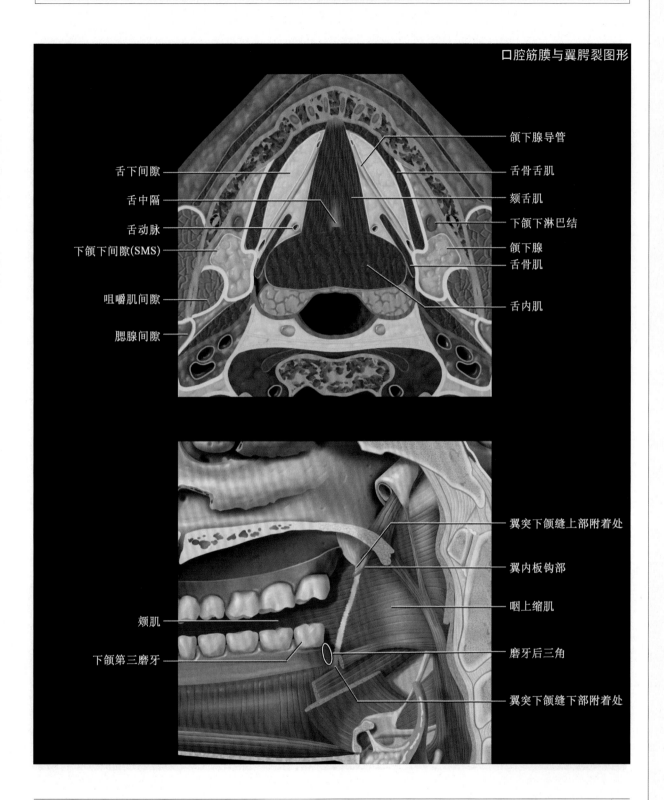

口腔筋膜与翼腭裂图形

颌下腺导管
舌骨舌肌
颏舌肌
下颌下淋巴结
颌下腺
舌骨肌
舌内肌

舌下间隙
舌中隔
舌动脉
下颌下间隙(SMS)
咀嚼肌间隙
腮腺间隙

翼突下颌缝上部附着处
翼内板钩部
咽上缩肌
磨牙后三角
翼突下颌缝下部附着处

颊肌
下颌第三磨牙

（上）口腔的轴位平面显示，颈深筋膜浅层（黄线）限制咀嚼肌和腮腺间隙的后外侧，并确定 SMS 的深缘。SMS 的主要结构为颌下腺和淋巴结。舌下间隙内有许多结构，包括舌下腺、颌下腺导管，与舌骨舌肌前缘等。当鳞状细胞癌肿瘤从口腔黏膜表面深处侵入，可能到达舌骨舌肌或下颌舌骨肌。口腔底部将成为一个 T4 肿瘤分期。（下）口腔内部的矢状位图像示翼突下颌缝(PMR)的完整范围。注意，头侧的 PMR 附着于翼内板钩部，下部附着于下颌内侧皮质的下颌舌骨嵴后部。PMR 是前颊肌与上咽后缩肌共享筋膜带

口腔癌:口腔解剖学

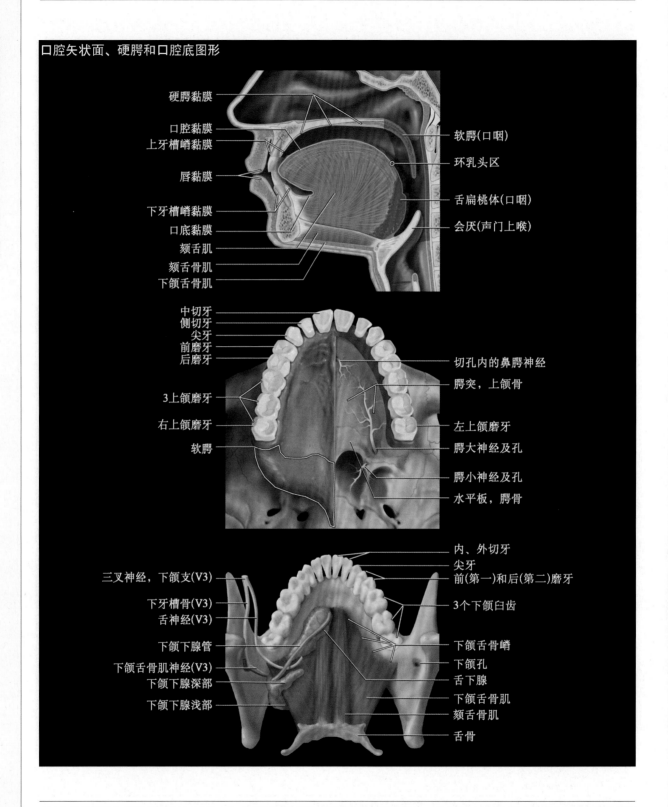

口腔矢状面、硬腭和口腔底图形

硬腭黏膜
口腔黏膜
上牙槽嵴黏膜
唇黏膜
下牙槽嵴黏膜
口底黏膜
颏舌肌
颏舌骨肌
下颌舌骨肌

软腭(口咽)
环乳头区
舌扁桃体(口咽)
会厌(声门上喉)

中切牙
侧切牙
尖牙
前磨牙
后磨牙
3上颌磨牙
右上颌磨牙
软腭

切孔内的鼻腭神经
腭突,上颌骨
左上颌磨牙
腭大神经及孔
腭小神经及孔
水平板,腭骨

三叉神经,下颌支(V3)
下牙槽骨(V3)
舌神经(V3)
下颌下腺管
下颌舌骨肌神经(V3)
下颌下腺深部
下颌下腺浅部

内、外切牙
尖牙
前(第一)和后(第二)磨牙
3个下颌白齿
下颌舌骨嵴
下颌孔
舌下腺
下颌舌骨肌
颏舌骨肌
舌骨

(上)在蓝色阴影旁,横向平面显示 OC 和 OP。注意下颌舌骨肌、颏舌骨肌和颏舌肌堆叠一个在另一个的上面。舌扁桃体和软腭后部都在 OP 内。8 个 SCCa 子位点中有 6 个位于左侧,包括硬腭、上牙槽嵴、唇、下牙槽嵴、口腔舌和黏膜下层。(中)轴向平面显示底面观的硬腭,可见硬腭的感觉控制神经在对侧。黏膜硬腭剥离,硬腭前 1/3 由蝶腭神经管理,后 2/3 由腭大神经支配。注意,成人有 16 颗上颌牙,上颌牙是始于右边第三颗磨牙由 1 至 16。(下)图片显示口腔底部和下颌骨上部,下颌舌骨肌是口腔底部的主要结构。它附着于下颌骨下部和下颌骨皮质内侧的下颌舌骨嵴。注意,下颌牙是始于左边第三颗磨牙从 17 到 32(右边第三颗磨牙)

口腔癌：口腔解剖学

矢状面和冠状面的T1磁共振图像

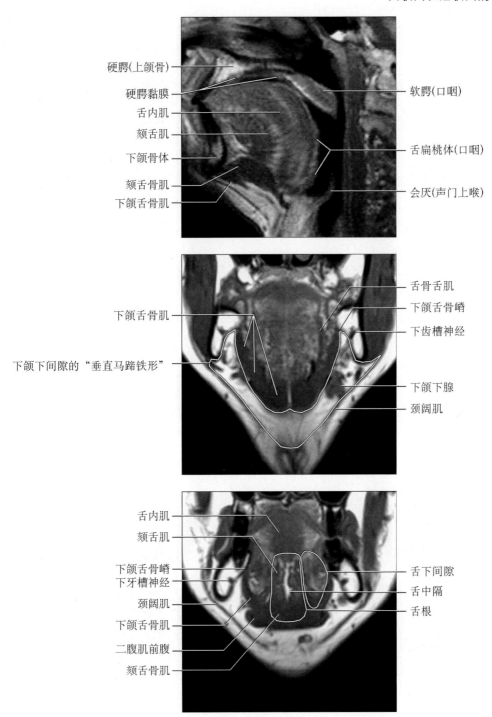

硬腭(上颌骨)
硬腭黏膜
舌内肌
颏舌肌
下颌骨体
颏舌骨肌
下颌舌骨肌

软腭(口咽)
舌扁桃体(口咽)
会厌(声门上喉)

下颌舌骨肌
下颌下间隙的"垂直马蹄铁形"

舌骨舌肌
下颌舌骨嵴
下齿槽神经
下颌下腺
颈阔肌

舌内肌
颏舌肌
下颌舌骨嵴
下牙槽神经
颈阔肌
下颌舌骨肌
二腹肌前腹
颏舌骨肌

舌下间隙
舌中隔
舌根

(上)矢状位 T1 MR 图像显示口腔中线结构由上至下,包括硬腭黏膜和固有扁桃体、颏舌骨肌、颏舌骨肌、舌骨肌和颈阔肌。注意到后软腭和舌扁桃体多位于口咽部。会厌是声门上喉部的一部分(中)冠状 2T1MR 图像第一个标志通过口腔勾勒出下颌下间隙界浅薄的颈阔肌和下颌舌骨肌上内侧的"马蹄征"。注意,颌下间隙无垂直筋膜。(下)冠状 2T1MR 图像第二张标记为显示舌下间隙与舌根。注意,SLS是一个有颏舌肌和下颌舌骨肌内侧的空间。舌根部由有高信号脂肪的舌中隔,颏舌肌和颏舌骨肌组成

口腔癌:口腔解剖学

口腔上部轴位T2 MRI 图像

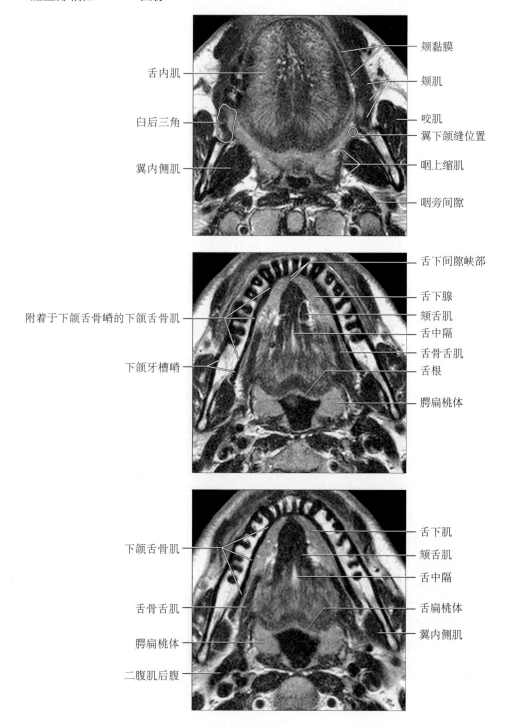

舌内肌
臼后三角
翼内侧肌

颊黏膜
颊肌
咬肌
翼下颌缝位置
咽上缩肌
咽旁间隙

附着于下颌舌骨嵴的下颌舌骨肌
下颌牙槽嵴

舌下间隙峡部
舌下腺
颏舌肌
舌中隔
舌骨舌肌
舌根
腭扁桃体

下颌舌骨肌
舌骨舌肌
腭扁桃体
二腹肌后腹

舌下肌
颏舌肌
舌中隔
舌扁桃体
翼内侧肌

(上)经口腔的 6 张轴 T2 MR 图像,由上向下依次显示其内在特征。口腔舌头表面的肌肉。注意右后臼齿的位置的形象。在图像的右侧,颊肌,翼状小叶中缝的位置,以及发现上收缩肌。(中)在这张图中,可以看到肩胛舌骨肌与肩胛舌骨嵴相连。舌下空间交流主要发生在舌下峡部。(下)在这张图中,舌下肌投射到舌下间隙的后部

口腔癌：口腔解剖学

口腔下部轴位T2 MRI 图像

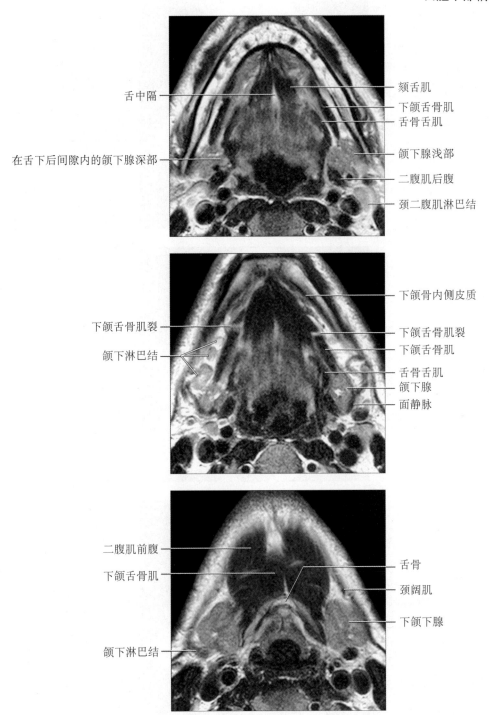

舌中隔 —— 颏舌肌
—— 下颌舌骨肌
—— 舌骨舌肌
—— 颌下腺浅部
在舌下后间隙内的颌下腺深部 —— 二腹肌后腹
—— 颈二腹肌淋巴结

—— 下颌骨内侧皮质
下颌舌骨肌裂 —— 下颌舌骨肌裂
颌下淋巴结 —— 下颌舌骨肌
—— 舌骨舌肌
—— 颌下腺
—— 面静脉

二腹肌前腹 —— 舌骨
下颌舌骨肌 —— 颈阔肌
—— 下颌下腺
颌下淋巴结

（上）在口腔下部，下颌腺清晰可见。注意舌下间隙的深部分"塞子"（左边可见），较大的上筋膜下颌下腺在下颌下间隙。（中）在下颌骨水平，可见正常的舌骨肌脂肪间隙，即所谓的舌骨裂，也可见左侧下颌下多发反应性淋巴结。在 SCCa 分期中，下颌下腺周围的淋巴结簇被称为ⅠB 级淋巴结，位于二腹肌前腹之间，属于ⅠA 级淋巴结组。（下）在舌骨水平，二腹肌前腹的大部分是可见的。颈阔肌被认为是颌下间隙的浅表边缘。记住二腹肌和舌骨肌的前腹由 CNV3 的舌骨肌分支支配，而外部舌骨肌由 CN12 支配（腭舌肌除外，它由 CN10 支配）

头颈部肿瘤影像学——诊断、分期、监测

口腔上部轴位增强CT

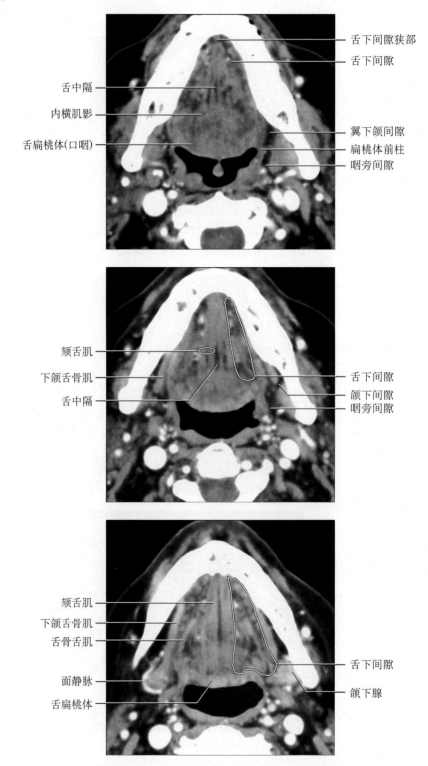

（上）口腔的 6 个轴位 CT 增强图像,咽旁间隙由上至下通过翼突和下颌下间隙的空间。（中）在舌中隔的两侧都可以看到大的成对的颏舌肌。我们正好看到了下颌下空间的头状脂肪。双舌下间隙是深舌下的大的无筋膜内衬间隙,包含了神经血管结构和下颌骨分支(未见)。（下）舌下间隙是颏舌肌外侧,内到下颌舌骨肌,并在舌下扁桃体上。在图像的左侧,面静脉环绕下颌下腺的边缘,如果在下颌骨区域的肿块与颌下腺是由这条静脉分开的,肿块即起源于淋巴结

口腔癌:口腔解剖学

口腔下部轴位增强CT

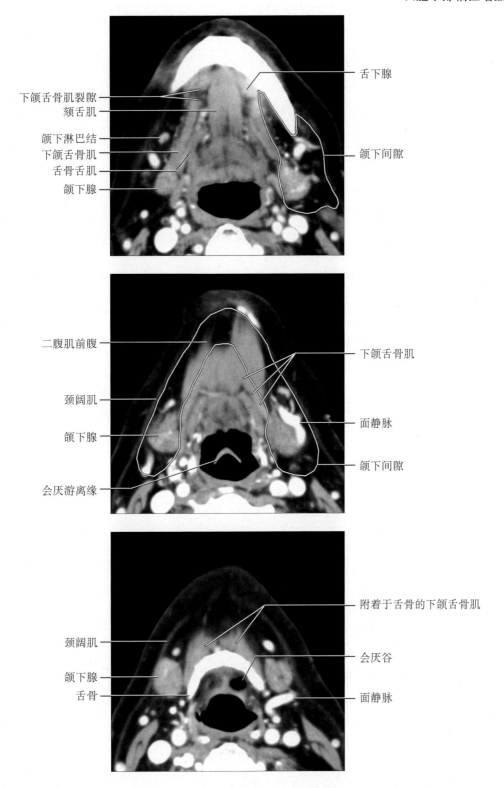

下颌舌骨肌裂隙
颏舌肌
颌下淋巴结
下颌舌骨肌
舌骨舌肌
颌下腺

舌下腺
颌下间隙

二腹肌前腹
颈阔肌
颌下腺
会厌游离缘

下颌舌骨肌
面静脉
颌下间隙

颈阔肌
颌下腺
舌骨

附着于舌骨的下颌舌骨肌
会厌谷
面静脉

(上)图像右侧是下颌下间隙的复杂形状。注意在图像的左侧前方的舌骨肌裂,这是一个正常变异,在这可以做脂肪填充。(中)下颌下间隙,注意没有筋膜分隔(中间)下颌下间隙。因此,感染或浸润性肿瘤可以在不受阻碍的情况下,从一侧传播到另一侧。这一区域的下颌下腺和前部二腹肌被认为是正常的。颈阔肌是下颌下间隙浅缘,而下颌舌骨肌则是深缘。颈深筋膜的浅层环绕这个空间(未见)。(下)颈阔肌是下颌下间隙的表面边缘。可见舌骨肌的附着点在舌骨前方是可见的

(T)初级肿瘤	改编自第 7 版 AJCC 分期形式
TNM	定义
TX	原发肿瘤不能被评估
T0	没有证据表明原发肿瘤
Tis	原位癌
T1	瘤≤2cm
T2	＞2cm 但≤4cm
T3	＞4cm
T4a	中度晚期局部疾病*
口唇	肿瘤侵入皮质骨，下牙槽神经，口底或面部皮肤，也就是下巴或鼻子
口腔	口腔肿瘤侵犯邻近结构[例如，通过下颌骨骨皮质（或上颌骨）到外舌深肌颏舌肌、舌骨舌肌茎突舌肌、上颌窦、面部皮肤]
T4b	非常严重的局部疾病：肿瘤侵犯咀嚼间隙，翼状骨板，颅底和（或）颈内动脉
(N)区域淋巴结	
NX	区域淋巴结不能被评估
N0	无区域淋巴结转移
N1	在一个单一的同侧淋巴结转移，最大直径≤3cm
N2	在一个单一的同侧淋巴结转移，＞3cm 但≤6cm；或多发同侧淋巴结，最大不大于 6cm。或在两侧淋巴结，最大尺寸不大于 6cm
N2a	在单一的同侧淋巴结＞3cm，但最大直径≤6cm
N2b	在多个同侧淋巴结转移，最大直径不大于 6cm
N2c	在双侧或对侧淋巴结转移，最大直径不大于 6cm
N3	在淋巴结转移，最大直径大于 6cm
(M)远处转移	
M0	无远处转移
M1	远处转移
(G)组织学分级	
GX	等级不能被评估
G1	可以区分
G2	中度分化
G3	差异化
G4	未分化的

* 仅牙龈原发性骨/牙槽表面侵蚀不足以将肿瘤归类为 T4

AJCC 分期/预后组			改编自第 7 版 AJCC 分期表
分期	T	N	M
0	Tis	N0	M0
I	T1	N0	M0
II	T2	N0	M0
III	T3	N0	M0
	T1	N1	M0
	T2	N1	M0
	T3	N1	M0
IVA	T4a	N0	M0
	T4a	N1	M0
	T1	N2	M0
	T2	N2	M0
	T3	N2	M0
	T4a	N2	M0
IVB	Any T	N3	M0
	T4b	Any N	M0
IVC	Any T	Any N	M1

T1 分期的口腔舌

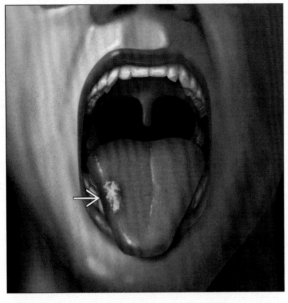

图形说明了一个小的背外侧口腔舌鳞状细胞癌➜,癌≤2cm,口腔肿瘤分期为 T1。口腔舌被描述为侧面、背面和腹表面。腹侧常称为下表面

T2 分期的口腔舌

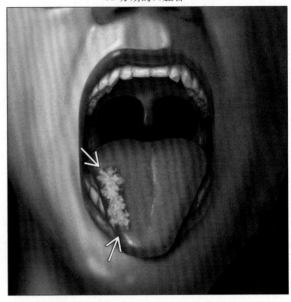

图解说明较大的原发性口舌的鳞状细胞癌➜,如果病变>2cm且≤4cm,则是 T2 口腔肿瘤

T3 分期的口腔舌

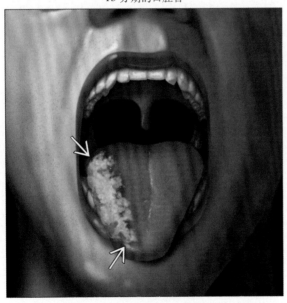

图示一个更大的肿瘤目前>4cm 为 T3 的鳞状细胞癌➜,术前的影像图像。对于较大的病变,术前影像学检查是很重要的,可以判断是否有深部扩张,然后以 T4 SCCa 分期

T4a 分期的口腔舌

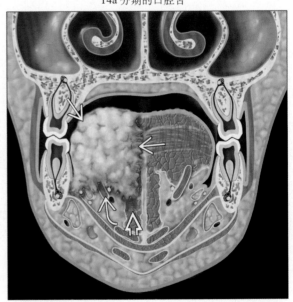

冠状图像表示舌鳞状细胞癌➜已经侵犯深处的舌部肌肉组织,在这种情况下颏舌肌➜和舌骨舌肌➜,深层肌肉浸润为 T4a 肿瘤

T4a 分期的下牙槽嵴

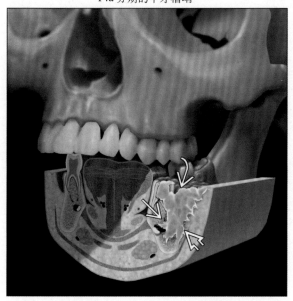

图像显示鳞状细胞癌起源于黏膜覆盖牙槽嵴➔和侵犯颊沟➔和颊黏膜以下➔，有侵犯下颌骨则为 T4a 口腔肿瘤

T4b 分期的后磨牙三角

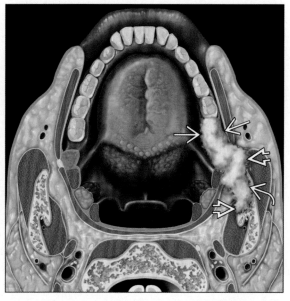

图示 SCCa 起源于臼齿后➔，后外侧延伸至下颌骨➔咀嚼间隙➔、咀嚼间隙、翼状板、颅底和(或)颈动脉被包裹决定 T4b 分期

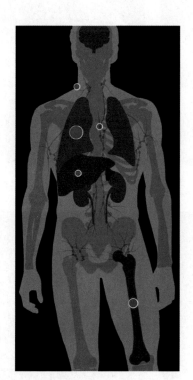

远处转移部位

肺/胸膜	47%
骨	28%
皮肤	10%
肝	6%
淋巴结	5%

40% 的转移患者至少有 1 个受累部位。如果局部控制失败则更可能发生远处转移，远处转移的总发生率为 10%

口腔癌：唇黏膜 SCCa

概　要

术语

- 唇黏膜鳞状细胞癌
  - 朱红色是指嘴唇发红的皮肤

成像

- 不常表现出临床上显而易见的
- 可能是成像被掩盖或者非常微小
- CECT：轻度强化，病灶浸润唇
- MR：T1 低信号为皮下脂肪
  - T2 高信号为肌肉，轻度增强
- PET：FDG 显像；用于淋巴结的评价

主要鉴别诊断

- 皮肤基底细胞癌
- 颊黏膜鳞状细胞癌
- 皮肤鳞状细胞癌
- 静脉淋巴管畸形

病理

- 最常见的口腔恶性肿瘤
- 通常为高分化鳞状细胞癌
- 与阳光照射强烈程度相关
- 最常见于下唇

临床线索

- 为常见肿瘤；占所有恶性肿瘤的 10％
- 85％发生于 50 岁以上年龄；男性＞女性
- ＞95％发生在白皮肤的人
- 通过完全切除±放射治疗
- 5 年生存率＞90％

诊断目录

- 成像的主要目的通常是结节的评价
  - 评估级别 1A 和 1B，以及 2 级结节
- 可能为 1B 结节肿块伴小的唇溃疡或以前切除的唇鳞状细胞癌

(左)一例 51 岁的长期溃疡男性患者的临床照片显示下唇➡有不规则的病变起源于唇黏膜和颊黏膜交界处的朱红色内侧面。(右)轴向 T1WI C＋FS MR 图像显示黏膜病变为明显的细微➡增强病变。成像通常不能很好地显示黏膜范围，但对于评估深部肿瘤浸润、神经周围肿瘤扩散和腺病可能很重要

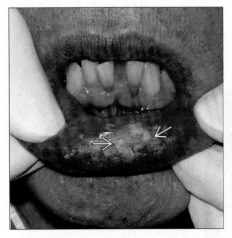
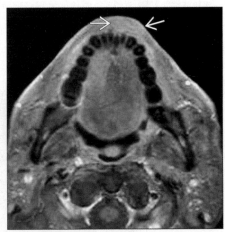

(左)轴位 CECT 影像显示，一例有阳光暴晒史和长期唇溃疡的患者，表现为外生性病变➡表面轮廓不规则。没有证据表明下颌骨有深度侵犯。临床及 PET/CT 均未见明显腺病。(右)轴位 T1WI MR，另例患者，右上唇溃疡性病变表现为上唇的外生浸润性肿块➡，深入累及轮匝肌➡或者是肌肉病变完全切除了

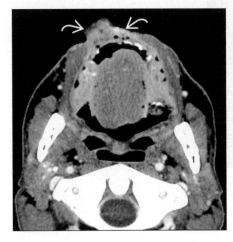
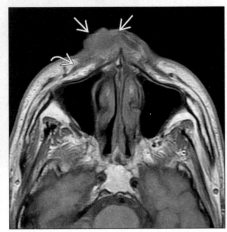

口腔癌:唇黏膜 SCCa

术　语

缩写
- 唇鳞状细胞癌(SCCa)

定义
- 口腔黏膜恶性肿瘤(朱红色)
  - 朱红色边界是指嘴唇与面部皮肤接触的地方
  - 朱红色在唇的内侧与颊黏膜相连

影 像 学

一般表现
- 最好的诊断思路
  - 可能成像是隐匿的或非常微小的
  - 从下唇的外生性肿块轻度强化
- 位置
  - 下唇-上唇
- 形态学
  - 经常溃烂;或平坦或凸起

CT 表现
- CECT
  - 轻度强化唇部浸润性病变
    - 外生型或扁平
  - 在没有临床病史的情况下可能会被忽略

MR 表现
- T1WI
  - 同肌肉等信号强度
    - 比皮下脂肪信号低
- T2WI
  - 比肌肉信号高
    - 通常更容易与脂肪饱和相鉴别
- T1WI C+FS
  - 浸润性病变轻度强化

核医学表现
- PET/CT
  - SCCa FDG 显像;用于淋巴结评估

成像建议
- 最佳的成像工具
  - 成像通常只能评估异常病变的部位或范围
- 扫描建议

- CECT:软组织和骨算法
  - 评估原发肿瘤、淋巴结
  - 评估骨骼巨大浸润性病变

鉴别诊断

皮肤基底细胞癌
- 是最常见的唇恶性肿瘤;有相同的影像,但淋巴结转移不常见

颊黏膜鳞状细胞癌
- 内唇鳞状细胞癌可以延伸到颊黏膜

皮肤鳞状细胞癌
- 来自阳光暴晒
- 可以在同一患者身上发现

病 理 学

一般表现
- 病因
  - 与阳光照射强烈程度相关
  - 免疫缺陷患者的发病率增加

分期、分级和分类
- 美国癌症联合委员会(AJCC)2010
  - T1:直径最大≤2cm
  - T2:最大直径>2cm 但≤4cm
  - T3:最大直径>4cm
  - T4a:肿瘤侵犯通过皮质骨、下牙槽神经、口底、面部皮肤
  - T4b 期:肿瘤侵犯咀嚼肌间隙、翼板、颅底或绕颈
- 临床尺寸评估比影像学更准确
- 淋巴结分期:口腔 AJCC
- 第一阶排水是Ⅰ级、Ⅱ级水平
- 转移性疾病:无=M0,有=M1

大体病理及手术特点
- 最常见的高分化鳞状细胞癌

临床线索

人口统计学资料
- 年龄

口腔癌:唇黏膜 SCCa

- ○ 85%＞50 岁;平均年龄是 67 岁
- 性别
  - ○ 男女比＝4:1
- 种族
  - ○ ＞95%发生在白皮肤的人
- 流行病学
  - ○ 常见肿瘤,占口腔恶性肿瘤的 10%

自然病史与预后

- 5 年生存率＞90%

治疗

- 全身完全切除±放疗

诊断检查

考虑

- 唇鳞状细胞癌是最常见的口腔恶性肿瘤,影像学不常见

- 成像的主要目的通常是淋巴结评估

图像解读要点

- 可能表现为 1B 结节肿块,伴有小的唇溃疡或以前切除的唇鳞癌

报告提示

- 经常性的评估水平 1A,1B,和 2 级结节
  - ○ 如有异常,看 3 级等

参考文献

[1] López-Pintor RM et al:Lip cancer in renal transplant patients. Oral Oncol. 47(1):68-71,2011

[2] Casal D et al:Lip cancer:a 5-year review in a tertiary referral centre. J Plast Reconstr Aesthet Surg. 63(12):2040-5,2010

[3] Czerninski R et al:Lip cancer:incidence,trends,histology and survival:1970-2006. Br J Dermatol. 162(5):1103-9,2010

口腔癌:口腔舌 SCCa

概　要

术语
- 口腔舌黏膜恶性肿瘤出现于舌的前 2/3

成像
- 成像是确定深度范围和位置
- 侧缘下-舌尖
- CECT/MR:可增强侵袭性病变
- 浅表病变可能是隐匿性
- MR 评价原发灶的范围好于 CT
- MR 成像受牙科汞合金伪影的影响较少

主要鉴别诊断
- 舌扁桃体鳞状细胞癌
- 舌神经鞘瘤
- 舌静脉畸形
- 舌腺泡状软组织肉瘤
- 口腔脓肿

病理
- 与烟酒有很大的联系
- 黏膜大小的临床评估比影像学更准确(T1-T3)
- 成像对于深度和位置非常重要
- 第一阶:颌下淋巴引流(ⅠB),然后ⅡA组
- 注意"跳过淋巴结",即舌前肿瘤直接排到Ⅲ级或Ⅳ级
- 高达 35% 的患者在诊断时有≥N1
- 30% 没有颈部微小淋巴结转移

临床线索
- 疼痛的难以愈合的口腔舌溃疡
- 平均年龄:61 岁;男女比=4:1
- 治疗主要是手术切除±放疗
- 5 年生存率=60%

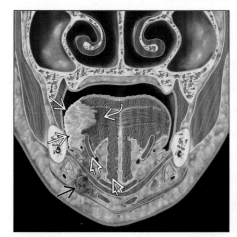
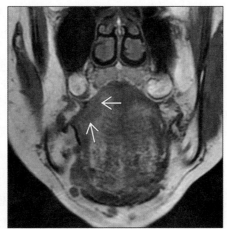

(左)冠状面的图形说明舌侧鳞状细胞癌➡,侵犯舌内肌➡。冠状位图像能很好地显示舌外肌浸润➡的肿瘤。同侧ⅠB结节同时显示➡。(右)在 1 例女性患者的 T1WI MR 图像显示在与高信号舌体相比,舌侧缘表现为轻度低信号➡。没有证据表明外源性肌肉受累或对侧肿瘤扩散

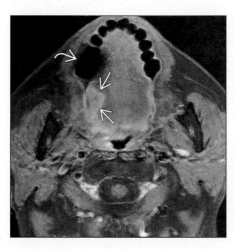
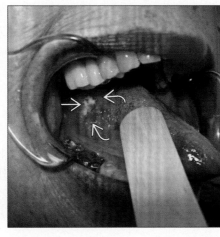

(左)同 1 病例的轴位 T1WI C+FS MR 表现为舌后外侧表面楔形溃疡的明显强化➡。无颈部淋巴结肿大。值得注意的是,尽管有银汞合金➡,肿瘤仍然很明显。(右)临床照片显示舌侧溃疡➡硬化邻近组织➡。肿瘤分期为 T2 N0,采用临床检查与影像学及同侧颈部解剖半舌切除术治疗(Ⅰ-Ⅲ)。最后的病理是一致的:pT2 无鳞状细胞癌,Ⅱ期

口腔癌:口腔舌 SCCa

术 语

缩写
- 口腔舌鳞状细胞癌(SCCa)

定义
- 口腔黏膜恶性肿瘤发生于舌前 2/3 处
  - 与舌根不同(口咽 SCCa)

影像学

一般表现
- 最佳诊断线索
  - 舌侧的不对称增强±溃疡
- 位置
  - 口舌定义为可自由移动的部分
    - 顶端、侧面、背部和下表面
  - 最常见的起源于侧缘
    - 其次最常见的是下表面
- 尺寸
  - 易变,无论在表面还是深部
    - 黏膜大小最好临床决定
- 形态学
  - 规则性溃疡,有不同程度的深部浸润

CT 表现
- CECT
  - 口腔舌黏膜病变强化
  - 浅表病变可能难以显现
- 骨 CT
  - 若深渗入口腔底,可侵犯下颌骨

MR 表现
- T1WI
  - 与舌组织相比,信号强度较低
- T2WI
  - 典型的信号强度增加
  - 压脂后最容易观察
- T1WIC+
  - 轻度至中度强化
  - 大肿瘤表现为溃疡,边缘强化

核医学表现
- PET/CT
  - SCCa 可以摄取 FDG

- 通常不采用全身扫描,除非大的原发性或广泛的淋巴结转移

成像建议
- 最佳成像工具
  - 口腔 MR 是首选成像方式
    - 优越的组织对比,以确定原发性和深部或对侧肿瘤的范围
    - 人工银汞合金的影响比 CT 小
- 检查建议
  - 脂肪饱和有助于 T2WI 和 T1WI C +的组织对比度
  - 如果获得的 CECT 薄层图像允许冠状位重建,这将有助于评估病变的深度范围

鉴别诊断

舌头扁桃体鳞状细胞癌
- 浸润性舌根肿瘤可向舌部浸润
- 更常见的侵入至口腔,舌根

舌神经鞘瘤
- 在口腔内边界清晰
- 均匀增强

舌静脉畸形
- 先天性血管
- 静脉钙化诊断

舌齿槽软骨肉瘤
- 侵袭性的肿瘤可能累及舌体
- 通常是 35 岁以下的女性

口腔脓肿
- 边缘增强性囊性肿块,常伴有广泛的蜂窝织炎
- 通常与牙科疾病有关

病理学

一般表现
- 病因
  - 与吸烟,咀嚼烟草和乙醇有很大关系
    - 另外,咀嚼槟榔
  - 含有乙醇的漱口水和口腔癌的证据相互矛盾
    - 有人建议用无乙醇的漱口水

口腔癌:口腔舌SCCa

AJCC 口腔分期(2010 年)

肿瘤(T):黏膜程度的临床评估比成像更准确	结节分期(N)
Tis:原位癌	N1:同侧结节≤3cm
T1:肿瘤≤2cm	N2a:同侧结节>3 cm,≤6cm
T2:肿瘤>2cm,≤4cm	N2b:多个同侧结节≤6 cm
T3:肿瘤>4cm	N2c:双侧或对侧≤6cm
T4a:肿瘤侵入深舌肌肉(颏舌肌、舌根肌、腭舌肌、柱舌肌)、上颌窦、面部皮肤、通过皮质骨	N3:节块>6cm
T4b:肿瘤侵入咀嚼间隙、翼状板、颅底或包裹颈动脉	远处转移(M)
	M0:没有远处转移
	M1:远处转移

改编自第 7 版 AJCC 分期表

- 食用水果和蔬菜似乎可以降低患口腔鳞癌的风险
- 遗传学
  - 鳞状细胞癌相关癌基因(SCCRO)
    - 可能通过染色体 3q26 的扩增在口腔舌SCCa 发病机制中发挥作用
    - 可以预测区域转移、侵袭性和预后

分期、分级和分类

- 美国癌症联合委员会(AJCC)分期表(2010)
- 请注意,临床评估对于黏膜尺寸比成像准确
- 影像对于确定肿瘤的深度很重要:必须寻找肿瘤 T4 的特征
  - T4a:肿瘤侵入皮质骨,深部肌肉,上颌窦,脸部皮肤
  - T4b:肿瘤侵入咀嚼器空间,翼状板,颅底,颈动脉颈动脉
  - 手术切除对侧扩散是重要的
- 前舌鳞状细胞癌
  - 口腔通常受累
- 呈现时常见的恶性淋巴结
  - 高达 35%的患者术前有神经系统疾病
  - 30%的"无"颈部有微小淋巴结转移
  - 一级淋巴引流:下颌下(ⅠB),后颈动脉(ⅡA)
  - 偶尔,先前的肿瘤直接排出到中间颈静脉(Ⅲ)或颈静脉(Ⅳ):"跳过淋巴结"
  - 中线肿瘤更可能有双侧淋巴结
  - 肿瘤可能转移到颏下(Ⅰ)
- 较低的淋巴结

- 更有可能有远处的转移肺、骨骼或肝

大病理和外科特征

- 红色或红白色,划分清楚的粗糙和硬结区域
- 溃疡区清澈透明,触诊时疼痛难忍

显微表现

- 鳞状细胞分化与细胞内桥接或角质化,±角蛋白珍珠
- 根据分化程度进一步分类
  - 好、中等、差或无差别

临床线索

表现

- 最常见的征兆(症状)
  - 疼痛往往发生于小的口腔肿瘤
  - 口腔舌头黏膜不愈合性溃疡
    - 溃疡 3 周以上
- 其他指示/症状
  - 舌肿块+颈部肿块源自区域淋巴结
  - 出血

人口统计学资料

- 年龄
  - 中值年龄:61 岁
- 性别
  - 男女比=4:1
- 流行病学
  - >90%口腔恶性肿瘤是 SCCa
    - 最常见的位置:舌和嘴

口腔癌：口腔舌 SCCa

○ 舌鳞癌的发生率

自然病史与预后

- 持续吸烟和酗酒对存活率有显著影响
- 邻近结构的浸润预后较差
- 总体 5 年生存率＝60％
  - ○ 淋巴结转移 77％

治疗

- 治疗原发性手术切除±放疗
  - ○ 局部广泛切除术
  - ○ 舌半切除术
    - ■ 如果大肿瘤没有穿过中线
    - ■ 舌隔脂肪测定中线
  - ○ 舌骨全切除术
    - ■ 很少实施，复发率高
- 为了减少复发，需要 1.5～2cm 的边缘切除
  - ○ 因此，术前（成像）确定深度对外科医师至关重要
- 一些方案提倡选择性颈淋巴清扫术（SND）治疗口腔肿瘤，因为存在很高的隐性淋巴结转移风险

诊断目录

表现

- 临床评估黏膜范围比成像准确
  - ○ 浅表病变在 MR/CECT 上可能是隐匿的
- 影像学对深部淋巴结的评价优于临床
  - ○ MR 通常比 CECT 更能评估范围
  - ○ 淋巴结经常被发现，临床检查和影像学上常出现

报告提示

- 确定肿瘤是否穿过对侧，因为这样做可以防止半舌切除术
- 寻找肿瘤晚期至 T4a/b 的深部浸润特征
- 仔细评估同侧和对侧淋巴结：通常为ⅠB，ⅡA
- 注意"跳跃性淋巴结"（Ⅲ或Ⅳ无高级别），尤其是前舌肿瘤

参考文献

[1] Li Z et al：Incidence of second primary tumours in patients with squamous cell carcinoma of the tongue. Br J Oral Maxillofac Surg. 49（1）：50-2,2011

[2] Bagan J et al：Oral cancer：clinical features. Oral Oncol. 46(6)：414-7,2010

[3] FadooZ et al：Squamous cell carcinoma of tongue in an 11-year-old girl. J Pediatr Hematol Oncol. 32(5)：e199-201,2010

[4] Liao CTet al：Tongue and buccal mucosa carcinoma：is there a difference in outcome? Ann Surg Oncol. 17(11)：2984-91. 2010

[5] Shim SJ et al：Clinical outcomes for T1-2N0-1 oral tongue cancer patients underwent surgery with and without postoperative radiotherapy. Radiat Oncol. 5(1)：43,2010

[6] Vartanian JG et al：Total glossectomy in the organ preservation era. Curr Opin Otolaryngol Head Neck Surg. 18(2)：95-100,2010

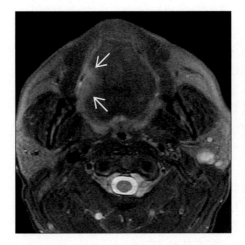

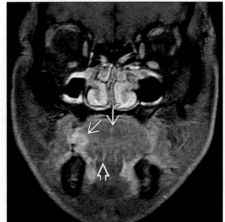

（左）轴位 T2WI FS MR 图像显示小的右侧舌肿瘤，明显的信号强度的增加区域➡️Ⅲ边界清晰，病变不接近中线。（右）冠状 T1WI C＋FS MR 在同1例患者中表现出外侧舌溃疡➡️位置的增强。病变不会向下延伸至舌前肌或其他舌外肌，也不会延伸至舌中隔➡️。半舌切除术和 SND 显示 T1 N0 鳞状细胞癌，Ⅰ期

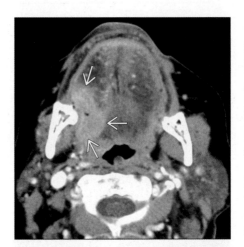

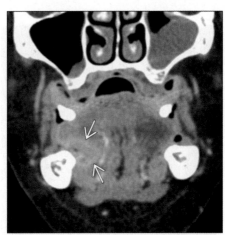

（左）轴向 CECT 1 例 59 岁的吸烟者，有 5 个月扁桃体疼痛史，显示出舌头后缘外侧不规则溃疡性肿块➡️，个别的 CT 图像显示单层Ⅱ级结节。（右）冠状面 CECT 重排图像显示溃疡的不规则增强➡️。没有肌肉深部浸润的证据，肿瘤未接近中线。右半舌切除术和改良性颈部解剖显示 T2 N1 鳞状细胞癌，Ⅲ级

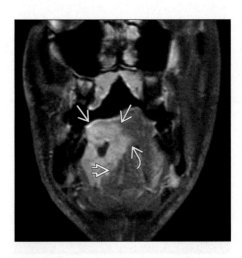

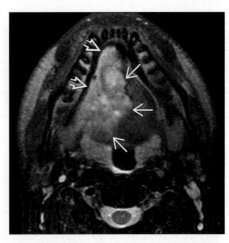

（左）冠状 T1WI C＋FS MR 显示中心不规则肿块明显强化➡️，向舌的右侧侵犯颏舌肌。（右）轴位 T2WI FS 图像通过同1例患者的口腔底部能更好地说明浸润➡️和扩张至右下颌骨➡️，虽然没有骨骼浸润的证据。1 例只有 31 岁的患者进行全舌切除术和口腔切除术的；T4a N2b SCCa，ⅣA 期已被证实

口腔癌:口腔底部 SCCa

概　要

术语
- 口腔的底部(FOM)鳞状细胞癌(SCCa)
  - FOM 黏膜覆盖骨髓和神经肌肉及舌体部

影像
- CECT:不规则轻度至适度增强肿块
- MR:T1 像 正常 FOM 解剖平面的缺损
  - T2 信号高信号
- 可能完全类似舌下腺癌

主要鉴别诊断
- 舌下腺癌
- 口舌 SCCa
- 淋巴管形成
- 舌下囊肿
- 口腔浸润

病理
- 与烟草(吸烟和咀嚼)和乙醇滥用有很大关系
- ≤35％的患者在就诊时有淋巴结Ⅰ、Ⅱ级
- 隐匿性淋巴结转移的发生率高

临床线索
- 最常见的是 50－70 岁;男女比＝2:1
- 疼痛性硬溃疡(损伤),±牙齿松动
- 总体 5 年生存率＝60％

诊断目录
- 当心! 可能表现为 SMG 阻塞性涎腺炎
- 临床判断黏膜大小比成像更准确
- 影像学表现对癌症的严重程度和结节是重要的
  - 颏舌肌、下颌舌骨肌、舌底
  - 骨皮质侵蚀,骨髓浸润

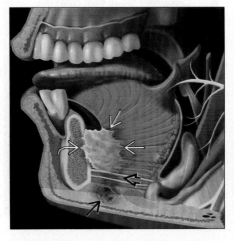
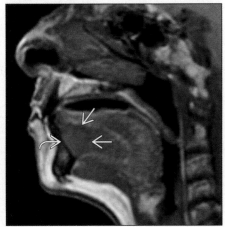

(左)说明口底鳞状细胞癌最常见的位置➡(FOM),是中线前2cm 内。这一点在影像鉴别入侵下方颏舌肌和下颌舌骨➡是非常重要的,位于舌根的肌肉、下颌受累一侧或前方➡。这可能需要 MR 和 CT,影像学的目标是评估淋巴结➡有无转移。(右)MR T1WI 矢状位表现,与舌肌相比肿块➡呈低信号强度,紧靠中线下颌骨➡

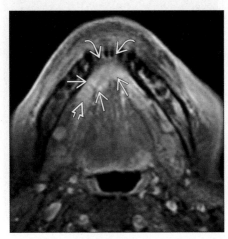
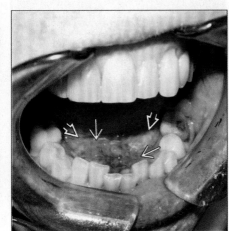

(左)MR 轴向 T1WIC＋:在同 1 例患者显示细微病变➡FOM(口底癌)前中线,涉及右舌下腺前部➡。对邻近下颌骨皮质信号强度降低➡,这是被骨 CT 证实。未发现异常淋巴结。(右)同 1 例患者的图像显示肿瘤➡。前口底癌与显示相关的舌下腺➡,复合切除及双侧颈淋巴结清扫术(Ⅰ-Ⅲ)证实 T4aN0 患者(下颌受累)

口腔癌：口腔底部 SCCa

术 语

缩写
- 口底（FOM）鳞状细胞癌（SCCa）

定义
- 口腔黏膜恶性肿瘤引起的 FOM（口底癌）
  - 下颌牙槽嵴内表面到舌头底部
  - 被舌系带分为两部分

影 像 学

一般表现
- 首选诊断方法
  - 口底癌早期不规则强化
- 位置
  - 大多数在口底前中线 2cm
- 大小
  - 几毫米到几厘米

CT 表现
- CECT（CT 增强）
  - 轻至中度强化
  - 可以完全类似舌下腺癌
  - 可能妨碍 1 个或 2 个颌下腺（SMG）导管的引流（涎腺炎）
    - 颌下腺管在 FOM（口底）扩张、±分支导管扩张
- 骨 CT
  - 必须仔细鉴别皮质侵蚀

MR 表现
- T1WI
  - 口底组织低信号
    - 失去正常解剖结构
- T2WI
  - 增加信号强度
    - 往往更容易识别脂肪饱和度
- T1WIC＋
  - 增强表现不一：轻度到中度
  - 肿瘤浸润骨髓通常为高信号

核医学表现
- PET/CT
  - 鳞状细胞癌通常使用 FOG

成像建议
- 首选成像工具
  - MR 一般在口腔内首选，组织对比度较好，可用于肿瘤范围的勾画
  - 紧靠下颌骨肿瘤首选骨 CT
- 诊断意义
  - CECT：软组织和骨算法的两个平面
    - 软组织窗：肿瘤冠状面
    - 骨窗：评估皮质侵蚀

鉴别诊断

舌下腺癌
- 可能无法通过成像区分

口腔舌鳞状细胞癌
- 表浅或大的病变可侵犯口底（FOM）

静脉畸形
- 异构中度至明显强化
- 钙化的静脉石

舌下腺
- 边缘增强集中在 FOM

口腔脓肿
- 具有增强壁的单与多囊表性
- FOM 相关蜂窝织炎改变

病 理 学

一般表现
- 病因
  - 与烟草（吸烟和咀嚼）和乙醇滥用密切相关
    - 嚼槟榔，槟榔在亚洲部分地区

分期、分级和分类
- 美国癌症联合委员会（AJCC）（2010）
- 同样所有口腔肿瘤的分类
  - T1：肿瘤直径≤2cm
  - T2：肿瘤直径＞2cm，≤4cm
  - T3：肿瘤直径＞4cm
  - T4a：通过皮质骨肿瘤侵入到外在的舌头肌肉、脸部皮肤
  - T4b：肿瘤侵犯咀嚼肌间隙、翼板、颅底或绕颈

口腔癌:口腔底部 SCCa

- 临床黏膜病变程度比影像学更准确
- 成像对于深度很重要:寻找肿瘤 T4 期的特征
- 淋巴结分期:AJCC 遵照口咽和喉结节分期
- 第一排是 1 级,然后是 2 级
  - 发现结节高达 35%
  - 口腔鳞状细胞癌中 30% 是隐匿性淋巴结转移
- 转移性疾病:未发现转移 = M0,向远处转移=M1
  - 肺转移比骨和肝更常见

- 入侵下颌骨可能导致牙齿松动

人口统计学资料

- 年龄
  - 最常见的 50—70 岁

自然病史与预后

- 5 年的生存率为 60%

治疗

- 原发性切除±重建,±颈部淋巴结清扫术
- ±辅助放疗

临床线索

表现

- 最常见的体征(症状)
  - 严重溃疡(病变)
- 其他症状

参考文献

[1] Bagan J et al:Oral cancer:clinical features. Oral Oncol. 46(6):414-7,2010

[2] Kirsch C:Oral cavity cancer. Top Magn Reson Imaging. 18(4):269-80,2007

口腔癌：牙龈SCCa

概　要

术语
- SCCa易发生于下颌牙槽骨

影像学
- 小病灶可能是隐匿性的
- 较大的病变：浸润，浸润＋骨破坏
- 冠状面CT或MR诊断更好
- 骨CT：皮质破坏＋神经根管扩大
- MR：骨髓信号增强与肿瘤相似

主要鉴别诊断
- 骨髓炎
- 放射性骨坏死
- 骨坏死
- 骨转移
- 骨肉瘤

临床线索
- 10％口腔鳞状细胞癌
- 颌骨疼痛、溃疡愈合、肿胀、出血、牙痛
- 5年的生存率≈60％
- 手术切除±重建±放疗

诊断目录
- 评估局部扩散、骨浸润、淋巴结
- （下颌骨）：颊间隙，间隙、口底
- （上颌）：鼻腔、上颌窦、腭
- 牙槽嵴黏膜附着于骨；早期骨髓浸润：T4a
- 如果在骨，鉴别外周神经肿瘤扩散
  - 下牙槽（下颌骨）或腭部（上颌骨）
- 转移性扩散有利于面部、Ⅰ级或Ⅱ级淋巴结

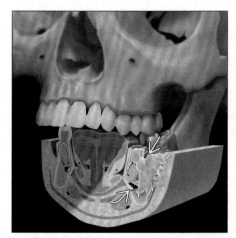

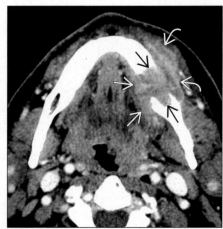

（左）下颌牙槽嵴侵犯下颌骨体形成SCCa➡️，为T4a。注意下牙槽神经➡️受累，这对完全切除很重要。（右）轴位CECT显示不规则的肿块伴有左侧下颌体➡️骨质破坏。肿块向外侧延伸至牙龈颊沟和脸颊➡️，向内侧延伸至口底➡️。病变为T4aN1，经复合皮瓣重建完全切除

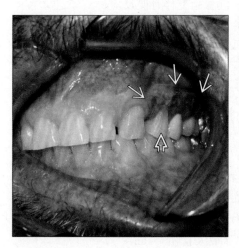

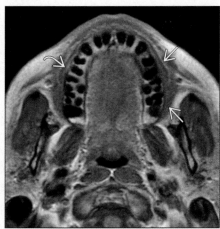

（左）1例66岁男性临床图像，左上颌牙槽嵴不规则红、硬、溃疡性病变➡️，第一前磨牙活检示浸润性➡️SCCa，临床检查怀疑为T2N0。（右）同1患者的轴位T1WI MR表现为上颌牙槽外侧软组织明显充盈➡️，与对侧相比➡️，正常脂肪面减少。影像学上未见令人信服的骨髓浸润，部分上颌骨切除术亦无明显改变

口腔癌：牙龈 SCCa

术　语

缩写
- 牙槽嵴的鳞状细胞癌（SCCa）

同义词
- 牙龈鳞状细胞癌（SCCa）

定义
- 口腔恶性肿瘤起源于下颌骨的牙轴骨
  - 牙龈覆盖牙槽的 SCCa
  - 牙槽骨极为罕见的原发性 SCCa

影 像 学

一般表现
- 最佳的诊断线索
  - 增强，颌骨浸润，骨质破坏
- 位置
  - 下颌或上颌牙槽嵴
    - 牙槽嵴＝牙齿的下颌部分
- 大小
  - 从毫米到厘米不等
- 形态学
  - 肿块边界不清、不规则

CT 表现
- CECT
  - 病变不均匀的轻度至中度强化
  - 类似所有的黏膜口腔病变，小的病变可能是隐匿的
- 骨 CT
  - 下颌骨牙槽骨破坏
  - 扩大的下齿槽神经管（下颌骨）、腭管（上颌骨）提示神经周围的肿瘤

MR 表现
- T1WI
  - 与肌肉相等得信号
  - 高信号丢失提示骨浸润
- T1WI＋C
  - 颌肿块中等强化
  - 骨髓增强提示侵袭
    - 完整的神经到脑干长度

成像建议
- 最佳的成像工具
  - MR 用于完整肿瘤的范围
    - 骨髓和外周神经肿瘤扩散
    - 受银汞合金伪影影响较小
  - 骨 CT 或曲面断层 X 线机用于骨皮质破坏
- 断面的选择
  - MR：轴位和冠状面，T1 增强用脂肪饱和成像技术
  - 增强 CT：骨与软组织算法，轴向和冠状面

核医学表现
- PET/CT
  - 鳞状细胞癌通常使用 FDG
  - 除非广泛的淋巴结转移或复发性疾病不经常使用

鉴别诊断

下颌骨、上颌骨骨髓炎
- 破坏灶＋邻近软组织脓肿

下颌骨上颌骨放射性骨坏死
- 下颌骨破坏性病灶，XRT

下颌骨上颌骨骨坏死
- 现在最常见的是双膦酸盐

下颌骨骨转移
- 下颌骨肿块，已知的原发灶

下颌骨上颌骨骨肉瘤
- 侵袭性下颌骨病变伴骨膜反应

病 理 学

一般表现
- 致病源
  - 乙醇和烟草的使用与上皮化生有关→肿瘤形成

分期、分级和分类
- 美国癌症委员会（AJCC）2010
  - T1：肿瘤最大尺寸≤2 cm
  - T2：肿瘤最大直径＞2cm，≤4 cm
  - T3：肿瘤最大尺寸＞4 cm

口腔癌:牙龈SCCa

- T4a:肿瘤通过皮质骨侵入舌外肌,面部皮肤
- T4b:肿瘤侵入咀嚼间隙、翼状板、颅底或包裹颈动脉
- 成像对于确定 T4 状态至关重要

临床线索

表现
- 最常见的体征(症状)
  - 下颌难愈性溃疡

人口统计学资料
- 年龄
  - 平均年龄:65 岁
- 流行病学
  - 口腔 SCCa 的 10%

自然病史与预后
- SCCa 局部扩展到相邻空间
  - 向上(上颌骨):中腭、上颌窦、鼻腔
  - 向下(下颌骨):从中到口腔底部,从侧面到口腔和咀嚼肌空间
- 有人认为,牙槽嵴 SSCa 比其他口腔 SCCa 转移率低:面部淋巴结,I、II 级别
- 总体 5 年生存率约 60%

治疗
- 手术切除±重建
- ±辅助放疗

参考文献

[1] Bagan J et al: Oral cancer: clinical features. Oral Oncol. 46(6):414-7,2010

口腔癌：磨牙后三角区 SCCa

概　要

术语

- 磨牙后三角区(RMT)鳞状细胞癌(SCCa)
- 口腔黏膜恶性肿瘤，由颊或唇内层引起

成像

- RMT 与扁桃体前柱、颊黏膜和牙槽嵴黏膜相连
  - SCCa 主要位置可能难以确定
- 增强 CT：轻微增强聚集，如果小的话可能会被隐匿
  - 寻找脂肪层表现的不对称性
- MR：可以最准确地描述肿瘤、骨髓浸润、神经周围肿瘤
  - 受牙科汞合金伪影影响较小
- SCCa 可靠 FDG 摄取
  - 除非广泛的淋巴结疾病，否则不常使用

主要鉴别诊断

- 咀嚼间隙脓肿
- 口腔黏膜 SCCa
- 口腔小涎腺恶性肿瘤

临床线索

- 表现为迟发性惰性
- 骨骼/咀嚼肌受累→疼痛、牙关紧闭症
  - 两者都表明为 T4 期疾病；预后较差

诊断目录

- RMT 位置导致复杂的肿瘤扩散模式
  - 口腔的咀嚼肌间隙、口腔和口咽
  - 下颌骨，上颌，下牙槽神经
  - 经翼状颌骨缝至翼状板
- 必须对所有潜在的扩散点进行评估

(左)图示 SCCa ➡️ 起于第三磨牙后，向上沿翼腭中缝延伸，向外侧侵犯颊肌 ➡️，肿瘤侵犯口咽部前扁桃体支柱 ➡️。(右) MR T2WI FS 显示拔牙后牙槽愈合 ➡️ 不良患者 RMT 向内侧翼状体浸润的 MR 轻度高信号的软组织肿块 ➡️ (T4b)，SCCa 也沿着颊肌侧方浸润咬肌及面颊 ➡️

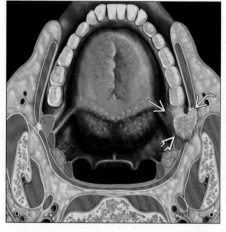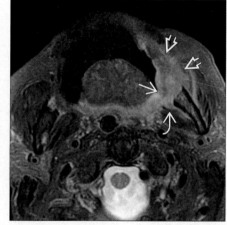

(左)同 1 例患者的横轴向骨 CT 显示左侧下颌骨有较大的溶解性缺损 ➡️，侧缘不清 ➡️。注意缺损接近下牙槽管 ➡️。影像学特征为 T4b 期。(右)同一患者的临床照片显示磨牙后三角区黏膜高分化鳞状细胞癌 ➡️。左颊丰满 ➡️ 提示黏膜下肿瘤浸润，与 MR 表现的相关

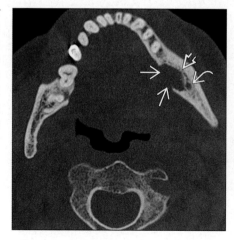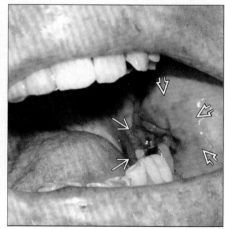

口腔癌：磨牙后三角区 SCCa

术　语

缩写
- 磨牙后三角区（RMT）鳞状细胞癌（SCCa）

定义
- 口腔黏膜恶性肿瘤
- RMT：覆盖下颌后磨牙升支的黏膜，向上延伸至上颌结节

影　像　学

一般表现
- 最好的诊断思路
  - 以 RMT 为中心的局灶性增强病变±下颌骨或上颌骨侵犯
- 位置
  - 下颌角，后磨牙
  - RMT 与扁桃体前柱、颊黏膜和牙槽嵴黏膜相连，因此原发部位可能难以确定
- 大小
  - 变量：<2cm（T1）大肿块浸润的脸颊和口咽

CT 表现
- CECT
  - 浸润性肿块轻度强化
- 骨 CT
  - 主要是骨皮质破坏，骨髓浸润

MR 表现
- T1WI
  - 与肌肉相比为等信号
    - 寻找骨髓信号丢失
- T2WI
  - 与肌肉相比为高信号
- T1WIC+FS
  - 浸润性肿块轻度至中度增强
  - 如果入侵下颌骨，评估外周神经

核医学表现
- PET/CT
  - 鳞状细胞癌脱氧葡萄糖（FDG）明显摄取

成像推荐
- 最佳的成像工具
  - MR 能最大限度地显示肿瘤范围、骨髓的浸润程度与周围神经受累情况
    - 在增强 CT 中，小的病变可能会被隐匿
    - MR 受牙科汞合金伪影影响较少
- 协议的建议
  - 如果增强 CT，也需重建冠状面
    - 骨与软组织后置处理算法

鉴别诊断

咀嚼肌间隙脓肿
- 不均匀强化，蜂窝织炎

颊黏膜鳞状细胞癌
- 由脸颊或嘴唇内侧表面引起的病变

口腔较小的唾腺恶性肿瘤
- 通常较多的局灶性肿块但有神经分布

病　理　学

分期、分级和分类
- 美国癌症联合委员会（AJCC）2010
  - T1：最大直径≤2cm
  - T2：最大直径>2cm 但≤4cm
  - T3：最大直径>4cm
  - T4a：肿瘤通过骨皮质侵犯舌外肌和面部皮肤
  - T4b：肿瘤侵犯咀嚼肌间隙、翼板、颅底，或绕颈
- 临床黏膜的程度比成像更准确
- 影像为测定疾病为 T4 的关键

临床线索

表现
- 最常见的症状
  - 常常迟发的：晚期表现高 T 期
  - 骨骼/咀嚼肌肌肉受累导致疼痛

人口统计学资料
- 年龄
  - 平均年龄 67 岁
- 流行病学
  - 7% 的口腔肿瘤

口腔癌：磨牙后三角区 SCCa

自然病史与预后

- RMT 的位置表现独特的扩散模式
  - 前外侧至臀部肌肉和脸颊
  - 后侧面至口腔脂肪和咀嚼肌间隙
  - 后内侧至舌后叶
  - 后缘到扁桃体前柱和口咽
  - 经翼状下颌缝向上至上颌骨
  - 向下进入下颌±下牙槽神经
- 如果骨骼或咀嚼肌间隙入侵，预后不良
- 30％有淋巴结转移
- 总体 5 年生存率约 60％

治疗

- 通常手术切除重建
  - ±辅助放疗
  - 手术切缘阴性是生存的关键

- 有些人提倡初级辐射治疗低七期

诊断目录

图像判读要点

- 当 RMT SCCa 来自覆盖骨的黏膜时，通常会出现骨浸润
  - MR 更灵敏，更有特异性

报告提示

- 肿瘤具有复杂的潜在扩散模式；成像研究对所有人的评估是很重要的

参考文献

[1]　Kirsch C：Oral cavity cancer. Top Magn Reson Imaging. 18(4)：269-80，2007

口腔癌:颊黏膜 SCCa

概 要

病因学

- 颊黏膜鳞状细胞癌(SCCa)
- 口腔黏膜恶性肿瘤由于颊部内翻而产生

成像

- 通常难以用常规成像来识别
- 病变轻度至中度不规则强化
- 寻找不均匀浸润的口腔脂肪
- CECT:"鼓起面颊"法对黏膜表面的分离和局部起源检查效果良好
- MR:纱布填充物的作用类似,通常对时间磁共振序列采集有较好的耐受性
- FDG 摄取(用于晚期淋巴结转移显示)

主要鉴别诊断

- 口腔感染
- 口腔唾液腺恶性肿瘤

病理

- 认为口腔 SCCa 预后最差
- 与烟草(吸烟和咀嚼)和乙醇滥用有很大关系
- 所有口腔肿瘤使用相同的 TNM 分类
- 深部成像的重要性
  - 识别口腔间隙侵犯和 T4 特征
  - T4a:肿瘤通过皮质骨侵入面部皮肤,进入舌外肌
  - T4b:肿瘤侵入咀嚼间隙、翼状板、颅底或包裹颈动脉

诊断目录

- 病史对病变部位的显示很重要
- 寻找口腔间隙脂肪浸润
  - 如果存在,评估咀嚼肌间隙浸润
- 一级淋巴结引流:颊侧及Ⅰ、Ⅱ级淋巴结
  - 淋巴结是重要的预测因素

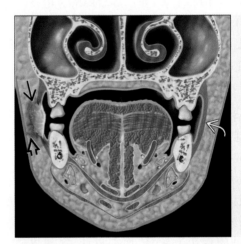

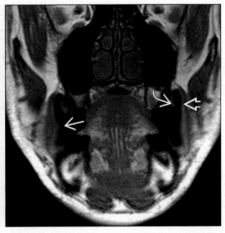

(左)冠状面图显示一个 2～4cm 的颊黏膜鳞状细胞癌➡,已经侵入下方的颊肌和皮下脂肪➡。如果病变累及面颊皮肤,则分期为 T4。注意正常左颊肌➡。(右)冠状位 T1WI MR 用"鼓气面颊"➡的方式进行扫描,显示颊部从牙龈黏膜➡移位和右颊黏膜的微结➡节,代表 SCCa。没有发现深层侵犯的证据。至上颌骨腭部至鼻腔底或通过牙槽骨至上颌窦

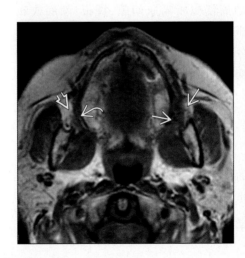

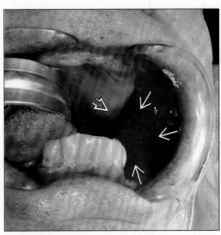

(左)T1WI MR 显示口腔黏膜恶性肿瘤的深层浸润导致颊脂垫➡组织模糊。注意对侧➡轮廓光滑,颊脂干净➡,无明显原发部位颊脂浸润,可能仅是影像学上的细微发现。(右)同 1 例患者临床照片显示颊黏膜原发 SCCa➡沿着内部脸颊的后方,延伸到上颌后缘(无牙齿的)窝➡

口腔癌：颊黏膜 SCCa

术　语

缩写
- 颊黏膜鳞状细胞癌（SCCa）

定义
- 由脸颊或嘴唇内层引起的黏膜恶性肿瘤

图　像

一般表现
- 最佳诊断思路
  - 可能是非常细微的病变，即使是已浸润颊部脂肪
- 位置
  - 最常见于面颊内侧
- 大小
  - 几毫米到几厘米

CT 表现
- 增强 CT
  - 在大多数情况下，很难用常规图像识别
  - 寻找口腔脂肪的细微不对称性
  - 病变轻至中度不规则强化

MRI 表现
- 无临床病史的原发性病变很难看到
  - T1 为等信号，T2 为稍高信号
  - 寻找口腔脂肪浸润
- 强化变化较大：轻度到中度

核医学表现
- PET/CT
  - SCCa FDG 摄取较显著

成像建议
- 最好的成像方法
  - 在口腔中，MRI 通常是首选的，具有更好的组织对比度来描述肿瘤范围
- 协议建议
  - CECT：两个平面的软组织和骨骼算法
    - "鼓起面颊"法分离黏膜表面的效果相对良好
  - MR："鼓起面颊"的方法由于时间不能持久而不常成功

- 考虑用纱布填充面颊

鉴别诊断

口腔感染
- 反复感染创伤性溃疡可导致局部炎症±蜂窝织炎
- 可能有反应性口腔腺病

口腔小涎腺恶性肿瘤
- 口腔黏膜异常
- 与 SCCa 不可区分

病　理　学

一般表现
- 病原学
  - 与烟草（吸烟和咀嚼）和乙醇滥用密切相关
    - 在口腔中，与烟草的接触在口腔底部和口腔黏膜中最强
  - 在中亚和东南亚，与咀嚼槟榔和帕安（烟草＋坚果＋石灰）有关

分期、分级和分类
- 美国癌症联合委员会（AJCC）2010
- 所有口腔肿瘤的分类相同
  - T1：最大径≤2cm
  - T2：最大径＞2 cm 但≤4cm
  - T3：最大径＞4cm
  - T4a：肿瘤侵犯上颌窦、面部皮肤、穿透皮质骨、深舌肌
  - T4b：肿瘤侵犯咀嚼肌间隙、翼板、颅底或环绕颈部
- 淋巴结分期：AJCC，遵循口咽喉结分期
- 转移性疾病：不存在＝M0，存在＝M1

临床线索

表现
- 最常见的体征（症状）
  - 轻微的不适感，可能会"咬住"

人口统计学资料
- 年龄

口腔癌:颊黏膜 SCCa

○ 平均年龄:50—70岁
- 性别
  ○ 男>女
- 流行病学
  ○ 在北美,占口腔恶性肿瘤的 10%
  ○ 在台湾地区,嚼槟榔和帕安的比例高达 37%

自然病史与预后
- 黏膜下扩散的趋势,然后向皮肤侧面扩散
- 由于复发率高和侵袭性传播,预后一般较差
  ○ 总体预后:5 年存活率高达 60%
- 预后不良因素:手术边缘残留,颈淋巴结转移(尤其是囊外扩散),晚期肿瘤

治疗
- 手术:切除术±再狭窄术±淋巴结切除术
- ±辅助放疗

诊断目录

图像诊断要点
- 临床病史对显示病变部位至关重要
- 寻找口腔脂肪浸润
  ○ 如果存在,评估咀嚼肌间隙浸润
- 寻找口腔和Ⅰ、Ⅱ级淋巴结

参考文献

[1] Dillon JK et al:Gauze padding:a simple technique to delineate small oral cavity tumors. AJNR Am J Neuroradiol 32(5):934-7,2011

[2] Jan JC et al:Prognostic factors in patients with buccal squarnous cell carcinorna:10-year experience. J Oral Maxillofac Surg. 69(2):396-404,2011

口腔癌：硬腭 SCCa

概　要

术语

- 硬腭鳞状细胞癌（SCCa）
- 口腔顶部黏膜恶性肿瘤

成像

- 通常极其不易察觉，可以隐匿成像
- 大小从几毫米到几厘米不等
- 冠状面成像关键为 CT 或 MR
- CT：轻度到中度强化的范围不清的病变伴有相关的骨侵蚀
  - 软组织和骨骼算法都很重要
- MR：T1 低的肿瘤信号与高强度的腭骨髓和黏膜形成对比
  - T1 C＋FS 和 T2 FS 有助于显示肿瘤
  - 观察翼腭窝神经束膜瘤
- PET/CT：SCCa 是可靠的 FDG 摄取，但不是一线成像方法

主要鉴别诊断

- 硬腭小涎腺癌
- 腭良性混合瘤
- 鼻腔鼻窦鳞状上皮癌

临床线索

- 口腔顶部溃疡和（或）肿块；经常疼痛
- 临床上明显的病变在 CT/MR 上可能很细微
- 罕见肿瘤；口腔是最不常见的部位
- 在这个部位，SCCa 比微小的唾液恶性肿瘤更不常见
- 总体 5 年生存率 60％

诊断目录

- 必须评估骨是否有侵蚀和（或）浸润
- MR 能更好地评价较大的腭神经周围肿瘤的播散
- 细致的评估淋巴结转移

(左)冠状面阐明了口腔鳞状细胞癌➡️起源于硬腭黏膜并且浸润骨,肿瘤可延伸至上颌骨➡️腭部至鼻腔底或通过牙槽骨➡️至上颌窦➡️。神经周围肿瘤可沿着三叉神经的分支（V2）扩散。(右)矢状位 T1WI MR 显示 1 例患者先前患有磨牙后三角区鳞状细胞癌和新发的巨大的口腔鳞状细胞癌➡️,破坏硬腭,延伸至鼻腔内➡️

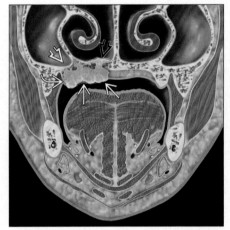
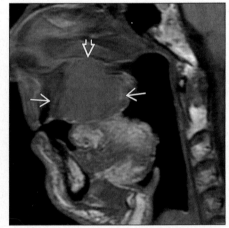

(左)冠状面 T1WI MR 显示硬腭细微的黏膜病变➡️,通过上颌牙槽向颊黏膜➡️和上颌窦底➡️延伸。肿瘤是 T4aN0,为Ⅳ A 阶段的病变。腭部的病变通常最好在 T1 平扫和冠状面观察。(右)采用口腔镜反射的口腔临床摄片显示明显累及腭黏膜➡️的上颌肿块,肿瘤在影像图上非常细微,也证实了肿瘤延伸到颊黏膜表面➡️

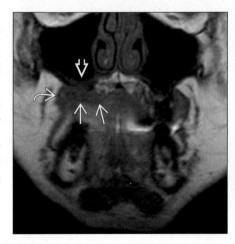
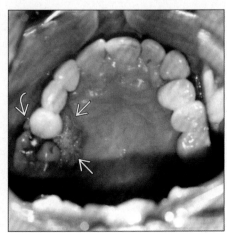

口腔癌：硬腭 SCCa

术　语

缩写
- 硬腭鳞状细胞癌（SCCa）

定义
- 硬腭黏膜过度增生引起的口腔恶性肿瘤（OC）

成　像

一般表现
- 位置
  - 硬腭（最常称为上腭）
- 大小
  - 可变：几毫米到几厘米

CT 表现
- 增强 CT
  - 通常非常细微或隐匿
  - 轻到中度强化
- 骨 CT
  - 常发现骨侵蚀

MR 表现
- 低 T1 信号与高强度的腭骨髓形成对比
- 轻到中度强化

成像推荐
- 最佳成像方法
  - MR 可以评估沿腭管扩散的骨髓和神经周围肿瘤
- 协议建议
  - CT 或 MR 冠状面是必不可少的
  - 增强 CT：软组织和骨算法

鉴别诊断

硬腭小涎腺癌
- 黏液表皮样和腺样囊性癌最常见，比 SCCa 更常见
- 可能是平滑的骨质侵蚀或侵蚀性破坏
- 常发现周围神经肿瘤

腭良性混合瘤
- 边界清楚的 T2 高信号圆形肿块

- 典型为平滑的骨侵蚀

鼻窦鳞状细胞癌
- 上颌窦肿瘤可能扩展至上腭
- 临床表现为黏膜下肿物

病　理　学

一般表现
- 病因
  - 与烟草和乙醇滥用有关，但没有口腔其他部位鳞状细胞癌相关性那么强
  - 水果和蔬菜似乎有保护作用

分期、分级和分类
- 美国癌症联合委员会（AJCC）2010
- 所有口腔恶性肿瘤使用相同的 TNM 分期
- T1：最大直径≤2cm
- T2：<2cm 但≤4cm
- T3：>4cm
- T4a：肿瘤侵犯上颌窦、面部皮肤，穿透骨皮质、深部舌肌
- T4b：肿瘤侵犯咀嚼肌间隙、翼板、颅底或包绕颈部
- 与其他口腔恶性肿瘤一样，黏膜大小是最好的临床评价

大体病理和外科特征
- 红色或红白色边界清楚的粗糙和硬化区域
- 溃疡区明显硬化，触诊时疼痛难忍

显微表现
- 鳞状细胞分化与细胞内桥或角化，±角化珠
- 进一步按分化程度分类

临床线索

表现
- 最常见的体征（症状）
  - 口腔溃疡
- 其他体征（症状）
  - 出血，不合适的假牙，牙齿松动
  - 面部发麻或疼痛，与 V2 周围神经肿瘤有关

人口统计学资料
- 年龄

口腔癌：硬腭 SCCa

○ 平均年龄：70 岁
- 性别
  ○ 男＞女

自然病史与预后
- 生存与Ⅰ期密切相关
  ○ 平均生存：T1＝8 年，T4 约 4 年
- 淋巴结转移对生存有显著的影响
  ○ Ⅰ、Ⅱ区是第一个排泄的位置
- 5 年总体生存率约 60％

治疗
- 外科手术：切除术±颈淋巴结清除术
- ±辅助放疗

诊断目录

考虑
- 在影像上往往是非常细微的病变，却有典型的临床症状

图像解读
- 冠状面成像是 CT 或 MR 的关键

报告要点
- 必须评估骨质侵蚀和（或）浸润
- MR 更好地评估大腭管的外周神经肿瘤
- 仔细评估淋巴结转移

参考文献

[1] Meng FY et al：The determining risk factors for treatment outcomes in patients with squamous cell carcinoma of the hard palate. Ann Surg Oncol. 19(6)：2003-10,2012

（黄　飞　译　尚柳形　校对）

下咽癌：咽部解剖

术　语

缩写

- 咽黏膜间隙(PMS)
- 杓状会厌襞(AE)

定义

- 喉咽(部)：咽黏膜间隙尾部的延续，位于口咽部和食管之间

影像解剖

概况

- 喉咽(HP)是由缩肌构成的下部肌肉管(咽)
  - HP：口咽部以上及颈段食管下咽部分之间
  - HP 表面：黏膜和几个小唾液腺

范围

- 上边界：舌骨上缘、舌会厌及会厌的皱褶过渡到口咽部以上
- 下边界：环状软骨与环咽肌过渡到食管下缘
- 前边界：环后黏膜以及环杓后肌层壁过渡到喉环状软骨
- 后边界：下咽部后壁黏膜和中下部的收缩肌由颈深筋膜的中间层所组成，为向咽后间隙(RPS)过渡的

解剖学关系

- 下咽部咽黏膜间隙在管腔侧没有筋膜
- 中间层的颈深筋膜界定了下咽部咽黏膜间隙的边界
- 下咽部咽黏膜间隙的后方是咽后间隙后方的椎周间隙
  - 鳞状细胞癌侵犯椎前肌＝T4b 期
- 下咽部咽黏膜间隙的外侧是颈动脉鞘(CS)
  - 鳞状细胞癌包绕颈动脉＝T4b 期

内部内容

- 下咽部由 3 个部分组成
  - 梨状窝：下咽部前外侧的凹陷
    - 甲状腺内膜(上)，甲状软骨(下)，杓状会厌襞外侧
    - 梨状窝顶下的真声带水平
    - 梨状窝的前内侧缘是杓状会厌襞的后外侧壁
  - 后壁：咽后壁的延续
    - 从黏膜到中间层的 3 层颈深筋膜：黏膜层、脂肪层、中下部的括约肌
  - 环状软骨后方的区域：下咽部前缘
    - 下咽部及喉部的交界处
    - 从环状软骨连接处延伸到环状软骨的下边缘
    - 从黏膜到环状软骨的三层结构：黏膜层，脂肪层、环杓后肌
- 咽神经丛(CN9-10 分支)支配所有运动，大部分感觉神经支配下咽部
- 环状软骨：支持下咽后壁
  - 只有在内镜下完成
    - 2 部分：后椎板和前弓
    - "图章戒指"的前部和后部
    - 环状软骨的下缘位于下咽部和颈段食管上缘之间

下咽部的原发性肿瘤的部位

- 界定下咽部鳞状细胞癌 3 个部位
  - 梨状窝(65％)
  - 下咽部环状软骨后方(20％)
  - 下咽部后壁(15％)

解剖学成像问题

影像学规范

- 当下咽部鳞状细胞癌存在时，分泌物和气道问题限制了患者在做 MR 检查时的静止能力
  - 增强 CT 可能是首选的一种检查
  - MR 可以更好地确定 T4b 期的 SCCa 椎前肌肉的浸润情况

成像方法

- 当临床诊断出下咽部 SCCa 的时候，图像可以给原发性肿瘤的治疗和淋巴结的扩散提供帮助
- 原发性肿瘤的大小和分期
  - T1：肿瘤限制为 1 个部位，大小≤2 cm
  - T2：肿瘤侵入 1 个部位或侵犯周围组织，或＞2 cm 但≤4 cm，不到喉咽部的一半
  - T3：肿瘤＞4cm 或喉咽部的一半或食管受侵
  - T4a：中晚期肿瘤
    - 肿瘤侵犯甲状腺(环状软骨)、舌骨、甲状

腺、喉前带状肌或皮下脂肪

- ○ T4b：晚期肿瘤
  - ▪ 肿瘤侵入深层的颈筋膜或纵隔结构或颈动脉

影像学的误区

- 如果正常的 3 层解剖结构不能完全理解，那么在成像后，可能会忽略下咽部 SCCa 对环状软骨后方区域的轻微侵犯
  - ○ 放射医师必须识别图像上正常的黏膜，脂肪层，环状杓肌

临床意义

临床表现

- 下咽部在临床检查中看不出来［(不像口咽 OP)和(鼻咽 NP)］

- 临床上隐匿的 SCCa 可能隐藏在这里，呈现为无可见原发肿瘤的颈部淋巴结肿大
- 放射科医师提供必要的分期信息，常常是临床阶段

胚 胎 学

胚胎学事件

- 下咽部或声门上型喉癌起源于原始颊咽部
  - ○ 因此与声门型、声门下型相比，两者都具有丰富的血管和淋巴管供应
  - ○ 几乎没有来自气管支气管芽的声门和声门下淋巴结形成
- 实践意义：下咽部 SCCa，如声门下的 SCCa，显示早期淋巴结扩散

下咽癌:咽部解剖

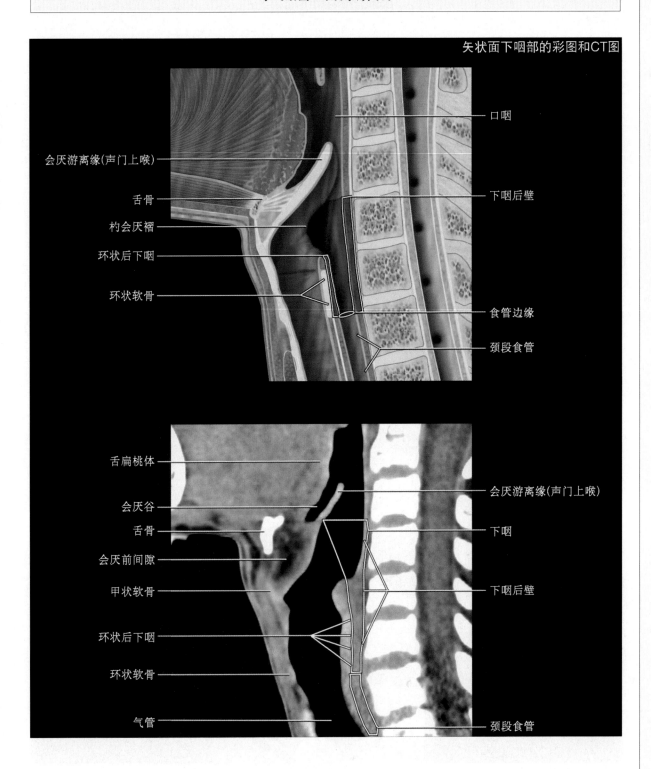

矢状面下咽部的彩图和CT图

会厌游离缘(声门上喉)
舌骨
杓会厌褶
环状后下咽
环状软骨

口咽

下咽后壁

食管边缘

颈段食管

舌扁桃体
会厌谷
舌骨
会厌前间隙
甲状软骨
环状后下咽
环状软骨
气管

会厌游离缘(声门上喉)

下咽

下咽后壁

颈段食管

(上)中线图显示了下咽部和喉部的侧面。下咽(蓝色的阴影)是喉部的后部。下咽下缘由从舌骨画出的水平线描绘。口咽从这个水平线上方开始,不包含会厌的边缘,会厌声门上喉的顶部。下咽下缘在食管边缘下降到下面的颈段食管中。三个下咽部分区之中的两个(环状软骨后方和后壁)被标记。蓝色的剩余区域是第三个部位,即梨状窝。(下)矢状位非增强CT改变显示喉后部的下咽中线。下咽的上缘与上面的口咽相邻,而下缘则于颈段食道相连。喉后方是环状软骨和下咽腔的后壁

161

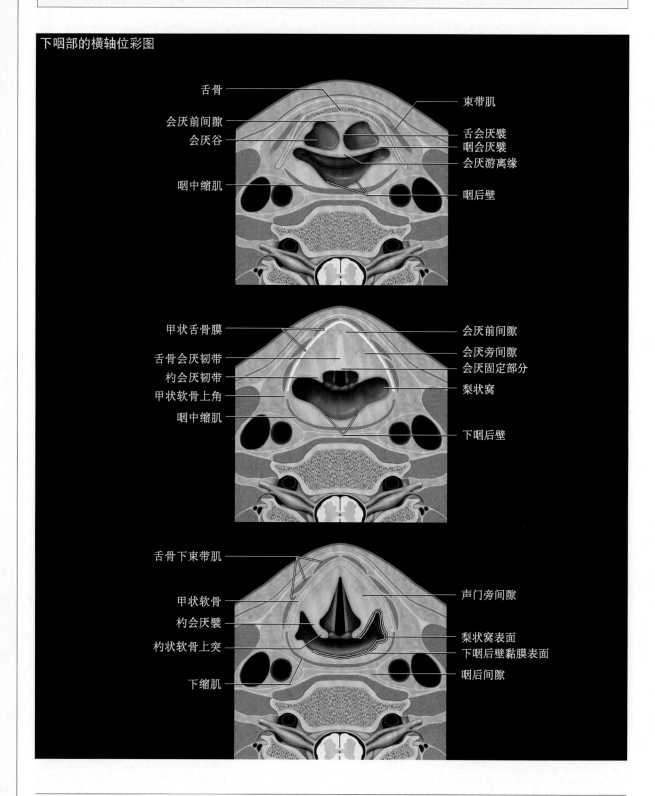

下咽部的横轴位彩图

（上图标注，从上到下、左右）

舌骨
会厌前间隙
会厌谷
咽中缩肌

束带肌
舌会厌襞
咽会厌襞
会厌游离缘
咽后壁

甲状舌骨膜
舌骨会厌韧带
杓会厌韧带
甲状软骨上角
咽中缩肌

会厌前间隙
会厌旁间隙
会厌固定部分
梨状窝
下咽后壁

舌骨下束带肌
甲状软骨
杓会厌襞
杓状软骨上突
下缩肌

声门旁间隙
梨状窝表面
下咽后壁黏膜表面
咽后间隙

（上）从舌骨到声门下喉的下咽（HP）和喉的 6 个轴向图中的第一个显示在舌骨骨水平的 HP 顶以及上部声门上的结构。会厌的游离边缘通过舌会厌韧带与舌骨相连，舌会厌韧带被舌会厌皱襞（黏膜脊）覆盖。舌会厌和咽会厌皱襞标志着口咽到鼻咽 HP 的过渡。（中）图示：在甲状舌骨膜水平的 HP 和声门上喉。会厌的固定部分是可见的。杓状会厌带喉与 HP 之间的连接处。梨状窝的侧缘仅以甲状舌骨膜为界。如果梨状窝 SCCa 发生在该水平，它容易向外扩散累及颈动脉间隙（T4b）。（底部）在低位声门水平的图形显示 SCCa 的 3 个下咽亚区中的 2 个：梨状窝和下咽后壁。请注意，咽后间隙位于咽后壁的正后方。SCCa 从这个部位很容易向咽后淋巴结蔓延

下咽癌:咽部解剖

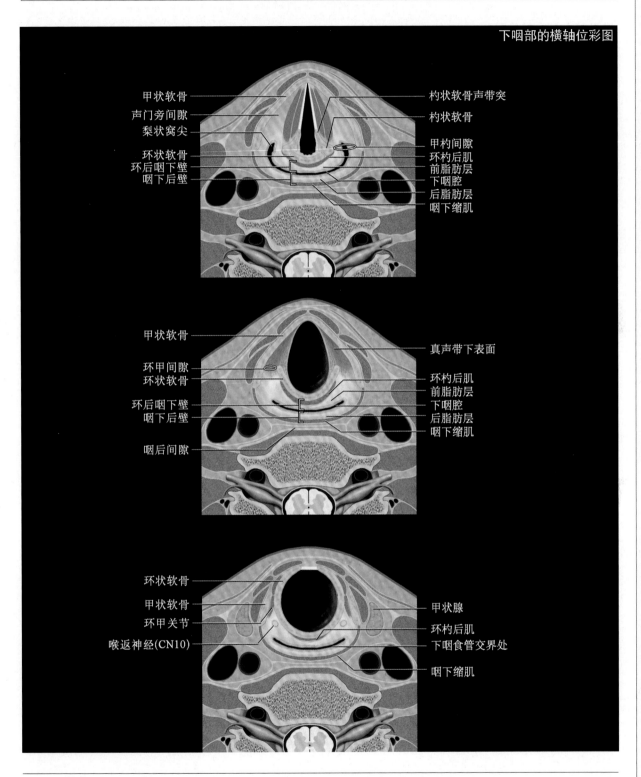

下咽部的横轴位彩图

（上）轴向图，通过后环状下咽部(HP)和喉部真声带水平。梨状窦顶端可延伸至甲状腺的间隙。在这个水平上，梨状窝 SCCa 很容易在这个间隙中扩散，累及喉部的一半(T3)。如果环状软骨或甲状软骨被破坏，则 SCCa 分期为 T4a。请注意，在这个水平可见看到3个部位的 HP，包括梨状窝癌、环状软骨周围癌和下咽部后方癌。（中）肿瘤的中后期阶段，在下咽部水平和真声带的下面水平的轴向图显示下咽部后方的边界（黏膜前脂肪层和环状杓肌）。也注意下咽部后壁的三层解剖结构（黏膜，后脂肪层和下缩肌）。记住，环后 HP 代表下咽部前壁；并从环杓关节延伸到环咽肌的环状软骨边缘。（下）食管边缘水平的轴向图显示下咽部过渡到食管的位置，环杓后肌和下收肌的最下面的部分

163

下咽癌:咽部解剖

增强CT的部分轴位图

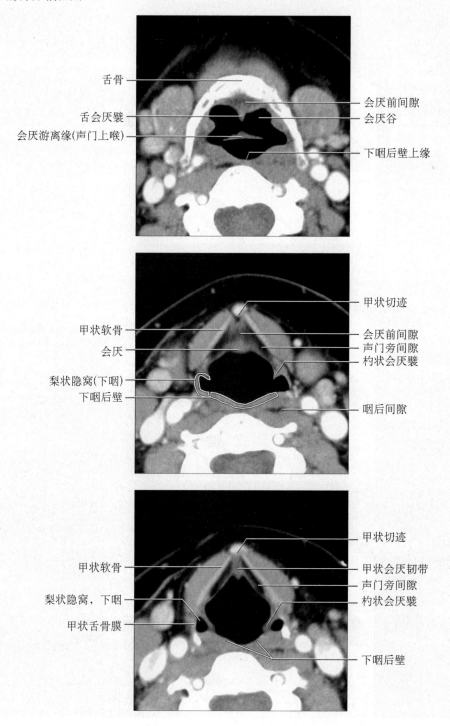

（上）从上到下呈现的 6 个轴向增强 CT 图像中的第 1 个显示患者在安静呼吸中的下咽（HP）和喉。舌骨代表喉和下咽的顶部水平。舌会厌和咽会杓状会厌皱襞从上面的口咽到下面的喉和下咽的过渡。（中）声门上高段喉部水平的轴向增强 CT 显示共同解剖下咽部与咽喉。厌皱襞代表了喉的一部分表示喉部（L）和下咽（HP）之间的前后过渡。注意杓状会厌皱襞的前外侧壁（L）位于梨状窝边缘的前内侧（HP）。HP 的后壁就位于咽后空间的前面。如果后壁 SCCa 侵入咽后和椎旁间隙，则被认为是晚期疾病（T4b）。（下）中声门上水平的图像显示下咽和喉毗邻的宽度当下咽鳞癌向前扩散时，会进入且侵犯声带。在这种情况下，喉部的一半结构发生（T3 肿瘤阶段）。请注意，梨状窝的侧壁由甲状舌骨膜组成

下咽癌：咽部解剖

增强CT的部分轴位图

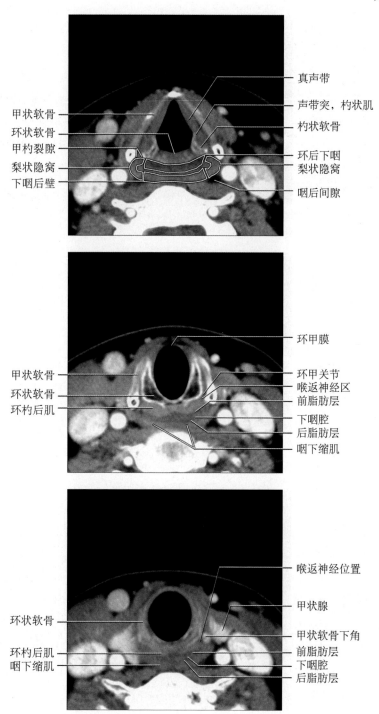

上图标注：
- 甲状软骨
- 环状软骨
- 甲杓裂隙
- 梨状隐窝
- 下咽后壁
- 真声带
- 声带突，杓状肌
- 杓状软骨
- 环后下咽
- 梨状隐窝
- 咽后间隙

中图标注：
- 甲状软骨
- 环状软骨
- 环杓后肌
- 环甲膜
- 环甲关节
- 喉返神经区
- 前脂肪层
- 下咽腔
- 后脂肪层
- 咽下缩肌

下图标注：
- 环状软骨
- 环杓后肌
- 咽下缩肌
- 喉返神经位置
- 甲状腺
- 甲状软骨下角
- 前脂肪层
- 下咽腔
- 后脂肪层

（上）通过喉部声门水平和下咽部的 6 个轴向增强 CT 图像中的第 4 个，显示了发现下咽 SCCa 的 3 个黏膜亚区：梨状窝、后环状软骨和下咽后壁。下咽腔内腔塌陷，对下壁解剖的精确识别提出了挑战。（中）通过环状软骨和声门下喉中部的轴向切面，由前向后，在环状软骨后肌、前脂肪层、HP 腔、后脂肪层和下收缩肌。（下）在下环状软骨的水平上 HP 和喉部下缘向颈的食管和气管过渡。颈段食管呈圆形的"O"形而 HP 为"smile"形。注意这里是环杓后肌下收缩肌的下表面，有前脂肪层，下咽腔和后脂肪层

T1 MR轴位图

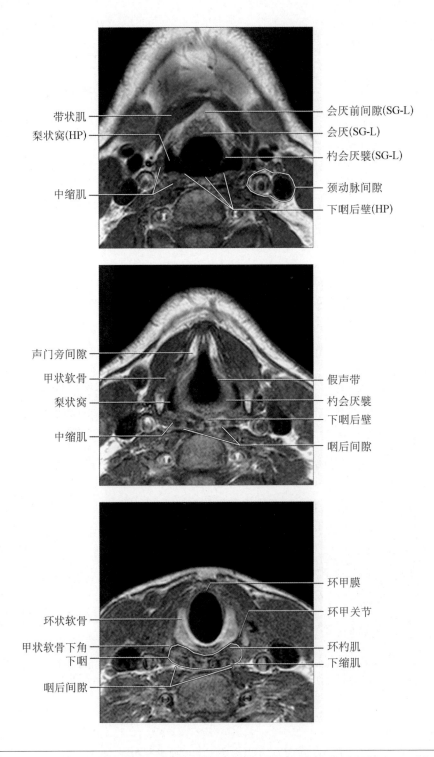

带状肌
梨状窝(HP)
中缩肌

会厌前间隙(SG-L)
会厌(SG-L)
杓会厌襞(SG-L)
颈动脉间隙
下咽后壁(HP)

声门旁间隙
甲状软骨
梨状窝
中缩肌

假声带
杓会厌襞
下咽后壁
咽后间隙

环状软骨
甲状软骨下角
下咽
咽后间隙

环甲膜
环甲关节
环杓肌
下缩肌

（上）轴位 T1 MR 图像声门上区水平,显示 SG-L 和下咽(HP)的共同解剖结构。注意,梨状窝的前壁是会厌(SG-L)的杓状会厌皱襞。梨状窦 SCCa 容易通过这个壁穿透上喉部(T3,hemilarynx 固定)。只有中缩肌将梨状窝 SCCa 与颈动脉间隙侵犯(T4b)分离。(中)在低位的声门上水平的 NR,显示充气的梨状窝的下表面,梨状窝伸入声门旁间隙脂肪的后缘。注意,下咽后壁最突出的特征是中缩肌。紧靠这块肌肉后面的是咽后间隙。(下)MR 在声门下的水平上显示了大而宽的"印戒环"后环状软骨的后面的下咽部。环甲关节是喉返神经所在的位置。这部分下咽部(环后 HP)的前表面从环状软骨关节延伸至环状软骨下缘

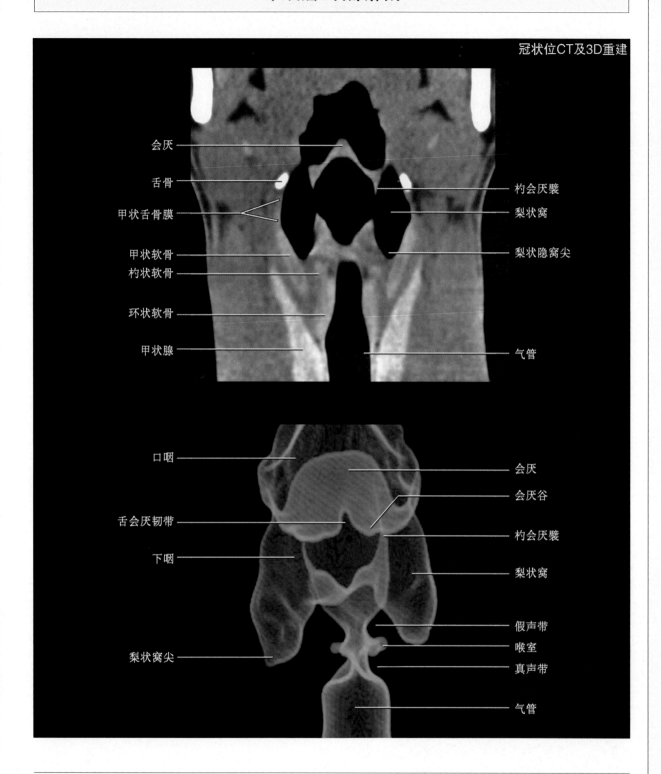

冠状位CT及3D重建

会厌
舌骨
甲状舌骨膜
甲状软骨
杓状软骨
环状软骨
甲状腺

杓会厌襞
梨状窝
梨状隐窝尖
气管

口咽
舌会厌韧带
下咽

梨状窝尖

会厌
会厌谷
杓会厌襞
梨状窝
假声带
喉室
真声带
气管

（上）通过下咽部的冠状位 CT 显示了从舌骨的上方延伸到真声带水平的梨形窦的头尾部范围。梨状窝的顶端（下尖）是甲状软骨的内侧。梨状窝的侧缘是由甲状舌骨膜组成，是防止梨状窝鳞癌向周围颈部软组织扩散的一个相对薄弱的屏障。（下）三维重建的 CT 图像显示了下咽和喉部的黏膜表面。梨状窝代表下咽的前外侧窝。梨状窦顶端（下尖）位于真声带水平，使梨状窝鳞状细胞癌进入到喉腔

(T)原发性肿瘤	改编自第 7 版的 AJCC 分期
TNM	定义
TX	无法评估原发肿瘤
T0	无原发肿瘤的证据
Tis	原位癌
T1	肿瘤位于下咽部的一个部位和(或)最大≤2 cm
T2	肿瘤侵入＞下咽部的一个部位或相邻部位或侵犯深度最大＞2 cm 但≤4 cm,喉部的一半
T3	肿瘤最大＞4 cm,或累及咽或食管
T4a	中度晚期局部疾病:肿瘤侵袭甲状腺/环状软骨,舌骨,甲状腺,或中央室软组织*
T4b	进一步发展疾病:肿瘤侵入椎前筋膜,包围颈动脉或累及纵隔结构
(N)区域淋巴结	
NX	区域淋巴结无法评估
N0	无局部淋巴结转移
N1	单个同侧淋巴结转移最大≤3 cm
N2	单个同侧淋巴结转移,最大＞3 cm 但≤6 cm,或双侧或对侧淋巴结转移,最大＞6 cm
N2a	单个同侧淋巴结转移最大＞3cm 但≤6cm
N2b	多发同侧淋巴结转移,最大不超过 6 cm
N2c	双侧或对侧淋巴结转移,最大不超过 6 cm
N3	淋巴结转移最大＞6cm
(M)远处转移	
M0	没有远处转移
M1	远处转移

* 中央室软组织包括前喉带肌肉和皮下脂肪

Ⅶ级转移被认为是局部淋巴结转移

AJCC 阶段/预后组			改编自第 7 版 AJCC 分期表
分期	T	N	M
0	Tis	N0	M0
Ⅰ	T1	N0	M0
Ⅱ	T2	N0	M0
Ⅲ	T3	N0	M0
	T1	N1	M0
	T2	N1	M0
	T3	N1	M0
ⅣA	T4a	N0	M0
	T4a	N1	M0
	T1	N2	M0
	T2	N2	M0
	T3	N2	M0
	T4a	N2	M0
ⅣB	T4b	Any N	M0
	Any T	N3	M0
ⅣC	Any T	Any N	M1

T1/T2 梨状窝

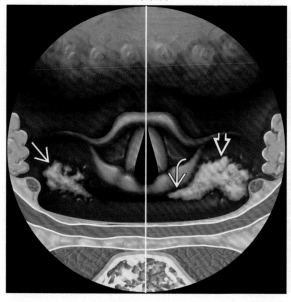

图示一个小的 T1 SCCa➡️局限于梨状窝,最大直径小于 2 cm。图中还显示另一个 SCCa➡️尺寸更大,但<4 cm。这个肿瘤从梨状窝延伸到环后区域➡️,也就是 T2

T3 梨状窝

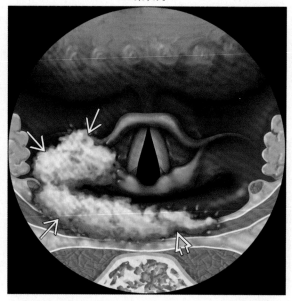

图示一个大梨状窝 SCCa➡️沿着后咽下壁向内侧延伸➡️。下咽部肿瘤>4cm 或累及食管被认定 T3 疾病。临床检查确定半喉定形也确定是 T3 疾病

T4a 梨状窝

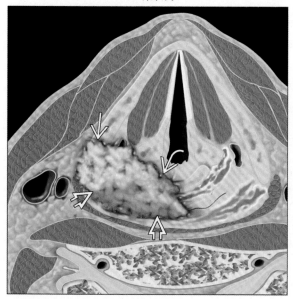

轴向图显示梨状窝 SCCa➡️,虽然不清楚>4 cm,但显示入侵环状软骨➡️和甲状➡️软骨。舌骨或软骨的侵犯与甲状腺、喉前带肌,和(或)咽旁脂肪的侵犯一样,决定了 T4a

T4b 梨状窝

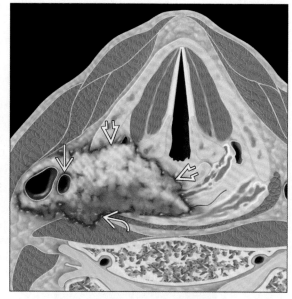

轴向图显示了一个更广泛的梨状窝 SCCa➡️向外侧侵犯进入软组织包裹颈动脉➡️此外,它穿透椎前筋膜➡️累及椎前肌,这些特性决定了 T4b 状态

T4a 环状软骨后方

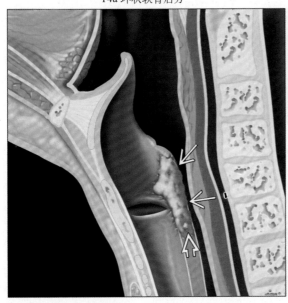

图示一个中度进展期的下咽下肿瘤,起源于环状软骨后的黏膜 ➡️通过环状软骨向前侵犯 ⬇️

T4b 下咽壁后缘

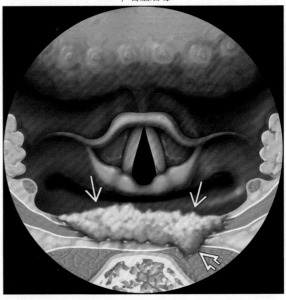

图示为无柄下咽肌后壁 SCCa ➡️。这种肿瘤经延伸穿过咽壁、椎前筋膜至左侧椎前肌 ⬇️ 这是 T4b 病变

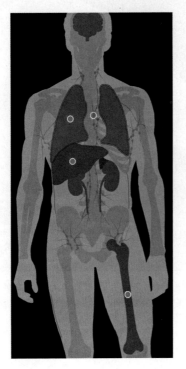

远处转移部位
肺
肝
骨
纵隔淋巴结

远处转移瘤的总发病率为 17%,且更常见于 T4 期原发性肿瘤和(或)淋巴结转移。梨状窦癌最常发生远处转移

下咽癌：梨状窝 SCCa

概 要

术语
- 下咽黏膜恶性肿瘤
  - 65％是下咽 SCCa

影像学
- 咽会厌皱襞到环状软骨
- 肿瘤大小及外观表现不一
  - "未知原发肿瘤"具有转移性小的淋巴结
  - 通常 T3-4 期肿瘤的症状最少
- 轻度到中度增强的不规则肿块
- 起源于下咽顶端或前、后及侧壁
- 可以填充梨状窝和周围组织受累
- 注意：在不同分期的情况下，杓状会厌皱襞（AE）SCCa 被认为是声门上型喉 SCCa
- FDG PET 适用于未知的原发性 SCCa 和分期晚期肿瘤，以排除转移

主要鉴别诊断
- 声带麻痹
- 声门上炎
- 第四鳃裂囊肿
- 下咽小涎腺恶性肿瘤

病理学
- 与烟草和乙醇滥用有很大的联系
- 曾经受过辐射也是危险因素

临床线索
- 经常性轻微症状：喉咙痛，耳痛
- 多达 75％的患者出现淋巴结病变
- 双侧淋巴结经常肿大
- 20％～40％出现远处转移
- 总体 5 年生存率约 40％
- 16％有第二原发性恶性肿瘤

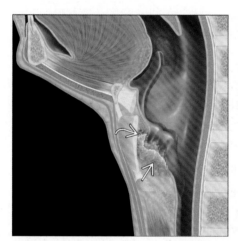
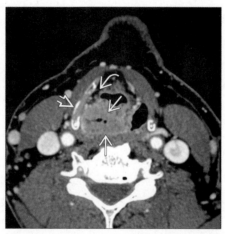

（左）侧位图示梨状窝 SCCa ➔起源于前壁，向咽旁脂肪➔扩展。肿瘤位置不会导致气道或吞咽阻塞。（右）轴向增强 CT，男性，65 岁的患者，有大量吸烟史和喉咙痛，右侧梨状窝内见软组织包块➔。包块呈浅表扩散累及窝壁，但不侵犯咽旁脂肪➔或扩散。甲状软骨侧方➔

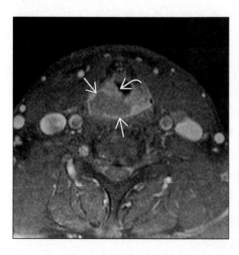
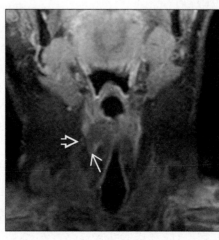

（左）同一例患者轴位 T1WI C＋FS MR 对 SCCa 的增强较喉部及下咽黏膜的增强弱➔，后背斜（AE）褶皱➔向前移位。（右）同一例患者冠状 T1WI C＋FS MR 显示病变填充梨状窦顶部➔。肿瘤毗邻软骨➔但不侵犯或延伸外侧到组织。PET/CT 由于 CT 上可疑的骨骼病变而得到阴性。T2 N1 M0，Ⅲ期 SCCa 放化疗治疗

下咽癌：梨状窝 SCCa

术　语

缩写
- 鳞状细胞癌（SCCa）

定义
- 下咽黏膜恶性肿瘤
  - 65％为下咽 SCCa

影像学

一般表现
- 位置
  - 咽部会厌皱襞到食管近端
    - 侧缘是咽侧壁
    - 内侧边缘是杓状（AE）襞、环状软骨和杓状软骨的外侧表面
- 大小
  - 可变：可能是小的"未知的原发性"患者表现为淋巴结病变或 T3-4，症状轻微
- 形态学
  - 不规则的浸润性和溃疡性肿块

CT 表现
- CECT
  - 轻度至中度增强，不规则，溃疡性肿块
  - 可能填满梨状窦和（或）累及周围
  - 可能起源于顶端或前、后及侧壁
    - 顶端：环状软骨后方区域可发生下延伸
      - 如果黏膜下扩散，难于发现临床检查
    - 前：倾向于扩散到咽旁脂肪
    - 侧向：扩散到咽旁组织（T4a）
      - 可通过甲状腺膜膜浸润
      - 寻找甲状软骨入侵（T4a）
      - 寻找颈动脉受累（T4b），＞270°包围
    - 后：可侵袭椎前组织（T4b）；影像学可排除这一点，但预测不准确
    - 上伸展到口咽
  - 注意：在不同分期的情况下，会厌皱襞癌 SCCa 被认为是一种声门上喉部 SCCa
- 骨骼 CT
  - 寻找软骨侵蚀，破坏或硬化
    - 硬化是敏感的，但特异性差；经常代表软骨

膜炎
    - 侵蚀/破坏更为准确的骨受累表现

MR 表现
- 原发肿瘤的特性
  - 低至中等 T1，中等到高 T2 信号强度
  - 特异性增强
- MR 软骨破坏（T4a）
  - 穿透＝肿瘤通过软骨
  - 如果软骨 T2＝T2 肿瘤，则累及软骨
  - 软骨高信号 T2 表示水肿/软骨炎
- 淋巴结病可能是坚实的或囊性的
  - 边缘不明确，表明结外扩散（ECS）

核医学表现
- PET/CT
  - SCCa FDG 摄取明显
  - 晚期下咽鳞状细胞癌分期时是否可以排除 M1 病变
  - 可能在未知淋巴结转移时有价值

成像建议
- 最佳成像方法
  - 由于 MR 可能受到患者运动的限制，所以增强 CT 是最佳的成像方法
  - MR 对软骨受侵犯有价值
  - 当未知的原发性的时候，MR 通常更好；对于小的咽部肿瘤，有较好的软组织对比
- 检查建议
  - 增强 CT：在平静呼吸中获得的成像；IV 对比剂后 90s 延迟扫描
    - Valsalva 或发音 CT 可以扩大梨状窝，这有助于确定确切的病变来源

鉴别诊断

声带麻痹
- 对侧梨状窝的假瘤
- 麻痹侧的梨状窝会扩张

声门上
- 炎性增大的杓状会厌皱襞
- 成人比儿童更少见

第四鳃裂囊肿
- 第三、四鳃裂畸形

下咽癌：梨状窝 SCCa

- 又名，梨状窝瘘：从梨状窝的顶端到下颈
- 可能表现复发性的化脓性甲状腺炎

下咽小涎腺恶性肿瘤

- 喉咽部罕见的病变
- 通常在 T2WI 上，带有囊性变化的为异常高信号
- 通常不会有恶性的腺病

病 理 学

一般表现

- 病因学
  - 与烟草和乙醇滥用有紧密联系
  - 曾经受过辐射也是危险因素
- 相关异常

- 16％有 2 个原发性肿瘤
  - 2/3 异源的，1/3 同源的
  - 2/3 口腔、咽、食道
  - 1/3 肺癌、喉癌

分期、分级和分类

- 所有 3 个部位的下咽部肿瘤（梨状窝、环状软骨后方、下咽部后方）使用相同的分期系统
- 美国癌症联合委员会（AJCC）2010
- 与口咽和口腔的淋巴结分期相同

总体病理和手术特点

- 边缘不良的溃疡性或外生性下咽肿块

显微表现

- 鳞状细胞分化与细胞间桥或角质化
- 通常是间变性组织学

AJCC 下咽分期 (2010)

肿瘤分期（T）	淋巴结情况（N）
T1：1 个部位和（或）最大≤2cm	N1：同侧淋巴结≤3cm
T2：>1 个部位或相邻部位>2cm 但≤4cm，不超过半个喉部	N2a：同侧淋巴结>3 cm，≤6 cm
T3：>4cm 或整个喉部或延伸至食道	N2b：多个同侧淋巴结≤6cm
T4：中度晚期（T4a）或非常高级（T4b）局部疾病	N2c：双侧或对侧≤6cm
T4a：入侵环状/甲状软骨、舌状、甲状腺、中央室软组织，包括带状肌和皮下脂肪	N3：淋巴结融合>6cm
T4b：入侵前椎管包围颈动脉或涉及纵隔	远处转移（M）
	M0：无远处转移 M1：有远处转移

改编自第 7 版 AJCC 分期表格

临床线索

表现

- 最常见的表现（症状）
  - 最常见的表现是喉咙痛
  - 耳痛，牵涉痛
    - 内部喉神经、CN10 的耳郭神经到外耳道、耳郭
- 其他表现（症状）
  - 可能存在腺病和未知的主要部位
  - 吞咽困难，颈椎疼痛

人口统计学资料

- 年龄
  - 通常>50 岁

- 性别
  - 男>女

流行病学

- 65％为咽下 SCCa
  - 环状软骨后方 20％，后壁 15％

自然病史与预后

- 通常呈现 T3（至少Ⅲ期）或 T4（Ⅳ期）；相反可能是未知的，T1，与腺病
- 多达 75％的患者呈现出具有丰富血管淋巴结构的腺病
  - 最常见的Ⅱ、Ⅲ、Ⅳ级
  - 双侧多发淋巴结（N2c）
- 20％～40％发展远处转移

- 肺＞骨与肝
- 除Ⅲ级以外的纵隔淋巴结被认为是 M1,Ⅳ C 期
- 总体 5 年生存率约 40%
  - 鼻咽癌侵犯头部和颈部的预后最差
- 16% 有第二原发性恶性肿瘤
  - 对患者生存的重大影响

治疗

- 小肿瘤(T1,一些为 T2):开放性或内镜下的喉咽切除术或放射线
- 大肿瘤:喉咽切除术±化疗/放射线;然而,器官保存化疗放疗＋抢救手术的趋势
- 通常 T4b 肿瘤要化疗治疗和(或)用于缓解的放射治疗

诊断目录

考虑

- 当患者出现耳痛时,需要咽部成像检查
  - 梨状窝 SCCa 常表现为疼痛

图像判断要点

- 小梨状窝顶点 SCCa 可能作为未知原发
  - 临床检查"盲点"
- 较大的 SCCa 可能会填充鼻窦;难以确定原发灶的边缘
  - 可以用 CT Valsalva 或发音技术来扩张鼻窦
- 仔细观察咽旁扩张
  - 外侧:甲状腺膜,甲状软骨
  - 后方:椎前入侵
  - 下呼吸道环状软骨后方扩散可能进食道
  - 优先扩散到口咽常见

报告建议

- 下咽 SCCa 患者第二原发肿瘤发病率高
  - 在初始和后续成像中寻找

参考文献

[1] Becker M et al:Imaging of the larynx and hypopharynx. Eur J Radiol. 66(3):460-79,2008

[2] Becker M et al:Neoplastic invasion of laryngeal cartilage:reassessment of criteria for diagnosis at MR imaging. Radiology,249(2):551-9,2008

[3] Hermans R:Staging of laryngeal and hypopharyngeal cancer:value of imaging studies. Eur Radiol. 16(11):2386-400,2006

下咽癌：梨状窝 SCCa

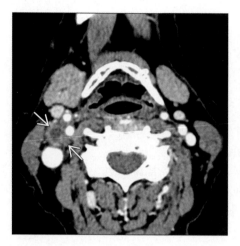
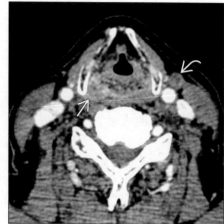

（左）轴向增强 CT 显示 1 例 55 岁的男性患者，有长期吸烟和饮酒史，表现为右颈部肿块，显示出右侧多发颈部二区淋巴结肿大➡颈动脉分叉处。结果显示 SCCa，但原发性肿瘤在临床检查中不明显。（右）同一患者的轴向增强 CT 显示了右侧梨状窝小面积不对称性强化➡，这证明是原发性 SCCa。注意对侧异位转移性淋巴结➡分期为 T1N2c，ⅣA 期

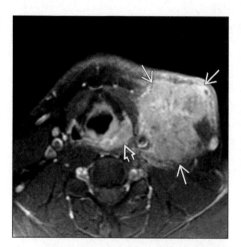
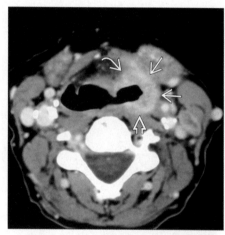

（左）轴向 T1WI C＋FS MR 显示大的淋巴结转移➡囊外扩散和左梨状窝，低分化的 SCCa➡。T2N2c，ⅣA 期。患者有化疗和残余淋巴结清扫史，并且 4 年内无复发。（右）患有吞咽困难和耳痛，轴向增强 CT 病灶显示中度强化（涉及所有的梨状窝➡壁）延伸到声门下的脂肪➡肿瘤也向前扩展到椎前肌➡。分期为 T4bN2b，ⅣB 期

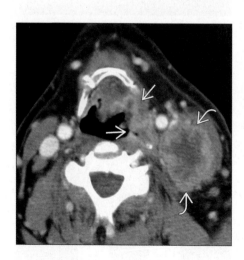
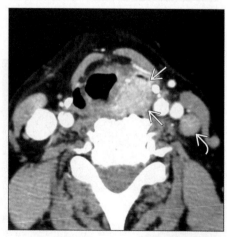

（左）1 例体重减轻 40 磅的患者，轴向增强 CT 显示 SCCa 不规则轻度强化➡出现在梨状窝并延伸到外侧口咽壁。肿瘤延伸到软组织，并且有较大范围的同侧远处转移➡。T4aN3，ⅣB 期。（右）1 例 82 岁患者的轴向增强 CT 显示后外侧窝壁出现 SCCa➡。肿瘤伴有左声带麻痹，淋巴结转移➡和肺转移分期为 T3N2bM1，ⅣC 期。患者选择姑息治疗

下咽癌：梨状窝 SCCa

下咽癌：后环状软骨周围癌

概　要

术语

- 鳞状细胞癌（SCCa）起源于环状软骨的后方
  - 20％是咽下的 SCCa

影像学

- 通常难以读懂
- 多出现在颈部中线的下咽下部，可能在喉下方或食管上方和可侵入喉部
- 增强 CT：轻度不规则强化
- MR：可以更好地显示软骨受侵
- PET/CT：SCCa 的可靠征象是 FDG 浓聚

主要鉴别诊断

- 后咽下壁 SCCa
- 颈段食管癌
- 咽炎

病理学

- 与烟草和乙醇滥用有很强的联系
- 与 Plummer-Vinson 综合征相关
- 使用 AJCC TNM（2010）作为所有下咽 SCCa 分期标准

临床线索

- 往往发现晚：T3 或 T4 期
- 出现喉咙痛，吞咽困难
- 诊断时 60％有淋巴结转移；经常双边
- 所有头颈部 SCCa 中最差预后
- 5 年相对生存率＝30％

诊断目录

- 主要特点
  - T3：＞4cm 或食管侵袭
  - T4a：软骨或旁路入侵
  - T4b：颈动脉血管，纵隔侵袭

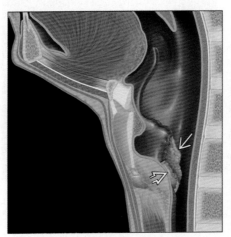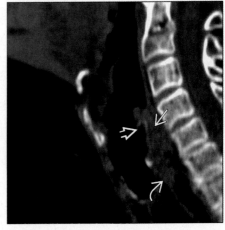

（左）下咽侧位图显示出不规则肿瘤➡️起源于黏膜表面覆盖环状软骨后方背部➡️。软骨侵蚀如图所示。（右）矢状增强 CT 图像显示软组织➡️延伸至低下咽部，环状软骨后面➡️。SCCa 看起来是外生的，不会破坏软骨。黏膜下延伸明显低于环状软骨到颈部食管➡️。这是 T3N0 SCCa，Ⅲ期

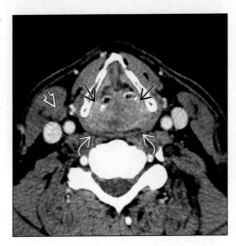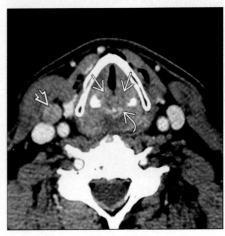

（左）不同患者的轴向增强 CT 显示下咽部软组织较饱满。轻度增强肿瘤浸润杓状软骨➡️同时咽后脂肪是清晰的➡️。这一特点有助于区分下咽后壁肿瘤。右侧腺病存在➡️（右）轴向增强 CT 下方显示下咽部饱满咽和不规则环状破坏➡️肿瘤延伸至喉➡️。注意右颈部淋巴结➡️这是 T4aN2c SCCa，ⅣA 期

下咽癌：后环状软骨周围癌

术 语

定义

- 鳞状细胞癌（SCCa）起源于环状软骨的后方
  - 下咽部位

影 像 学

一般表现

- 最佳诊断线索
  - 不规则，中等程度强化侵犯到环状软骨和喉部
- 位置
  - 黏膜表面覆盖环状软骨的后方
    - 从杓状软骨到下环状软骨水平
    - 下咽下壁

CT 表现

- CECT
  - 下咽部肿块不规则轻度强化
  - 向前侵犯到环状软骨和喉部

MR 表现

- T1 等同肌肉信号，T2 中度高信号
- 轻度至中度增强

成像建议

- 最佳图像处理工具
  - 患者不能耐受长时间的 MR 序列时增强 CT 比较好
  - 虽然喉部肿瘤提示环状软骨受累，但 MR 可能有助于明确软骨侵犯
- 检查建议
  - 增强 CT 矢状和冠状重建
    - 延迟 90s 后注射肿瘤增强

核医学检查

- PET/CT
  - SCCa 为 FDG 高摄取

鉴别诊断

后喉咽下壁 SCCa

- 可能难以区分环状软骨后方的 SCCa
- 向后侵入椎间肌

颈段食管癌

- 罕见的原发性肿瘤，但可以延伸到下咽

咽喉炎

- 黏膜的感染/炎症通常与免疫功能低下的患者有关
- 环状、薄、不规则黏膜强化

病 理 学

一般表现

- 病因学
  - 与烟草和乙醇滥用有很强的联系
  - 与 Plummer-Vinson 综合征有关（PVS）
    - 高达 16% 的 PVS 发展为环状软骨后方区域的 SCCa

分期、分级和分类

- 美国癌症联合委员会（AJCC）2010
- 环状软骨后方肿瘤分期与所有下咽 SCCa 相同

临床线索

表现

- 最常见的症状（体征）
  - 喉咙痛，吞咽困难
- 其他症状（体征）
  - 从腺病进一步发展可能出现颈部肿块

人口统计学资料

- 年龄
  - 高峰在 70 岁
- 性别
  - 男性远大于女性
- 流行病学
  - 环状软骨后方是不常见的下咽癌发生部位（20%）
    - 梨状窝 65%，后壁 15%

自然病史与预后

- 环状软骨后方 SCCa 具有黏膜下层扩散的倾向
  - 特别是对下段食管（T3）或口咽部的影响较多

下咽癌：后环状软骨周围癌

- 晚期经常喉部受侵
- 淋巴结转移，Ⅲ，Ⅳ级；经常双侧转移
  - 可能出现腺病
  - 60%可出现淋巴结转移
- 所有 H&N SCCa 的最差预后
  - 5 年相对生存率＝30%
  - 5 年相对生存期：Ⅰ期＝49%，Ⅳ期为 23%

治疗

- 小的 T1-2
  - 少见；部分咽切除或放疗
- 较大的 T2 可能适合放化疗
- T3，T4a：喉咽切除术和颈淋巴清扫术
  - 器官保留：放化疗是另一种选择
- T4b：放化疗

诊断目录

影像表现要点

- 影像学有助于深部组织的评估
  - T3：＞4cm 或食管受侵
  - T4a：软骨或咽旁受侵
  - T4b：颈动脉包绕，纵隔或椎前受侵

报告建议

- 一般扫描经常难以发现
  - 肿块位于声门或声门下
  - 肿块经常侵犯喉：寻找环状软骨入侵

参考文献

[1] Becker M et al:Imaging of the larynx and hypophar-ynx. Eur J Radiol. 66(3):460-79,2008

下咽癌：下咽后壁 SCCa

概　要

术语
- 鳞状细胞癌（SCCa）起源于从软腭到食管入口的咽后壁黏膜
  - 15％为下咽 SCCa

影像学
- CECT：下咽腔肿物不均匀轻度增强
- 通常从黏膜表面传播至口咽或以下至食道
- 可以通过椎前筋膜向后侵入椎间肌

主要鉴别诊断
- 环状软骨后方的 SCCa
- 颈段食管癌
- 咽喉炎

病理学
- 与烟草和乙醇滥用有很强的联系
- 下咽 SCCa 都使用相同的 AJCC TNM 分期

临床线索
- 通常无症状直到晚期，Ⅲ-Ⅳ 期
- 约 75％的患者诊断中发现有淋巴结；经常是双侧
- ≤50％的颈部肿块来自淋巴结
- 预后不良，整体 5 年生存率约 30％

诊断目录
- 通常传播到口咽（T2）
- 注意是否向下传播到食道（T3）
- 可能会侵犯椎间肌（T4b）
  - 影像学不能完全准确预测侵犯情况
  - 不包括保留咽后脂肪
- 颈动脉包绕或纵隔侵袭（T4b）

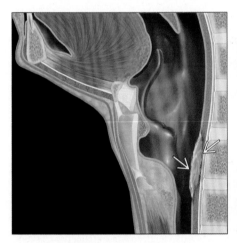
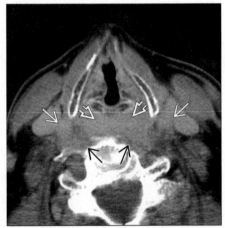

（左）侧位图示说明后下咽后壁 SCCa➡️。这些肿瘤通常传播到口咽或向后延伸到食管。入侵椎前肌表示 T4b 肿瘤。（右）轴向增强 CT 在环状软骨水平显示环状软骨后方异常的软组织➡️。肿瘤边缘不清楚，椎前肌缺失➡️高度可疑入侵，肿瘤与颈总动脉相邻➡️。T4bN1 SCCa，ⅣB 期

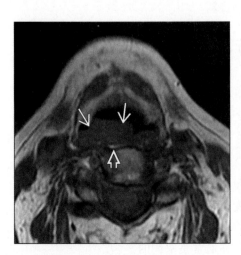
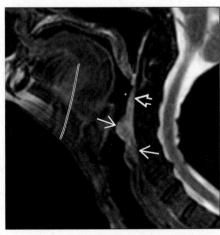

（左）轴向 T1WI MR 显示，双侧肺移植的女性患者，双肺移植术后咽后壁出现分叶状肿块➡️。咽后脂肪➡️不能明确定义；然而，MR 预测椎前软组织入侵的准确性是有限的。（右）矢状面 T2WI FS MR 在同一患者中表现为下咽后壁 SCCa➡️的浅表扩散，从颅向口咽延伸➡️。患者无症状，仅在临床检查中发现病变。T2N1，Ⅲ 期

下咽癌：下咽后壁 SCCa

术　语

定义
- 鳞状细胞癌（SCCa），发生于咽后壁从软腭到食管入口的黏膜
  - 喉咽部

影像学

一般表现
- 最佳诊断线索
  - 咽后壁肿物不规则中度增强，向上延伸至口咽后壁
- 位置
  - 下咽后壁从会厌软骨的下缘到环状软骨下缘
    - 侧壁是梨状窝的顶部
- 大小
  - 可变，通常出现较晚
- 形态学
  - 不规则浸润型肿块

CT 表现
- CECT
  - 下咽部肿大伴不规则，轻度强化
  - 倾向于扩散到口咽部
  - 可以向后侵犯椎前肌

MR 表现
- T1 与肌肉相仿呈等信号，T2 中度高信号
- 轻度到中度强化

核医学表现
- PET/CT
  - SCCa 为 FDG 高摄取

影像学建议
- 最佳影像学检查方法
  - 患者不能耐受长的 MR 序列时增强 CT 通常最好
  - MR 检查对手术切除术前评估椎前筋膜是否侵犯有很大帮助
- 查检建议
  - T1 MR 对咽后脂肪浸润显示最好
  - T2 有助于显示椎前肌的入侵

鉴别诊断

环状软骨后方 SCCa
- 起源于下咽部前下壁
- 如果小的病变，可能很难区分

颈段食管癌
- 可能会扩散到下咽的罕见的肿瘤

咽喉炎
- 感染/炎症最常见于免疫功能低下的患者

病理学

一般表现
- 病因学
  - 与烟草和乙醇滥用有很强的联系
  - 与 Plummer-Vinson 综合征相关

分期、分级和分类
- 使用与所有下咽 SCCa 相同的 AJCC TNM（2010）分期

临床线索

表现
- 最常见的症状（体征）
  - 吞咽困难，喉咙痛
- 其他症状（体征）
  - 高达 50% 的颈部肿块来自于淋巴结
  - 体重减轻，耳痛

人口统计学资料
- 年龄
  - 发病率高峰期在 70 岁
- 性别
  - 男性远远大于女性
- 流行病学
  - 最不常见的下咽部位（15%）
    - 梨状窝（65%），后环状软骨区（20%）

自然病史和预后
- 出现较晚，Ⅲ-Ⅳ期
- ≤75% 的患者在诊断时有淋巴结转移
- 淋巴结转移通常是双侧的

下咽癌：下咽后壁 SCCa

○ Ⅲ、Ⅳ、Ⅵ级

○ 优先转移到咽后淋巴结

- 远端转移发生 20%～40%

  ○ 肺部＞骨骼或肝

- 下咽 SCCa 在所有 H&N SCCa 中的预后最差

  ○ 总体 5 年生存率约 30%

治疗

- 小的肿瘤 T1-T2 SCCa：手术切除±放射治疗（XRT）

- 一些肿瘤 T2：化疗 XRT

- T3-T4a：喉咽切除术±XRT 或器官保留化疗 XRT

- T4b：姑息非手术化疗

诊断目录

影像诊断要点

- 可能向后侵犯椎前肌（T4b）

  ○ 咽后脂肪对侵犯有保护作用

- 寻找颈动脉包绕，纵隔侵袭（两者都是 T4b）

参考文献

［1］ Hsu WC et al：Accuracy of magnetic resonance imaging in predicting absence of fixation of head and neck cancer to the prevertebral space. Head Neck，27（2）：95-100，2005

下咽癌：颈段食管癌

概　要

术语
- 颈段食管癌（CECa）
- ＞95％的颈段食管癌是鳞状细胞癌（SCCa）

影像学
- 颈段食管＝环状软骨下方到胸廓入口
- 局灶性疾病或侵入性内脏间隙的肿瘤
  - 食管壁增厚＋边界不明确
  - 肿瘤侵犯后中线
- 频繁延伸到下咽、喉、甲状腺
- 增强 CT/MR：两者都可以评估肿瘤的侵袭程度
- 寻找Ⅵ级和纵隔淋巴结
  - 70％的患者在诊断时有淋巴结
- PET/CT 用于分期，监测和监测的最佳工具
- 内镜对肿瘤侵犯的深度有一定帮助

主要鉴别诊断
- 下咽癌
- 甲状腺未分化癌
- 甲状腺非霍奇金淋巴瘤
- 甲状腺分化癌

病理学
- 与烟草和乙醇滥用有很强的联系

临床线索
- 通常出现吞咽困难，体重减轻
- 经常发现晚期预后不良
- 5 年存活率 10％～55％

诊断目录
- 许多 H&N SCCa 患者是吸烟者、酗酒者头部和颈部鳞状细胞癌
  - 对这些患者进行影像学检查时，必须考虑到有增加第二原发性恶性肿瘤的风险

（左）轴向增强 CT 显示中线区肿瘤的浸润性、侵犯性➡在内脏后间隙入侵甲状腺➡和环状软骨。鼻胃管位于食管癌的中心。（右）轴向增强 CT 显示多样化的肿瘤➡填充内脏空间的后侧和右侧。右甲状腺完全被取代，气管被侵犯➡。这种食管癌与甲状腺癌或甲状腺淋巴瘤相似。两种肿瘤都是由于相邻结构的侵入而导致的，均为 T4

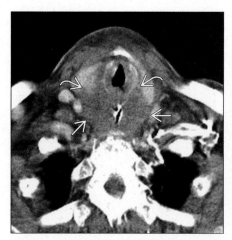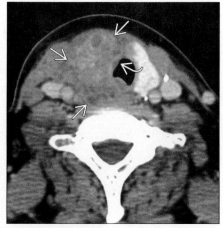

（左）轴位 T2WI MR 显示 1 例 62 岁的男性患者舌癌 SCCa 7 年前放化疗显示颈段食管壁偏心增厚➡，表明为高信号分泌物阻塞➡。这被证明是第二个原发性恶性肿瘤。（右）轴位增强 CT 显示在一个颈部畸形、喉部切除和右侧颈部根治性淋巴结清扫术后的患者检查中，发现在颈段食管中显示明显的偏心性强化➡。这是第二个原发性食管癌

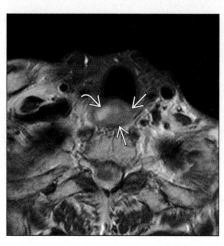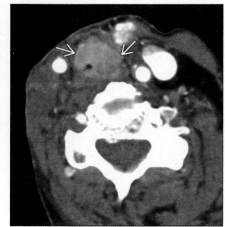

下咽癌:颈段食管癌

术 语

缩写
- 颈段食管癌(CECa)

定义
- 颈段食管上皮黏膜恶性肿瘤
  - ＞95％为鳞状细胞癌(SCCa)

影 像 学

一般表现
- 最佳诊断线索
  - 食管同心或偏心性增厚与外侧缘分界不明确
  - 后中线内脏间隙的浸润型肿块
- 位置
  - 颈段食管定义为环状软骨下缘到胸腔入口
    - 从门牙:15～20cm

荧光表现
- 食管钡剂
  - 基于黏膜的,不规则的充盈缺损
  - 较大的病灶引起管腔狭窄

CT 表现
- CECT
  - 不明确的环形强化或食管偏心性肿块
  - 可能会增加肿块对内脏间隙的侵犯
  - 频繁延伸到下咽、喉或胸食管

MR 表现
- T2 高信号和伴有增强的中线后的内脏间隙肿块

核医学表现
- PET/CT
  - SCCa 一贯为 FDG 高摄取

影像检查
- 最佳成像工具
  - PET/CT 是分期和监测的最佳成像工具
    - 局部疾病范围用 CT
    - 区域和远端疾病用 PET
- 检查建议
  - 必须扫描至隆突,以确保覆盖的纵隔淋巴结

- MR 通过脂肪抑制技术有助于显示椎前软组织的侵犯情况

鉴别诊断

下咽癌
- 出现或高于环状软骨水平
- 可能延伸至食管

甲状腺未分化癌
- 老年患者颈部肿块迅速扩大
- 多样化浸润的甲状腺肿块

病 理 学

一般表现
- 病因学
  - 与烟草和乙醇滥用有很强的联系
  - 腐蚀性狭窄,贲门失弛缓症,先前辐射会增加发生率
  - 与 Plummer-Vinson 综合征相关
- 相关异常
  - 15％的患者有同种或异种肿瘤
    - 特别是 H&N SCCa,肺癌

分期、分级和分类
- 所有食管的 AJCC 分期
  - T1-T3 由壁的侵犯深度定义
  - T4a 肿瘤侵犯可切除结构
  - T4b 肿瘤侵入不可切除的结构

临 床 线 索

表现
- 最常见的症状(体征)
  - 吞咽困难,体重减轻
- 其他症状(体征)
  - 感觉胸闷,胸骨后痛,吞咽疼痛
  - 声音嘶哑:经喉气管侵犯喉返神经麻痹

人口统计学资料
- 年龄
  - 高峰年龄:55－65 岁
- 性别

○ 男女比＝4∶1

自然病史和预后

- 入侵局部结构的倾向
  - 喉返神经、甲状腺、血管
  - 黏膜下层扩散到下咽
- 经常发现晚期预后不良
  - 70％的患者在诊断时已经达到Ⅵ期水平
- 远处转移到肝、肺、胸膜和骨骼
- 总体5年生存率10％～55％

治疗

- 首选放化疗
- 彻底切除食管、下咽部，或空肠插入，或胃上提
  - 保留喉的观点并不总是可行性的

诊断目录

考虑

- 许多H&N SCCa患者是吸烟者、酗酒者
  - 增加第二个原发性恶性肿瘤的风险
  - 寻找任何分期的征象或跟进扫描

影像诊断要点

- 寻找气管旁和纵隔内的淋巴结

参考文献

[1] Schmalfuss IM：Imaging of the hypopharynx and cervical esophagus. Magn Reson Imaging Clin N Am. 10(3)：495-509，vi，2002

喉癌:喉部解剖

术 语

缩写
- 杓会厌皱襞(AE)
- 真声带(TVC)
- 假声带或室带(FVC)

别名
- True vocal cord＝true vocal fold
- False vocal cord＝false vocal fold

定义
- 喉部:上下呼吸道的连接,或连接下呼吸道与气管

影像解剖学

综述
- 喉部主要功能:呼吸、发声、保护气管不吸入食物

范围
- 喉部:舌会厌下缘或咽会厌底部到环状软骨下缘
  - 口咽在上面,在气管下面

内部结构
- 喉软骨
  - 甲状软骨:最大喉软骨;"盾牌"喉
    - 2块薄片以锐角向前相交
    - 甲状软骨上切迹在凹槽前方
    - 上角是细长的,与甲状舌骨韧带连接
    - 下角短而厚,与环状软骨(甲状腺关节)界限清楚
  - 环状软骨:仅在内镜下看是完整的;可以提供结构完整性
    - 2部分:后椎板和前弓
    - "印戒"的前部及后部
    - 环状软骨的下边界是喉部和气管间的连接
  - 杓状软骨:位于后环状软骨上的成对的锥状的软骨
    - 声音突在真声带的水平上
    - 声带突:杓状软骨前方的突出部分,真声带的后缘
  - 软骨角:杓状软骨前突的顶部,在杓会厌皱襞

里面
- 上喉部(SG)
  - 部位:会厌,杓会厌皱襞,假声带
  - SG范围:上至会厌软骨,下至喉室下面
  - SG包含前庭,假声带,杓状会厌皱襞,会厌,会厌前和声门旁间隙,杓状软骨
  - 假声带:咽喉喉前庭黏膜表面
    - 在假声带下方有成对的声门旁间隙
  - 杓状会厌皱襞:从杓状软骨头部伸出到会厌软骨下侧缘
    - 喉部上外侧的边缘,将其与梨状窝分开
  - 会厌软骨:叶状的软骨;喉部有(舌骨)独立的边缘和(舌骨下的)固定部分
    - 柄:通过甲状会厌韧带将会厌附到甲状软骨板的主干
    - 舌骨韧带:连接会厌和舌骨的结构
    - 舌会厌皱襞:中线黏膜覆盖舌骨韧带
  - 会厌前间隙:脂肪填充空间在舌骨前方和会厌后方
    - 黏膜下层SCCa隐藏在这里(T3期)
  - 声门旁间隙:成对的脂肪区域延伸到假声带
    - 它们从前向外合并到会厌前间隙
    - 在真声带的下面终止
    - SCCa可能隐藏的黏膜下位置
- 喉部的声门
  - 真声带和前后连合
    - TVC:真声带:只有软组织结构的声门区
    - 由甲杓肌组成
    - 前连合:中线,真声带的前汇合点
- 喉部的声门下区
  - 声门下区从真声带的下表面延伸到环状软骨的下表面
  - 声门下区黏膜表面与环状软骨紧密地联系在一起
  - 弹性圆锥(环声膜):纤维弹性膜从真声带的内侧缘延伸至下方的环状软骨
- 咽喉神经支配:迷走神经分支(CN 10)
  - 喉上神经
    - 运动:环甲肌
    - 感觉:上喉部的黏膜
  - 复发的(下)喉神经
    - 在右侧,在颈胸交界处复发,在锁骨下动脉

喉癌:喉部解剖

后面通过

- 在左侧,在纵隔腔通过在主肺动脉窗口的主动脉后下方复发
- 神经出现在气管食管凹槽内
- 运动:除甲状肌外的所有喉部肌肉
- 感觉:声门下黏膜

解剖成像问题

影像学建议

- 在第一次检查中增强 CT 可能更好地显示 SCCa 的分期
- MR 可见解决很多不明了的问题
  - 喉软骨入侵是否存在(T4a)

成像方法

- 通过识别声门上、声门或声门下的 SCCa 开始放射学报告

- 主要报告原发性 SCCa 的大小和分期

胚 胎 学

胚胎学事件

- 喉有 2 个胚胎不同的部分在喉室分离
- 从原始的颊咽部淋巴结形成的声门上喉癌,具有丰富的淋巴管
- 由气管支气管芽形成声门和声门下的淋巴结,几乎没有淋巴管

实际影响

- 与声门和声门下的 SCCa 相比,SG SCCa 的淋巴结转移的发生率要高得多

喉癌:喉部解剖

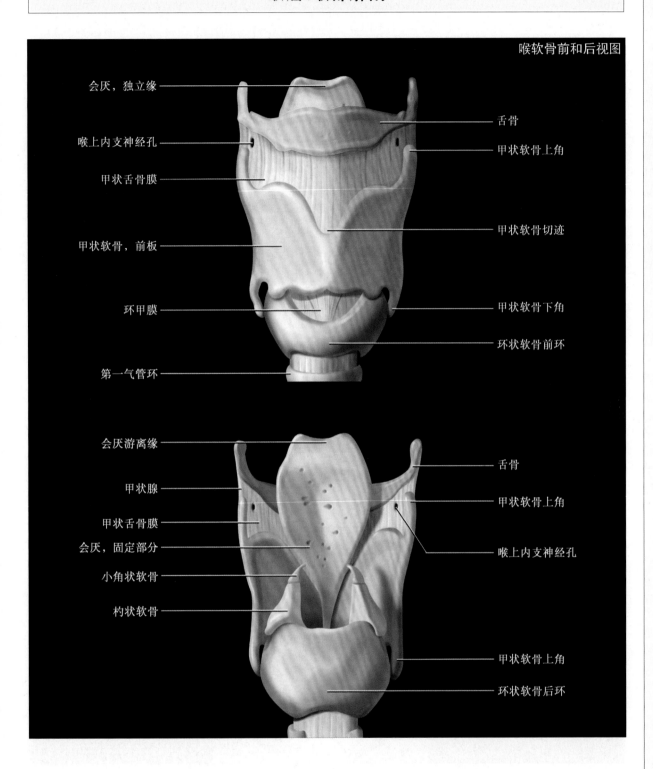

喉软骨前和后视图

（上图标注）
- 会厌，独立缘
- 喉上内支神经孔
- 甲状舌骨膜
- 甲状软骨，前板
- 环甲膜
- 第一气管环
- 舌骨
- 甲状软骨上角
- 甲状软骨切迹
- 甲状软骨下角
- 环状软骨前环

（下图标注）
- 会厌游离缘
- 甲状腺
- 甲状舌骨膜
- 会厌，固定部分
- 小角状软骨
- 杓状软骨
- 舌骨
- 甲状软骨上角
- 喉上内支神经孔
- 甲状软骨上角
- 环状软骨后环

（上）前视图显示喉软骨，它为喉的软组织提供结构框架。注意，2 个大的前甲软骨板"保护"喉。甲状舌骨膜包含喉内神经和血管的内部分支。记住，通过 SCCa 入侵甲状软骨肿瘤分期为 T4a。（下）后视图显示了位于后环状软骨顶部的杓状软骨。真声带附着于杓状软骨的过程，形成声门。会厌是形成喉盖的叶状软骨，有固定缘和游离缘。环状软骨结构是唯一完整的、图章状的环（较短的前壁和较高的后侧），覆盖了环状软骨的后"signet"组成部分的黏膜是后路环状软骨下咽。环状软骨的下缘表示喉头与气管之间的连接

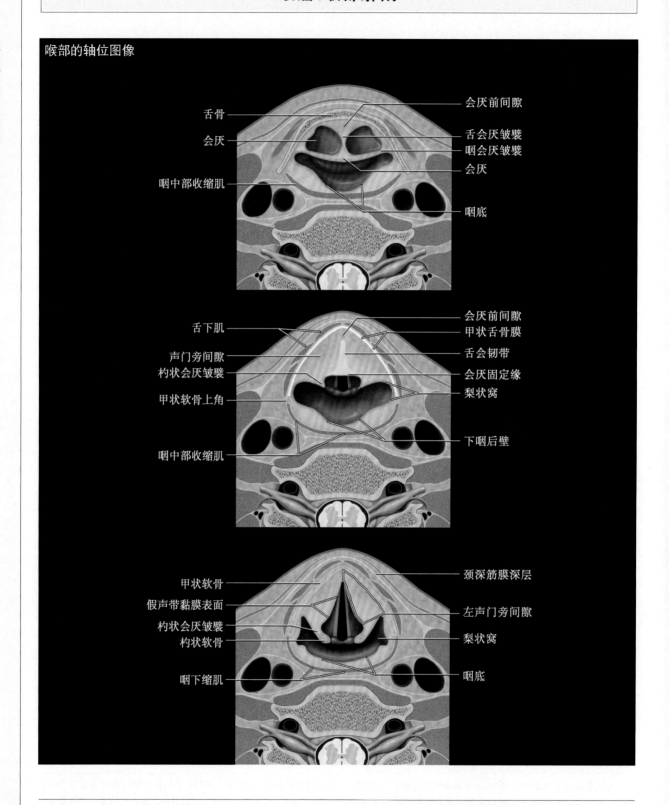

喉部的轴位图像

（上）喉部和下咽的 6 个轴向图像中的第 1 个显示了舌骨下水平和声门上结构的上咽部。会厌的游离缘通过舌会厌韧带连接到舌骨，其被覆盖了会厌皱襞的黏膜。（中）在声门中期的图形显示了舌下韧带分裂下的下前部空间。没有筋膜将声门旁间隙与会厌前间隙分开。杓会厌皱襞为喉和下咽间的连接处。声门旁间隙和会厌前间隙是 2 个喉内腔，其中鳞状细胞癌可能完全在黏膜下，因此不易被临床发现。（下）低声门水平的轴向图显示喉前庭黏膜表面形成的假声带（FVC）。声门间隙位于假声带（FVC）下方，是黏膜下肿瘤扩散的常见位置。喉室 SCCa 早期在黏膜下层空间中发现

喉癌:喉部解剖

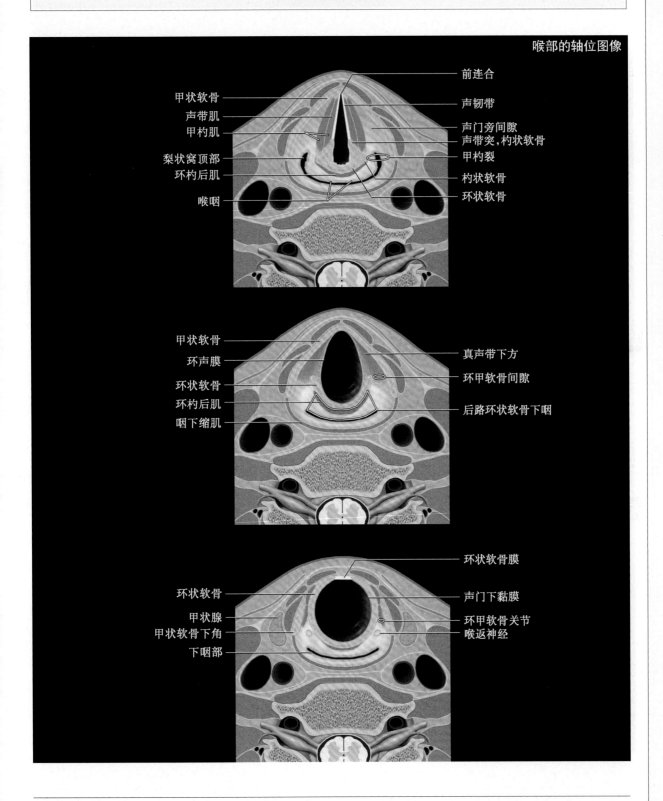

喉部的轴位图像

甲状软骨 —— 前连合

声带肌 —— 声韧带

甲杓肌 —— 声门旁间隙

—— 声带突,杓状软骨

梨状窝顶部 —— 甲杓裂

环杓后肌 —— 杓状软骨

喉咽 —— 环状软骨

甲状软骨 —— 真声带下方

环声膜 —— 环甲软骨间隙

环状软骨 ——

环杓后肌 —— 后路环状软骨下咽

咽下缩肌 ——

环状软骨 —— 环状软骨膜

甲状腺 —— 声门下黏膜

甲状软骨下角 —— 环甲软骨关节

下咽部 —— 喉返神经

(上)喉部图形在喉部的真声带水平显示出甲状肌,它构成了真正声带的大部分结构。甲杓肌的内侧纤维称为"发声肌"。在声门水平看到梨状窝的顶部。甲状软骨之间的间隙是 SCCa 在喉和下咽部之间传播的位置。(中)在真声带下面的图形显示环状软骨的后层。圆锥形弹性体表示真正的线下表面的内侧边缘。在真声带的下方是下咽部。后环状的下咽肌代表下咽的前壁,从环杓状软骨延伸到环状软骨下缘的环杓肌。(下)在声门下水平的图形显示与喉返神经相连的环状喉结,位于气管食管裂中。在这个水平上除了声门下黏膜外没有其他组织

喉癌：喉部解剖

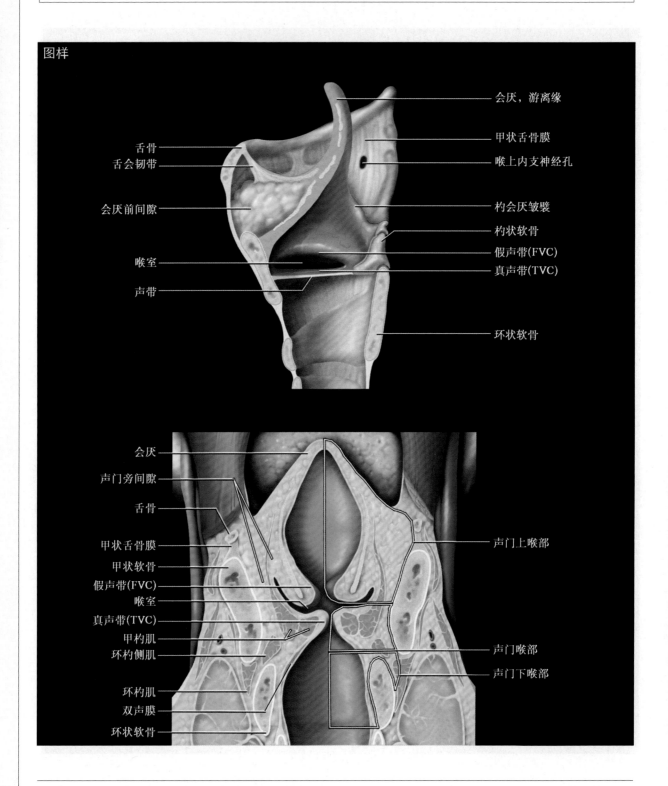

图样

会厌，游离缘

甲状舌骨膜

喉上内支神经孔

舌骨
舌会韧带

会厌前间隙

杓会厌皱襞

杓状软骨
假声带(FVC)
真声带(TVC)

喉室
声带

环状软骨

会厌
声门旁间隙
舌骨

甲状舌骨膜
甲状软骨
假声带(FVC)
喉室
真声带(TVC)
甲杓肌
环杓侧肌

环杓肌
双声膜
环状软骨

声门上喉部

声门喉部
声门下喉部

（上）中线喉的矢状图显示充满气的喉室，将上面的假声带与真声带分开。杓会厌皱襞从杓状软骨尖端突出到会厌的下侧缘。杓会厌皱襞代表了上喉部和下咽之间的连接处。杓会厌皱襞的内侧壁是内咽，而后外侧壁是梨状窝的前内侧缘。注意脂肪填充的杓会厌间隙。会厌 SCCa 容易进入内镜检查不可见的空间。只有成像才能看出这种肿瘤的扩展，此肿瘤为 T3 期。（下）冠状位的后视图显示喉部的 3 个组成部分：声门、声门上和声门下。上喉部包括会厌、杓会厌皱襞和假声带深处的声门。喉室将喉部分开。声门的喉由真声带组成，其下表面向下延伸至环状软骨的上缘。声门下区从环状软骨的上缘向下延伸至下缘

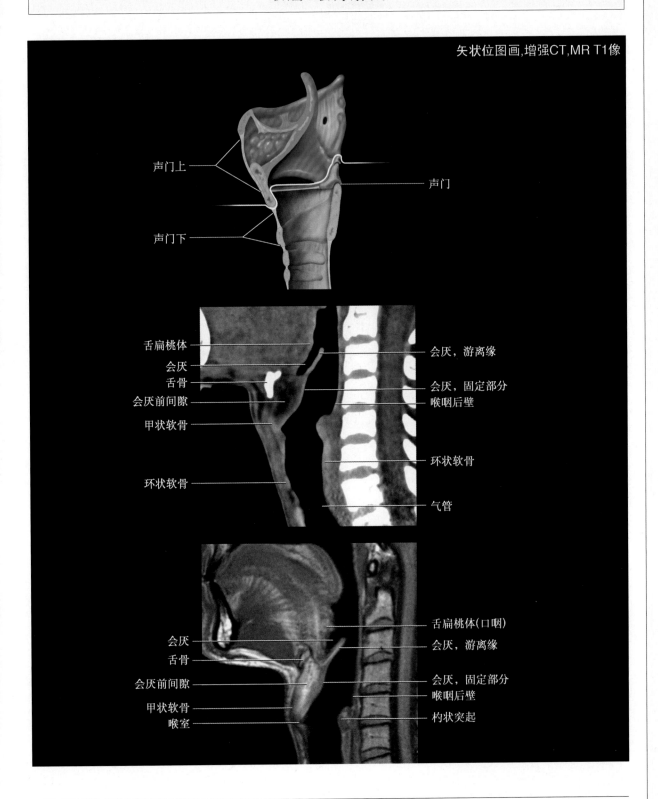

矢状位图画,增强CT,MR T1像

声门上

声门

声门下

舌扁桃体
会厌
舌骨
会厌前间隙
甲状软骨

环状软骨

会厌，游离缘

会厌，固定部分
喉咽后壁

环状软骨

气管

会厌
舌骨
会厌前间隙
甲状软骨
喉室

舌扁桃体(口咽)
会厌，游离缘

会厌，固定部分
喉咽后壁
杓状突起

(上)喉部矢状图显示2个独立的胚胎发育区域,在喉室分开。上喉部(紫色)形成的隆起,具有丰富的淋巴组织,排入上颈内淋巴结。来自气管支气管芽的声门和下标(绿色)形式具有稀疏淋巴管,并流入颈内淋巴结和气管内淋巴结,因此声门上的SCCa在淋巴结比声门下的SCCa中呈现淋巴结转移的发生率要高得多。(中)矢状面非增强CT改变显示后侧脂肪充盈的会厌前间隙,后面和后面固定在舌骨的部分。发生在上喉部的会厌SCCa,杓会厌皱襞SCCa或假声带SCCa可以扩散到这个空间。(下)喉矢状T1 MR显示会厌前间隙为T1高信号,因为它主要是脂肪填充的,游离缘(舌骨上)和会厌固定部分(舌骨下)很容易被发现,使得矢状像成像对于评估会厌SCCa非常有用

喉癌：喉部解剖

轴向增强CT声带外展像（不连续）

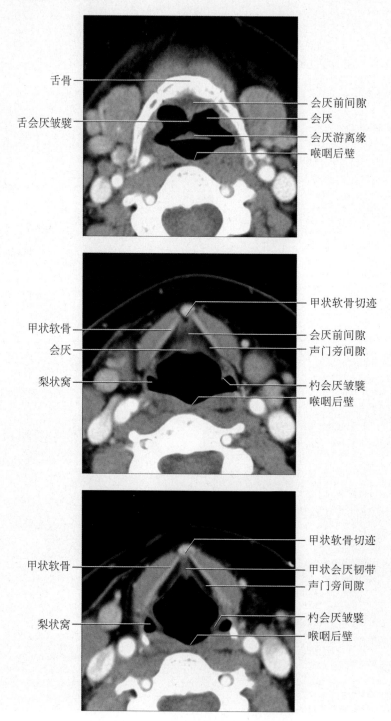

舌骨
舌会厌皱襞
会厌前间隙
会厌
会厌游离缘
喉咽后壁

甲状软骨
会厌
梨状窝
甲状软骨切迹
会厌前间隙
声门旁间隙
杓会厌皱襞
喉咽后壁

甲状软骨
梨状窝
甲状软骨切迹
甲状会厌韧带
声门旁间隙
杓会厌皱襞
喉咽后壁

（上）这是喉部和下咽部的 9 个轴向 CE 增强 CT 图像中的第 1 个，患者在安静的呼吸中，舌骨、会厌沟表示喉和下咽顶部的水平。（中）高声门水平的轴向增强 CT 显示，会厌前间隙和会厌皱襞是连续的，没有间隔隔筋膜，这使得肿瘤从这些位置扩散到黏膜下层。杓会厌皱襞是喉部的一部分，表示喉与下咽之间的转移，杓会厌皱襞的后外侧壁是梨状窝的前内侧缘。（下）中间声门水平的轴向增强 CT 表现出甲状会厌韧带划分会厌前间隙。杓会厌皱襞位于梨状窝和喉部的边缘。杓会厌皱襞鳞状细胞癌被称为"边缘性声门上"肿瘤

喉癌：喉部解剖

轴向增强CT声带外展像（不连续）

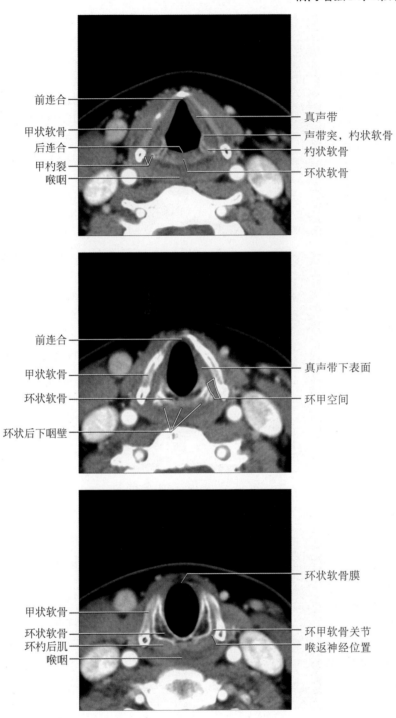

前连合 —— 真声带
甲状软骨 —— 声带突，杓状软骨
后连合 —— 杓状软骨
甲杓裂 —— 环状软骨
喉咽

前连合 —— 真声带下表面
甲状软骨 —— 环甲空间
环状软骨
环状后下咽壁

环状软骨膜
甲状软骨 —— 环甲软骨关节
环状软骨 —— 喉返神经位置
环杓后肌
喉咽

（上）平静呼吸时声门水平轴向增强 CT 显示出真声带在平静呼吸中外展。在 CT 上发现真声带水平，当看到杓状和环状软骨时，肌肉充满了下咽旁的空间。正常患者的真声带前和后连合应小于 1mm。下咽的环状软骨通常塌陷。（中）这个轴向增强 CT 在真声带的下表面处于环甲空间的水平。梨状窝下的 SCCa 可能通过这个空间扩散到喉部。缺少杓状软骨识别真声带的下表面。（下）这种声门下的轴位增强 CT 显示近乎完整的环状软骨环。环状软骨是喉部唯一完整的软骨环，具有结构的完整性。当环状或甲状软骨被侵犯时，原发肿瘤分期为 T4a

轴向增强CT声带内收像(连续)

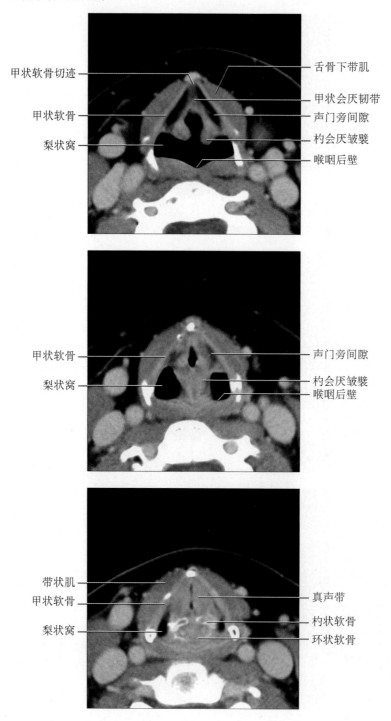

甲状软骨切迹 — 舌骨下带肌
甲状软骨 — 甲状会厌韧带
梨状窝 — 声门旁间隙
— 构会厌皱襞
— 喉咽后壁

甲状软骨 — 声门旁间隙
梨状窝 — 构会厌皱襞
— 喉咽后壁

带状肌 — 真声带
甲状软骨 — 构状软骨
梨状窝 — 环状软骨

(上)3例轴位增强 CT 图像中的第 1 位,从上到下,在持续呼吸的患者中显示出假声带和真声带的内收以及构会厌皱襞。(中)在喉部下水平的轴向增强 CT 显示内收中的假声带。注意,构会厌皱襞的黏膜与下咽下壁接触。(下)声门位置的轴向增强 CT 显示真声带的内收。随着呼吸,真声带在中线闭合,保留辅助功能的声带,要么瘫痪要么是机械固定的。局部声带麻痹通常导致一种辅助声音真正的声带,其具有相关的异常位置的构状软骨,其固定在前内侧位置。随着呼吸停止,瘫痪的声带保持固定,而正常的声带穿过中线,试图闭合声门。可能与梨状窝扩张有关系

冠状位非增强CT

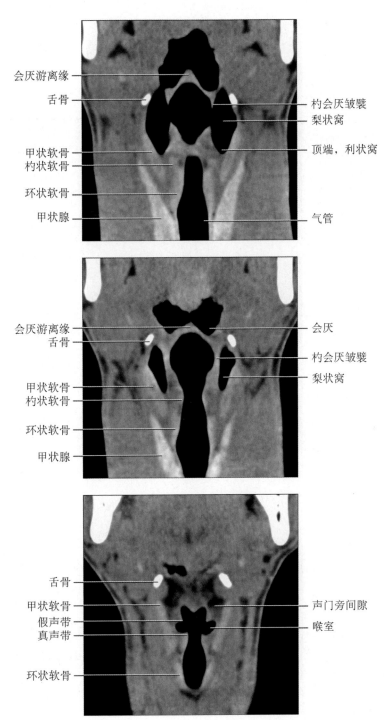

会厌游离缘　　　会厌游离缘　　　杓会厌皱襞　梨状窝　顶端，利状窝　甲状软骨　杓状软骨　环状软骨　甲状腺　舌骨　气管　会厌　声门旁间隙　喉室　假声带　真声带

（上）从后到前显示的 3 次冠状位非增强 CT 中的第 1 次显示最小化的骨化软骨。这些软骨在成人中是可变异的，这使得像软骨入侵这样的病例条件很难确定诊断。梨状窝的顶端向下延伸至真声带的水平。（中）在这个冠状位非增强 CT 中，从侧面会厌延伸至甲状软骨，可以很好地观察到杓会厌皱襞。杓会厌皱襞鳞状细胞癌 SCCa 是一种喉癌 SCCa，有时称为"边缘性声门下"肿瘤。（下）在这个改良的冠状位非增强 CT 中，喉室是在假声带的上面，真声带的下面。当肿瘤穿过喉室侵犯真假声带时，它是跨舌的，具有重要的治疗意义。冠状位非增强 CT 特别有助于评估跨舌疾病

轴向MR T1像

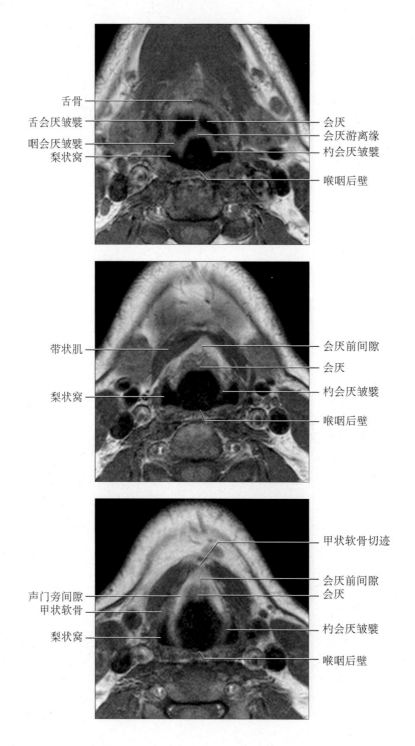

舌骨
舌会厌皱襞
咽会厌皱襞
梨状窝

会厌
会厌游离缘
杓会厌皱襞
喉咽后壁

带状肌
梨状窝

会厌前间隙
会厌
杓会厌皱襞
喉咽后壁

甲状软骨切迹
声门旁间隙
甲状软骨
梨状窝

会厌前间隙
会厌
杓会厌皱襞
喉咽后壁

(上)喉部和下咽的 6 个轴向 MR T1 像中的第 1 位,从上到下,患者安静呼吸显示喉的顶部,由会厌、舌会厌和咽会厌皱襞组成,MR 通常用于显示一些特定的问题如软骨侵袭,而不是作为喉部或咽下病患者的初步成像研究。(中)轴向 MR T1 像在上喉部水平上显示 C 型,脂肪填充的会厌前间隙与会厌的固定部分正好在后面。软骨是有骨化,这使得在 MR T1 像上看起来有点困难。(下)中间声门上方的轴位 MR T1 像显示与会厌前间隙连续的前隔空间的脂肪。这两个黏膜下层间隙缺乏筋膜,使得鳞状细胞癌从一个部位转移到另一个部位,而不被临床所发现

轴向MR T1像

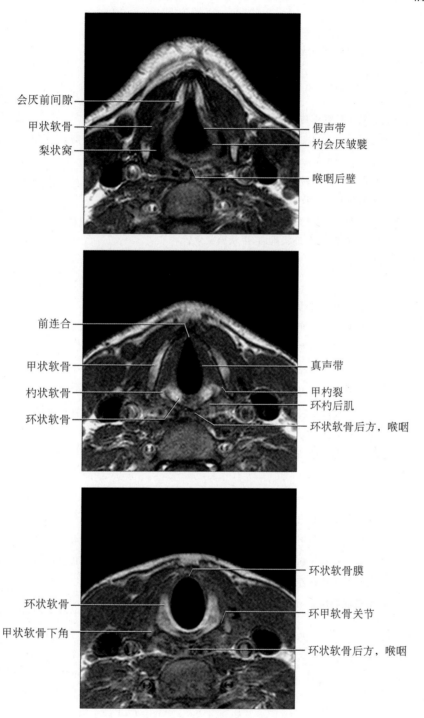

会厌前间隙
甲状软骨
梨状窝

假声带
杓会厌皱襞
喉咽后壁

前连合
甲状软骨
杓状软骨
环状软骨

真声带
甲杓裂
环杓后肌
环状软骨后方，喉咽

环状软骨膜

环状软骨
甲状软骨下角

环甲软骨关节
环状软骨后方，喉咽

（上）轴向 T1 MR 在低声带水平显示假声带和杓会厌皱襞。假声带下方的声门旁间隙主要是充满脂肪的。杓会厌皱襞通常与正常患者的下咽后壁接触。（中）声门水平的图像在真声带下面的声门旁间隙中显示出肌肉。在真声带水平上都看到了两种类型的环状软骨和杓状软骨。甲杓肌是真声带的组成部分。在有声带麻痹的患者中，环杓后肌经常萎缩。（下）声门下水平的轴向 T1 MR 显示大而宽的后环状软骨。环甲关节是喉返部神经所在的地方。该关节的脱位与喉返神经损伤有关。注意，除了紧贴状软骨内缘的一层薄薄的黏膜外，没有任何软组织的缺失。如果组织在该区域成像时可见，则肿瘤就应该被排除

(T)原发性肿瘤	改编自第7版 AJCC 分期表
TNM	定义
TX	原发性肿瘤无法评估
T0	没有原发肿瘤的证据
Tis	原位癌
上喉部	
T1	肿瘤限于具有正常声带移动的上喉部的一个部位
T2	肿瘤侵入＞上喉部的1个邻近部位或声门或喉外区域的黏膜(例如,舌基底黏膜,胆囊,梨状窝内侧壁),未固定喉
T3	肿瘤限于喉内声带固定和(或)侵入以下任何一种:环状软骨后方,会厌前间隙,声门旁间隙,和(或)甲状软骨的内皮层
T4a	中度晚期局部疾病:肿瘤侵入甲状软骨和(或)侵入喉部以外的组织(例如,气管,颈部软组织,包括舌的深部肌肉,带状肌肉,甲状腺或食管)
T4b	局部进展期疾病:肿瘤侵入椎前间隙,包绕颈动脉或侵犯纵隔结构
声门	
T1	肿瘤限于声带(可能涉及前后连合),具有正常的移动性
T1a	肿瘤限于1条声带
T1b	肿瘤涉及双侧声带
T2	肿瘤延伸至上喉部和(或)声门下区和(或)有受损的声带移动
T3	肿瘤仅限于声带固定和(或)侵入声门旁间隙和(或)甲状软骨的内皮层
T4a	中度晚期局部疾病:肿瘤侵入甲状软骨的外皮层和(或)侵入喉部以外的组织(例如,气管,颈部的软组织,包括舌头的深部外在肌肉,带状肌肉,甲状腺或食管)
T4b	局部进展期疾病:肿瘤侵入椎前间隙,包绕颈动脉,或侵犯纵隔结构
声门下区	
T1	肿瘤仅限于声门下
T2	肿瘤延伸到具有正常或受损移动性的声带
T3	肿瘤限于喉部与声带固定
T4a	中度晚期局部疾病:肿瘤侵入环状或甲状软骨和(或)侵入喉部以外的组织(例如气管,颈部软组织,包括舌头深部外在肌肉,带状肌肉,甲状腺或食管)
T4b	局部进展期疾病:肿瘤侵入椎前间隙,包绕颈动脉或侵犯纵隔结构

(N)区域淋巴结	改编自第 7 版 AJCC 分期表
NX	区域淋巴结无法评估
N0	无局部淋巴结转移*
N1	单个同侧淋巴结转移,最大≤3cm
N2	在单个同侧淋巴结转移,最大>3 cm 但≤6 cm,或多个同侧淋巴结,最大>6 cm,或双侧或对侧淋巴结>6 cm
N2a	在单个同侧淋巴结中的转移>3 cm 但最大≤6 cm
N2b	在多个同侧淋巴结转移,最大<6 cm
N2c	双侧或对侧淋巴结转移,最大<6 cm
N3	淋巴结转移最大>6 cm

* Ⅶ级转移瘤被认为是局部淋巴结转移

(M)远处转移	改编自第 7 版 AJCC 分期表
M0	无远处转移
M1	有远处转移

(G)病理分级	改编自第 7 版 AJCC 分期表
GX	等级无法评估
G1	分化良好
G2	中等差异
G3	差异化
G4	未分化

AJCC 阶段/预后组		改编自第 7 版 AJCC 分期表格	
分期	T	N	M
0	Tis	N0	M0
Ⅰ	T1	N0	M0
Ⅱ	T2	N0	M0
Ⅲ	T3	N0	M0
	T1	N1	M0
	T2	N1	M0
	T3	N1	M0
ⅣA	T4a	N0	M0
	T4a	N1	M0
	T1	N2	M0
	T2	N2	M0
	T3	N2	M0
	T4a	N2	M0
ⅣB	T4b	AnyN	M0
	AnyT	N3	M0
ⅣC	AnyT	AnyN	M1

头颈部肿瘤影像学——诊断、分期、监测

T1a/T1b 期声门

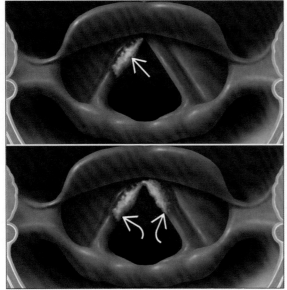

上下图形显示了 T1a 期声门肿瘤的内镜观察➡局限于 1 条声带和 T1b 期肿瘤➡涉及 2 条声带

T2/T3 期声门

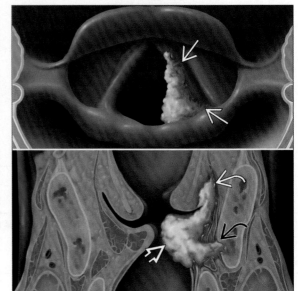

上图显示了一个较大的 T2 期声门 SCCa➡延伸到声门上的组织。不规则的声带移动也将作为 T2 期肿瘤。下图显示了声门 SCCa➡侵入声门旁脂肪➡甲状软骨内侧面➡。声带的特征和（或）固定表示 T3 期声门 SCCa

T4a 期声门

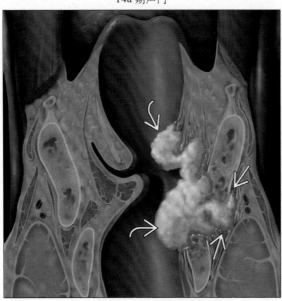

冠状图的中等程度的 T4a 期声门 SCCa➡显示了穿过甲状软骨，另外可以看到和显示 T4a 期肿瘤的另一个特征是旁路延伸➡，例如颈部的气管或软组织，带状肌肉，甲状腺或食道

T4b 期声门

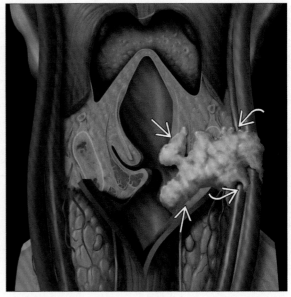

冠状图形显示 T4b 期声门 SCCa➡，这也被称为高级别的局部肿瘤性疾病。这是由颈动脉或前壁或纵隔入侵所决定的➡。T4b 期肿瘤的定义与喉癌 SCCa 相同

T1/T2 期声门上

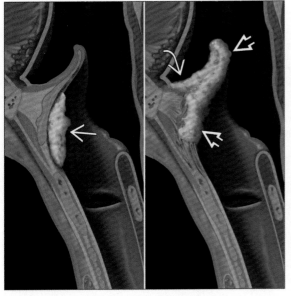

矢状图显示声门上的 SCCa。T1 SCCa ➡️仅限制于一个部位（舌骨上的会厌，舌骨下的会厌，杓状会厌皱襞，杓状软骨，假声带）。T2 声门上的 SCCa ➡️入侵超过 1 个邻近的部位或喉部外侧的区域，如会厌裂➡️

T3 期声门上

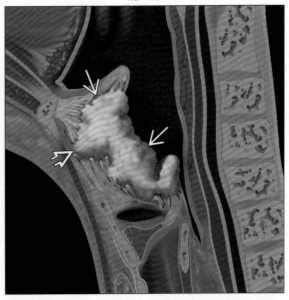

矢状图显示了一种 T3 期声门上的 SCCa ➡️它入侵会厌前间隙 ➡️。T3 也是通过声带固定和（或）入侵以下之一：环状软骨后区域、声门旁间隙和（或）甲状软骨内皮层来决定的

T4a 期声门上

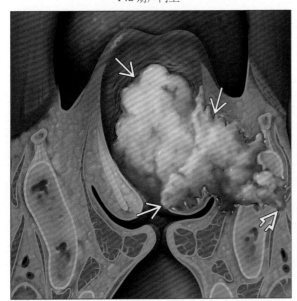

冠状图显示 T4a 期声门上的 SCCa ➡️延伸，从上喉部横向通过声门上脂肪，通过左侧甲状软骨入侵➡️。延伸至咽旁组织如气管，甲状腺，食道或带状肌肉，也可以表示为 T4a 期

T1/T2 期声门下

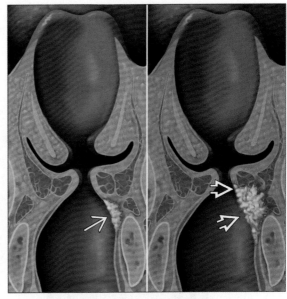

冠状图像显示了早期的声门下肿瘤。在左侧，一个小的 T1 SC-Ca ➡️仅限于声门下，从声带的下部到环状软骨上部。在右侧，显示 T2 期 SCCa ➡️，延伸到声带

T3 期声门下

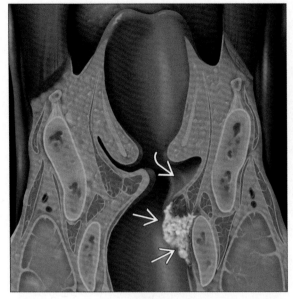

冠状图显示声门下的 T3 SCCa ➡ 仍然限于喉,但现在导致声带固定,表现为同侧喉室的扩张 ➡ 和声带内收

T4a 期声门下

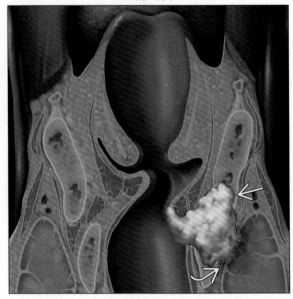

冠状图显示了中度晚期局部疾病或肿瘤侵袭的声门下 T4a SC-Ca 肿瘤已入侵,甲状软骨 ➡ 或环状软骨 ➡ 和(或)已扩散到喉外软组织。声门下 T4b 期肿瘤与声门 SCCa 相同,涉及椎前间隙,颈动脉包绕或纵隔侵犯

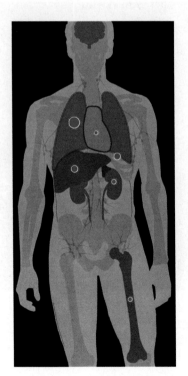

远处转移部位	
肺	43%
肝	18%
横膈/胸膜	18%
肾	9%
骨	7%
心脏	5%
脾、鼻孔、小肠	2%

尸检中喉外肿瘤的远处转移

（周　钏　**译**；张　毅　**校对**）

喉癌：声门上喉癌

概 要

术语
- 声门上（SG）喉癌也称黏膜性 SCCa

影像
- CECT:声门上亚基部黏膜中度强化肿块
  ∘ 会厌、声襞或假声带
- 肿块侵犯会厌及声门旁间隙＝T3
- 观察软骨,侵犯骨皮质(T3)或穿透软骨(T4)
- 邻近肿瘤的软骨膜炎可能导致非特异性的软骨硬化
- 仔细观察是否侵犯周围软组织(T4)
- 第二组淋巴结常最先转移
- 会厌部 SCCa 通常由双侧引流

鉴别诊断
- 喉气囊肿
- 胃食管反流
- 类风湿喉
- 喉结节病
- 喉腺样囊性癌

临床线索
- 喉咙痛,吞咽困难,牵涉性耳痛
- 颈部包块,转移性淋巴结可能
- 好发 50－60 岁男性,吸烟史,饮酒史
- 5 年存活率 75％

诊断目录
- 寻找有吸烟史或饮酒史患者的第二主要发病原因

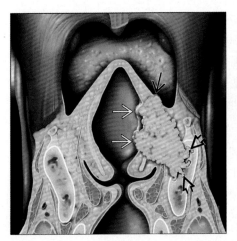
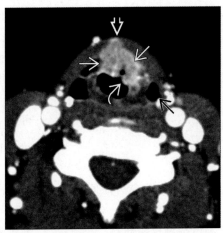

（左）冠状位 CT 示声门上喉癌（T4）累及左侧假声带及会厌皱襞➡️,并侵犯甲状软骨➡️。内镜仅可见肿瘤的黏膜部分➡️。影像上黏膜下及软骨的侵犯是分期的关键。（右）轴位增强 CT 示双侧声门旁脂肪➡️及左侧会厌皱襞➡️受侵犯,甲状软骨切迹可见肿块凸起➡️。梨状窝➡️正常

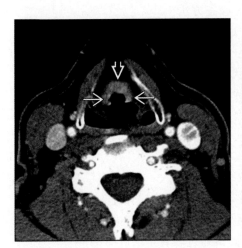
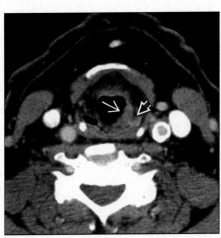

（左）轴扫增强 CT 示会厌部肿块➡️,为 T3 期,侵犯会厌前间隙➡️,肿块密度均匀,鉴别较难,但是正常的会厌不会出现这样的增厚与强化;看不到明确的结节,但必须双侧对比,特别是会厌肿瘤。（右）轴向 CECT 显示在左杓会厌皱襞小肿块 T1 期喉后 SCCa➡️。左梨状窝塌陷➡️,但是目前在下咽没有肿瘤

喉癌：声门上喉癌

术　语

缩写

- 声门上喉鳞状细胞癌（SG-SCCa）

同义词

- 会厌、杓会厌皱襞（AE）、假声带 SCCa

定义

- SCCa 起源于声门上喉部黏膜
  - 声门上喉部包括：会厌、杓会厌皱襞（AE）、假声带
  - 声门上深部：会厌前间隙和声门旁间隙

影　像

一般特征

- 最佳诊断线索
  - 会厌、杓会厌皱襞及假声带中度均匀强化的肿块并恶性淋巴结增大
- 位置
  - 从舌骨到喉室的任何部分
- 大小
  - 变数，后期证实大多数情况下比声门或声门下 SCCa 大
- 形态
  - 中度强化的肿块侵犯喉深部，包括会厌前间隙和（或）声门旁间隙
  - 晚期肿瘤：喉软骨破坏和（或）淋巴结转移

CT 表现

- CECT
  - 中度强化的肿块侵及会厌、杓会厌皱襞（AE）、假声带、会厌前间隙和声门旁间隙
  - 会厌软骨 SCCa：肿块位于舌骨上会厌（无边界）或会厌体部
    - 双侧病变较难发现
    - 隐匿型的会厌前间隙后期提示 T3 期
  - 杓会厌皱襞 SCCa：后外侧蔓延到梨状窝（咽）或假声带
    - 肿块也可能超出杓会厌皱襞达梨状窝
  - 假声带 SCCa：可见侵入声门旁间隙
  - 会厌前间隙蔓延可侵犯前连合及声带
  - 声门旁间隙蔓延可侵犯声带及甲状软骨

- 喉外蔓延＝肿瘤侵犯喉外软组织
    - 最常见的：通过甲状舌骨缺口或环甲膜韧带
    - 较少见的：通过甲状软骨
    - 喉外延伸＝T4a
    - 一般需要全喉切除术
- 骨 CT
  - 可见软骨硬化、侵蚀或破坏
    - 硬化敏感，特异性较低；经常引起软骨膜炎
    - 侵蚀或破坏最特异

MR 表现

- T1WI
  - 低中等信号肿块
- T2WI
  - 中等信号的软组织肿块
  - T2 高信号提示软骨水肿/软骨膜炎
  - 软骨信号异常提示肿瘤侵犯
- T1WI C+
  - 均匀强化的实性肿块
  - 软骨增强高于肿瘤：表明软骨受侵可能较小
  - 软骨增强与肿瘤强化相仿：提示软骨受侵可能

核医学表现

- PET/CT
  - SCCa 肿瘤呈中度 FDG 摄取
  - PET 可以显示淋巴结及远处转移 T 分期及肿瘤复发

影像检查建议

- 最佳影像检查方法
  - 增强 CT 为 SG-SCCa 影像学分期的首选方法
    - 冠状位重建能更好地显示 SG-SCCa 在颅底的转移
    - 矢状位能更好地显示会厌前间隙的受侵
  - 怀疑软骨侵犯时建议 MR 检查
- 拟定建议
  - CECT 轴位层厚 2.5～3mm
  - 调节窗位显示对评估软骨侵袭至关重要
    - 软骨"入侵/侵蚀"：只有内皮质侵蚀（T3）
    - "突破"：通过软骨全层肿瘤（T4）

喉癌:声门上喉癌

鉴别诊断

喉囊肿

- 在声门旁(内部或单发)或喉外(外部或混合)的囊性肿块
- 继发性喉气囊肿:声门或 SG SCCa 堵塞喉室所致

胃食管反流

- 喉部后方、杓会厌皱襞及声带水肿
- 抗反流治疗完全解决

类风湿喉

- 环杓软骨后肿胀
- 类风湿关节炎病史

喉肉瘤

- 声门和声门上增厚,通常没有喉部肿块

喉腺样囊性癌

- 喉黏膜下肿瘤很罕见
- 与 SG-SCCa 相似但不容易侵入软骨

病 理

一般表现

- 病因学
  - 吸烟史±饮酒史
  - 喉根据胚胎发育分为 2 个部分
    - 声门上区:血管和淋巴管丰富
    - 声门-声门下区:血管和淋巴管差
- 遗传学
  - 等位基因缺失或杂合性丢失(8p)H & N SCCa 频繁
  - SG-SCCa:在 8 号染色体 p23 区域损失是预后不良的独立预测
  - HER-2/neu 基因表达阳性(c-erbB-2)与远处转移有关节点

分期、分级和分类

- 美国癌症联合委员会(AJCC)分期(2010)
- 准确的分期需要结合声带(TVC)功能、临床和内镜发现
  - T1:肿块在声门上型 1 个节点,可见正常声带

- T2:肿瘤浸润>1 个声门下部位,无喉固定
  - 向舌根黏膜、软骨、梨状窦内壁延伸=T2 病变
- T3:具有正常声带的鼻咽肿瘤入侵会厌前间隙、声门旁间隙、环后下咽,或甲状软骨内侧皮质
- T4a 肿瘤侵犯甲状软骨:侵入其他喉外组织
  - 例如,气管、颈部软组织、带状肌、甲状腺、食管
- T4b 期:肿瘤侵犯椎间隙,包绕颈动脉或侵犯纵隔结构

一般病理及手术特征

- 边界不清、溃疡或硬化的黏膜病变

显微特征

- 通常非角化,中低分化鳞状细胞癌
- 鳞状细胞分化与细胞内的桥梁或角化

临床线索

一般表现

- 最常见的体征(症状)
  - 喉咙痛,吞咽困难,耳朵牵涉痛
  - 可表现为颈部肿块=转移性淋巴结病
- 其他体征(症状)
  - 声带受侵可导致声音嘶哑,误吸
- 临床资料
  - 男性>50 岁,有烟酒史

人口统计学资料

- 年龄
  - 通常超过 50 岁
- 性别
  - 男女比=9:1
- 流行病学
  - 2.5%的癌症在男性;女性 0.5%
  - >95%喉部恶性肿瘤是 SCCa
  - 30%喉部 SCCa 是声门上型

自然病史与预后

- 呈现晚期节点,SG 本身是临床表现隐匿,因此多为晚期
  - 35%有淋巴结转移
  - 最好发转移第二组

- ○ 会厌两侧引流
- 5 年生存率为 75%
- 低位肿瘤预后
  - ○ 侵犯声带,早期声音嘶哑

治疗

- T1/T2（较小的肿瘤）：只需激光手术或放疗（XRT）
  - ○ 保留部分喉切除术可用于独立的声门上病变,无须声带固定
- T3：小部分可做激光切除术或部分喉切除术
- T3/T4a（肿瘤较大）：XRT 和化疗
- T4a：全喉切除术
- T4b：姑息性非手术治疗

诊断目录

考虑

- 内镜可见准确地评估黏膜范围
  - ○ 避免主要的分期错误
- 寻找除外吸烟、饮酒史的第二病因

图像解释

- 非特异性软骨硬化症：软骨膜炎或软骨入侵
  - ○ MR T2 和 T1 增强可确定软骨穿透
- 喉淋巴结丰富→转移淋巴结
- 淋巴结转移患病率随 T 分期增加

报告提示

- 阐明
  - ○ 软骨是否正常
  - ○ 肿瘤是否侵蚀内部皮层
  - ○ 软骨是否完全破坏
- 明显的喉外侵犯须报告

参考文献

[1] Gilbert K et al:Staging of laryngeal cancer using 64-channel multidetector row CT:comparison of standard neck CT with dedicated breath-maneuver laryngeal CT. AJNR Am J Neuroradiol. 31(2):251-6,2010

[2] Ganly I et al:Predictors of outcome for advanced-stage supraglottic laryngeal cancer. Head Neck. 31(11):1489-95,2009

[3] Remacle M et al:Endoscopic partial supraglottic laryngectomies:techniques and results. Otolaryngol Head Neck Surg. 141(3):374-81,2009

[4] Becker M et al:Imaging of the larynx and hypopharynx. Eur J Radiol. 66(3):460-79,2008

[5] Becker M et al:Neoplastic invasion of laryngeal cartilage:reassessment of criteria for diagnosis at MR imaging. Radiology. 249(2):551-9,2008

[6] Kim JW et al:Correlation between radiological images and pathological results in supraglottic cancer. J Laryngol Otol. 122(11):1224-9,2008

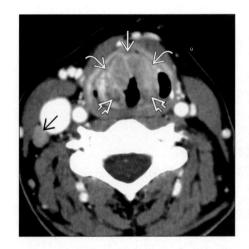
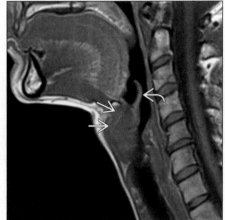

（左）轴向 CECT 显示体积较大的 SCCa 侵犯声门旁间隙➡，越过中线➡，侵犯会厌襞➡气道变窄和 3 组淋巴结转移➡。（右）矢状 T1WI MR 显示较大的声门 SCCa 填充会厌前间隙➡，脂肪间隙消失，舌骨及会厌软骨正常➡，MR 或 CECT 矢状面图像很好地显示侵犯会厌前脂肪，显示至少 T3 期

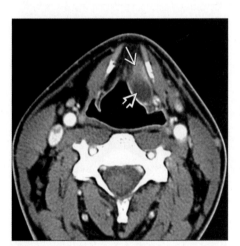
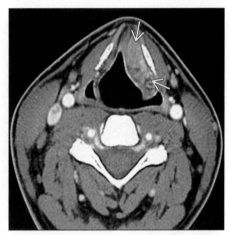

（左）轴向 CECT 显示声门上混合密度肿块侵及声门旁脂肪。未强化或黏液低密度➡是由于肿瘤阻塞内部喉室导致喉气囊肿➡。（右）同一例患者之前图像轴向 CECT 显示喉癌侵犯整个声门旁间隙➡。甲状腺软骨硬化但未破坏。左前带状肌正常，喉外无扩散。属于 T3 期

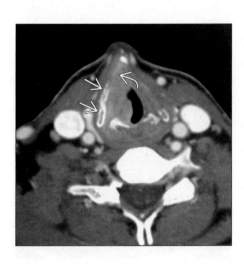
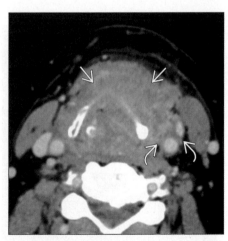

（左）轴向 CECT 显示较大的右侧假声带 SCCa。甲状腺软骨硬化➡，表现无特异性，不能准确预测软骨侵犯。肿瘤前方穿透内外皮层➡。这是 T4a 期肿瘤。（右）轴向 CECT 显示 T4a 声门鳞状细胞癌完全阻塞气道。肿瘤穿过甲状软骨，侵犯周围肌肉➡。注意与颈动脉鞘分界不清晰➡

喉癌:声门型喉鳞状细胞癌

概　要

术语
- 发生在声门喉黏膜表面的 SCCa
- 声带,前、后连合

影像
- 通常,影像检查时诊断已经很明确
  - 重要的影像主要评估侵犯的深度及周围淋巴结
- CECT/MR 对小病灶的发现很敏感
- SCCa 通常发生在前声带和(或)前连合
- 转移淋巴结少见,晚期常见
- CECT:高密度浸润性或外生性肿块
- CECT 较 MR 运动伪影较少;检查时保持平静呼吸
- MR 对 CECT 没有明确的软骨侵袭有辅助作用
- 核医学 FDG 浓聚,提示晚期肿瘤

主要鉴别诊断
- 胃食管反流病(GERD)
- 喉软骨肉瘤
- 类风湿喉
- 喉腺样囊性癌
- 喉肉瘤

病理
- 与烟酒滥用密切相关
- 角化性很好的中度分化的鳞状细胞癌

临床线索
- 男性较多见;多数>50 岁
- 出现声音嘶哑或音色改变,提示较低分期的早期
- T1:XRT 或激光手术;5 年生存率>90%
- T4:喉头切除术;5 年生存率 30%～60%

(左)轴位 CECT 显示右声门较左侧丰满,轻度强化,肿瘤部分外突➡。前、后连合是正常的。右侧构状软骨硬化➡是一种非特异性的表现。诊断为 T1a 期肿瘤。(右)轴位 CECT 显示 SCCa 侵犯整个左声带(TVC)、前连合➡,右侧声带前 1/3➡及左侧构状软骨➡,甲状腺硬化但未破坏穿透。这是 T1b 肿瘤

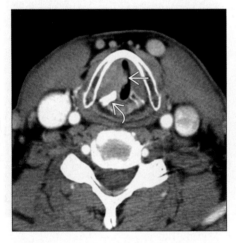
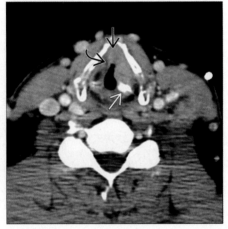

(左)轴位 CECT 显示声带和前连合 SCCa 前方可见大溃疡➡。双侧甲状腺软骨前方硬化,甲状软骨内侧皮质侵蚀➡提示 T3 期肿瘤。(右)轴位 MR T1WIC+ FS 显示右侧声带 SC-Ca 治疗后改变,活检证实复发,表现为强化的肿块累及右侧环状软骨➡,穿过甲状软骨➡至右侧肌肉➡,诊断为 T4a 肿瘤

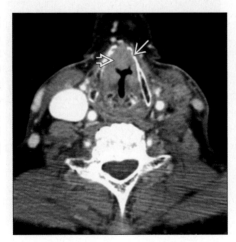
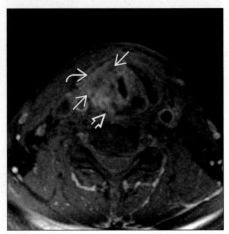

喉癌:声门型喉鳞状细胞癌

术 语

定义
- 发生在声门喉黏膜表面的 SCCa
  - 声带,前、后连合

影 像

一般特征
- 最好的诊断依据
  - 真声带不规则且强化的肿块
- 位置
  - 前声带、前连合好发

CT 表现
- CECT
  - 真声带浸润性或外生性高密度肿块
  - 对小肿瘤的显示较敏感
  - 转移性淋巴结少见,较大的晚期肿瘤多见

MR 表现
- T1WI
  - 声带低至中等信号肿块
- T2WI
  - 声带中等信号肿块
- T1WI C＋
  - 均匀强化

核医学表现
- PET
  - SCCa 表现为异常高摄取

影像建议
- 最佳的影像表现
  - CECT 较 MR 可减少运动伪影
    - 呼吸、吞咽或咳嗽
  - MR 对软骨浸润有辅助作用。
    - CECT 如果没有明确的证据
- 建议方法
  - 在平静呼吸下 CECT 扫描
  - 层厚＜1mm 可做冠状位重建
    - 声门上蔓延至喉室
    - 声门下蔓延至声带游离缘下 1cm 以上

鉴别诊断

胃食管反流病(GERD)
- 声带水肿黏膜强化

喉软骨肉瘤
- 甲状腺或环状软骨黏膜下肿块

类风湿喉
- 环杓软骨关节肿胀

喉腺样囊性癌
- 典型的位于黏膜下 T2 更高信号

喉肉瘤
- 弥散浸润的声门或声门上增厚

病 理

一般表现
- 病因
  - 与烟酒滥用密切相关

分期、分级和分类
- 美国癌症联合委员会(AJCC)2010
  - T1:限于声带(S)或联合,与正常声带分界不清晰
    - T1a 期:肿瘤限于一侧声带
    - T1b 期:肿瘤侵犯双侧声带
  - T2:向一侧声门下蔓延和(或)受损声带分界不清晰
  - T3:声带和(或)声门旁间隙的侵犯±甲状软骨内侧侵蚀
  - T4a:穿透甲状软骨±喉外侵犯
  - T4b 期:侵犯椎前肌肉,包绕颈动脉或侵犯纵隔软组织

临床线索

一般表现
- 最常见的体征(症状)
  - 典型表现为声音嘶哑,声音改变

人口统计学资料
- 年龄
  - 患者一般 50 岁以上

喉癌：声门型喉鳞状细胞癌

- 性别
  - 男女比＝9:1

自然病史与预后
- 前声带密集,血管弹性纤维组织无淋巴管
  - 所以淋巴结转移较少,较晚
- 早期肿瘤预后一般较好
  - T1 期:5 年生存率 90%
  - T4 期:5 年生存率 30%～60%

治疗
- 小的 T1 期肿瘤:激光手术或单纯放疗
- 更高分期、较大的肿瘤:放疗、部分或全喉联合切除

诊断目录

考虑
- 通常,在影像学检查时诊断是明确的

- CECT 可评估浸润深度,淋巴结转移
- MR 有助于确定软骨是否穿透

图像解释
- 如果前连合 1mm 厚,则可能被肿瘤侵犯

参考文献

[1] Cagli S et al:The value of routine clinical and radio-logic studies in predicting neoplastic invasion of cri-coarytenoid units. AJNR Am J Neuroradiol. 30(10):1936-40,2009

[2] Sjögren EV et al:Outcome of radiotherapy in T1 glottic carcinoma:a population-based study. Eur Arch Otorhinolaryngol. 266(5):735-44,2009

[3] Becker M et al:Imaging of the larynx and hypophar-ynx. Eur J Radiol. 66(3):460-79,2008

[4] Hermans R:Staging of laryngeal and hypopharyn-geal cancer:value of imaging studies. Eur Radiol. 16(11):2386-400,2006

喉癌:声门下喉鳞状细胞癌

概　要

术语
- 发生在声门下喉黏膜表面的 SCCa
  - 声带下方至环状软骨下方

影像
- 环状软骨内强化的肿块填充或侵犯喉外组织
- 局部肿瘤扩散方式
  - 可能轴向蔓延至真声带
  - 环状软骨侵袭常见(T4)
- 淋巴结转移:罕见(20%)
- 50%表现为 T4 肿瘤
- 薄层 CECT:可以更好地显示肿瘤范围
  - 冠状位重建可以更好地显示肿瘤的纵向生长
- MR:T2 中等信号,增强后强化
  - 如果软骨信号=肿瘤信号,提示侵犯
- PET/CT:FDG 摄取可提示肿瘤和淋巴结

主要鉴别诊断
- 声门型喉鳞状细胞癌
- 喉外伤
- 喉腺样囊性癌
- 喉软骨肉瘤
- 类风湿喉

临床线索
- 小于 5% 的喉鳞状细胞癌为声门下型
- 大约 50 岁老年男性,吸烟史,饮酒史
- 声门受侵可表现为喘鸣、呼吸困难、声音嘶哑
- 声门下型有较长时间的症状
- 总体 5 年生存率为 50%

诊断目录
- 影像的重要性:临床及内镜对分期的诊断较声门型及声门上型困难

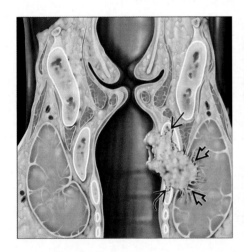
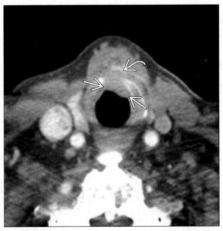

(左)冠状平面描绘左声门下黏膜肿瘤侵犯环状软骨➡,第一气管环➡和甲状腺➡。这是一个 AJCC 分期 T4a 期的 SCCa 肿瘤。(右)轴位 CECT 提示鳞状细胞癌➡位于前声门下方。注意环状软骨中部破坏,肿块从喉外延伸至舌骨下肌肉➡,提示 T4a 肿瘤。这是最常见蔓延方式。软骨内板和气道间未见明确软组织影

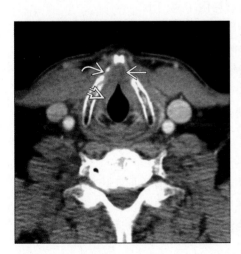
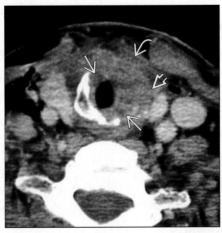

(左)轴位 CECT 可直接地显示声门下➡气道前方较小,密度均匀且轻度强化的声门下鳞状细胞癌➡。声门下杓状软骨未见显示,右甲状软骨有轻度的侵犯及硬化➡。声带的活动度对肿瘤的分期较重要。(右)T4a 期肿瘤的轴位 CECT 提示较大的肿块破坏了环状软骨➡,向喉外扩散➡并侵犯甲状腺➡

喉癌：声门下喉鳞状细胞癌

术　语

缩写
- 鳞状细胞癌（SCCa）

定义
- 起源于声门下喉黏膜的鳞状细胞癌
  - 真声带下方至环状软骨下方

影　像

一般表现
- 最好的诊断依据
  - 黏膜处强化的肿块，声门下腔缩小
- 形态学
  - 喉腔内巨大肿块侵犯软骨和（或）甲状腺

CT 表现
- CECT
  - 喉腔内强化的肿块；可能蔓延到 TVC
  - 环状软骨侵袭常见
  - 淋巴引流受限引起的淋巴结异常
    - 气管前和气管旁淋巴结最常见
    - 第三及第四组次之

MR 表现
- T1WI
  - 中低信号强度
- T2WI
  - 中等信号强度
  - 如果软骨信号＝肿瘤信号，提示侵犯
- T1WI C ＋
  - 通常均匀强化
  - 软骨增强显示肿瘤浸润

核医学表现
- PET
  - 同所有的鳞状细胞癌，肿瘤 FDG 高摄取

影像建议
- 最佳的影像表现
  - 由于喉的运动性，CECT 较 MR 为首选
  - MR 更准确地检测软骨浸润
- 建议方法
  - 薄层 CECT 最佳显示肿瘤范围
  - 冠状位重建可以更好地显示肿瘤的纵向生长

鉴别诊断

声门型喉鳞状细胞癌
- 声门癌声门下蔓延与声门下鳞状细胞癌很难区分

喉外伤
- 骨折周围水肿和出血
- 喉腔可能变形、变窄

喉腺样囊性癌
- 主要位于黏膜下层，侵袭性少见

喉软骨肉瘤
- 肿瘤中心在软骨，软骨钙化
- 黏膜下肿块的 MR T2 高信号

类风湿喉
- 类风湿关节炎患者杓状软骨和声门下水肿

病　理

一般表现
- 病因
  - 与烟酒滥用密切相关

分期、分级和分类
- 美国癌症联合委员会（AJCC）第七版分期表（2010）
- T 分期
  - T1：肿瘤局限于声门下
  - T2：肿瘤影响正常声带的活动性。
  - T3：肿瘤限于喉，固定声带
  - T4a：肿瘤侵犯环状或甲状软骨和（或）侵犯喉外组织
  - T4b 期：肿瘤侵犯椎前间隙，包绕颈动脉或侵犯纵隔

大体病理和手术特征
- 声门及声门下胚胎发育不同于声门上型喉癌
  - 两者淋巴及血管较差
  - 病程晚期淋巴结转移或血运转移

喉癌：声门下喉鳞状细胞癌

临床线索

一般表现
- 最常见的体征（症状）
  - 声门受侵可表现为喘鸣、呼吸困难、声音嘶哑

人口统计学资料
- 年龄
  - 患者一般 50 岁以上
- 性别
  - 男远多于女
- 流行病学
  - 小于 5％ 的喉鳞癌是声门下型

自然病史和预后
- 声门下 SCCa 无症状期较长
  - 50％ 为 T4 肿瘤
- 5 年生存率 50％

治疗
- 大的肿瘤（T4）需要全喉切除＋放疗
- 放疗可保留喉功能
- 声门下吻合口复发常见
  - 可能是淋巴管扩散到气管旁淋巴结

诊断目录

图像建议
- 任何环状软骨内组织都可能是肿瘤

参考文献

[1] Becker M et al：Imaging of the larynx and hypopharynx. Eur J Radiol. 66(3)：460-79,2008

喉癌:喉鳞状细胞癌继发喉气囊肿

概 要

术语
- 继发性喉气囊肿:病变阻塞喉室造成内部混合性喉气囊肿
- SCCa是继发性喉气囊肿最常见的原因

影像
- 冠状位CECT
  - 内含气体或液体的薄壁病变或复杂喉囊肿合并声门或声门上软组织肿块
  - SCCa阻塞:声门及声门上下部喉室肿块侵犯,明显增强
  - 声门旁喉气囊肿延伸到SCCa的边缘
  - 内部性喉气囊肿:声门旁间隙囊肿薄壁液体或气体密度
  - 混合性喉气囊肿:声门旁囊肿通过甲状舌骨膜至下颌下间隙

主要鉴别诊断
- 原发性喉气囊肿
- 第二鳃裂囊肿
- 甲状舌骨囊肿

病理
- 病变阻塞喉室继发的内部或混合性喉气囊肿
  - 喉癌>炎症>创伤炎症
  - 所有喉气囊肿15%

临床表现
- SCCa:声带固定导致声音嘶哑、喘鸣

诊断目录
- 吸烟患者发现喉气囊肿,寻找喉室内是否有喉癌
- 原发性喉气囊肿可以不存在喉癌

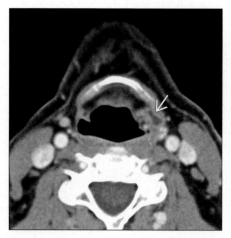
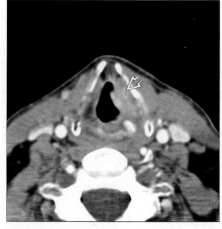

(左)轴位CECT显示左侧声门旁间隙内小的继发性喉囊肿➡。(右)在同一例患者轴位CECT显示在声门水平的浸润性鳞状细胞癌累及左侧声带,明显强化⇨,食管内镜提示肿瘤累及假声带上部,但CECT显示此黏膜下肿块引起的继发性喉囊肿

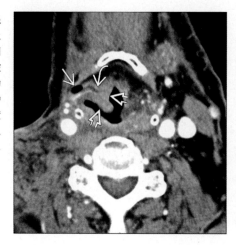
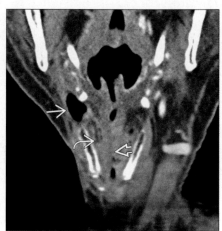

(左)轴向CECT显示声门上强化的喉癌阻塞⇨导致含气体及液体➡的继发喉囊肿➡。图中SCCa侵犯假声带,杓会厌皱襞增大。(右)在同一例患者的冠状CECT显示继发性喉囊肿外气体密度➡,管状液体密度➡及声门及声门上喉癌⇨。在成年人增强CT显示喉囊肿,切记寻找有无喉鳞状细胞癌

喉癌:喉鳞状细胞癌继发喉气囊肿

术　语

缩写
- 鳞状细胞癌(SCCa)

定义
- 继发性喉气囊肿:喉室梗阻导致内部或混合性喉气囊肿
  - 最常见的梗阻性病变:喉部 SCCa
- 内部性喉气囊肿:声门旁间隙的含空气或液体填充的扩张的喉囊
- 混合性喉气囊肿:声门旁间隙内喉气囊肿穿过甲状舌骨膜至下颌下间隙(SMS)
- 感染性喉气囊肿:任何喉气囊肿继发感染

影　像

一般表现
- 最佳的影像依据
  - 声门或声门上软组织肿块(SCCa)及同侧内部或混合喉气囊肿,呈薄壁气体或液体密度影
- 位置
  - SCCa 所致:侵犯声门或声门上喉室

影像学表现
- 影像
  - 上颈部软组织内可见含气囊肿

CT 表现
- CECT
  - SCCa 阻塞:浸润声门或声门上下部强化的肿块
    - 侵犯喉室
    - 声门旁喉气囊肿延伸到 SCCa 边缘
  - 继发性喉气囊肿
    - 内部性喉气囊肿:声门旁间隙囊性薄壁液体或气体密度的肿块
    - 混合性喉气囊肿:声门旁囊肿通过甲状舌骨膜至下颌下间隙

MR 表现
- T2WI
  - SCCa 阻塞表现:中等信号,浸润声门或声门上下部的肿块
  - 继发性喉气囊肿:喉旁间隙高信号病灶和

(或)下颌下间隙蔓延(混合性喉气囊肿)
- T1WI C ＋
  - SCCa 阻塞表现:肿块明显增强,穿透声门及声门上侵犯喉室
  - 继发性喉气囊肿:边缘明显增强

鉴别诊断

原发性喉气囊肿
- 无阻塞病变的气囊肿病变

甲状舌骨囊肿
- 嵌入在舌骨带状肌中线囊性病变
- 可能在中线突出于会厌前间隙

第二鳃裂囊肿
- 囊性病变后在下颌角至下颌下腺
- 与喉无联系

病理学

一般表现
- 病因
  - 病变阻塞喉室继发的内部或混合性喉气囊肿
    - 喉 SCCa＞炎症＞创伤炎症
    - 占所有喉气囊肿 15％

微观特征
- 喉气囊肿:内衬呼吸道上皮细胞纤毛,纤维壁柱状

临床线索

一般表现
- 最常见的体征(症状)
  - SCCa:声音嘶哑,喘鸣,见于声带固定
- 其他体征(症状)
  - 喉气囊肿:喉镜检查显示黏膜下声门上肿块
    - SCCa 可能很难看到
  - 混合性喉气囊肿:颈前肿块位于舌骨水平

自然病史与预后
- 喉癌治疗前喉气囊肿将继续缓慢增长

治疗
- SCCa 的成功治疗不一定能治疗继发性喉气囊肿

喉癌:喉鳞状细胞癌继发喉气囊肿

诊断目录

图像解释

- 吸烟患者发现喉气囊肿,寻找喉室内是否有喉癌
- 原发性喉气囊肿可以不存在喉癌
- 鉴别继发性喉气囊肿是内部性或混合性

参考文献

［1］ Akbas Y et al:Asymptomatic bilateral mixed-type laryngocele and laryngeal carcinoma. Eur Arch Oto-rhinolaryngol. 261(6):307-9,2004

［2］ Harney M et al:Laryngocele and squamous cell carcinoma of the larynx. J Laryngol Otol. 115(7):590-2,2001

［3］ Harvey RT et al:Radiologic findings in a carcinoma-associated laryngocele. Ann Otol Rhinol Laryngol. 105(5):405-8,1996

［4］ Celin SE et al:The association of laryngoceles with squamous cell carcinoma of the larynx. Laryngoscope. 101(5):529-36,1991

［5］ Close LG et al:Asymptomatic laryngocele:incidence and association with laryngeal cancer. Ann Otol Rhinol Laryngol. 96(4):393-9,1987

术 语

缩写

- 三叉神经 CN5,CNV
  - 三叉神经眼支:CNV1
  - 三叉神经上颌支:CNV2
  - 三叉神经下颌支:CNV3
  - 耳颞神经:ATN
- 面神经:CN7,CNVII
  - 岩大浅神经:GSPN

同义词

- CN5:第 V 对颅神经
- CN7:第Ⅶ对颅神经

定义

- CN5:头面部的感觉神经;咀嚼肌的运动神经
- CN7:面部表情肌的运动神经

影像解剖学

三叉神经的概述

- 面部浅和深部的感觉神经
- 只有 CNV3 分支支配运动
- 4 段:脑内、脑池、硬膜内外

CN5 脑内段

- 4 个核(3 个感觉,1 个运动):位于脑干、上颈髓
- CN5 中脑核团
  - 细胞突起的头从桥下丘水平细长柱
  - 发现位于中央灰质外侧缘的第四脑室/导水管前部
  - 面部的本体感觉传入纤维(牙、硬腭和颞下颌关节)
  - 镰状的中脑束下降到运动核、传递控制咀嚼和咬合力的脉冲
- CN5 感觉主核
  - 侧核进入三叉神经根
  - 支配面部触觉
- CN5 运动核团
  - 感觉核内侧卵形柱细胞
  - 支配咀嚼肌、腭帆张肌和鼓室、下颌舌骨肌、前二腹肌
- CN5 脊髓核

- 脑桥进入颈髓主感觉根的延续(约 C2 水平)
- 支配面部疼痛,温度

CN5 脑池(节前)段

- 2 根:较小的支配运动,较大的支配感觉
- 从脑桥外侧根进入区(REZ)
- 向前上通过桥前池
- 通过小脑幕在颞骨岩部尖进入颅中窝
- 穿过三叉神经孔进入 Meckel 腔

硬膜内三叉神经

- Meckel 腔是由硬膜脑膜层内衬蛛网膜形成
  - 腔内充满脑脊液(CSF)(90%)延续为前蛛网膜下腔
- CN5 由软脑膜覆盖
- CN5 节前终止于三叉神经节(TG)
  - TG 位于 Meckel 腔下方
  - TG 的同义词:半月或半月神经节

CN5 分支(节后)

- 眼神经(CNV1)
  - 从滑车神经下海绵窦壁侧方通过
  - 通过眶上裂出颅骨
  - 进入眼眶后分为泪、额和鼻睫神经
    - 感觉神经分布在头皮、前额、鼻、眼球
- 上颌神经(CNV2)
  - 从嗅神经下海绵窦侧方通过
  - 出颅通过圆孔
  - 穿越翼腭窝的顶部
  - 在眼下方延续为眶下神经
  - 出眼眶通过眶下孔
    - 感觉神经分布在面颊及上牙
- 下颌神经(CNV3)
  - 不通过海绵窦
  - 直接从 Meckel 腔出口,通过孔卵形下方到咀嚼肌间隙
  - 同时携带运动和感觉纤维
    - 运动根绕过 TG,在它通过卵圆孔时连接下颌神经
    - 分为咀嚼肌(咬肌)和下颌舌骨神经(下颌舌骨肌、二腹肌前腹)
    - 咀嚼肌神经起自颅底
    - 下颌舌骨神经起自下颌孔
  - 感觉主分支包括牙槽、舌、耳颞神经

面神经概述

- CN7 分 4 段:脑内、脑池、颞骨、颅外(腮腺)
- 混合神经:运动、副交感神经(腺体分泌)和特殊感觉(味觉)
- 2 个神经根:运动和感官(中间神经)根
- 中间神经出自脑干侧面及前庭蜗神经运动根之间

CN7 脑内段

- 面神经
  - 3 个核团(1 个运动,2 个感觉)
  - 面神经运动核团
    - 位于脑桥被膜侧面
    - 传出纤维环背在第四脑室形成展神经核
    - 传出纤维位于脑干延髓交界处后侧
  - 上泌涎核
    - 位于 CN7 运动核脑桥外侧
    - 由此核发出的副交感神经前纤维加入面神经,控制颌下腺、舌下与泪腺
  - 孤束核
    - 舌前 2/3 味觉
    - 膝状神经节内纤维的细胞体
    - 走行于中间神经纤维内

CN7 脑池段

- 脑池段面神经分 2 根
  - 大运动根前方
  - 小感觉中间神经后方
- 从脑干延髓交界处根侧出口区进入桥小脑角(CPA)池
  - 听神经在面神经后出颅
- 两个神经根与听神经一起通过桥小脑角池至内听道

CN7 颞骨段

- CN7 进一步分为 4 段:内听道、骨迷路、鼓室、乳突
- 内听道段:Porus 道至内听道底部;镰状嵴前上方
- 迷路段:连接 CN7 底部至膝状神经节(前膝)
- 鼓室段:连接膝前、后部,经外侧半规管下方
- 乳突段:从后膝到茎突孔的下方

CN7 颅外段

- CN7 出颅底通过茎乳孔进入腮腺间隙
- 通过对侧腮腺 CN7 下颌后静脉
- 分支在腮腺,通过前部的支配面部表情肌

CN7 分支

- 岩浅大神经
  - 于膝状神经节发出,穿出前行,通过颞骨面神经裂孔穿出
  - 副交感神经纤维支配泪腺
- 镫骨肌神经
  - 起自 CN7 高乳突段
  - 支配镫骨肌
- 鼓索神经
  - 起自较低的乳突段
  - 通过中耳处出颞骨前部
  - 支配舌前 2/3 部味觉
    - 这些纤维通过三叉神经下颌支的舌支走行
- 面部终端运动支

解剖影像问题

成像建议

- 三叉神经和面神经病变
  - CT 对颅底及骨孔显示最佳
  - MR 对脑内和脑池段显示最佳
    - 长 T2(CISS,FIESTA),轴位及冠状位
  - 整个颅底及颅外段 T1 增强压脂

成像不足

- 三叉神经
  - 三叉神经节为小月牙组织在前下 Meckel 腔构成
  - 三叉神经节缺乏血脑屏障;因此,通常增强明显
- 面神经
  - 在 T1 增强后轻度强化的膝状神经节及近 CN7 鼓室段是正常的
    - 继发于周围神经动静脉丛
    - 对比左右两侧和中心部分,增强和 T2 信号均相仿
  - 经常检查在 CN7 周围麻痹时腮腺
    - 寻找腮腺恶性神经周围肿瘤或来源 CNV3 至 ATN 的神经周围肿瘤

周围神经肿瘤:颅神经解剖基础神经肿瘤

临床表现:症状和神经周围肿瘤

- 三叉神经病变
  - 感觉主诉:疼痛、灼烧、面部麻木
  - 运动(仅 V3):咀嚼无力
    - V3 近端损伤导致咀嚼肌运动萎缩,在 6 周至 3 个月内
    - V3 远端损伤(下颌舌骨神经起始处上方)只影响前二腹肌和下颌舌骨肌
- 三叉神经痛
  - 在 V2-3 分布区极度的锐痛
  - MR 水成像寻找血管压迫
- 面神经病变(瘫痪)
  - 面部神经病变是中枢瘫或外周瘫
  - 中枢瘫:核上性损伤导致对侧前额面部表情肌瘫痪
  - 外周瘫:从外周损伤到 CN7 脑干核,导致同侧面部表情肌麻痹
    - 如果病变近膝状神经节,影响流泪、发音、味觉
    - 如果展神经受侵,检查脑桥病变
    - 如果听神经受侵,检查桥小脑角池-内听道病变
    - 如果影响流泪、发音和味觉变化,颞骨病变是可能的
    - 如果流泪、发音和味觉无变化,则颅外 CN7 病变可能

- 面肌痉挛
  - 面部肌肉不自觉抽搐
  - CN7 受血管压迫

三叉神经及面神经周围肿瘤(PNT)

- 多数 H&N 肿瘤有围神经倾向(亲神经性)
- 三叉神经 PNT
  - 上颌支(CNV2)>下颌支(CNV3)>>眼支(CNV1)
  - CNV1 PNT:前额皮肤鳞状细胞癌,黑色素瘤
  - CNV2 PNT:面颊部皮肤鳞状细胞癌,黑色素瘤;鼻、上颌窦及腭部鳞状细胞癌
    - 其他恶性肿瘤,鼻腔鼻窦和上腭区(小唾液腺 Ca,NHL)
  - CNV3 PNT:下颌皮肤鳞状细胞癌、黑色素瘤;下颌牙槽嵴及鼻咽的鳞状细胞癌
    - 下颌骨及邻近软组织的其他恶性肿瘤(NHL)
- 面神经 PNT
  - 腮腺癌:腺样囊性癌、黏液表皮样癌最常见
- 三叉神经-面神经 PNT"桥"
  - 通过 CN5 及 CN7 在这些神经之间的连接双向扩散
  - 颅外的"桥":下颌神经(CNV3)＋耳颞神经＋腮腺 CN7
  - 颅内的"桥":翼腭神经节/窝(CNV2)＋翼管神经＋岩浅大神经＋膝状神经节 CN7

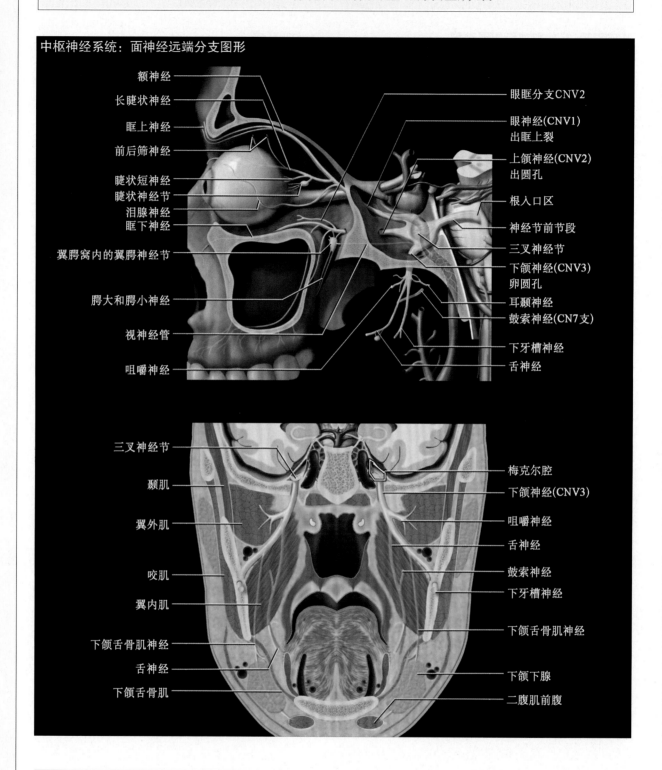

中枢神经系统:面神经远端分支图形

额神经
长睫状神经
眶上神经
前后筛神经
睫状短神经
睫状神经节
泪腺神经
眶下神经
翼腭窝内的翼腭神经节
腭大和腭小神经
视神经管
咀嚼神经

眼眶分支CNV2
眼神经(CNV1)出眶上裂
上颌神经(CNV2)出圆孔
根入口区
神经节前节段
三叉神经节
下颌神经(CNV3)卵圆孔
耳颞神经
鼓索神经(CN7支)
下牙槽神经
舌神经

三叉神经节
颞肌
翼外肌
咬肌
翼内肌
下颌舌骨肌神经
舌神经
下颌舌骨肌

梅克尔腔
下颌神经(CNV3)
咀嚼神经
舌神经
鼓索神经
下牙槽神经
下颌舌骨肌神经
下颌下腺
二腹肌前腹

(上)矢状面三叉神经主要分支及出口图形显示。三叉神经眼支的分支额、鼻睫,泪感觉支通过眶上裂入眼。上颌支通过圆孔有多个分支包括眶下神经以及大、小腭神经支配软硬腭的感觉。下颌支通过卵圆孔,有2个主干和舌下牙槽神经。注意耳颞神经离开下颌神经进入腮腺内侧的面神经的路径。这是一个 CN5 到 CN7 的"桥梁",神经肿瘤可发生在此。(下)冠状面显示三叉神经的下颌支。注意 CNV3 通过卵圆孔离开颅底没有进入海绵窦。CNV3 运动支咀嚼肌神经(支配咀嚼肌)和下颌舌骨肌神经(支配下颌舌骨肌与二腹肌前腹)。CNV3 近段损伤导致咀嚼肌和口腔底肌肉萎缩,而 CNV3 神经远端损伤仅引起口底肌肉萎缩

周围神经肿瘤:颅神经解剖基础神经肿瘤

三叉神经:轴位MR图像

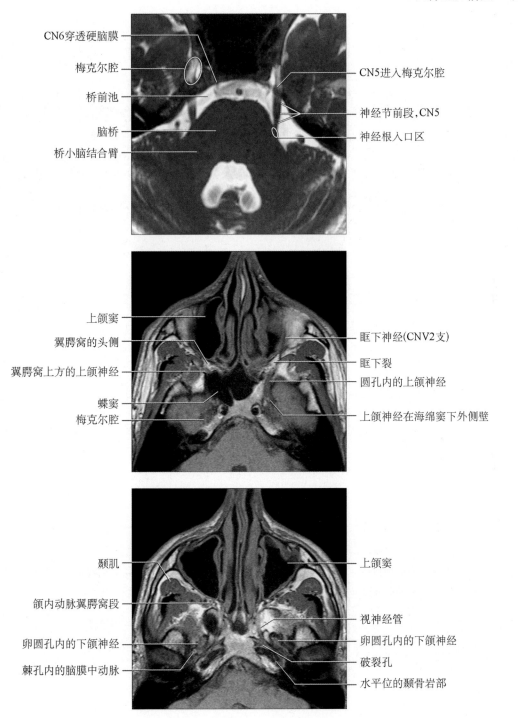

CN6穿透硬脑膜
梅克尔腔
桥前池
脑桥
桥小脑结合臂

CN5进入梅克尔腔
神经节前段,CN5
神经根入口区

上颌窦
翼腭窝的头侧
翼腭窝上方的上颌神经
蝶窦
梅克尔腔

眶下神经(CNV2支)
眶下裂
圆孔内的上颌神经
上颌神经在海绵窦下外侧壁

颞肌
颌内动脉翼腭窝段
卵圆孔内的下颌神经
棘孔内的脑膜中动脉

上颌窦
视神经管
卵圆孔内的下颌神经
破裂孔
水平位的颞骨岩部

(上)轴位高分辨率 T2 MR 在脑桥中部水平显示三叉神经出脑桥外侧点称为根进入区。节前神经通过桥前池穿过岩尖及三叉神经孔进入 Meckel 腔(Meckel 洞口)。(中)三叉神经第一分支:轴位 T1 平扫 MR 图像显示三叉神经分支从颅底至下颌体,从上至下,在圆孔显示了左侧上颌神经。远段发出眶下神经。注意正常翼腭窝丰富的脂肪组织。(下)轴位 T1MR 显示通过卵圆孔和锥管的颅底的下颌神经显示通过卵圆孔出颅底。翼管神经也可见连接破裂孔至翼腭窝。恶性肿瘤进入翼腭窝,可以到达颅内结构通过神经沿翼管神经/管或上颌神经/圆孔

周围神经肿瘤:颅神经解剖基础神经肿瘤

三叉神经:轴位MR图像

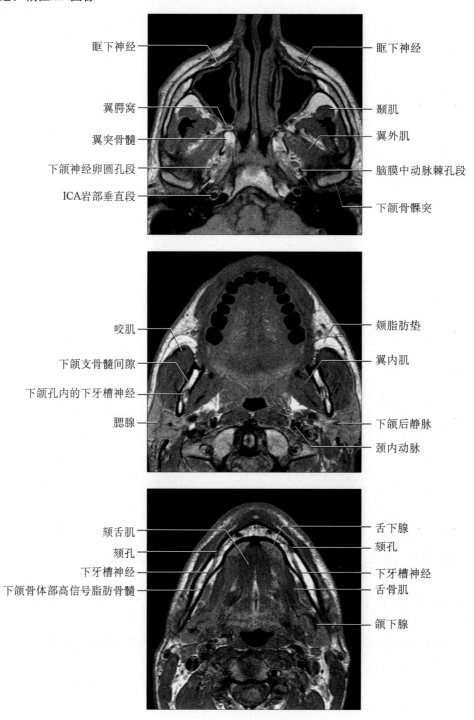

左侧标注	右侧标注
眶下神经	眶下神经
翼腭窝	颞肌
翼突骨髓	翼外肌
下颌神经卵圆孔段	脑膜中动脉棘孔段
ICA岩部垂直段	下颌骨髁突
咬肌	颊脂肪垫
下颌支骨髓间隙	翼内肌
下颌孔内的下牙槽神经	下颌后静脉
腮腺	颈内动脉
颏舌肌	舌下腺
颏孔	颏孔
下牙槽神经	下牙槽神经
下颌骨体部高信号脂肪骨髓	舌骨肌
	颌下腺

(上)三叉神经第 3 分支:轴位 T1 图像在下颌骨髁状突的水平显示下颌神经(CNV3)在咀嚼肌前骨间隙的内侧部。在这个水平,支配咀嚼肌的咀嚼肌神经运动支起于下颌神经。耳颞神经分支进入在这个层面上,连接到腮腺内的面神经。(中)下颌孔层面的轴位核磁。下牙槽神经被双侧下颌孔周围高信号脂肪包绕。下颌舌骨神经分支下牙槽神经(未显示)在下颌孔前。它支配运动神经的下颌舌骨肌、二腹肌前腹的肌肉。在这个水平,舌神经也是下牙槽神经前下分支。(下)轴位 T1MR 通过下颌骨体显示下牙槽神经(CNV3 分支)位于下颌骨骨髓的高信号脂肪内。下牙槽神经通过颏孔出下颌骨,为颏部提供感觉神经支配

周围神经肿瘤:颅神经解剖基础神经肿瘤

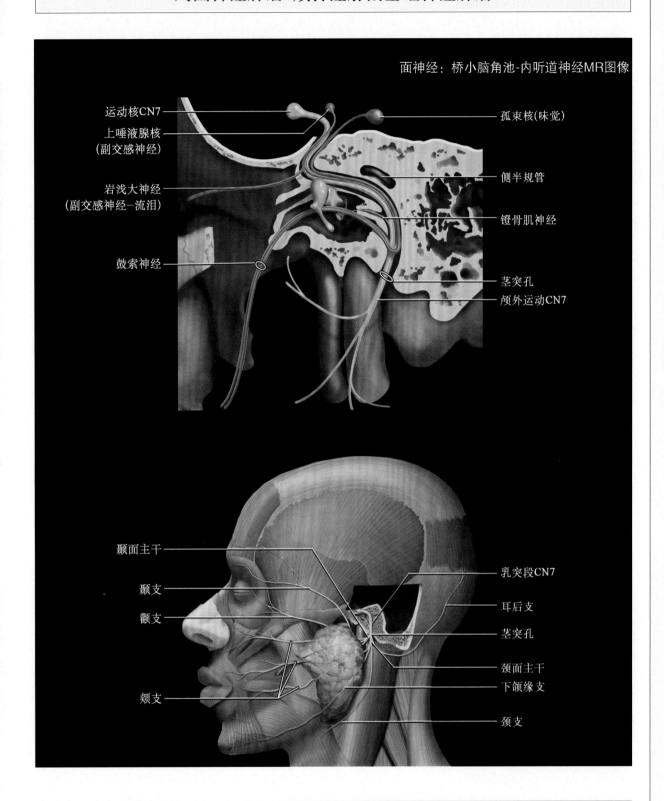

面神经:桥小脑角池-内听道神经MR图像

运动核CN7
上唾液腺核（副交感神经）
岩浅大神经（副交感神经−流泪）
鼓索神经

孤束核(味觉)
侧半规管
镫骨肌神经
茎突孔
颅外运动CN7

颞面主干
颞支
颧支
颊支

乳突段CN7
耳后支
茎突孔
颈面主干
下颌缘支
颈支

（上）矢状平面描绘颞骨内的 CN7 分支和功能。CN7 运动纤维（金）是支配镫骨肌神经经镫骨肌,然后经茎乳孔出颅延续为外段 CN7。从上唾液涎核副交感神经纤维（粉红色）经岩浅大神经和颌下腺舌下腺通过和鼓索神经到达泪腺。味觉纤维从舌前 2/3 通过鼓索神经回孤束核（蓝色）。（下）侧视图显示颅外面神经主干和分支。出茎突孔后,面神经分为颞面部和颈部分支。颞面部的主干分为 2 个主要分支,颞支和颧支。颈部分支分为颊、下颌缘支和颈支。注意面神经分支在腮腺区域有丰富的吻合支

面神经：桥小脑角池-内听道及茎突孔MR图像

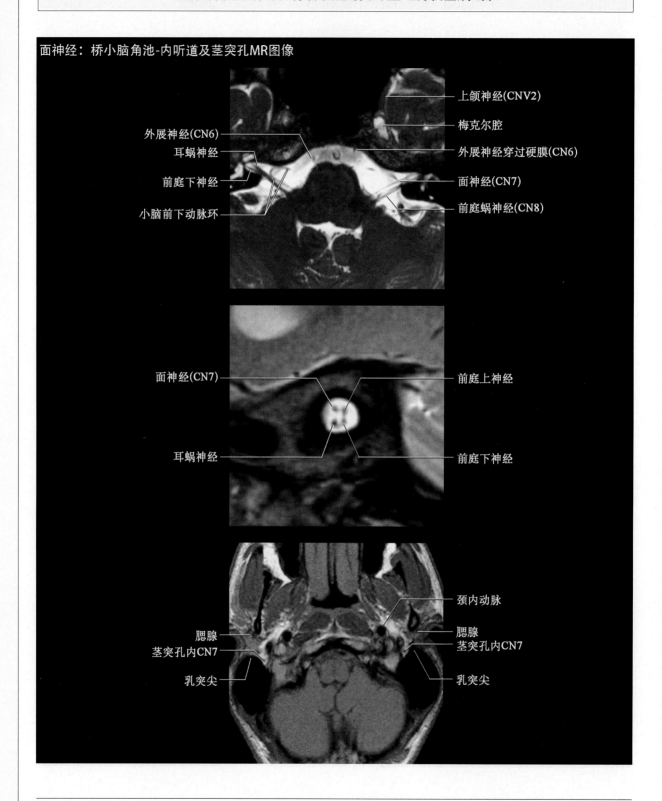

（上）CN7 和 CN8 在脑干延髓交界处发出横向进入桥小脑角池。在桥小脑角池 CN7 在 CN8 前面。注意展神经接头硬脑膜在左侧进入颞骨外展神经管,这一条硬膜的通道经过基底静脉丛通向海绵窦。（中）短轴斜高分辨 MR 图像在内听道可以清楚地显示 4 根神经,面神经在前上方,注意耳蜗神经经常比面神经稍大,如果面神经比耳蜗神经大,应该考虑贝尔麻痹及神经肿瘤。（下）轴位 T1MR 图像在茎突孔呈 V 型,存在低信号的面神经,周围有高信号脂肪包绕,如果存在腮腺恶性肿瘤,这个区域脂肪会被侵犯消失

CN5-CN7神经肿瘤桥

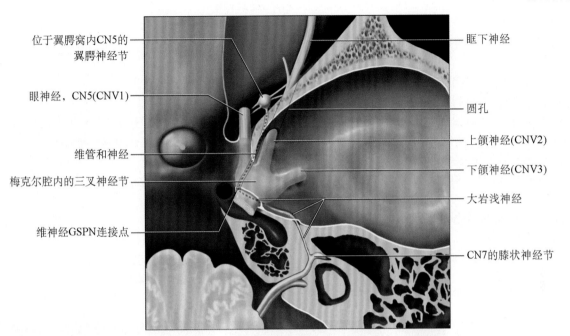

位于翼腭窝内CN5的翼腭神经节

眼神经，CN5(CNV1)

维管和神经

梅克尔腔内的三叉神经节

维神经GSPN连接点

眶下神经

圆孔

上颌神经(CNV2)

下颌神经(CNV3)

大岩浅神经

CN7的膝状神经节

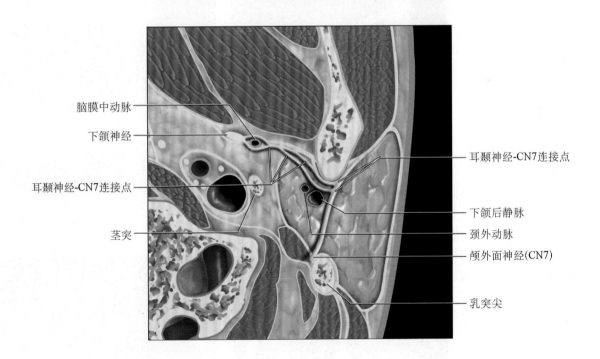

脑膜中动脉

下颌神经

耳颞神经-CN7连接点

茎突

耳颞神经-CN7连接点

下颌后静脉

颈外动脉

颅外面神经(CN7)

乳突尖

（上）涉及 CN5 或 CN7 的恶性肿瘤可能会跨越由 Vidian 神经-大岩浅神经(GSPN)组成的"桥"，它跨越翼腭窝与膝状神经节之间的距离。蝶骨内圆孔内下方可见 Vidian 神经。它与裂孔前的远侧 GSPN 相连，位于梅克尔腔下方。（下）累及咀嚼肌间隙的 CNV 3 或腮腺间隙的 CN7 的恶性肿瘤均可沿任一方向通过跨耳颞神经"桥"。注意，耳颞神经是 CNV 3 的感觉支，在脑膜中动脉周围分裂，然后在腮腺内再次分裂，最终与面神经吻合。耳颞神经周围神经肿瘤患者同时伴有三叉神经和面神经病

周围神经肿瘤:神经外肿瘤扩散

概　要

术语
- 神经周围肿瘤(PNT)
- 大神经鞘恶性肿瘤的延伸

影像
- 最常见于 CN5 分支和 CN7
- MR 比 CECT 对 PNT 更敏感
- CECT:可能非常精细
  - 神经增粗±轻度强化
  - 孔道或导管平滑地增宽
  - 肌肉失神经萎缩(典型的 CNV3 PNT 咀嚼肌萎缩)
- MR:神经增粗和增强,脂肪垫中正常脂肪信号沿神经走行消失
  - T1WI 是诊断的中流砥柱,对颅内 PNT 有必要对比作用

主要鉴别诊断
- 神经鞘瘤
- 神经纤维瘤
- 颅底脑膜瘤
- 侵袭性真菌性鼻窦炎

病理学
- 嗜神经的肿瘤是那些有利于 PNT 扩散的肿瘤
  - 腺样囊性癌,SCCa,黑色素瘤,淋巴瘤
  - 腮腺,腭,鼻咽,皮肤
- 在全手术切除和(或)放射治疗计划中,检测非常重要

诊断目录
- 检测的关键是评估每条神经
- PNT 可以向前部和后部扩散,也可以有皮肤损伤,亦可以在神经间交叉处

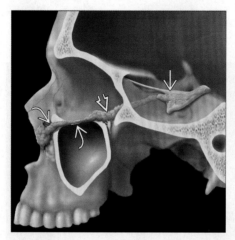 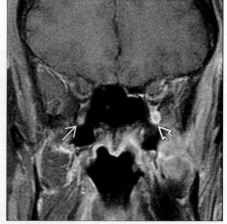

(左)矢状图显示 PNT 从面颊恶性肿瘤的典型表现。肿瘤获得眶下神经➡️逆行至翼腭窝(PPF)➡️,圆孔,进入 Meckel 腔,累及气体神经节➡️。(右)冠状 T1WIC+FSMR 显示左上颌窦➡️内左 CNV 2 明显增大和增强,右侧 CNV 2 为对照➡️

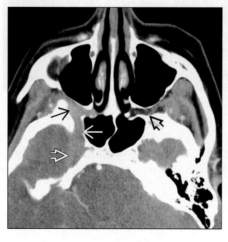 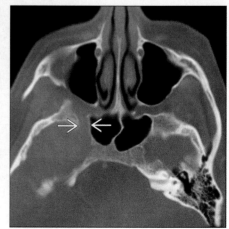

(左)轴向➡️显示右侧 PPF 较正常对侧 PPF 丢失正常脂肪密度。含有脂肪和血管➡️。脂肪组织密度填充右 PPF,右侧圆孔扩大。随着肿瘤的逆行,➡️和右侧海绵窦及 Meckel 腔➡️的隐匿性丰满。(右)同一患者的轴向骨CT 显示右侧圆孔➡️平滑增宽颅外和颅内 PNT 沿 CNV2 扩散

周围神经肿瘤:神经外肿瘤扩散

术　语

缩写
- 神经周围肿瘤扩散(PNT)

定义
- 大神经鞘恶性肿瘤的延伸

影　像

一般表现
- 最佳诊断线索
  - 神经异常增粗和增强
  - 相关神经孔或管的增宽
  - 肌肉失神经萎缩(典型的 CNV3 PNT 咀嚼肌萎缩)
- 位置
  - 颅内和颅外
  - CN5 和 CN7 最常涉及
    - 上颌支(CNV2)＞下颌支(CNV3)≫眼支(CNV1)
- 形态学
  - 受影响神经管状膨大
    - 可能的射线断层区

CT 表现
- CECT
  - 可能在 CT 上非常精细
    - 神经增粗±轻度强化
    - 孔道软组织密度异常
    - 翼腭窝(PPF)、颅底以下或上颌前区脂肪的消退
    - 供体肌肉组织的失神经表现从急性肿胀/增强到慢性期萎缩/脂肪替代不等
    - 凸的,海绵窦强化
- 骨 CT
  - 孔道或导管平滑地增宽

MR 表现
- T1WI
  - 神经周围肿瘤扩大的神经替代高信号脂肪
    - 在孔道及导管内
    - 伴脂肪垫闭塞的 CN 颅外段
      - 卵形孔下(CNV3)或茎乳突孔(CN7)
      - PPF(CNV2)
      - 前体脂肪(CNV2)
      - 眼眶中上部道(CNV1)
  - 慢性失神经肌肉高 T1WI 信号,最明显的是在咀嚼肌间隙(CNV3)
- T2WI
  - Meckel 腔(CN5)肿瘤替代正常高信号的脑脊液
  - 在急性/亚急性肌肉失神经中,为高 T2WI 信号
- T1WI C+ FS
  - 病变神经异常增粗与强化
  - 失神经肌肉通常在急性/亚急性期增强

核医学表现
- PET/CT
  - 神经旁小体积 PNT 肿瘤对检测相对不敏感
    - 很少有病例报告显示 PNT:黑色素瘤、淋巴瘤

成像建议
- 最佳成像方法
  - MR 比 CECT 对 PNT 更敏感
  - 如果只有 CECT 可用,仔细评估孔、脂肪界面、肌肉和海绵窦
- 协议建议
  - T1WI 是诊断的重点
    - T1WI C+FS 对颅外肿瘤有帮助
    - T1WI C+对颅内 PNT 有重要意义
  - 扫描范围必须包括颅内/颅外神经

鉴别诊断

神经鞘瘤
- 管状,梭形,神经后小叶肿块
- 不均匀强化
- 比神经周围肿瘤更大的尺寸

纤维神经瘤
- 管状肿块可伴随颅神经或呈现"丛状"形态
- T2 显示中心"靶"征
- 均匀强化

侵袭性真菌性鼻窦炎
- 面部浸润性疾病;不完全伴随神经
- 免疫功能低下的患者,包括糖尿病患者

颅底脑膜瘤

- 均匀强化的硬脑膜基底肿块±硬脑膜尾征
- 可延伸至神经及(或)颈静脉孔

结节病

- 以硬膜为主的炎症;可能涉及脑神经
- 通常从鼻窦开始,类似 PNT

病　理

一般表现

- 病因学
  - 许多 H&N 癌症有 PNT 倾向:黏膜、皮肤、唾液
  - 神经性肿瘤(肿瘤有强烈的神经周围蔓延倾向)
    - 腺样囊性癌(ACCa):小涎腺或大涎腺
    - 鳞状细胞癌(SCCa):黏膜或皮肤
    - 脱皮性黑色素瘤
    - 非霍奇金淋巴瘤(NHL)
  - 一些应该提示对 PNT 进行特别仔细评估的常见主要神经节包括
    - 腮腺:CN7
    - 腭:CNV2
    - 皮肤:CN5
    - 鼻咽:CN5-12
  - PNT 传播最常见的途径包括
    - CNV2:上颌部→PPF
      - 眶下神经:颊或上颌窦肿瘤
      - 大小腭神经:腭小涎腺恶性肿瘤
    - CNV3:下颌裂→卵孔→Meckel 腔
      - 颏神经:唇或皮肤 SCCa
      - 下牙槽神经:口腔黏膜 SCCa 的直接侵犯
      - 颞神经:CNV 3 分支进入腮腺→前部和 CN7 后交通支界面
      - 下颌主干:任何咀嚼器间隙恶性肿瘤,包括鼻咽癌和肉瘤
    - CNV1:眼裂→海绵窦
      - 罕见;最常见的前额 SCCa,黑色素瘤
    - CN7:面神经
      - 腮腺内分支→颞内 CN7→内听道
      - 岩大浅神经(GSPN):从膝状神经节起,

深接裂孔岩神经→Vidian 神经→PPF
    - 直接通过蝶腭孔→PPF
      - 鼻咽癌,鼻部恶性肿瘤
    - 从 PPF,肿瘤可以到达多个部位
      - 经眶下裂至眶尖
      - 沿 Vidian 管至 CN7 膝状神经节
      - 沿着圆孔到海绵窦,从那沿着任何包含的神经或到 Meckel 腔
- 相关异常
  - GSPN 和 ATN 是 CNV 与 CN7 之间的连接,可作为神经间 PNT 的通道
  - CNV 3 支配咀嚼肌肉;CN7 支配面部表情肌肉
    - 除 CN7 所支配的消化肌前腹外

一般病理和外科特征

- 肿瘤最初沿神经鞘生长,然后侵入神经

微观表现

- 离原发部位远的神经外膜/神经周神经肿瘤沿神经的延伸
- 病理报告可以描述神经周围的侵袭,这与神经周围的大面积扩散不同,这是在影像上寻找的命名神经
- PNT 相关免疫组织化学标记
  - 生长因子受体 p75 的存在
    - 富含脱发性黑色素瘤,可能是 ACCa
  - 神经细胞黏附分子

临床线索

表现

- 最常见的体征(症状)
  - 一般无症状但有影像学表现
  - CNS:疼痛,感觉异常
    - CNV3:咀嚼肌失神经萎缩所致的无力
    - ATN:耳前疼痛与耳痛
  - CN7:面瘫或麻痹
  - 临床上可与良性三叉神经痛及面瘫混淆
    - 在有原发性癌症病史的患者中有很高的怀疑指数

自然病史与预后

- PNT 通常是预后不良的体征,表明局部复发的发生率增加

周围神经肿瘤:神经外肿瘤扩散

治疗

- 检测 PNT 是准确预测和治疗计划的关键
  - PNT 的存在可能会妨碍初次手术治疗
  - 伴有 PNT,整个病变段的神经必须放射治疗
    - 强调放射治疗(IMRT)要求高度准确地显示所有肿瘤边缘,包括 PNT

诊断目录

考虑

- 对 H&N 癌 PNT 传播的评估
  - 很精细,如果不仔细看,很难发现
- 即使没有原发性肿瘤病史,也要小心诊断"三叉神经痛"
  - PNT 可能是 ACCa 等神经源性肿瘤的首发表现

图像诊断重点

- 深面 PNT 在 T1 MR 预扫上显示最佳
- 失神经肌显露受影响的神经
- 如果用 CECT 成像,要注意正常脂肪平面,仔细评估不对称

报告提示

- 检测 PNT 的关键是评估每条神经分支
  - 需要对正常的神经解剖有很好的了解
  - 对运动/感觉支配的了解将使临床信息得到最有效的利用
- 记住肿瘤扩散的关键点
  - PNT 既可以顺行,也可以逆行
  - 当心跳跃性病变的可能
  - 神经相互连接(如 CN5 和 CN7)

参考文献

[1] Gandhi MR et al:Detecting and defining the anatomic extent of large nerve perineural spread of malignancy:comparing "targeted" MRI with the histologic findings following surgery. Head Neck. 33(4): 469-75,2011

[2] Grimm AR et al:Perineural spread to the cavernous sinus from cutaneous SCCa. Laryngoscope. 120 Suppl 4:S150,2010

[3] Ong CK et al:Imaging of perineural spread in head and neck tumours. Cancer Imaging. 10 Spec no A: S92-8,2010

[4] Maroldi R et al:Perineural tumor spread. Neuroimaging Clin N Am. 18(2):413-29,xi,2008

[5] Yousem DM et al:Resectability issues with head and neck cancer. AJNR Am J Neuroradiol. 27(10):2024-36,2006

（左）冠状图显示神经周围肿瘤由咀嚼器间隙延伸至下颌骨及下端。肺泡神经➡肿瘤沿神经延伸➡，经卵孔至 Meckel 腔➡。（右）冠状位 T1WI C＋FSMR 显示下颌神经明显增大和增强，➡经右侧咀嚼肌间隙进入卵圆孔，➡注意对侧下颌神经的正常表现，➡在卵圆孔处有正常的线状强化，来自穿过孔的静脉

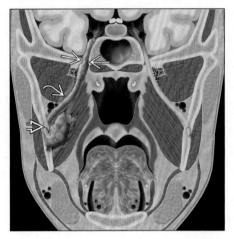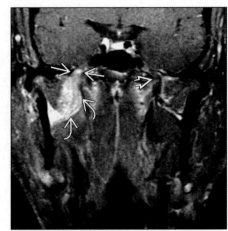

（左）矢状图显示腮腺恶性肿瘤➡包绕 CN7 分支。PNT 传播沿腮腺内 CN7 ➡，经针状乳突孔进入乳突段➡，任何腮腺肿瘤均可沿 CN7 传播，虽然腺样囊性癌是神经嗜性最常见的肿瘤。（右）T1MR 矢状位面瘫表现为腮腺小肿块➡。紧靠茎乳突孔下➡，PNT 沿 CN7➡乳突段明显延伸、增大

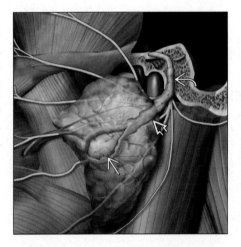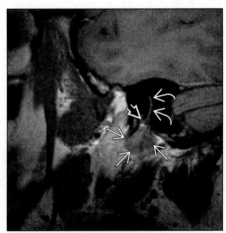

（左）轴位 T2WI MR 显示右侧咀嚼肌明显萎缩➡。肌肉由 CNV 3 支配；失神经发现直接注意到大量扩大的神经➡。正常左 CNV3 显示为➡。（右）轴位 T2WI 在同一例患者中显示为原发性 ACCa。在右侧腮腺➡，PNT 沿 CN7 在腮腺内经耳颞支➡扩散至 CNV 3；CNV 和 CN7 也通过 GSPN 连接

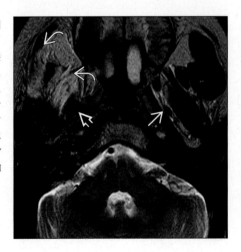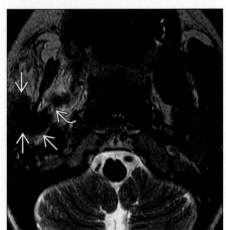

鳞状细胞癌性淋巴结:淋巴结解剖

术　语

同义词

- 颈内链(IJC):颈深链
- 脊柱副链(SAC):后三角链

影像解剖学

概述

- 颈部约有 300 个淋巴结
  - 约占体内淋巴结的 40%
- 亨利·鲁维埃于 1938 年描述
- 随后,根据临床和外科对肿瘤行为的观察进行分组
  - 进一步修改系统以允许横断面成像
  - 7 组(Ⅰ~Ⅶ)和其他命名分组
  - 更可复制的分期系统

内部内容

- 基于成像的淋巴结分组
  - Ⅰ组:颏下和下颌下淋巴结
    - ⅠA组:颏下淋巴结:二腹肌前腹间
    - ⅠB组:下颌下淋巴结:在下颌下腺间隙,下颌下腺周围
  - Ⅱ组:从二腹肌后腹至舌骨的上 IJC 节
    - ⅡA组:颈内静脉前、中、侧或后方的Ⅱ组淋巴结;如在 IJV 的后面,必须是接触 IJV 的
    - ⅡA组包括颈静脉淋巴结
    - ⅡB组:IJV 后的二组淋巴结,在淋巴结和 IJV 之间可见脂肪平面
  - Ⅲ组:从舌骨到环状软骨下缘的 IJC 中间淋巴结
  - Ⅳ组:从环状下缘至锁骨的下 IJC 淋巴结
  - Ⅴ组:颈后间隙淋巴结(SAC)
    - SAC 淋巴结位于胸锁乳突肌后缘后方
    - ⅤA组:从颅底到环状软骨底部的 SAC 上部淋巴结
    - ⅤB组:从环状软骨到锁骨的 SAC 下部淋巴结
  - Ⅵ组:从舌骨至胸骨柄上方内脏间隙淋巴结。
    - 包括喉前、气管前和气管旁亚组
    - Ⅵ组包括 Delphian 淋巴结
  - Ⅶ组:上纵隔淋巴结,在胸骨柄上缘至无名静脉,双侧颈动脉间
- 在分组系统中未包括的其他淋巴结
  - 腮腺淋巴结:腺内或腺外
    - 腮腺内和腮腺外的淋巴结均在围绕腮腺间隙的筋膜内
    - 包括耳前淋巴结
    - 引流至上 IJC 淋巴结(Ⅱ组)
    - 与此相关的最常见肿瘤是皮肤 SCCa、黑色素瘤和腮腺恶性肿瘤
  - 咽后(RPS)淋巴结:2 个亚组
    - 内侧 RPS 淋巴结:在颈部舌骨上(SHN)中线旁 RPS
    - 侧方 RPS 淋巴结:在 SHN RPS 侧方,椎前肌肉的外侧,颈动脉内侧
    - 引流方式:从后咽部接受引流;排入高位 IJC
    - 重要的是,在 SCCa 背景下成像时,通常是临床无症状的
  - 面部淋巴结:多组
    - 下颌淋巴结:沿下颌外表面
    - 颊肌淋巴结:在颊间隙
    - 眶下淋巴结:在鼻唇沟
    - 颧骨淋巴结:位于颧骨隆起上
    - 颧骨后淋巴结:深至颧弓
  - 枕下淋巴结
    - 枕肌和斜方肌颅侧的表面
    - 涉及这一组的最常见的肿瘤是头皮肿瘤
  - 锁骨上淋巴结
    - 不是定义的淋巴结组;合并了Ⅳ组和ⅤB组
    - 成像系统:确定在任何成像断层上是否存在锁骨
    - 临床定义:以锁骨、胸骨和锁骨外侧端 3 点确定何氏三角及颈肩交界处
    - 锁骨上淋巴结对鼻咽癌患者 N3b 状态的判断(NPC)
    - Virchow 淋巴结位于锁骨上组
- 其他特别命名的淋巴结
  - 颈腹肌淋巴结:最高的 IJC 淋巴结;位于下颌角
    - 有时被称为"哨兵"淋巴结
  - Delphian 淋巴结:喉前中线淋巴结;Ⅵ组

鳞状细胞癌性淋巴结:淋巴结解剖

- 最常见的甲状腺原发部位
  - Virchow 淋巴结:最低的 IJC 淋巴结,在锁骨上窝
    - 当这只有此组淋巴结时,最常见的是胸部或腹部病变
    - 也可能是甲状腺癌

解剖学影像问题

成像方法

- SCCa 淋巴结分期:CECT 或 T1 C+ MR
  - 扫描范围:颅底至锁骨
- PET/CT 在 H&N SCCa 淋巴结中的诊断检查
  - 小活性恶性结节的鉴别与治疗计划
- 分化型甲状腺癌(DTCa)MR 首选

- 扫描范围:颅底至隆突
- DTCa 引流优先进入上纵隔
- 超声在甲状腺癌可疑结节活检中的应用及评估

临床意义

临床表现

- IJC 是上呼吸道和颈部淋巴管的最后一个共同通路
  - 当 IJC 排入锁骨下静脉、IJV 或胸导管时,SCCa 不能直接流到纵隔
- 恶性 SCCa 淋巴结的分期与长期 50% 的生存率降低相关
  - 如果出现结外扩散,则 50% 的生存率进一步降低

鳞状细胞癌性淋巴结：淋巴结解剖

示意图

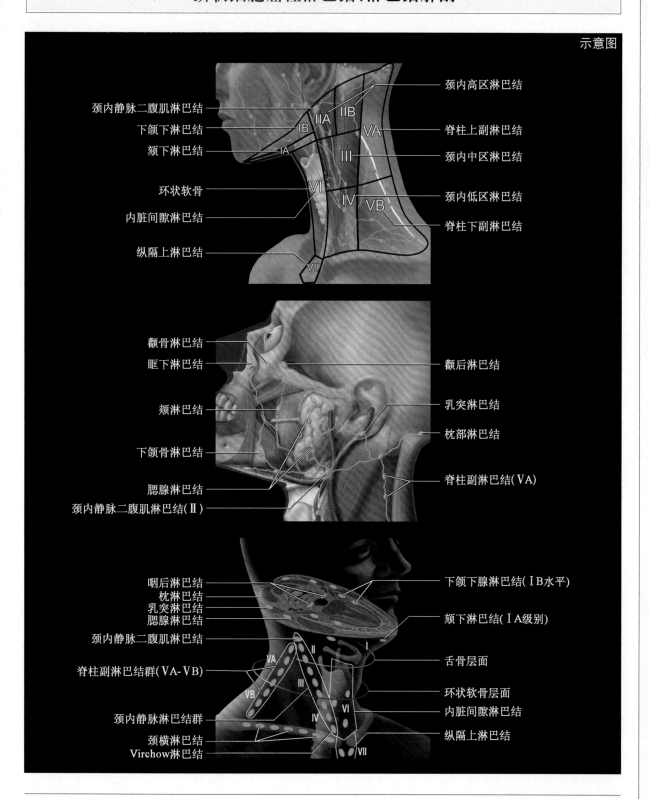

颈内静脉二腹肌淋巴结
下颌下淋巴结
颏下淋巴结
环状软骨
内脏间隙淋巴结
纵隔上淋巴结

颈内高区淋巴结
脊柱上副淋巴结
颈内中区淋巴结
颈内低区淋巴结
脊柱下副淋巴结

颧骨淋巴结
眶下淋巴结
颊淋巴结
下颌骨淋巴结
腮腺淋巴结
颈内静脉二腹肌淋巴结（Ⅱ）

颧后淋巴结
乳突淋巴结
枕部淋巴结
脊柱副淋巴结（ⅤA）

咽后淋巴结
枕淋巴结
乳突淋巴结
腮腺淋巴结
颈内静脉二腹肌淋巴结
脊柱副淋巴结群（ⅤA-ⅤB）
颈内静脉淋巴结群
颈横淋巴结
Virchow淋巴结

下颌下腺淋巴结（ⅠB水平）
颏下淋巴结（ⅠA级别）
舌骨层面
环状软骨层面
内脏间隙淋巴结
纵隔上淋巴结

（上）颈侧斜位图显示颈部主要淋巴结群的解剖位置。对颈内淋巴结链分为高、中、低区的划分，是由舌骨和环状软骨决定的。同样，脊髓副节点链分为高、低区由环状软骨水平。（中）侧位显示面部淋巴结和腮腺淋巴结。这些节点中没有一个有水平编号，而是必须由它们的解剖位置来描述。（下）侧斜平面颈显示舌骨上颈的轴向切片。在咽部咽后淋巴结在临床上通常是隐匿的。舌骨（蓝弧）和环状软骨（橙色圈）面突出，它们用于细分颈内和脊柱副淋巴结群的水平。几乎所有的头颈部肿瘤的区域淋巴结分期都是相同的，主要取决于大小、双侧性和受累淋巴结的数量。大多数口咽和口腔肿瘤的分期是由这种头颈部淋巴结分类决定的。然而，鼻咽肿瘤有一个独特的 N 分类方案

鳞状细胞癌性淋巴结：淋巴结解剖

超声

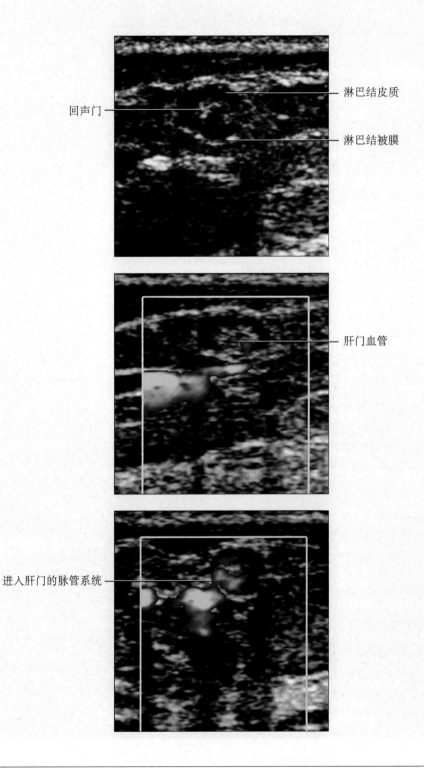

淋巴结皮质

回声门

淋巴结被膜

肝门血管

进入肝门的脉管系统

（上）灰阶超声图像显示淋巴结的正常声像图特征，通常呈椭圆形，边界不清晰，回声明显。具有回声门消失和边界锐化的圆形大结节是病理结节的典型表现。然而，这些发现不应单独用作唯一的诊断标准。软组织水肿或淋巴结覆盖的辅助表现也可与感染、恶性肿瘤或放射改变有关。（中）彩色多普勒超声图像显示淋巴结门的彩色多普勒信号。肝门血管是一种正常的超声检查。（下）彩色多普勒超声图像显示结节中央门的线性彩色多普勒信号，代表进入肝门的结节动脉和静脉

鳞状细胞癌性淋巴结:淋巴结解剖

轴向CECT

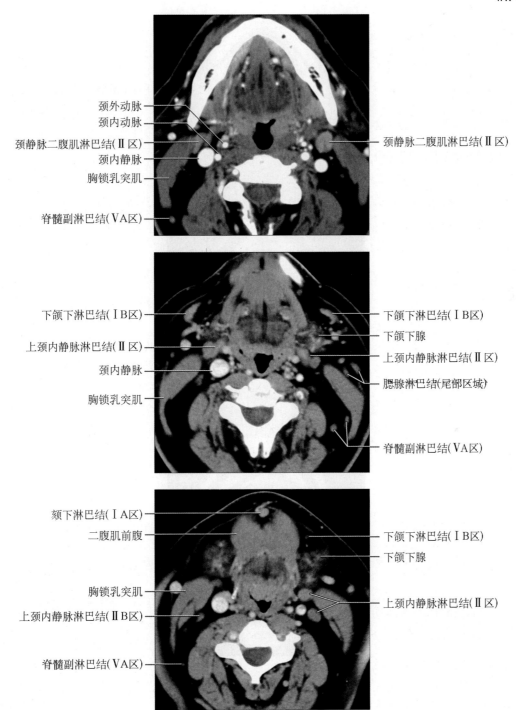

（上）首先提出了从上至下的舌骨上颈 3 轴向 CECT 图像显示颈内静脉淋巴结（Ⅱ组）和脊髓副链（Ⅴ组）。是最高的颈静脉二腹肌淋巴结或"颈内静脉链哨兵"淋巴结。（中）在这一图像中，颈内静脉和脊髓附属淋巴结和下颌下淋巴结（ⅠB组）前外侧与下颌下腺相连，在下颌下间隙。注意颈内静脉淋巴结紧邻颈动脉间隙，而脊柱附属节位于颈后间隙。（下）在图像上方的舌骨，下颏（ⅠA组）淋巴结的二腹肌前腹之间。也要注意下颌下（ⅠB组），高颈静脉（ⅡA及ⅡB组），脊柱附件（ⅤA组）淋巴结

鳞状细胞癌性淋巴结:淋巴结解剖

轴向T1和T2MR

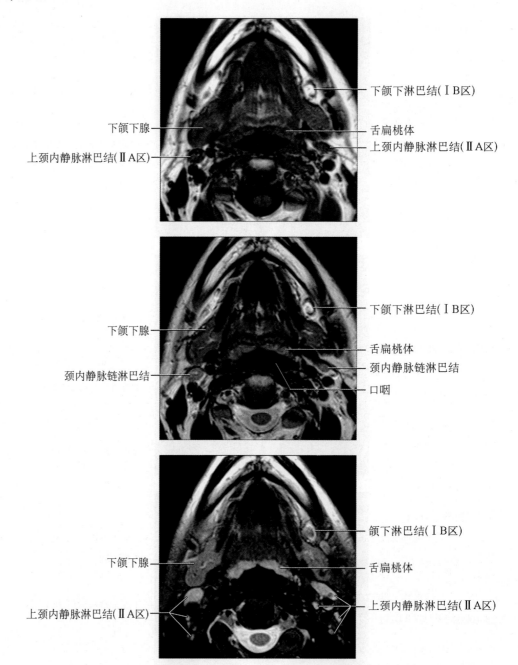

(上)经低口咽轴位 T1 MR 图像显示特征性低 T1 淋巴结信号。突出下颌下结(ⅠB组)与脂肪门在左侧可见。ⅡA 组颈内淋巴结被观察到,双侧。(中)下口咽平面 T2 轴位 MR 图像显示双侧颈内高淋巴结中等信号强度。(下)脂肪饱和的轴位 T2 MR 图像增加了淋巴结的清晰度。在这张饱和脂肪的 T2 图像上,颈动脉间隙周围较小的内颈静脉淋巴结很容易被识别出来。STIR 序列创造了相同水平的淋巴结显著性。脂肪饱和 T2 序列也使舌扁桃体组织更加明显

鳞状细胞癌性淋巴结:淋巴结解剖

咽后结

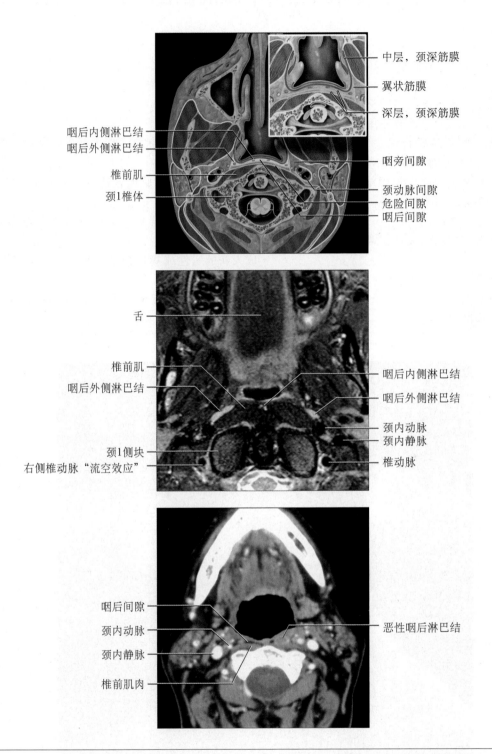

中层，颈深筋膜
翼状筋膜
深层，颈深筋膜

咽后内侧淋巴结
咽后外侧淋巴结
椎前肌
颈1椎体

咽旁间隙
颈动脉间隙
危险间隙
咽后间隙

舌

椎前肌
咽后外侧淋巴结

咽后内侧淋巴结
咽后外侧淋巴结
颈内动脉
颈内静脉

颈1侧块
右侧椎动脉"流空效应"

椎动脉

咽后间隙
颈内动脉
颈内静脉

椎前肌肉

恶性咽后淋巴结

(上)颅底轴向图显示咽后内侧和外侧淋巴结的典型位置。咽后内侧淋巴结位于舌骨上颈部咽旁正中间隙。咽后外侧淋巴结外侧至椎前肌,内侧至颈内动脉。咽后淋巴结从未被 AJCC 指定过 1 个淋巴结组。(中)轴向 T2 MR 图像脂肪饱和显示咽后内侧和外侧淋巴结的位置。请注意外侧组位于椎前肌的前外侧表面,仅位于颈动脉间隙内侧。(下)在下口咽平面的轴向 CECT 显示,在后壁下咽鳞状细胞癌患者中有一个小的、内侧的咽后淋巴结(未显示)。中央低密度允许诊断恶性结节,尽管体积小。咽后淋巴结通常是亚临床的。它们的识别有时会对治疗方案产生深远的影响

(郭 帅 译 刘 琪 校)

鳞状细胞癌性淋巴结:结节性鳞状细胞癌

概　要

术语
- 原发性 H&N SCCa 向淋巴结转移的研究

成像
- 形态学改变是发现淋巴结转移的关键
- "恶性结节标准"最佳组合使用
  - 1:淋巴结增大,通常长轴大于 10mm
  - 2:圆形,而不是椭圆形
  - 3:群集淋巴结:≥3 个淋巴结 8~9 mm
  - 4:局灶性淋巴结缺损/坏死
  - 5:囊外传播(ECS)
- 超声显示肝门回声消失及正常的肝门血流与周围血管

主要鉴别诊断
- 反应性淋巴结
- 第二鳃裂囊肿

- 化脓性淋巴结
- 分化型甲状腺癌结节
- 非霍奇金淋巴瘤结节
- 全身淋巴结转移

解剖学
- H&N SCCa 淋巴扩散一般遵循预期模式

临床线索
- 转移性 SCCa 正常临床表现为颈部肿块的患者 = "不明原发病"
- 淋巴结转移是影响 H&N SCCa 预后的重要因素

诊断目录
- 成人新的实性或囊性颈部肿块是恶性的,除非另有证明
- 发现和治疗转移性腺病是 SCCa 患者生存的关键

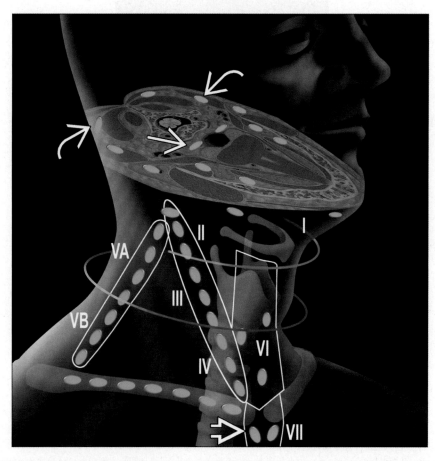

颈侧斜位图显示广泛的淋巴结网,SCCa 可向其转移。上,舌骨上颈部的轴向切片显示咽后淋巴结在咽后➡,并显示多个浅表淋巴结群➡。舌骨(蓝色弧形)和环状软骨(橙色圆)平面细分为颈内和脊柱副节组水平。Ⅱ组是 SCCa 淋巴结转移最常见的部位,而Ⅵ组和Ⅶ组是最常见的转移部位。在第Ⅶ组的 SCCa 转移被认为是区域性转移➡,而纵隔较低的淋巴结则被认为是 M1 病

鳞状细胞癌性淋巴结:结节性鳞状细胞癌

术 语

缩写
- 结节性鳞状细胞癌(SCCa)

成 像

一般表现
- 最佳诊断线索
  - 圆形、增大和(或)不均质结节在预期的 H&N SCCa 淋巴引流组
  - 成人新颈部肿块,包括囊性肿块
- 部位
  - ⅡA 组(颈腹肌)最常涉及
- 大小
  - 使用了几种不同的恶性大小标准,但大小只是一个参数和指南
    - 最常见的是:Ⅰ 或 ⅡA 组≥15 mm,≥8mm 咽后,≥10mm 其余的
    - 最常用于直径的长轴
  - ＞3cm 的结节通常是融合的淋巴结肿块
- 形态学
  - 形态学改变是发现淋巴结转移的关键
  - "恶性结节标准"最佳组合标准
    - 1:淋巴结增大,几个不同的限制
      - Ⅰ或ⅡA 组≥15 mm;ⅠB-Ⅵ组≥10 mm;咽后≥8mm
      - 长轴最常用于直径
      - 按大小标准划分的总体错误率 10%～20%
    - 2:圆形,而不是椭圆形
      - 长轴轴比＜2
    - 3:群集淋巴结:≥3 个 8～9 mm 淋巴结
      - ⅡA:9～10mm
    - 4:局灶性淋巴结缺损/坏死
      - 导致不均匀的淋巴结纹理
      - 可能导致弥漫性囊性改变
      - 与脂肪门鉴别
    - 5:囊外传播(ECS)
      - 淋巴结边缘模糊,脂肪组织浸润
      - 恶性肿瘤最敏感、最特异的特征

CT 表现
- CECT

  - 5 种恶性结节标准的可变成像表现
  - 结节强化变量:结节强化可能是炎症或肿瘤
- CT 灌注:主要是治疗反应的研究
  - 高血容量及毛细血管通透性

MR 表现
- DWI
  - 良性淋巴结 ADC 值最高,SCCa 最低,淋巴瘤中度
    - ＜0.9cm 的淋巴结很难发现
- MR 灌注:动态增强(DCE)
  - 转移常数增加,治疗反应者早期减少
- 超顺磁性氧化铁(SPIO)强化
  - 正常淋巴结中的累积→T2 * 上明显低信号的淋巴结
  - 异常淋巴结的高敏感性和特异性

超声表现
- 灰度超声
  - 肝门回声损失的圆形淋巴结
- 能量多普勒
  - 正常肝门血流丧失,周围血管增多

核医学表现
- PET
  - SCCa 是依赖性的 FDG
    - 检测阳性淋巴结的准确率为 75%
    - 随着淋巴结大小的增加,精确度提高
    - 囊状结节可能出现假阴性
    - 适用于结节 SCCa 和未知的结节
    - 治疗后评价的阴性预测值高

成像建议
- 最佳成像方法
  - 无论是 CECT 还是 MR
    - 同期原发性肿瘤及淋巴结
    - CT 对淋巴结检测的表现略优于 MR
    - MR 更好地检测咽后淋巴结
  - US 有助于可疑淋巴结的评估和细针抽吸(FNA)的引导

鉴别诊断

反应性淋巴结
- 可能与转移瘤没有区别

鳞状细胞癌性淋巴结:结节性鳞状细胞癌

- 倾向于保留结节状卵圆形轮廓,而不是圆形
- 经常扩散到颈部
- 典型的不高的 FDG 亲和力;可能是适度的

第二鳃裂囊肿

- 复发性下颌骨肿块的年轻患者
- 颌下腺后部薄壁囊性肿块
- 可准确模拟囊性Ⅱ组淋巴结转移
- 当炎症出现时,可能存在摄取 FDG 的现象
- 排除的诊断

化脓性淋巴结

- 聚集性囊性或坏死性结节,周围有炎症改变
- 临床上常见的:发热的患者

分化型甲状腺癌结节

- 比 SCCa 更可能是不均质的
- 可能有钙化,囊变,高 CT 密度
- MR 可能有高 T1 和高 T2 信号
- FDG 摄取是随着肿瘤细胞的分化而发生的
- 最常见的水平为Ⅵ、Ⅲ、Ⅳ和上纵隔

非霍奇金淋巴瘤结节

- 多发性双侧非坏死结节肿块
- Waldeyer 环受累或侵袭性坏死结节 NHL 相似于 SCCa
- 单纯后三角定位有利于 NHL 或头皮转移

系统性淋巴结转移

- 可能转移到锁骨上淋巴结
  - 胸部、乳房或腹部原发性肿瘤
  - "Virchow 结节"或左侧的 Troisier 征象

病 理 学

一般表现

- 病因
  - 原发性鳞状细胞癌淋巴结转移一般遵循霍奇金淋巴瘤预期的模式
  - 跳过转移:淋巴结"错过"一个组别
    - 前舌 SCCa 显示良好

分期、分级和分类

- 分级系统也是有用的,因为 SCCa 站点预期有分级模式
  - 鼻咽:咽后(RPN)>Ⅱ级,ⅤA 级
  - 口咽:ⅡA 级>ⅡB 级,Ⅲ级;如果后壁也考虑 RPN
  - 口腔:ⅠA 和 B 级>Ⅱ级,Ⅲ级
  - 下咽:Ⅱ级,Ⅲ级>Ⅳ级;如果后壁也考虑 RPN
  - 喉:Ⅱ、Ⅲ级>Ⅳ级
- 当大多数 H&N SCCa 分期时颈淋巴结被分类
  - 鼻咽癌有自己的淋巴结分期
  - 甲状腺癌有其自身的结节分期

一般病理和外科特征

- 大的圆形苍白结节;经常是多个的
- 囊外扩散为"裸露的肿瘤",见于结周脂肪,附着于血管或侵入肌肉

微观特征

- 第一次转移位于包膜下窦房结,然后扩散至整个结节
- 鳞状分化伴角化形态

临床线索

症状

- 最常见的体征(症状)
  - 无痛硬颈肿块,可固定于邻近组织(特别是大型组织)
  - 患者可伴有颈部转移瘤
    - 如果在检查中没有主 SCCa 病灶,则指定为"未知原发"
  - 转移性淋巴结的临床检测准确率为 75%,灵敏度为 65%
  - 转移瘤的影像检测准确率为 80%~85%

人口统计学资料

- 流行病学
  - 淋巴结的存在不同于原发肿瘤部位
    - 最常见的是 NPC(85%)
    - 最少见的是声门性喉 SCCa(<10%)

自然病史与预后

- 淋巴结转移是影响 H&N SCCa 预后的重要因素
  - 单同侧结节=N1=第三阶段
  - 多个或双侧结节=N2=ⅣA 分期
- 单侧淋巴结预后降低 50%,双侧结节预后降低 75%

鳞状细胞癌性淋巴结：结节性鳞状细胞癌

头颈部 AJCC 节段分期(2010)

区域淋巴结(N)，多数头颈部 SCCa	鼻咽癌区域淋巴结(N)
NX：无法评估结节	NX：无法评估结节
N0：无局部淋巴结转移	N0：无局部淋巴结转移
N1：同侧单个结节≤3cm	N1：单侧淋巴结转移≤6cm 或任何咽后淋巴结
N2a：同侧单个结节>3cm，≤6cm	N2：双侧淋巴结转移≤6cm
N2b：多个同侧结节，每个≤6cm	N3a：任何淋巴结转移>6cm
N2c：双侧或对侧结节，每个≤6cm	N3b：锁骨上窝淋巴结转移
N3：淋巴结转移>6cm	

囊外扩张(ECS)表示 E 或 E-，改编自第 7 版 AJCC 分期表

- 囊外扩张使预后进一步降低 50%，复发风险增加 10%
  - 颈动脉闭塞 100% 死亡率

治疗

- 术后放疗、原始放疗或放化疗

诊断目录

考虑

- 除非被证明，新的颈部肿块是恶性的
  - 可能是实性或囊性结节；最常见的是ⅡA组水平
  - 如果有钙化或多结节不均匀，请考虑甲状腺癌
  - 如果锁骨上（"Virchow 结"）或低颈，考虑全身或甲状腺原发性
  - 如果后三角结节，考虑 NHL 和头皮转移原发

报告提示

- 转移性淋巴结病的检测和治疗是 SCCa 患者生存率的关键
  - 仔细查看预期的结节及下面的结节
  - 评估对侧颈部（向 N2c 的上升阶段）
  - 如果"可疑"结节，考虑 US±FNA
  - 考虑跳过转移，特别是当原发部位是前舌时
  - 咽后淋巴结临床未检出

参考文献

[1] Som PM et al:Imaging-based nodal classification for evaluation of neck metastatic adenopathy. AJR Am J Roentgenol. 174(3):837-44,2000

鳞状细胞癌性淋巴结:结节性鳞状细胞癌

（左）颈颏下淋巴结图形显示（ⅠA）和下颌下（ⅠB）淋巴结。供应链管理从脊椎副链（ⅤA，ⅤB）分离出颈静脉链（Ⅱ，Ⅲ，Ⅳ）。前中线的淋巴结为Ⅵ组。（右）矢状位 T1WI MR 显示 3 实性增大的转移性淋巴结，原发扁桃体鳞状细胞癌。最大的是下颌角下的Ⅱ组➡。注意较小的相邻ⅡB➡和邻近的下级Ⅲ组淋巴结➡。超过一侧淋巴结阶段，这是 N2b

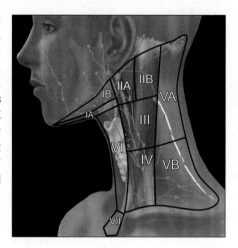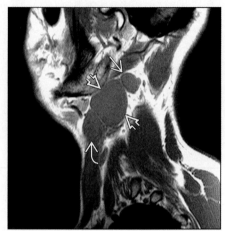

（左）1 例 64 岁的老年女性左口腔舌癌患者的横轴 T2WI FSMR 显示明显肿大。不均匀、高信号的左ⅠB 组节➡，是舌 SCCa 的预期引流部位。对侧右侧ⅡA 组➡呈圆形和不均匀性增强，非常可疑受侵。（右）冠状位 T1WI、C、FS、MR 显示左侧ⅠB➡结节有囊性坏死改变。切除时，两个淋巴结均为阳性，T3N2c

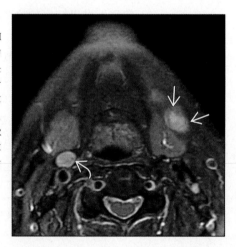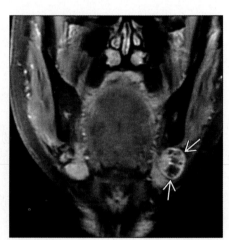

（左）一例新肿块的 49 岁男性的轴位 CECT 显示单侧、圆形和不均匀性的ⅡA 结节➡，细针抽吸显示 SCCa。初次内镜检查阴性，但直接活检左舌骨扁桃体沟➡显示 SCCa。（右）69 岁患者轴位 CT 示后三角囊性病变➡，ⅡB 或ⅤA 组。病灶被吸出并显示为 SCCa。这个位置没有ⅡA 提示皮肤 SCCa，而不是咽部作为来源

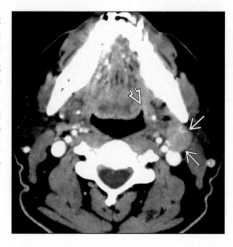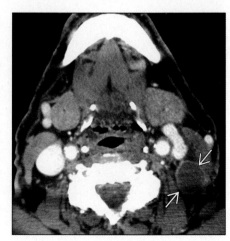

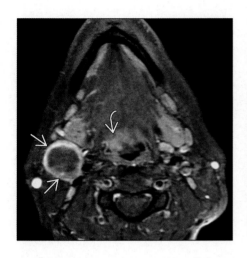

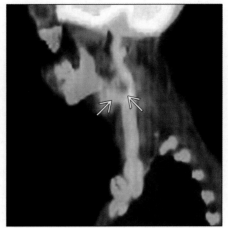

（左）一例 41 岁女性吸烟者颈部肿大的轴向 T1WIC FSMR 显示右乳头囊性肿块➡。2 级周边强化边缘。FNA 显示 SC-Ca 细胞。右舌不对称➡，这一点在 MR 很明显。（右）矢状位融合 PET/CT 图像显示 FDG 在 RIM 和 SUV 的摄取➡。计量 2.4 囊性结节的摄取可能不明显。新的颈部肿块应该被认为是肿瘤，直到其他证明。这被证明是舌根的基础

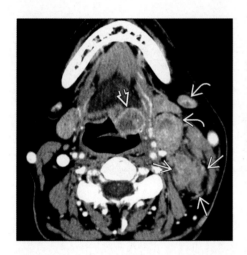

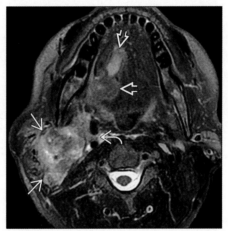

（左）以颈部肿块为表现的 54 岁男性轴位 CECT 显示多个病变性左结节➡，继发于舌原发 SCCa➡的边界清晰，左侧ⅡB ➡结节轮廓不清，提示囊外扩张（ECS）。（右）侧舌 SCCa➡ 49 岁患者的 T2W1FSMR 显示Ⅱ➡、Ⅲ组结节肿块，边缘有软组织浸润，提示 ECS 累及颈动脉鞘➡

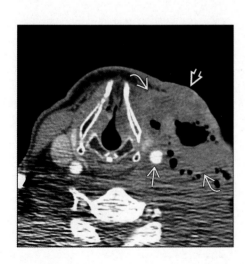

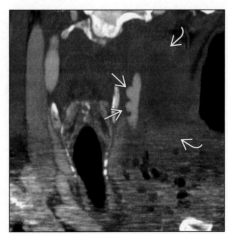

（左）轴位 CECT 显示左颈总动脉➡周围有广泛的结外肿瘤➡。延伸至上覆皮肤增厚➡，坏死性肿瘤内左颈部气囊均来自皮肤。颈静脉闭塞。（右）同一患者冠状 CTA 重建，广泛的结外肿瘤➡表现为多发外露➡，显示颈动脉壁明显减弱，并有迫在眉睫的动脉破裂。需要行颈动脉血管内闭塞术

(左)右舌前外侧原发性 SCCa 的 83 岁女性的轴向 CECT 表现为双侧 2 级腺病➡,仅轻度增大,外形呈圆形,密度不均匀。双侧腺病指 N2c 病,ⅣA 期。(右)同一例患者的轴位 CECT 显示不均匀转移的Ⅳ组淋巴结➡。胸锁乳突下➡,经 PET 和切除证实。Ⅲ级没有明显的淋巴结。这就是所谓的"跳跃转移"

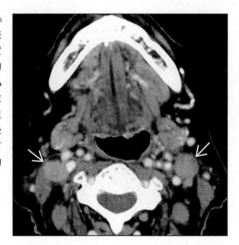
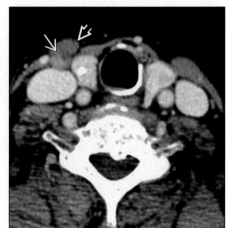

(左)轴向 CECT 显示咽后壁在咽部水平产生的外生不均匀性 SCCa➡。舌骨,两侧Ⅱ组淋巴结无明显扩大。(右)轴位 CECT 在同一例患者中显示更佳。表现为颈内动脉内侧至左颈内动脉➡不均匀强化结节增大➡,表现为咽后淋巴结转移。对所有咽后壁肿瘤进行仔细检查尤为重要。咽后淋巴结,无法触及

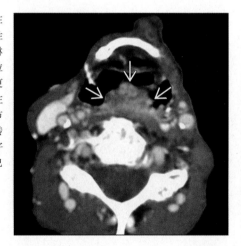
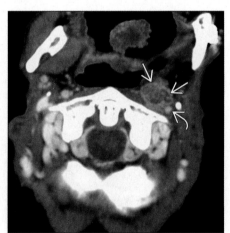

(左)患者的轴向 CECT 显示Ⅲ组无坏死的大圆形结节➡。证实为转移性 SCCa➡,仅在 FDG-PET 检查中表现为轻微的后环状 SCCa➡。(右)轴向 CECT 扫描显示低颈前中线呈圆形、低密度和边缘强化的肿块➡,位于 Delphian 或喉前结节的位置,SCCa 不常在这里传播。这种转移的明确边缘提示囊外扩散

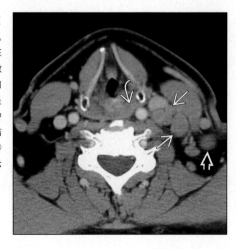
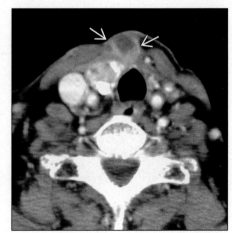

鳞状细胞癌性淋巴结：SCCa，未知的原发部位

概　要

术语
- SCCa 在临床隐匿性原发颈淋巴结中的应用
- 不明原发癌（CUP）

成像
- CECT 或 MR 为第一位的影像检查方法
  - 如果影像为阴性，PET/CT 可能会有帮助
- 如果发现原发部位，最常见的是扁桃体、舌根、鼻咽或梨状窦尖
  - 囊性淋巴结→考虑口咽
- 原发肿瘤可从淋巴结部位预测
  - 腮腺淋巴结来自耳周/面部皮肤 SCCa
  - 后三角淋巴结来自头皮 SCCa
  - 锁骨上淋巴结来自胸或腹部 SCCa

主要鉴别诊断
- 第二鳃裂囊肿
- 结节分化型甲状腺癌

解剖学
- 淋巴结组织检测 HPV/p16 和 EBV 标记物，分别提示口咽和鼻咽肿瘤

临床线索
- 颈部肿块→FNA 引起 SCCa→专业检测阴性→影像→内镜引导活检
- 确定原发肿瘤部位可以通过进行定向放射来降低发病率和死亡率

诊断目录
- 了解淋巴结循环通路有助于直接推断原发部位
- 最常见的具有极大怀疑的原发结节的视图不对称
- HPV 和 p16（＋）和（或）囊性结节提示口咽

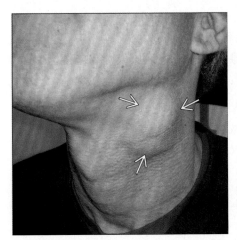
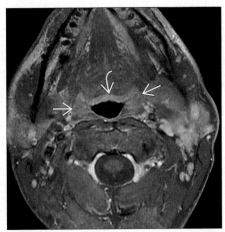

（左）临床照片显示左颈部➡️有明显的结节肿胀。（右）患者显示对称腭扁桃体➡️，无舌根➡️或咽部其他部位肿块的迹象。还有喉头。PET/CT（未显示）显示仅在大的结节中摄取。多层活检无原发肿瘤部位。重复三次胃镜检查显示舌根有细微的左缘不规则，最终病理显示为SCCa。肿瘤确实在影像上隐秘状

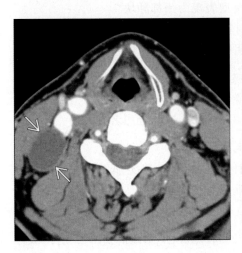
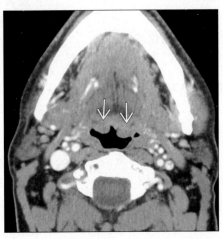

（左）轴状 CT 显示右侧Ⅲ组➡️囊性结节肿块，患者行鼻咽、舌根、右侧梨状窦及右侧扁桃体切除的内镜活检。病理证实原发性 HPV（＋）肿瘤位于舌根部。（右）同一例患者舌根➡️水平的轴位扫描，即使在回顾性检查中，也没有发现可疑的肿块或软组织不对称。人乳头瘤病毒的口咽原发灶体积小，但能产生大的囊性淋巴结

鳞状细胞癌性淋巴结:SCCa,未知的原发部位

术 语

同义词
- 未知原发性癌(CUP)
- 原发性不明的颈淋巴结转移(PUCLNM)

定义
- 临床检查后原发部位不明的颈淋巴结 SCCa

成 像

一般表现
- 位置
  - 如果发现原发部位,最常见的是扁桃体、舌根、鼻咽、梨状窦尖
    - 深腭和舌扁桃体隐窝可隐匿 SCCa 的小病灶
    - Rosenmüller 窝(鼻咽)和梨状窦尖(下咽)通过专业检测难以评估
  - 有时可以从淋巴结肿大的部位预测原发部位
    - 腮腺淋巴结来自耳周/面部皮肤 SCCa
      - 皮肤原发可能已经被切除,临床上也没有明显的症状,病史上亦无报告
    - 枕下淋巴结来自头皮 SCCa
    - 锁骨上淋巴结("Virchow 节")与锁骨下原发灶分离
      - 胸部、乳房或腹部/盆腔原发部位
      - 最常见的是左上腹部/盆腔

CT 表现
- CECT
  - 颈部实性或囊性淋巴结转移
    - 最常出现在 Ⅱ 组
  - 必须寻找咽黏膜的细微之处、强化或不对称

MR 表现
- 扁桃体深度原发肿瘤在 MR 较 CECT 上更易见

核医学表现
- PET/CT
  - 通常于原发灶在 CT/MR 上隐匿时检查
    - 将原发位置检测率从 25% 提高到 50%

成像要求
- 最佳影像检查方法
  - CECT 或 MR 是典型的一线方法
  - 如果 CT/MR 阴性,PET/CT 是二线方法
- 协议建议
  - 如果实施 CECT,延迟 60～90s,以使黏膜增强和提高对比度分辨率
  - 检查窄窗黏膜以改善正常黏膜与微小肿瘤的对比

鉴别诊断

第二鳃裂囊肿(BCC)
- Ⅱ组囊性淋巴结转移瘤可接近基底细胞癌
- 无结节/增强的 BCC 光滑壁
- BCC 应排除 >35 岁的诊断

结节分化型甲状腺癌
- 甲状腺乳头状癌可能较小
- 怀疑年轻女性,钙化结节

病 理 学

分期、分级和分类
- 如果影像检查和活检后原发灶仍隐匿,则作为 T0 分期:没有原发肿瘤的证据

大体病理及手术特点
- 目前的做法是测试淋巴结组织 HPV 和 EBV,分别建议口咽和鼻咽

临床线索

陈述
- 最常见的体征(症状)
  - 患者典型表现为颈部肿块
    - 细针抽吸获得 SCCa→临床检查,包括柔性内镜阴性→内镜检查前直接活检的影像学研究

人口统计学资料
- 流行病学
  - 1%～3% 的 H&N 癌症患者

自然病史与预后
- 通过有针对性的治疗,确定原发肿瘤部位可以降低发病率和死亡率

治疗
- 如果原发仍有隐匿性,则颈清扫术 ± 化疗/放疗

鳞状细胞癌性淋巴结:SCCa,未知的原发部位

或明确化疗/放疗
- 有人提倡单侧或双侧扁桃体切除术

诊断目录

图解
- 最常见的部位是扁桃体和舌根,其次是鼻咽和梨状窦尖
  ○ 在这些区域看到不对称要高度怀疑
- 了解淋巴结循环通路有助于直接推断原发病变
- HPV/p16+和(或)囊性淋巴结→检查口咽

参考文献

[1] Rudmik L et al:Clinical utility of PET/CT in the evaluation of head and neck squamous cell carcinoma with an unknown primary:a prospective clinical trial. Head Neck. 33(7):935-40,2011

[2] Strojan P et al:Contemporary management of lymph node metastases from an unknown primary to the neck:I. Areview of diagnostic approaches. Head Neck. Epub ahead of print,2011

鳞状细胞癌性淋巴结：SCCa，未知的原发部位

（左）轴向 CECT 显示一个小的圆形结节➡️，在 FNA 上产生 SCCa。右侧舌根➡️极细微的丰满表现为原发部位。虽然舌淋巴组织的不对称性较常见，但在确定未知的原发部位时必须带着极大的怀疑。（右）另一例患者的轴位 CT 表现为分离型囊性肿块➡️，左舌底➡️原发小，肿块部位以鳃裂囊肿为特征，但形态特征为肿瘤

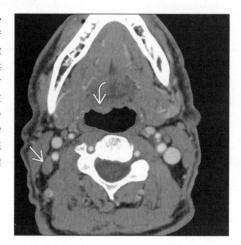
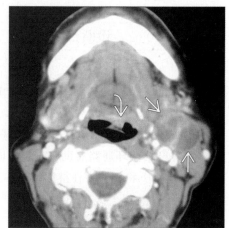

（左）T1WIC＋FSMR 表现出稳固的增强，不规则的边缘，二组结节➡️，在 FNA 上被发现含有 p16（＋）SCCa。尽管有病理改变，但原发肿瘤部位的临床检查均为阴性。提示口咽原发部位。（右）同一例患者的➡️轴位显像显示，舌根➡️的淋巴组织内有明显的 FDG 摄取（SUV＝12.1），这是一项生理发现

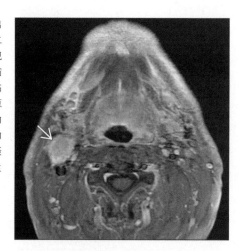
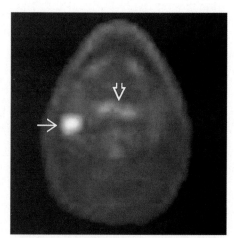

（左）轴位 PET 在同一例患者中表现出明显的右腭扁桃体➡️摄取（SUV＝14.2）。虽然腭扁桃体通常有生理摄取，但这种从右向左的不对称程度是异常的。（右）同一患者 T1WIC＋FSMR 显示右侧腭扁桃体轻度不对称增大，尤其是前缘深部➡️突出。注意到气道内没有外生成分，有可能解释其临床隐匿性的原因

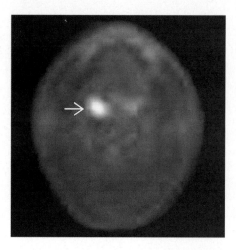
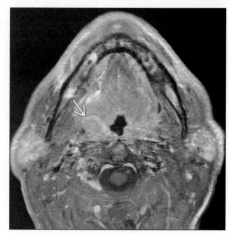

鳞状细胞癌性淋巴结:SCCa,未知的原发部位

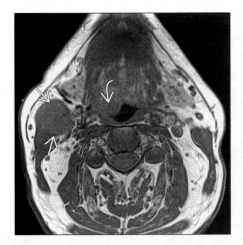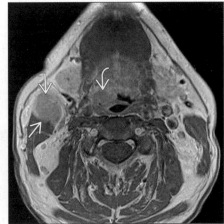

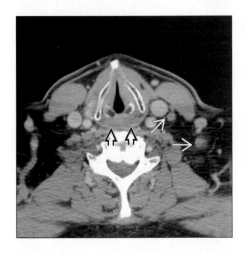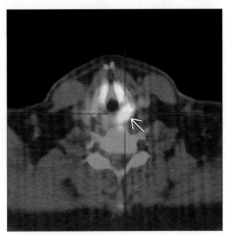

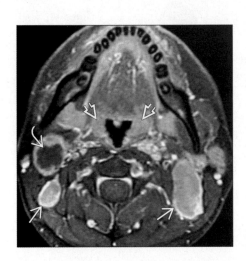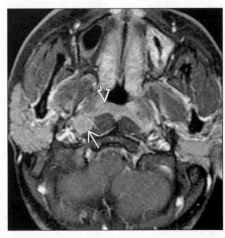

(左)轴位 T1WI MR 在 II 级显示较大的右颈部肿块➡。虽然在初始阶段没有明显的原始肿块临床检查,右侧➡呈舌扁桃体不对称。(右)T1WIC+MR 显示结节肿块➡实性,右舌扁桃体原发性➡呈轻度高信号。这是 HPV 相关的口咽SCCa。与临床检查相比,原发肿瘤更容易在影像学上显现,这并不罕见

(左)1 例单侧左侧大的➡患者的轴位 CECT 呈 FDG 阳性。在此扫描上未发现原发部位,包括下咽➡的正常表现。(右)轴位融合 PET/CT 显示左侧环状后区➡摄取异常,显示鳞状细胞癌。即使在重新检查 CECT 图像时,原发性左侧环状后病变基本上是不可见的

(左)26 岁患者的轴位 T1WIC+FS MR 表现为双侧颈部肿块,表现为实性➡和囊性病变。➡腺病腭扁桃体➡呈对称性,临床上未见咽或喉肿块。(右)轴位 T1WIC+FS MR 在显示右侧咽后淋巴结➡的同时,也显示了细微的饱满性和隐匿性。鼻咽➡轻度不对称,是鼻咽病毒阳性的原发肿瘤部位癌。双侧大结节在鼻咽癌中并不少见

（郭　帅　译;刘海丽　校）

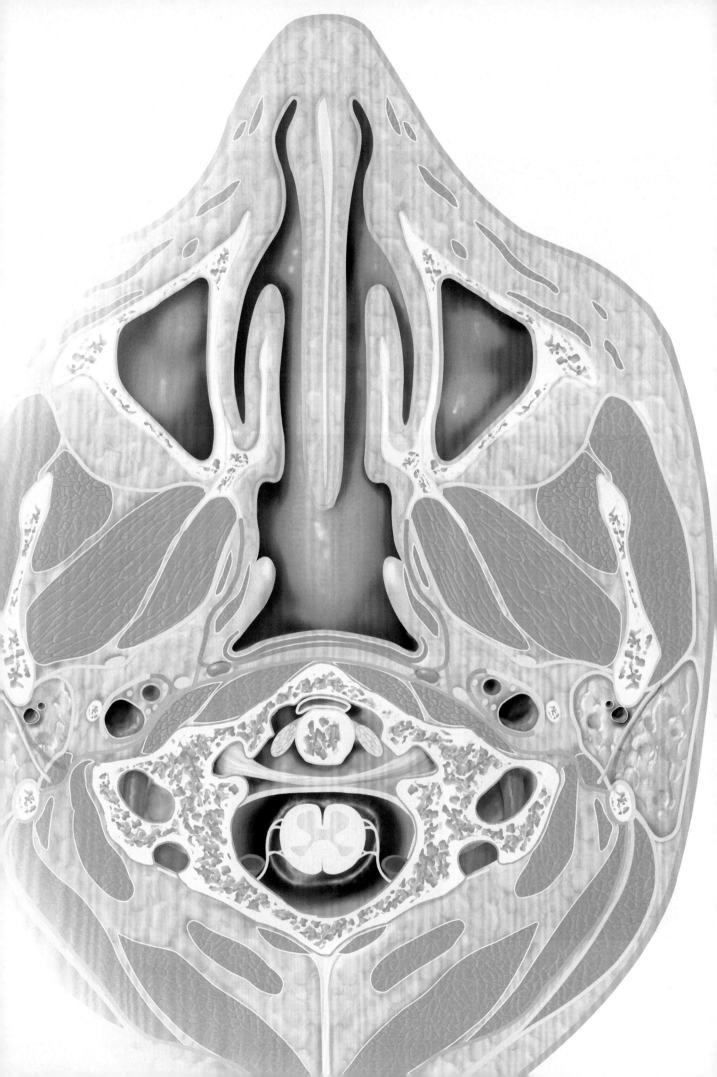

第四部分

治疗后颈部

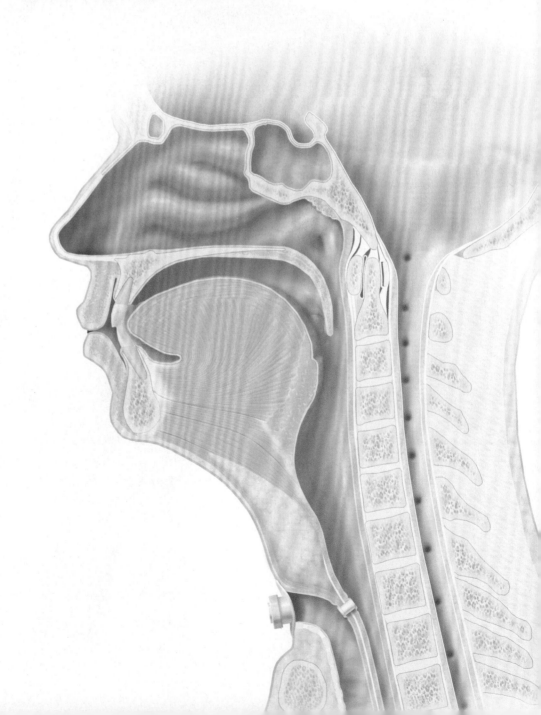

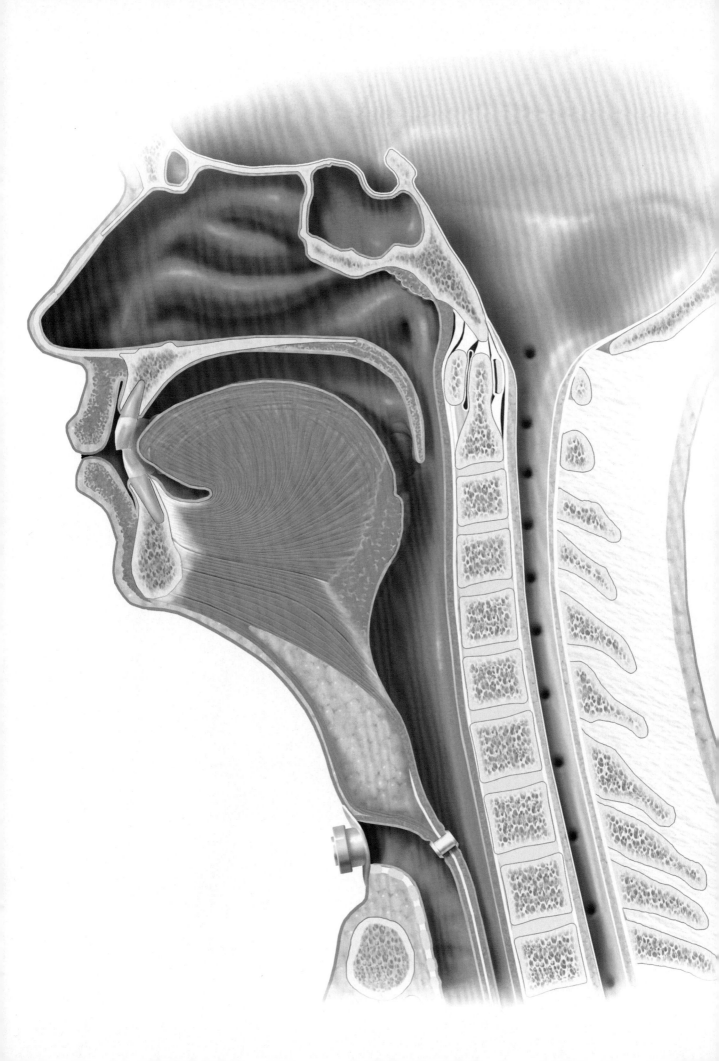

介绍和概述:治疗后影像判读

治疗后影像学总结

一些治疗后颈部影像看起来令人生畏,即使最有经验的头颈部癌症放射专家也用"非常混乱"的术语来描述。治疗后检查可能用于以下几种情况。治疗结束后的基线检查;在数月后或近些年接下来的治疗中用来观察疾病复发的监测检查;早先治疗过头颈部肿瘤的患者由于其他原因进行的检查。在所有的这些情况下,判读要有清晰的思路,要求关注以下情况。残留的或复发的病变可能是微量的、广泛的或小而多灶的。复发可能被临床医师通过检查发现,可能通过症状学被强烈怀疑,或者是隐蔽的。通常不考虑第二原发恶性病变,症状表现有助于是先前病变或者先前治疗的结果的诊断。

判读治疗后检查影像并不容易,关键是要有系统的方法,要有病史及先前的影像和尽可能多的工作经验。一直要仔细观察肿瘤残留、复发及新生肿瘤。

成像计划

手术、化疗、放疗结束后,为明确没有残留病变存在,应该有一份治疗后基线影像检查。它也可以充当变形颈部的"路线图"作用,有助于复发病变的早期发现。典型的基线检查在化放疗后8~10周获得,而手术后基线检查通常10~12周,PET-CT应推迟至12周以尽量降低治疗后炎症变化导致的假阳性FDG摄取。在肿瘤医疗中心,建立这样的成像计划相当容易,但更应鼓励与临床医师交流来提高多学科治疗水平。

治疗后监测影像计划在各个机构和不同肿瘤间是不同的。咽喉鳞状细胞癌(SCCa)大多在治疗后头两年内复发。这段时间监测影像的频率是不同的,但通常间隔3~6个月,主要根据最初的肿瘤分期、组织学的预后特点和正在进行的临床过程及阳性体征。在这期间可以采用增强CT、MR或PET/CT进行复查。在我们研究机构,检查方式的选择是依靠最初阶段采用了哪种方式、特殊治疗和患者对影像的耐受程度。对于一些肿瘤,MR或增强CT检查可能要每3~6个月和PET-CT交替使用,如鼻咽癌或复杂重建后。

美国国立综合癌症网络(NCCN)每年更新对所有肿瘤的分期、管理和监测的指南,包括头颈部癌,但通常只提出影像选择的建议而没有确切的推荐。最近的更新(2012)显示最主要(和颈部,如果治疗)治疗后基线成像推荐在治疗后6个月。有趣的是,对于下咽癌、声门型喉癌、声门上型喉癌和鼻咽癌,影像仅在T3-4或者N2-3期肿瘤推荐使用。持续的监测成像仅在显示有体征(症状)时才被推荐使用,而无症状患者不常规使用。在许多癌症中心这些推荐规范似乎没有被严格落实。

颈部治疗变化的预期

头颈部癌症治疗后影像看起来非常舒服是很重要的,以便轻微的残留或复发的疾病更加容易发现。首先,放射会导致该区域所有组织的弥漫性水肿,随着时间的推移会产生瘢痕、组织萎缩和体积缩小。这些都是预期的放射效应,虽然影响的严重程度因人而异,但总体影响是可以预测的。相反,因许多不同的手术切除、清扫和重建方式被运用,颈部手术的效果差异性相当大。在解释这些检查影像时,手术史能提供巨大的帮助。

颈部治疗的并发症

熟悉手术和化放疗的并发症很重要,将它同肿瘤区别开来,有助于正确管理患者。在治疗后的基线检查中可能会出现并发症,或在随后的几个月或数年的成像中出现治疗的短期或长期慢性表现。在化放疗期间或手术时发生的急性并发症,当软组织界面更难于分辨时,也可能需要成像。在必要的神经切除后,可能会发生肌肉去神经化,或者可能是一种意想不到的发现,预示着肿瘤的进展或复发。口腔皮肤瘘的出现可能由于放射性软组织坏死的结果,或者也可能是局部肿瘤复发的表现。清楚临床病史,或者更可取的是和主管临床医师讨论,常常有助于理清复杂的影像情况。

肿瘤残留、复发和新生肿瘤

治疗后基线检查应该显示没有残留病变的证据。咽喉部鳞状细胞癌(SCCa)化放疗后,重要的是确认原发肿瘤已经消除和没有残留淋巴结病变。要关注治疗中出现增大的结节和残留的原发肿块,它们是典型的手术切除指征。颈部淋巴结清除术最好在治疗后的10周之内进行,以减少颈部纤维化对手术影响程度,纤维化会使手术切除更加复杂。在 CT/MR 基线影像上的所谓软组织的边缘线要仔细观察，有可能要接受超声引导下穿刺，或者被手术切除。在一些医疗机构，8 周的化放疗后所有边缘线检查是在第 12 周进行 PET/CT 检查。如果结果阳性，接下来会采取颈部淋巴结清扫术。一些机构在化放疗后用 PET/CT 作为基线检查，也可能交替应用增强 CT 或 MR 作为随后的监测检查。对于一些肿瘤，如横纹肌肉瘤，完全消除不能被期待，但任何残留肿瘤或淋巴结病应该被确诊和精确报告。

复杂的外科手术切除和颈部淋巴结清扫术后，特别当皮瓣重建被应用时，基线检查要在巩固放疗开始前获得，它是排除不经意被遗留下的残留肿瘤存在的重要依据。同样，如果 1 例复杂手术切除后恢复的患者，随后的巩固治疗可能被推迟，这种基线检查是必要的以用来评估在这期间新发的淋巴结病或原有淋巴结病进展情况。复发病变在治疗后第一个 2 年内最常见，可能发生在原位或颈部淋巴结。随着这期间监测检查，对肿瘤复发保持高度怀疑是必要的。如果化放疗在关键时期被中断或化放疗不完全，复发性恶性病变更有可能发生。同样，如果手术边缘未切净，在术后原来肿瘤位置上局部肿瘤复发更有可能发生。在化放疗后的主要位置或术后区域，组织体积缩小支持治疗后瘢痕形成，而组织体积增加总是与病变复发相关。复杂的手术重建、吻合和皮瓣的深层是主要的复发部位。当有疑难病例时，应考虑 PET/CT。

如果 PET 被用来监测检查或用来澄清相关的 CT 或 MR 检查中的发现，将 FDG 摄取的区域与增强 CT 相关联是必要的，以避免假阳性结果。一些结果可能导致不必要的和潜在的有害的组织活检。

为了检测可能在颈部治疗后临床表现不明显的结节复发，必须对淋巴结组进行系统评估。重要的是要包括咽后间隙和面部淋巴结，也包括那些最初被认为是完全切除了淋巴结的区域。例如，在选择性的颈部清扫术后可能会留下Ⅰ组的淋巴结。

对于烟和酒相关的头颈部鳞状细胞癌（SC-Ca）的患者，要考虑到一个新的、第二原发肿瘤的可能性。第二原发肿瘤最常发生与下咽部鳞状细胞癌（SCCa）相关，它可能反映了与烟和酒滥用的这些肿瘤的强相关性和广泛咽部区域性癌化。第二原发恶性病变可能咽部原发或者在颈部影像的下部层面的肺癌或食管癌。1/3 的第二原发肿瘤发现与在同一时间发生的下咽部鳞状细胞癌（SCCa）相关。放射诱发的第二原发肿瘤典型发生在至少最初恶性病变治疗后 8 年，在许多病例中接近 20 年。在头颈部，最常见的肿瘤是肉瘤和颅内脑膜瘤。放射诱发的腮腺恶性病变表现出较短的迟发期和有多种不同的组织学形式。随着大多数癌症的生存率上升，晚期治疗相关并发症的发生率也会上升。

临床意义

判读一个治疗后的颈部 MR 或 CT 检查的重点是详细的临床病史及更好的检查任何影像与先前的影像。重要的是，首先要评估已经做了什么，对之前的治疗效果感到满意；然后系统地检查扫描，观察原始位置、可能的淋巴结、其他肿瘤的证据。放射专家应该一直寻找残留、复发和新的肿瘤！

评估治疗后颈部检查的系统方法

- 有治疗前影像和原始肿瘤分期及治疗史
- 为了满意治疗后表现，如果实施了放疗，要评估其效果
- 要确定检查影像上已经切除的任何东西；要知道选择性的颈部清扫术可能微小变化
- 这是否是重建的皮瓣？检查深部和肿瘤的吻合情况
- 在原始位置寻找残留的或复发的肿瘤
- 对整个颈部的淋巴结病进行评估，特别是之前某种程度的清扫术，引流方式可能发生了变化
- 要考虑到第二原发肿瘤的可能性：头颈部黏膜鳞状细胞癌（SCCa），原发肺癌，颈部食管鳞状细胞癌（SCCa）
- 评估肺和骨的转移情况

参考文献

[1] Beswick DM et al: Temporal patterns of head and neck squamous cell carcinoma recurrence with positron-emission tomography/computed tomography

monitoring. Laryngoscope. 122(7):1512-7,2012

[2] de Andrade DA et al: Treatment options for patients with recurrent or metastatic squamous cell carcinoma of the head and neck, who progress after platinum-based chemotherapy. Curr Opin Oncol. 24 (3):211-7,2012

[3] Kurzweg T et al: Current treatment options for recurrent/metastatic head and neck cancer: a post-ASCO 2011 update and review of last year's literature. Eur Arch Otorhinolaryngol. Epub ahead of print,2012

[4] Plister DG et al. NCCN Clinical Practice Guidelines in Oncology (NCCN Guidelines). Head and Neck Cancers. Version 1. 2012. National Comprehensive Cancer Network. www. NCCN. org. Accessed July 16,2012

[5] Glastonbury CM et al: The postradiation neck: evaluating response to treatment and recognizing complication. AJR Am J Roentgenol. 195(2): W164-71,2010

（左）残留肿瘤。MR 轴位 T1WI 作为巩固放疗前的术后 8 周基线检查。患者接受了左侧磨牙后三角鳞癌手术切除伴胸大肌皮瓣翻转术。皮瓣的肌肉部分➡和脂肪组织➡是明显的，以修复手术缺损部分。（右）同一患者上方层面 MR 轴位 T1WI 显示左咽后间隙一个肿大的淋巴结➡，在术前 PET/CT 显示的是小的且 FDG 不摄取而被遗漏

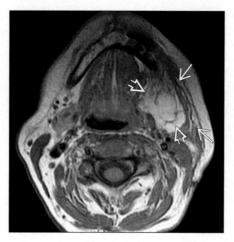
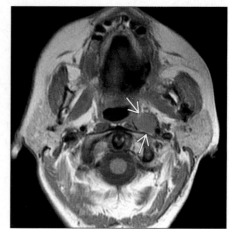

（左）残留肿瘤。50 岁扁桃体鳞癌男性患者完成 4 期化放疗后第 15 个月的监测检查，轴位增强 CT 显示明显的放疗后改变，颈部脂肪层模糊和萎缩，不均匀强化的颌下腺➡。左侧 2A 区显示坏死的肿大淋巴结➡。（右）同一患者轴位增强 CT 显示额外的复发结节病变，伴有一个大的边界不清的右侧 3 区并向外侵犯的结节肿块➡

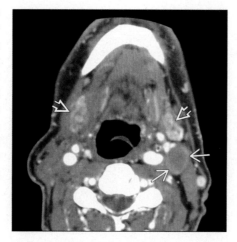
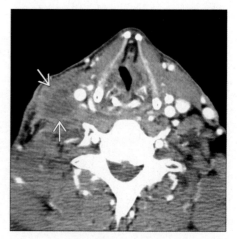

（左）新发肿瘤。曾患下咽部鳞癌的患者轴位增强 CT 显示颈段食管管壁偏心性增厚➡，另外伴有近端管腔扩张➡，并可见先前的颈部根治性清扫术的痕迹。（右）轴位增强 CT 进一步显示更多的颈段食管癌的环形增厚➡和左侧气管旁显著的淋巴结➡，同时可见双侧肺尖放疗瘢痕影➡

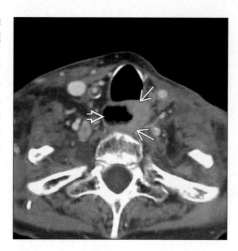
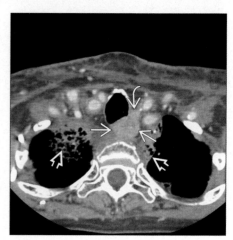

介绍和概述:治疗后影像判读

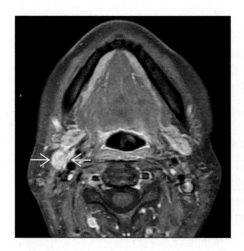

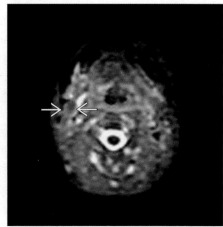

（左）残留肿瘤。45 岁 HPV（+）右侧扁桃体鳞癌的女性患者，化放疗后 8 周的 MR 轴位 T1WI C+ FS 显示 2A 区圆形 1cm 的实性结节➡，这是最初出现 2cm 结节的区域。（右）同一例患者轴位 ADC 显示结节信号很低➡，进一步证实是残留肿瘤。4 周后 PET/CT 检查测量结节 SUV 值是 2.6。在 16 周的颈部清扫术显示结节内活跃的鳞状细胞癌，没有发现其他淋巴结病

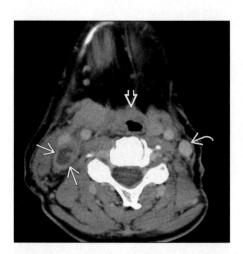

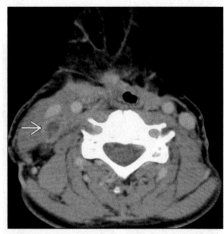

（左）残留肿瘤。鳞癌行喉头切除术和左侧改良性颈清扫术的患者，监测检查轴位增强 CT 显示中线处新的咽部➡，未发现吻合处肿瘤。左侧胸锁乳突肌缺如而左颈内静脉显示➡。右侧颈内静脉被 1 个坏死明显大的淋巴结➡推挤。（右）轴位增强 CT 显示另一个沿颈内静脉链的淋巴结➡，细针穿刺活检显示鳞癌。患者再次接受右侧颈部清扫术

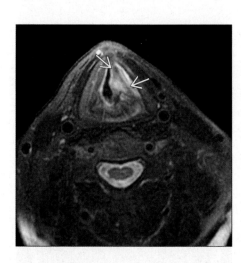

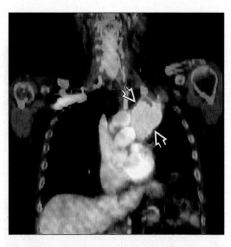

（左）新发肿瘤。T1N2c 期扁桃体鳞癌的患者，先前进行了 4 期的化放疗，新出现声音嘶哑，MR 轴位 T2WI FS 显示内侧移位的信号升高的左侧声带➡，未发现肿瘤。这是甲杓肌的去神经化，没有颈部肿瘤的其他证据。（右）同一例患者冠状融合 PET/CT 显示左肺门及左上肺癌➡，已经导致左侧喉返神经麻痹。这例患者是吸烟引起的第二原发肿瘤

治疗后头颈部影像：颈部放疗的预期变化

概 要

影像
- 早期(1～4 个月)：颈部组织弥漫性水肿
  - 皮下及深部脂肪层网状影
  - 黏膜增厚和强化
  - 肿胀的、轮廓模糊的腮腺及颌下腺
  - 轻微肿胀的肌肉，尤其翼状肌
- 晚期(≥12 个月)：颈部组织弥漫性纤维化
  - 水肿和脂肪网状影消退
  - 黏膜增厚和强化可能消退
  - 腺体组织萎缩，通常保持持续强化
  - 淋巴结和淋巴组织萎缩
- MR：T2 和 T1＋C(增强)优于 CT
  - 明显的 T2 信号和增强
- PET/CT：除非有并发症、残留及复发肿瘤，否则局部不会摄取

主要鉴别诊断
- 咽后间隙水肿
- 咽后间隙脓肿
- 口腔脓肿
- 急性腮腺炎
- 颌下腺涎腺炎

病理学
- 放疗破坏了小血管内皮细胞
  - 早期：导致缺血、水肿、炎症
  - 晚期：导致组织纤维化

诊断目录
- 仔细、系统性影像评估是关键
- 放射变化通常很容易识别
- 严重的放疗变化使影像评估困难
  - 残留或复发肿瘤容易被遗漏
  - 局部组织增厚和肿块提示肿瘤

(左)轴位增强 CT 显示 T3N2c 期声门上型鳞癌的强化肿块➡，其侵犯会厌基底部、杓状会厌襞、声门旁和会厌前脂肪，显示双侧淋巴结肿大➡。(右)同一例患者化放疗 3 个月后轴位增强 CT 显示没有残留的强化肿瘤或结节。所有浅表和深层脂肪层及黏膜下组织，包括左侧杓状会厌襞➡，是模糊的水肿状态。显示咽后间隙➡和颈动脉鞘水肿，增厚的皮肤和颈阔肌➡。这些是治疗后预期变化

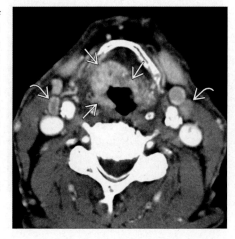
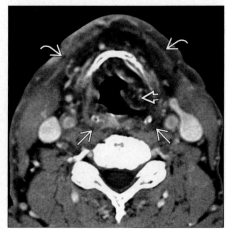

(左)MR 轴位 T1WI 显示短 T1 的原发鼻咽癌➡，定位在鼻咽，没有斜坡浸润的证据➡。(右)化放疗后 MR 轴位 T1WI 显示小鼻咽肿瘤消失，代之以对称的、光滑的、轻微的鼻咽部黏膜增厚➡。新出现的颅底和下颌骨骨髓信号明显升高➡，仅有少量的面部脂肪层内网状阴影➡

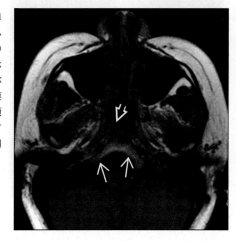
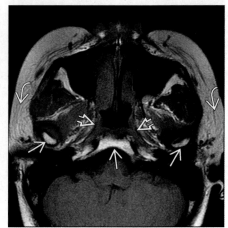

治疗后头颈部影像:颈部放疗的预期变化

术　语

缩写

- 放射治疗(XRT)

定义

- 在颈部放疗后影像表现的预期变化

影　像　学

一般表现

- 最佳诊断线索
  - 早期:面颈部表浅及深层所有软组织的弥漫水肿
    - 组织内弥漫类似"炸毛"样模糊影
  - 晚期:放射导致的所有软组织和腺体普遍萎缩

成像推荐

- 最佳成像方法
  - CT 或 MR 易于识别
- 拟定建议
  - 增强 CT:增强时间≥90s,为了黏膜强化和增加残留/复发肿瘤的显著性
  - MR:采取脂肪饱和的 T2 和 T1+C 有助于变化的描述

CT 表现

- 增强 CT
  - 早期(1~4 个月):颈部组织弥漫性水肿
    - 增厚的皮肤和颈阔肌
    - 皮下及深部脂肪层网状影
      - 筋膜层水肿,如颈动脉鞘和咽后间隙
      - 会厌前、声门旁和咽旁脂肪水肿
    - 黏膜弥漫增厚和强化,黏膜下水肿明显
      - 咽后壁增厚
    - 肿胀的、轮廓模糊的腮腺及颌下腺
    - 轻微肿胀的肌肉,尤其翼状肌
  - 晚期(≥12 个月):颈部组织弥漫纤维化
    - 水肿和脂肪网状影消退
    - 颈部外轮廓的凹陷
    - 皮下的和深部的脂肪层变薄
    - 黏膜增厚和强化可能消退
      - 声门下黏膜增厚 2mm 常见
    - 大约 2/3 患者留有杓状会厌襞和咽旁脂肪

的水肿

- 1/3 患者中咽后间隙水肿直到 12 个月才消退
- 腺体组织萎缩(颌下腺、腮腺、甲状腺),通常保持持续强化
- 淋巴结和淋巴组织萎缩

MR 表现

- T2 和 T1+C(增强)突出变化优于 CT
  - MR 对软组织炎症和增强的强化敏感性更强
- 早期:广泛的 T2 信号升高和大多数组织强化
  - 颈部表现"水化"和弥漫的炎症
    - 颈阔肌的对称性 T2 信号升高和增厚,皮下和深部脂肪层网状影
    - 线样高信号的咽后间隙水肿
  - 肌肉 T2 信号可能升高
  - 黏膜对称性弥漫增强
  - 唾液腺强化增加
- 晚期:大多数软组织回到接近正常信号,但出现萎缩
  - 未定义组织标准化的时间表,但很可能比增强 CT 长
  - 黏膜和腺体组织强化减低
- 颈椎和颅底的黄骨髓 T1 信号升高

核医学表现

- PET/CT
  - 可能显示黏膜不对称的摄取
    - 可能是手术切除造成的

鉴别诊断

咽后间隙(RPS)水肿

- 许多病例、RPS 水肿原因包括放射、颈内静脉血栓形成、咽部感染
- 无强化的液体

咽后间隙脓肿

- 定义是咽后间隙的脓液积聚,并伴有局部肿瘤占位效应
- 典型的透镜状和边缘强化
- 可能与颈内动脉(ICA)狭窄相关

口腔脓肿

- Ludwig 咽峡炎:感染通过口腔的底部扩散,形

成多个病灶

急性腮腺炎

- 腺体炎症经常伴有广泛面部蜂窝织炎
- 典型单侧±蜂窝织炎

颌下腺(SMG)涎腺炎

- 颌下腺炎症经常和结石有关
- 典型单侧伴有颌下腺导管移位

病 理 学

一般表现

- 病因学
  - 放疗破坏小血管内皮细胞
    - 早期:局灶出血、水肿、炎症
    - 晚期:组织纤维化
    - 组织不具备应对极端压力→放疗并发症
- 相关异常
  - 化疗可同时发生在敏感组织,而放疗不是
    - 增加急性不良反应的严重程度
    - 可能增加后遗症的概率
    - 提高总体效果

显微表现

- 颈部和喉的组织学变化已被定义
- 结缔组织(CTs)
  - 2～12d:急性炎症反应
    - 深层的结缔组织内白细胞浸润、组织细胞形成、坏死、出血
    - 小动脉、静脉和淋巴管显示内皮细胞脱离
      - 血管通透性增加→间质水肿
  - 1～4个月:结缔组织炎性增厚
    - 胶原纤维沉积、硬化、透明变性
    - 内皮细胞增殖导致的血管阻塞
      - 液体积聚→间质水肿
  - 8个月:结缔组织纤维化
    - 硬化、透明变性和胶原纤维裂解进展
    - 闭塞性动脉内膜炎加重
    - 侧支血管形成可能减少间质水肿
- 肌肉
  - 1～4个月:仅有轻微的异常
  - 8个月:蜡样变性和萎缩
    - 肌纤维被瘢痕和脂肪组织代替

- 上皮细胞
  - 2～12d:破坏呼吸道上皮
  - 8个月:柱状细胞鳞状上皮化生
- 喉软骨
  - 2～12d:几乎正常
  - 1～4个月:软骨细胞和巨细胞轻微损失
  - 8个月:软骨膜不同程度增厚和纤维化
    - 软骨膜是软骨的营养来源
  - 肿瘤邻近软骨硬化的消退与局部肿瘤被控制有关
    - 反过来并不成立,持续的硬化可能是没有任何疾病的证据

临床线索

表现

- 最常见症状(体征)
  - 黏膜炎症引起的口腔疼痛
    - 减少了唾液的分泌
  - 咀嚼肌炎→牙关紧闭症
    - 可能早期出现肌炎或晚期纤维化
  - 腺体萎缩
    - 腮腺萎缩→口腔干燥
    - 甲状腺萎缩→甲状腺功能减退
      - 在头颈部鳞癌的26%～48%患者中可能出现亚临床症状

人口统计学资料

- 年龄
  - 任何年龄,尽管大多数给予放疗的鳞癌患者的主体年龄超过45岁

诊断目录

考虑

- 影像变化依靠放射治疗的剂量和剂量率、被放射组织的体积和治疗完成的时间间隔
  - 水肿和炎症在头几个月最显著
  - 许多变化减少/消退
  - 组织萎缩不会恢复

影像诠释要点

- 放射变化通常很容易被识别出来
  - 对称性弥漫水肿→对称性弥漫纤维化

治疗后头颈部影像：颈部放疗的预期变化

- 单侧放疗导致不对称的变化
- 严重放疗变化使评估影像变得困难
  - 残留或复发肿瘤可能容易遗漏

报告提示

- 影像学检查需要仔细、系统的影像学评估
  - 1：首先重点是肿瘤的位置/类型
  - 2：确定是否有任何结构/组织手术切除
  - 3：评价颈部放疗变化的程度
  - 4：寻找局部黏膜增厚或实性颈部肿块以提示残留或复发的肿瘤/淋巴结
    - 评估特别要沿颈内静脉链、颌下间隙和颈后三角区进行
  - 5：更多局部炎症变化提示继发感染或其他并发症

参考文献

[1] Glastonbury CM et al: The postradiation neck: evaluating response to treatment and recognizing complications. AJR Am J Roentgenol. 195(2): W164-71, 2010

[2] Murphy BA et al: Mucositis-related morbidity and resource utilization in head and neck cancer patients receiving radiation therapy with or without chemotherapy. J Pain Symptom Manage. 38(4): 522-32, 2009

[3] Popovtzer A et al: Anatomical changes in the pharyngeal constrictors after chemo-irradiation of head and neck cancer and their dose-effect relationships: MRI-based study. Radiother Oncol. 93(3): 510-5, 2009

[4] Truong MT et al: Emerging applications of stereotactic radiotherapy in head and neck cancer. Neurosurg Focus 27(6): E11, 2009

[5] Hermans R: Posttreatment imaging in head and neck cancer. Eur J Radiol. 66(3): 501-11, 2008

[6] Corvò R: Evidence-based radiation oncology in head and neck squomous cell carcinoma. Radiother Oncol. 85(1): 156-70, 2007

[7] Zackrisson B et al: A systematic overview of radiation therapy effects in head and neck cancer. Acta Oncol. 42(56): 443-61, 2003

[8] Wu Q et al: The potential for sparing of parotids and escalation of biologically effective dose with intensity modulated radiation treatments of head and neck cancers: a treatment design study. Int J Radiat Oncol Biol Phys. 46(1): 195-205, 2000

[9] Teh BS et al: Intensity modulated radiation therapy (IMRT): a new promising technology in radiation oncology Oncologist. 4(6): 433-42, 1999

[10] Mukherji SK et al: Radiologic appearance of the irradiated larynx. Part I. Expected changes. Radiology. 193(1): 141-8, 1994

治疗后头颈部影像：颈部放疗的预期变化

（左）化放疗 8 周后 MR 轴位 T2WI FS 显示预期变化➡️皮下和深部脂肪的模糊高信号水肿，咽后间隙水肿➡️，杓状会厌襞➡️肿胀和弥漫高信号。（右）同一例患者 MR 轴位 T1WI C+ FS 显示水肿组织广泛强化，尤其是增厚的皮肤和颈阔肌➡️，但也有杓状会厌襞黏膜➡️呈光滑线样强化。MR 显示的黏膜下强化在增强 CT 上看不到

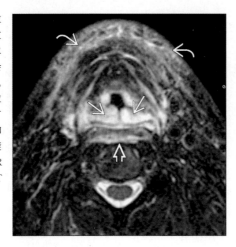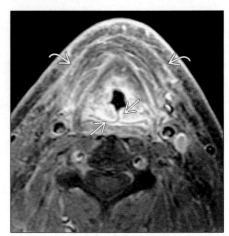

（左）化放疗 8 周后 MR 轴位 T1WI C+ FS 显示咽部显著强化和增厚以及皮下和深部脂肪强化。颌下腺肿胀和不均匀强化➡️。（右）同一例患者 18 个月后 MR 轴位 T1WI C+ FS 显示弥漫的颈部强化消失，伴有颌下腺➡️增强减低和缩小，代表慢性放射诱导的涎腺炎

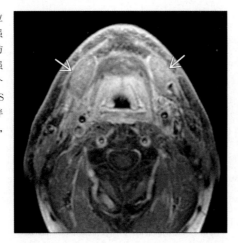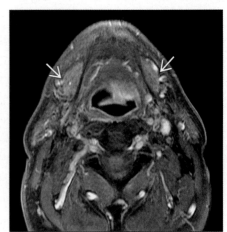

（左）轴位增强 CT 显示颈部轻微不对称表现，左侧腮腺➡️较右侧➡️小且密度增高/强化明显。（右）同一例患者轴位增强 CT 下方层面显示左侧颌下腺➡️较对侧➡️也密度增高/强化明显和略小。轻微不对称是继发于先前 18 个月的左颈部放疗和慢性放射诱导的涎腺炎

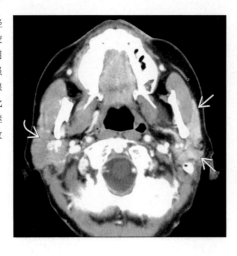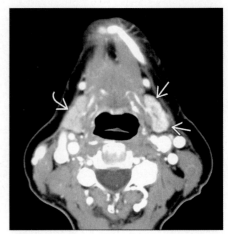

治疗后头颈部影像：颈部放射治疗并发症

概　要

术语
- 不常见的、放疗后不良反应出现在少数患者中

影像
- 可能涉及颈部任何被放射的组织
  - 过度炎症反应、组织坏死或肿瘤诱导
- CT 或 MR 对异常的检测和表征可能互补
- 增强 CT 典型的第一组检查；评估软组织和骨骼
  - 黏膜溃疡和瘘管，肌炎，骨坏死，软骨坏死
- MR 对神经系统并发症评估最佳
  - 脑放射性坏死、脊髓病变、臂丛神经炎、颅神经病变
- PET 可能误导：局部 FDG 摄取常见

主要鉴别诊断
- 复发肿瘤

- 颅底或上下颌骨骨髓炎

病理
- 放疗引起的阻塞性动脉病
- 组织不能承受额外压力
- 感染、肿瘤复发或活检可能引起的坏死

临床线索
- 不常见：约 1% 的患者接受颈部放疗
- 大多数并发症发生在放疗后两年内
- 放疗后可能直到 5～8 年才发生
- 很大程度非手术治疗

诊断目录
- 主要鉴别是残留/复发肿瘤
- 寻找实性强化肿块

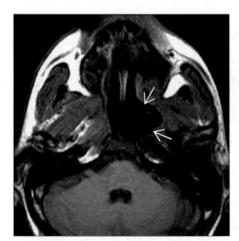
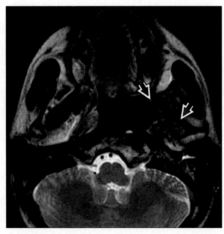

（左）鼻咽癌患者 10 年前接受化放疗 MR 轴位 T1 显示扩大的鼻咽腔伴有鼻咽左侧壁➡️组织坏死。（右）稍下的口咽层面 MR 轴位 T2 显示左侧翼内肌对侧信号升高和体积缩小，提示放射诱导的肌炎和纤维化➡️。没有肿块或肿瘤复发的其他特征

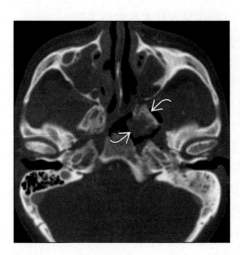
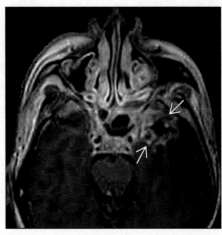

（左）同一患者轴位 CT 骨窗显示蝶骨体左侧面明显的骨破坏和"破碎"，形成死骨➡️。这是蝶骨放射性骨炎。（右）同一患者 MR 轴位 T1 C+ FS 影像显示左侧颞叶➡️前内侧不规则异常强化，提示脑放射性坏死。这个病例说明放射诱导的并发症可能在同一区域内包含多个组织

治疗后头颈部影像:颈部放射治疗并发症

术 语

定义
- 不常见的,放疗后不良反应出现在少数患者中

影 像

一般表现
- 最佳诊断线索
  - 第一诊断特征,这可能涉及颈部任何被放射的组织,可能是显著的炎症、组织坏死或肿瘤诱导
    - 组织坏死:软组织、肌肉、软骨、骨、脑实质
    - 显著炎症:臂丛,颈髓,颅内神经,肌肉
    - 放射性动脉病:颈部血管
    - 肿瘤诱导:放射诱导肿瘤

成像推荐
- 最佳成像方法
  - CT 或 MR 可能用来发现和描述异常
    - 经常两种形式互补,特别骨的病变
    - 实性强化肿块提升对肿瘤复发的关注
  - MR 对神经系统并发症评估最佳
  - PET/CT 在颈部经常误导
    - 局部 FDG 摄取可能在坏死中出现
    - 可能由于伴有感染/炎症反应
    - 必须与增强 CT 或 MR 一同解释

CT 表现
- CECT
  - 随并发症的位置不同而变化
  - 黏膜和黏膜下:坏死和溃疡→纤维化
    - 早期:黏膜溃疡常见;如果出现实性强化要留意肿瘤
      - 罕见,严重的水肿导致气道狭窄
      - 深的溃疡可能引起瘘管
    - 晚期:可能导致咽部纤维化、狭窄
      - 咽壁光滑并轻微强化
    - 强化肿块的缺乏更支持坏死和溃疡,相较于残留/复发肿瘤
  - 肌肉:肌炎→纤维化
    - 早期:明显肿胀和密度减低
    - 晚期:明显体积缩小

- 软骨:软骨坏死
  - 软骨的破碎与软组织肿胀相关
    - 软骨旁±气泡
- 骨:放射性骨坏死(ORN)
  - 骨皮质破坏,骨小梁缺失
  - 有或没有死骨、骨破碎、骨折、气体
  - 可能有软组织增厚、瘘管
- 脑实质:脑放射性坏死
  - 白质水肿伴有肿瘤占位效应
  - CECT 上很难发现强化
  - 大多数经常发生在颞叶前内侧
- 血管:动脉病
  - 钙化的动脉粥样硬化斑块
    - 颈动脉最常受累:可能是不对称的和不常见的段
  - 通常动脉瘤少见,动脉破裂罕见

MR 表现
- 随并发症位置不同而变化
- 评估中枢神经系统和神经系统并发症的首选方式
- 脑实质:脑放射性坏死
  - 局部羽毛状强化的脑白质水肿
    - 水肿可导致明显的肿瘤占位效应
  - 颞叶前内侧:鼻咽部或蝶鞍的放疗
  - 额叶下面:鼻窦的放疗
  - 主要鉴别是放射诱导神经胶质瘤
    - 如果放疗后很多年出现(>10 年)要考虑此病
  - MR 灌注成像显示脑血流量减低相较于正常脑白质
  - MR 波谱分析显示代谢物整体减低
- 脊髓:脊髓炎→脊髓病→坏死
  - 早期:急性脊髓损伤显示水肿±强化
  - 晚期:迟发的放疗脊髓病有膨胀改变,T2 高信号和强化
  - >3 年:脊髓萎缩,信号正常
- 臂丛:放射诱导臂丛神经炎
  - T2 高信号,强化,神经根光滑增大
- 脑神经:放射诱导神经病变
  - 舌下神经(CN12)最常受累:舌萎缩伴半舌 T2 高信号
  - 要排除转移

治疗后头颈部影像:颈部放射治疗并发症

- 肌肉:肌炎→纤维化
  - T2 高信号和增强强化
- 骨:放射性骨坏死(ORN)
  - T1 低,T2 高,骨髓增强
  - 弥漫炎症,没有肿块
- 软骨:软骨坏死
  - T1 信号缺失,软骨强化
  - 局部软组织肿胀

鉴别诊断

复发肿瘤
- 主要鉴别诊断
- 实性强化肿块

颅底或上下颌骨骨髓炎
- 感染经常与 ORN 一致
- 骨破碎更能证实是 ORN

病 理 学

一般表现
- 病因学
  - 放疗破坏小血管内皮细胞,导致阻塞性动脉病
  - 组织不能承受额外压力
    - 感染、肿瘤复发或活检引起的坏死
  - 诱发因素:短期治疗、大范围、慢性感染、动脉粥样硬化
    - 许多并发症仅发生在辐射剂量≥60Gy
    - 酒和烟草的持续应用有助于黏膜的坏死
  - 骨:放射性骨坏死(ORN)
    - 最常累及下颌骨
      - 常常由口腔感染和牙科操作引起
      - 放疗前必须拔出患牙
    - 可能影响舌骨、蝶骨、颞骨、额骨
  - 软骨:软骨坏死
    - 软骨膜的损伤使感染或肿瘤侵犯软骨→坏死
    - 与感染和(或)肿瘤复发相关
    - 喉部坏死不常见,发生率约1%
      - 高峰在头 12 个月内,也可在 1 年后发生
  - 脊髓:放射性脊髓炎
    - 广泛脱髓鞘,凝固坏死

- 放射诱导肿瘤
  - 可能由于在肿瘤抑制基因中放射诱导的 DNA 链断裂的不完全修复
  - 定义:放疗后>5 年,大多数>15 年
  - 长潜伏期使坏死或复发的可能性低于新肿瘤
  - 脑膜瘤
    - 通常多发,更可能是较高级别
  - 肉瘤
    - 横纹肌肉瘤最常见
    - 特别是 RB 基因成视网膜细胞瘤有转化成肉瘤的风险
  - 腮腺恶性肿瘤
    - 黏液表皮样癌最常见
    - 可能在颈部扫描时偶然发现
  - 神经胶质肿瘤
    - 主要是多形性恶性胶质瘤
    - 与脑放射性坏死的位置相同,但潜伏期更长

临床线索

表现
- 最常见体征(症状)
  - 症状随并发症的位置不同而变化
  - 疼痛常见
    - 吞咽痛,耳痛
    - 颞骨破坏可引起耳痛和耳漏
  - 恶臭、痰内含有软骨和(或)骨破碎
  - 咀嚼肌纤维化→牙关紧闭症
  - 咽肌纤维化→吞咽吸气困难
  - 放射性脊髓炎→感觉异常和(或)无力

自然病史和预后
- 大多数并发症发生在放疗后头两年,这也是鳞癌复发的高峰期
  - 可能直到放疗后 5～8 年才出现
- 首发时间随并发症不同而有差异

治疗
- 主要采用非手术治疗
  - 抗生素被用于毒力强或复杂的感染
  - 高压氧治疗
  - ≥6 个月开始软组织损伤修复

放射诱导并发症时间表

放射诱导并发症	发病高峰时间
早期迟发性脑放射性坏死	1～6 个月
黏膜深部溃疡	1～9 个月
极度软组织肿胀	3～6 个月
软骨坏死	3～12 个月
放射性骨坏死（ORN）	6～12 个月
颞下颌关节（TMJ）和翼状肌纤维化	12～15 个月
晚期迟发性脑放射性坏死	12～15 个月
迟发性放射性脊髓病	12～24 个月
促进动脉粥样硬化	1～3 年
颅神经病变	≥2 年
放射性神经丛病变	2～4 年
放射诱导第二原发肿瘤	＞10 年

• 如果广泛/暴发，可能要手术切除

诊断目录

影像诠释要点

• 大多数并发症发生在放疗后头两年，但仍可能 5 年后发生
• 主要鉴别是残留/复发肿瘤
  ○ 复发肿瘤或感染可能引起坏死
  ○ 活检也可引起坏死
• 发现实性强化肿块提示肿瘤

报告重点

• 区域内的所有组织都有发生并发症的风险

○ 多发的并发症不常见
• 通过熟悉放疗的预期变化，很容易认识并发症和残留或复发肿瘤的区别

参考文献

［1］ Glastonbury CM et al：The postradiation neck：evaluating response to treatment and recognizing complications. AJR Am J Roentgenol. 195（2）：W164-71,2010
［2］ Corvò R：Evidence-based radiation oncology in head and neck squamous cell carcinoma. Radiother Oncol. 85（1）：156-70,2007

治疗后头颈部影像：颈部放射治疗并发症

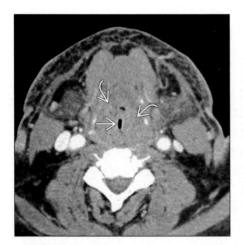

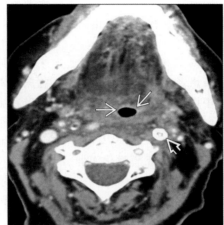

（左）声门上型鳞状细胞癌化放疗后 8 周轴位增强 CT 显示颈部弥漫对称性的放疗后预期变化，但广泛的声门上水肿➡️导致明显的气道狭窄➡️。放疗后气道水肿常见，但气道症状不常见。（右）不同患者轴位增强 CT 显示放射诱导的纤维化引起口咽狭窄➡️和吞咽困难，黏膜轮廓光滑，且没有肿瘤。可见明显的颈动脉钙化➡️

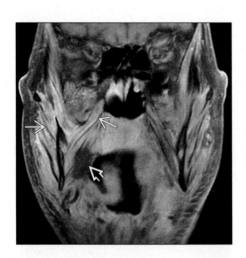

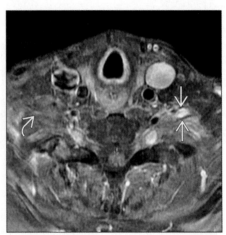

（左）MR 冠状位 T1 C＋ FS 显示咀嚼肌明显强化，尤其右侧➡️，咽黏膜普遍增强，但一侧口咽壁可见没有强化的溃疡➡️，未发现肿块及异常强化提示溃疡来自组织坏死。（右）左臂肌无力患者 MR 轴位 T1WI C＋ FS 显示左侧➡️神经根较对侧➡️增粗强化。该患者有臂丛神经炎 3 年，是由于舌根鳞状细胞癌化放疗后所致

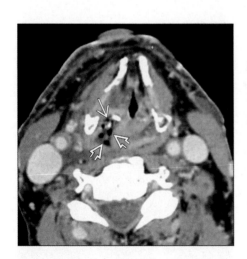

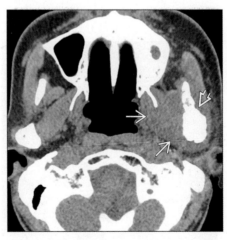

（左）下咽部鳞状细胞癌放疗后 4 个月轴位增强 CT 显示在右侧环杓关节后方见气体和坏死破碎➡️。杓状软骨➡️表现软骨坏死破碎。（右）14 年前鼻咽癌治疗的患者轴位平扫 CT 显示咀嚼肌间隙组织肿胀➡️和不规则膨胀性下颌骨硬化➡️。ORN 不大可能出现在这个时间窗，而且更常与口腔感染有关。这是放射诱导骨肉瘤

治疗后头颈部影像：放疗后喉的改变

概 要

术语

- 随头颈部软组织和软骨的肿瘤放疗范围变化而变化
- 变化可能是放疗的不良反应或并发症
  - 放疗的不良反应在所有患者中都可见到
  - 并发症只在少数患者中可见

影像

- 放疗后反应
  - 急性-亚急性：黏膜下水肿，线样黏膜强化增加
  - 慢性：纤维化和萎缩
- 放疗并发症
  - 持续水肿＞6 个月
  - 软骨坏死：软骨破碎（塌陷）、硬化、伴有气体
- 治疗失败
  - 持续肿瘤、实性强化、深部溃疡

主要鉴别诊断

- 跨声门型鳞状细胞癌
- 声门上炎
- 喉水肿

临床线索

- 患者症状不同，可能很小
- 较大放射剂量加重放疗后反应和提高并发症的发生率
- 基线 CT/MR 应该在放疗后约 8 周采集

诊断目录

- 应预料到放疗后黏膜下水肿和明显的黏膜强化
- 软骨坏死和持续的水肿代表了放疗后并发症
- 治疗后基线扫描中持续的或增大的肿块提示治疗失败

(左)左颈部改良清扫术后放疗的颌下腺癌患者轴位增强 CT 显示双侧杓状会厌襞➡️明显水肿伴有薄的线样强化的黏膜➡️。同时显示声门旁➡️和会厌前脂肪模糊的水肿。(右)扁桃体鳞癌患者化放疗后 8 周 MR 轴位 T2WI FS 显示所有软组织广泛对称性水肿。高信号的、水肿的、增厚的杓状会厌襞➡️使梨状窝消失。同时显示模糊的会厌前脂肪➡️

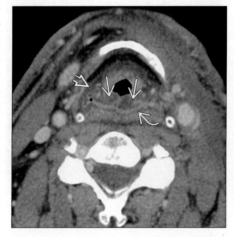
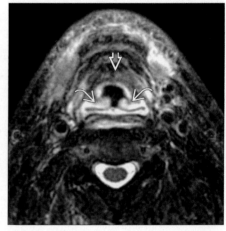

(左)放疗后有非常明显黏膜炎的喉鳞癌患者轴位增强 CT 显示喉➡️和下咽部➡️增厚且黏膜面规则强化。没有结节或散在的肿块令人安心。(右)喉切除术后大体病理从中线后切开显示弥漫喉部肿胀➡️，尤其累及杓状会厌襞➡️，左侧环甲关节显示局灶出血坏死➡️

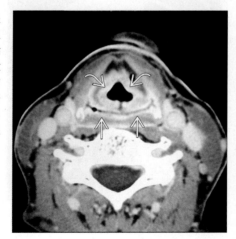
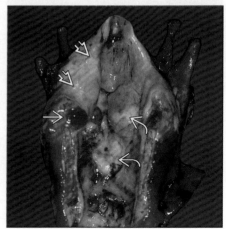

治疗后头颈部影像：放疗后喉的改变

术　语

缩写

- 放疗后喉部

定义

- 头颈部肿瘤放疗后软组织范围和软骨改变
  - 放疗后反应
    - 急性-亚急性：弥漫性水肿和炎症
    - 慢性：进展到纤维化和萎缩
  - 放疗并发症
    - 持续喉部水肿≥6 个月
    - 喉软骨坏死

影 像 学

一般表现

- 最佳诊断线索
  - 不伴有散在肿瘤的弥漫性喉部水肿支持颈部放疗后改变
- 部位
  - 放疗区域的所有组织显示放疗后改变
    - 声门上水肿通常更明显
- 形态学
  - 急性-亚急不良反应：弥漫性水肿和黏膜强化不伴有散在的肿块
  - 慢性不良反应：普遍的组织和脂肪萎缩

CT 表现

- 增强 CT
  - 典型放疗后反应：急性-亚急性
    - 弥漫性喉部和咽部低密度黏膜下水肿
      - 会厌、杓状会厌襞和假声带增厚
      - 梨状窝消失
      - 前联合和后联合增厚
      - 声门旁和会厌前脂肪模糊
    - 黏膜通常显示细线样强化增加
    - 黏膜溃疡不常见
      - 深部溃疡、实性强化提示肿瘤
  - 典型放疗后反应：慢性
    - 纤维化＋萎缩伴有颈部所有组织体积缩小
    - 低密度的水肿减少和强化减低
  - 放疗并发症：软骨坏死

- 喉软骨破碎（塌陷），伴有气体
- 软骨硬化与放疗前没有出现软骨坏死有关
- 据报道舌骨的 ORN 有类似的情况
- CT 灌注
  - 肿瘤的平均通过时间短于放疗后改变

MR 表现

- MR 改变与 CT 一致取决于病理分期
- 急性-亚急性放疗后反应
  - 黏膜下水肿→明显 T2 高信号
  - 脂肪模糊：T1 信号减低，T2 信号升高
  - 显著的弥漫的、薄的黏膜强化
  - DWI：肿瘤的 ADC 值低于放疗后改变
- 慢性放疗后反应
  - T2 高信号通常消退
  - 脂肪恢复相对正常信号；脂肪体积缩小
  - 黏膜强化降低
- 放疗后并发症：软骨坏死
  - T2 信号升高和软骨强化
  - 可能有少量局部气体：所有序列都是低信号
  - MR 对发现软骨破碎常常很敏感

核医学表现

- PET/CT
  - 正常治疗后的喉部没有 FDG 摄取
    - 阴性预测值：91％
  - 缺点：假阳性来自于感染及近期活检

成像推荐

- 最佳成像方法
  - 早期任何影像都可能是复杂的
  - 对于那些极少数因分泌物处理不当引起吞咽问题的患者来说，CT 检查通常更容易
  - PET 的 FDG 值有助于分清不确定的影像表现
- 拟定建议
  - 基线 CT 或 MR 应该在放疗/化放疗后大约 8 周获得
    - 持续的或增大的肿块提示治疗失败
    - 如果采用增强 CT，允许延迟至软组织肿块强化达到最大幅度

治疗后头颈部影像：放疗后喉的改变

鉴别诊断

跨声门型鳞状细胞癌
- 实性、强化、不规则肿块跨越声门中心
- 可能浸润声门旁脂肪和软骨
- 常常也能看到淋巴结病

声门上型
- 声门上组织黏膜水肿
- 在成人中，可能形成小的脓肿
- 剩下的颈部组织显示正常

喉外伤
- 可见软骨骨折，关节半脱位
- 黏膜下密度改变是由于血肿、水肿引起
- 更局限在喉部变化

病 理 学

一般表现
- 病因
  - 放疗剂量越高产生副作用和并发症的风险越大
  - 联合化放疗提高治疗效果但也增加急性放疗后反应的严重性
    - 可能增加严重迟发不良反应的频率
  - 潜在的血管病变、继续吸烟和感染增加并发症的发生率

大体病理和手术指征
- 黏膜和黏膜下组织增厚和硬结

镜下表现
- 急性-亚急性：通透性增加、间质水肿和炎性浸润引起的内皮损伤
- 慢性：纤维化、胶原沉积、血管动脉内膜炎、淋巴间质纤维化
  - 随着水肿消退，新的血管和淋巴通道可能形成
  - 胶原和肌肉组织破坏，胶原和纤维蛋白增加
- 软骨灌注减低可能导致缺血性损伤，引起软骨炎也可能软骨坏死

临床线索

表现
- 最常见体征（症状）
  - 可能极低的临床症状
  - 声音嘶哑、黏膜干燥、吞咽困难
  - 更加严重会出现疼痛和呼吸困难
- 其他体征（症状）
  - 软骨坏死的患者可能有呼吸窘迫、疼痛、吞咽痛、体重减轻
- 临床表现
  - 化放疗病史的患者常出现声音嘶哑和吞咽困难

自然病史和预后
- 放疗后反应
  - 放疗后水肿和炎症随时间推移而改善
  - 显著的症状可能需要胃造瘘给养
- 放疗并发症
  - 约 10% 有持续的迟发水肿（>6 个月）
    - 随放疗剂量增加发生率增加
  - ≤5% 有软骨坏死
    - 高峰在首个 1 年内，可能在放疗后 >10 年出现
    - 更常出现在大的肿瘤、软骨侵犯或软骨膜破坏中
    - 也常出现在持续吸烟、血管病变或感染中
    - 可能引起喉部塌陷和死亡

治疗
- 支持疗法：雾化、噤声、戒烟、反流的治疗
- 严重的吞咽困难、吞咽痛可能需要短暂胃造瘘
- 放射性软骨坏死可能需要喉头切除术或气管造口术
  - 高压氧疗法可提供给软骨坏死的患者

诊断目录

考虑
- 重要的是要完全熟悉预期的放疗后反应
  - 能够检测肿瘤或并发症
- 在早期任何影像都可能是复杂的

治疗后头颈部影像:放疗后喉的改变

影像诠释要点

- 放疗→组织水肿和炎症,随后出现纤维化、瘢痕和萎缩
- 检查软骨破碎、气体和新的硬化
- 治疗后基线扫描中持续的或增大的肿块提示治疗失败
- 辐射区域的所有组织显示放疗的变化
- 黏膜溃疡常见;深溃疡或实性强化提示肿瘤
- 软骨坏死显示软骨破碎和气体

参考文献

[1] Berg EE et al:Pathologic effects of external-beam irradiation on human vocal folds. Ann Otol Rhinol Laryngol . 120(11):748-54,2011

[2] Bisdas S et al:Perfusion CT in squamous cell carcinoma of the upper aerodigestive tract:long-term predictive value of baseline perfusion CT measurements. AJNR Am J Neuroradiol. 31(3):576-81,2010

[3] Yoo JS et al:Osteoradionecrosis of the hyoid bone: imaging findings. AJNR Am J Neuroradiol. 31(4):761-6,2010

[4] Debnam JM et al:Benign ulceration as a manifestation of soft tissue radiation necrosis:imaging findings. AJNR Am J Neuroradiol. 29(3):558-62,2008

[5] Mukherji SK et al:Imaging of the post-treatment larynx. Eur J Radiol. 44(2):108-19,2002

治疗后头颈部影像：放疗后喉的改变

（左）左侧声门上鳞癌患者治疗后早期增强 CT 显示右侧梨状窝➡黏膜明显强化和杓状会厌襞增厚➡。右侧颌下腺➡显著强化，这是预期的放疗后反应。（右）3 年后，黏膜强化恢复正常➡，而杓状会厌襞➡仍保持增厚。随着其他放疗后反应消退而持续的声门上增厚是常见的

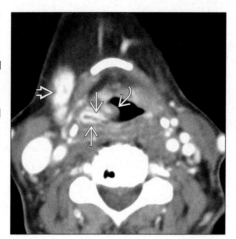 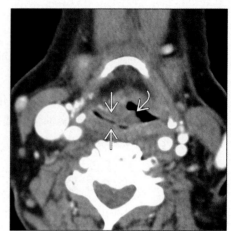

（左）下咽部鳞癌患者化放疗后 4 个月轴位增强 CT 显示气体➡和软组织位于硬化的右侧杓状软骨➡后方。（右）同一例患者 3 个月后轴位增强 CT 右侧杓状软骨自我断离仅残留小的骨块➡。下咽部肿胀明显消退，证实是杓状肌和下咽非肿瘤性放疗后坏死。软骨坏死是放疗后并发症

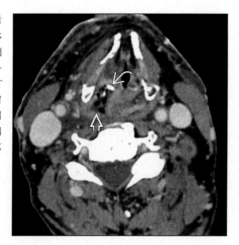 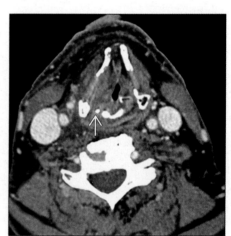

（左）声门上鳞癌放疗过的患者轴位增强 CT 显示双侧杓状会厌襞➡明显肿胀，导致相当严重的气道狭窄。舌骨的破碎➡表现与 ORN 或肿瘤侵犯有关，邻近没有实性软组织肿块。（右）同一例患者轴位 CT 骨窗能更加清晰显示舌骨的破碎➡，随后被证实是 ORN，一个更不常见的喉部放射性坏死形式

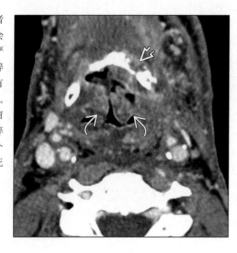 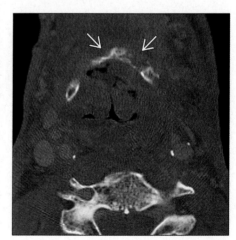

治疗后头颈部影像：放射性骨坏死

概　要

术语
- 放射性骨坏死（ORN）
- 放疗后并发症伴有骨坏死和未能治愈

影像
- 下颌骨多于上颌窦或颅底
- 相关的软组织水肿和硬化常见
- 困难是排除重复感染
- CT：溶骨和硬化相混和，伴有死骨
- MR：水肿导致的弥漫的 T1 低信号，T2 高信号
- 弥漫性强化常见

主要鉴别诊断
- 骨髓炎
- 二磷酸盐骨坏死
- 牙槽嵴鳞癌
- 放射诱导的第二原发肿瘤

病理学
- 辐射破坏小血管引起骨髓血供减少
- 损害骨骼对压力的反应能力，如感染和创伤
- 可能通过活检或拔牙引起
- 贯穿骨的病理性骨折常见

临床线索
- 最常见口腔鳞癌放疗后
- 暴露于溃疡性黏膜下的骨通常出现
- 发病高峰放疗后头 6～12 个月
- 可能出现在放疗后数年后

诊断目录
- 颌部疼痛、顽固性黏膜溃疡、溶骨性/硬化性骨的 CT 改变
- 变化的原因必须排除复发性鳞癌

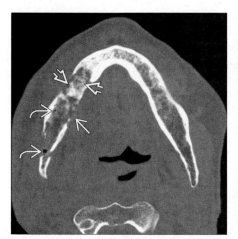
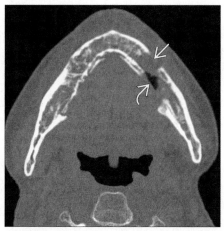

（左）放疗后患者轴位 CT 骨窗显示典型的溶骨/硬化混合改变以及右半下颌骨皮质中断➡。骨内气泡➡和由于骨内死骨片产生的"骨内骨"表现➡。（右）不同患者轴位 CT 骨窗显示溶骨为主 ORN 伴有皮质中断➡和骨内气体➡。同时可见左侧下颌骨体的病理性骨折伴移位

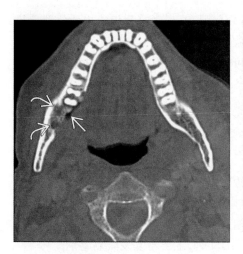
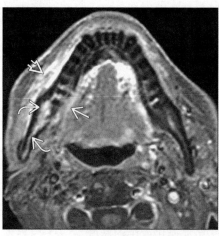

（左）轴位 CT 骨窗显示下颌拔牙窝有黏膜糜烂产生的小气泡➡，以及邻近骨缘模糊➡。患者在体检中发现骨暴露。（右）同一例患者 MR 轴位 T1WI 显示下颌骨强化➡及周围舌➡和颊部➡软组织弥漫强化。患者之前有放疗病史，现右面部肿胀伴有下颌拔牙窝周围骨暴露，影像更符合早期 ORN

治疗后头颈部影像:放射性骨坏死

术　语

缩写

- 放射性骨坏死(ORN)

定义

- 放疗后并发症伴有骨的坏死和未能治愈

影 像 学

一般表现

- 最佳诊断线索
  - 在先前接受过放射治疗的患者中出现溶骨/硬化混杂改变
    - 常常通过皮肤/黏膜溃疡出现骨暴露
    - 经常伴发骨折,也可能感染
    - 缺乏散在的软组织肿块有助于与复发肿瘤鉴别
- 位置
  - 在头颈部,最常见颌骨和颅底
    - 下颌骨多于上颌骨或其他面颅骨
    - 颅底的颞骨或蝶骨
    - 额骨和舌骨也可出现
- 大小
  - 可以局限也可以广泛

成像推荐

- 最佳成像方法
  - CT 骨窗是最佳诊断方式
  - 软组织影像显示弥漫性炎症但没有肿块
- 拟定建议
  - 薄层骨算法 CT 图像冠状位和矢状位重建
    - 多平面影像帮助计划手术和潜在的重建
  - 增强 CT 用于重叠感染或临床怀疑复发肿瘤

放射学表现

- 口外平片
  - 溶骨/骨硬化混杂
  - 侵犯或破坏的程度经常被低估

CT 表现

- 增强 CT
  - 即使当没有重叠感染时,软组织水肿和硬结常见
  - 感染时可能出现局限性异常强化或小的脓肿

- 可能发生皮肤瘘管形
- CT 骨窗
  - 骨皮质破坏出现在溶骨和骨硬化混杂的背景下
    - 骨小梁的缺失导致叠加在骨硬化上的溶骨性表现
  - 分离的骨针和骨碎片经常出现
  - 气泡经常出现在异常的下颌骨内或邻近坏死组织
  - 病理骨折可能出现,也可能在患者的描述中提及
- PET/CT
  - 明显 FDG 摄取典型出现在 ORN 中
    - 可能由于炎性成分
  - 增强 CT 同 PET 一起对复发性肿瘤的诊断具有重要意义

MR 表现

- T1WI
  - 弥漫的骨髓间隙低信号
  - 皮质破坏可能出现
- T2WI
  - 弥漫的骨髓间隙高信号
  - 邻近组织也可能出现水肿
- T1WI C+ FS
  - 弥漫的骨髓强化常见
  - 没有邻近软组织肿块

鉴别诊断

骨髓炎

- 溶骨/骨硬化混杂,患者有牙齿或拔牙位置感染但没有放疗病史
- 骨髓炎可能被发现伴有 ORN,常常鉴别起来很困难

二磷酸盐骨坏死

- 溶骨/骨硬化混杂,患者用静脉注射二磷酸盐治疗
- 患者没有放疗史

牙槽嵴鳞癌

- 主要骨破坏伴有黏膜溃疡
- 实性软组织强化病变
- 当出现 ORN 时,主要与复发鳞癌鉴别

治疗后头颈部影像：放射性骨坏死

放射诱导第二原发肿瘤
- 发生于放疗后很多年，典型≥8 年
- 肉瘤最多，常常表现为一个软组织肿块

病 理 学

一般表现
- 病因
  - 辐射导致小血管破坏
    - 血管内皮细胞被破坏，导致阻塞性动脉病
    - 损害骨骼对压力的反应能力
  - ORN 经常由感染或创伤（包括拔牙或组织活检）引起的
- 相关异常
  - 细菌性感染在坏死的骨内经常出现
    - 当前理论提示骨髓炎不是主要因素

分期、分级和分类
- 各种分期或临床分级系统被应用
- 颌骨的 Store 和 Boysen 分期
  - 0 期：仅有黏膜缺陷
  - 1 期：ORN 放射学证据＋完整黏膜
  - 2 期：ORN 放射学证据＋骨的剥脱
  - 3 期：暴露的放射性坏死骨＋皮肤瘘管

大体病理和手术指证
- 坏死的骨碎片伴有死骨片和骨针
- 脆弱的、溃疡的黏膜伴有骨暴露

显微特征
- 骨坏死主要由于缺氧
  - 放疗导致动脉阻塞，包括下牙槽动脉
- 骨细胞减少和骨膜无法存活
- 活检标本可能是复杂的，骨坏死、骨髓炎和复发/残留肿瘤

临床线索

表现
- 最常见体征（症状）
  - 皮肤或黏膜溃疡伴有暴露的坏死骨出现在先前头颈部放疗史的患者
    - 下颌骨是最常受侵的面颅骨
    - 可能通过口腔溃疡暴露

- 其他体征（症状）
  - 皮肤瘘管
  - 口腔疼痛、牙关紧闭症、感觉障碍、口臭
  - 咀嚼肌间隙感染伴有小脓肿

人口统计学资料
- 流行病学
  - ORN 发生受多种因素影响
    - 肿瘤：Ⅲ/Ⅳ 期的原发肿瘤，风险增加
    - 放疗计划：剂量高、照射野大、治疗时间短，风险增加
      - 伴有低的骨暴露的调强放疗能降低 ORN 的发生率
    - 治疗：如果手术（下颌骨切除术或其他截骨术）加之放疗，风险增加
    - 患者因素：口腔卫生不良，酒精和烟草持续暴露，风险增加

自然病史和预后
- ORN 发生率≤6%
- 发病高峰：放疗后头 6～12 个月

治疗
- 放疗之前预防是最重要的
  - 拔牙和牙周保健要在放疗前进行
  - 放疗前和放疗中提高营养状况
  - 停止烟和酒的应用
- 非手术治疗包括抗生素和局部冲洗
- 高压氧能促进血管生成和帮助治疗相关感染
  - 高压氧治疗前重点排除残留/复发肿瘤
- 早期疾病的死骨切除和最主要的伤口闭合
- 严重进展性疾病的骨切除和重建

诊断目录

考虑
- ORN 可出现在伴有新的疼痛、顽固性黏膜溃疡、溶骨/骨硬化 CT 改变的任何放疗的患者
- 重点排除疼痛来源和皮质破坏一样的复发鳞癌
  - 当出现实性软组织肿块时支持肿瘤
- 而 ORN 可能出现在治疗后几年，如果≥8 年，考虑放疗诱导肉瘤，尤其伴有软组织肿块

影像诠释要点
- 检查局部感染或病理性骨折

报告提示

• 描述病变程度、骨皮质破坏、骨针暴露和死骨

参考文献

[1] Armin BB et al:Brachytherapy-mediated bone damage in a rat model investigating maxillary osteoradionecrosis Arch Otolaryngol Head Neck Surg. 138(2):167-71,2012

[2] Dholam KP et al:Dental implants in irradiated jaws:a literature review. J Cancer Res Ther. 8 Suppl 1:585-93,2012

[3] Tchanque-Fossuo CN et al:Amifostine remediates the degenerative effects of radiation on the mineralization capacity of the murine mandible. Plast Reconstr Surg. 129(4):646e-55e,2012

[4] Cannady SB et al:Free flap reconstruction for osteoradionecrosis of the jaws-outcomes and predictive factors for success. Head Neck. 33(3):424-8,2011

[5] Nabil S et al:Incidence and prevention of osteoradionecrosis after dental extraction in irradiated patients:a systematic review. Int J Oral Maxillofac Surg. 40(3):229-43,2011

[6] O'Dell K et al:Osteoradionecrosis. Oral Maxillofac Surg Clin North Am. 23(3):455-64,2011

[7] Tamplen M et al:Standardized analysis of mandibular osteoradionecrosis in a rat model. Otolaryngol Head Neck Surg. 145(3):404-10,2011

[8] Thariat J et al:[Revisitlng the dose-effect correlations in irradiated head and neck cancer using automatic segmentation tools of the dental structures, mandible and maxilla.] Cancer Radiother. 15(8):683-90,2011

[9] Bak M et al:Contemporary reconstruction of the mandible. Oral Oncol. 46(2):71-6,2010

[10] Chrcanovic BR et al:Osteoradionecrosis of the jaws-a current overview-part 1:Physiopathology and risk and predisposing factors. Oral Maxillofac Surg. 14(1):3-16,2010

治疗后头颈部影像：放射性骨坏死

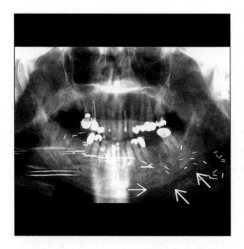

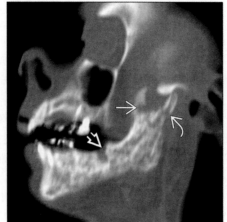

（左）先前接受手术和口腔放疗的患者全景片显示，伴有骨小梁增粗的下颌骨弥漫性增厚和硬化和沿左半下颌骨下缘➡️皮质的缺失。（右）斜矢状位重建显示，密度不均的多灶透亮影、皮质中断、骨小梁和骨皮质增厚和硬化。显示深的下颌拔牙窝➡️。有冠突➡️和髁突颈➡️骨碎裂

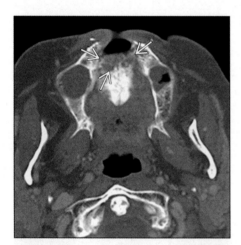

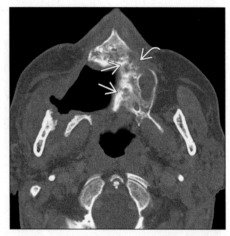

（左）鼻中隔鳞癌放疗的患者轴位 CT 骨窗显示上颌骨前部溶骨过程，伴有散在的楔形的骨破坏和骨缺失➡️。（右）不同患者轴位 CT 骨窗显示右侧手术腭切除术，但被包括在放疗照射野内的左侧上颌骨有硬化➡️和溶骨➡️混杂改变。上颌骨有相当的抗辐射性且 ORN 罕见。影像表现与下颌骨和其他面部和颅底骨所见相同

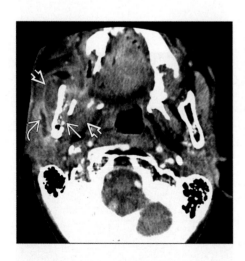

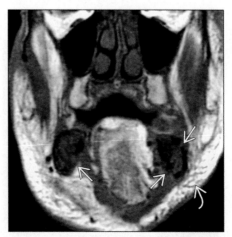

（左）轴位增强 CT 显示右侧下颌骨 ORN 伴咀嚼肌间隙感染，可见皮质中断➡️以及腮腺和咀嚼肌➡️弥漫的严重水肿，扩张的腮腺导管➡️充满了炎性碎屑。（右）冠状位 MR T1WI 显示正常的下颌骨黄骨髓信号被弥漫替代，可见多灶的骨皮质中断➡️，颌下腺软组织➡️的硬结和水肿常常在下颌骨 ORN 中发现

治疗后头颈部影像:脑放射性坏死

概　要

术语

- 放疗后坏死
- 脑实质破坏作为放疗诱导血管病的晚期并发症

影像

- 增强 CT/MR:先前放疗照射野内出现不规则强化病变伴邻近水肿
- 选择 MR 影像检查
- T2 显示高信号的白质水肿
- T1 和 T2 上表现为不均匀强化的组织
- 白质内局部不规则强化±邻近异常的皮质
- DWI:典型 ADC 值升高(不受限)
- MRS:代谢产物(NAA、Cho、Cr)显著减低
- MRP:脑血容量(rCBV)相对减低
- PET:水肿和坏死 FDG 摄取减少
- SPECT:铊 201 摄取减少

主要鉴别诊断

- 脑转移
- 脑脓肿
- 多形性成胶质细胞瘤
- 局部肿瘤复发

病理学

- 放疗破坏小血管内皮细胞,导致阻塞性动脉病
- 缺血、梗死和凝固坏死
- 白质最常受累

临床线索

- 放疗后 12～24 个月常见,也可能数年后出现
- 调强放疗(IMRT)的使用能降低发生率
- 不同表现:轻到重的缺陷
- 动态过程和通常渐进性
- 有可能致命

(左)3 年前行斜坡脊索瘤手术切除和放疗的 66 岁老年患者 MR 轴位 FLAIR 显示广泛高信号的白质水肿➜伴有左侧颞叶肿胀,前部可见更多的不均匀信号➡。(右)同一例患者轴位 MR 灌注显示左侧颞叶脑血容量(rCVB)相对减少,图中所见蓝色区域➡,而相对更多的健康的侧白质束显示绿色区域➡

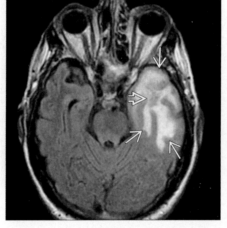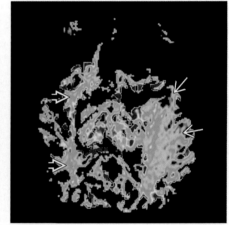

(左)同一例患者体素放在血管源性水肿和局部强化➡上轴位 MRS 显示左侧颞叶内代谢产物(NAA、Cho、Cr)➡减低,提示放射性坏死。患者后来因肿瘤占位效应行颞叶前部切除术,病理确诊是脑放射性坏死。(右)同一例患者 9 年后脊索瘤复发➡,MR 轴位 T2WI 显示神经胶质和左侧颞叶术后改变➡。显示对侧颞叶间距增宽的放射性坏死➡

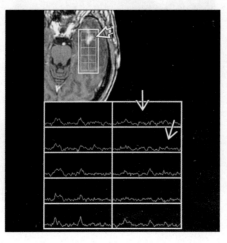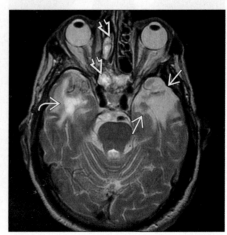

治疗后头颈部影像：脑放射性坏死

术 语

缩写

- 放疗后坏死

定义

- 脑实质破坏作为放疗诱导血管病的晚期并发症

影 像

一般表现

- 最佳诊断线索
  - 先前放疗照射野内出现不规则强化病变伴邻近水肿
    - 典型出现在放疗后 12～24 个月
- 位置
  - 必须在先前放疗照射野内
    - 颞叶前内侧：鼻咽、颅底中央区或鞍区放疗
    - 额叶下部：鼻腔放疗
- 大小
  - 水肿和强化的面积不定，可以随时间发生变化

CT 表现

- 平扫 CT
  - 白质低密度水肿
  - 可以有明显肿瘤占位效应
- 增强 CT
  - 在水肿内不规则局部或边缘强化
  - 后期可以看到囊样改变

MR 表现

- T2WI
  - 高信号的脑水肿常见
    - 主要白质高信号
    - 皮质受累常是局灶的，信号对比不那么强烈
  - 显著的水肿和肿瘤占位效应可导致脑疝
- DWI
  - 放疗后坏死中典型 ADC 值升高
- T1WI C+FS
  - 白质±皮质的局部不规则强化或边缘强化
    - 强化组织表现出 T2 信号不均匀
  - 强化起初可以缺乏，可以随时间增加或降低

- MRS
  - 代谢产物明显减低：NAA、Cho、Cr
    - 特别在肿瘤中 Cho 升高
  - 可以评估细胞坏死中乳酸/脂质出现的高峰
  - 在治疗后的头颈部癌症放射性坏死的最常出现的颅底面，常常很难获得可靠数据
- 核磁灌注（MRP）
  - 放射后坏死中脑血流量（rCBV）相对减少
    - 特别在肿瘤中 rCBV 升高
  - 同 MRS 一样，被颅底敏感伪影严重阻碍

核医学表现

- PET
  - 坏死区 FDG 值摄取减少
  - 敏感度约 80%，但特异性约 40%
    - 假阳性：认为由于激活修复机制或炎症活动
    - 假阴性：近期放疗，低组织级别，小肿瘤
- 铊 201 SPECT
  - 放疗坏死组织不能摄取铊 201
  - 肿瘤细胞易于聚集铊 201
  - SPECT 空间分比率较 PET 低

成像推荐

- 最佳成像方法
  - 钆的动态增强 MR 被推荐
    - 最敏感的方式是白质的变化和强化
    - MRS 和（或）MR 灌注可能有帮助
  - 如果诊断不确定，考虑用 PET 或 SPECT
- 拟定建议
  - 轴位和冠状位 T2/FLAIR 和 T1 增强是必要的

鉴别诊断

脑实质转移

- 通常多发，可以实性或囊性
- 转移不局限于放疗区域
- 头颈部癌症脑转移不常见

脑脓肿

- 边缘强化轴心囊性的肿块
- DWI 弥散受限（低 ADC 值）
- MRS 显示琥珀酸、氨基酸

多形性胶质母细胞病

- 也可以被放疗诱导,但典型是放疗后≥10年
- 除放疗区域外,肿瘤的强化部分可以很好延伸

局部肿瘤复发

- 考虑是否有原发头颈部肿瘤侵犯大脑,例如鼻腔肿瘤
- 典型也可以轴外部分复发
- 寻找软脑膜侵犯和(或)硬脑膜病变

病 理 学

一般表现

- 各种不同因素影响放疗后坏死的发展
  - 放疗剂量、区域、次数、频率
    - 只有剂量>50Gy,通常才发生放疗后坏死
  - 化疗增加急性放疗不良反应的严重性,也可能增加晚期放疗不良反应的频率
  - 年轻患者更容易发生放疗不良反应

分期、分级和分类

- 脑放疗后并发症由发病时间指定
  - 急性并发症:治疗期间出现,大多数是可逆的
    - 血管源性水肿是由于对髓鞘的自体免疫引起的
    - 可以提前中断或终止治疗
  - 早期迟发并发症:治疗后数星期至几个月,常常短暂
    - 更常见于全脑放疗
    - MR上显示白质高信号
  - 晚期迟发并发症:治疗后≥6个月,通常不可逆,可能进一步加重
    - 影像上最常见的放疗后并发症
    - 包括脱髓鞘、炎症、血脑屏障破坏
    - 放疗后脑坏死是晚期迟发并发症

一般病理和手术指征

- 白质和深部皮质大部分坏死,伴有病灶周围水肿
  - 局部缺血、梗死和凝固性坏死

显微表现

- 脑组织通常具有很强的抗辐射能力,但血管很弱
  - 少突细胞比神经元更敏感

- 胶质细胞和神经元的减少导致全脑容积减少
  - 也可见轴突肿胀、反应性神经胶质增多、血脑屏障破坏
- 放疗破坏小血管内皮细胞,导致阻塞性动脉病
  - 纤维素样坏死、透明样变、硬化和血栓形成
- 脑实质显示伴有少量巨噬细胞的颗粒状凝固性坏死
  - 实质内纤维蛋白渗出物
- 在慢性病例中,可以发现不定型的,有时钙化的凝块

临床线索

表现

- 最常见症状(体征)
  - 多样的:轻度到明显的混乱,头痛,性格改变,中枢神经系统缺陷,癫痫发作
  - 不常见,患者似乎是无症状

人口统计学资料

- 流行病学
  - 全脑放疗发生率5%～24%
  - 鼻咽癌(NPC)传统放疗发生率5%～40%
    - 三维适形放疗和调强放疗(IMRT)的使用能降低发生率,可显著减少对颞叶的照射

自然病史和预后

- 放疗后12～24个月最常见
  - 可出现在放疗后许多年,有报道放疗后19年
  - 鼻咽癌放疗后可在两个颞叶不同时间出现
- 动态的病理生理学过程,常常进展
- 能严重到致命
- 能自行恢复,留下神经胶质增多伴有囊性变±钙化
- 放疗后坏死伴急性出血罕见,出现表示急性恶化

治疗

- 类固醇用于对症或明显肿瘤占位效应的治疗
- 显著的肿瘤占位效应必须切除
- 贝伐单抗［一种单克隆抗体抑制血管内皮生长因子A(VEGF-A)］期待用于治疗
  - 认为能通过正常的血脑屏障从而减少血管源性水肿

治疗后头颈部影像:脑放射性坏死

- 高压氧治疗可能和类固醇一同应用
  - 不清楚是否有益,可能增加肿瘤复发风险

诊断目录

考虑

- 放疗后坏死能伴发感染
  - 如果在前颅底与鼻窦腔相连位置更可能发生
- 如果"坏死"发生在放疗后许多年,要考虑放疗诱导神经胶质肿瘤
  - MRS、MR 灌注、PET 或 SPECT 可能有助于诊断

影像诊断要点

- 部位、部位、部位
- 典型的部位是诊断第一要点
  - 中颅底、蝶鞍或鼻咽部放疗后易出现在颞叶前内侧
  - 鼻窦放疗后易出现在额叶下面
- 水肿明显,仅伴有范围强化
- 放疗后坏死是动态的,并常常进展

报告提示

- 如果 MR 常规影像有疑问,考虑 MRS、MR 灌注、PET 或 SPECT

参考文献

［1］ Rane N et al:CNS effects following the treatment of malignancy. Clin Radiol. 67(1):61-8,2012

［2］ Chen J et al:Radiation induced temporal lobe necrosis in patients with nasopharyngeal carcinoma:a review of new avenues in its management. Radiat Oncol. 6:128,2011

［3］ Dassarath M et al:Temporal lobe necrosis:a dwindling entity in a patient with nasopharyngeal cancer after radiation therapy. Head Neck Oncol. 3:8,2011

［4］ Mou YG et al:Surgical management of radiation-induced temporal lobe necrosis in patients with nasopharyngeal carcinoma:report of 14 cases. Head Neck. 33(10):1493-500,2011

［5］ Offiah C et al:Post-treatment imaging appearances in head and neck cancer patients. Clin Radiol. 66(1):13-24,2011

［6］ Rogers LR et al:Morphologic magnetic resonance imaging features of therapy-induced cerebral necrosis. J Neurooncol. 101(1):25-32,2011

［7］ Wang X et al:Successful treatment of radiation-induced temporal lobe necrosis with mouse nerve growth factor. J Clin Oncol. 29(7):e166-8,2011

［8］ Sundgren PC et al:Brain irradiation:effects on normal brain parenchyma and radiation injury. Neuroimaging Clin N Am. 19(4):657-68,2009

［9］ Sundgren PC:MR spectroscopy in radiation injury. AJNR Am J Neuroradiol. 30(8):1469-76,2009

［10］ Cheng KM et al:Acute hemorrhage in late radiation necrosis of the temporal lobe:report of five cases and review of the literature. J Neurooncol. 51(2):143-50,2001

(左)经外科切除及术后放射性治疗的鼻腔神经母细胞瘤的患者轴位 T2 FS MR 显示明显的双侧额叶 T2 高信号,左侧为著➡。主要发生在白质,同时伴有皮质萎缩。T2 额叶前部皮质表现更不均匀信号➡。(右)同一例患者冠状位 T1 C+ FS MR 显示显著强化额叶的放射性坏死➡。鼻腔无复发性病变➡

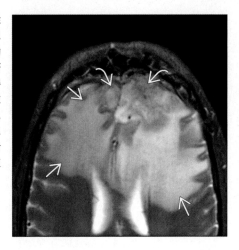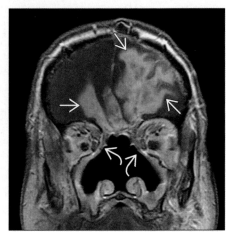

(左)在鼻咽癌放化疗患者的冠状位 T1 C+ FS MR 显示左侧颞叶前内侧部的不规则强化,累及灰白质➡。(右)同一例患者冠状位 FLAIR 序列显示白质高信号➡和左侧颞叶肿胀,伴有大脑侧裂抬高。注意到皮质信号增高聚焦在下内侧➡。FLAIR 序列能明确这是脑放射性坏死,而不是颅内肿瘤扩大

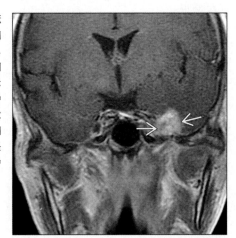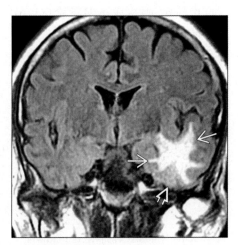

(左)经颅顶部表皮鳞状细胞癌放射治疗的患者轴位 T1 MR 显示双侧顶叶白质低信号,右侧大于左侧➡。顶叶皮质局部信号不均➡。(右)同一例患者冠状位 T1 C+ MR 显示局部强化的双侧外周白质➡以及右侧皮质也强化➡。MR 灌注显示没有局部脑血容量(rCBV)的升高,影像表现与脑放疗后坏死一致

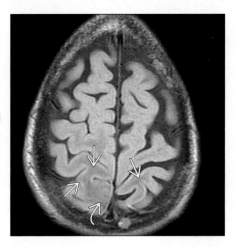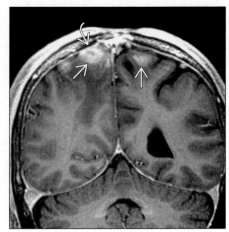

- 水平 SGL，SCL 伴环舌骨固定术，近全或 3/4 喉切除术
  - TL 针对大体积的 T3 期和 T4 期
- 声门下癌
  - TL 常用；通常是进展期
- 新的手术管理指南是经口机器人手术（TORS）和光动力治疗
- 喉切除术也可被用于软骨坏死、侵袭性甲状腺肿瘤、软骨肿瘤、喉的腐蚀性破坏

诊断目录

影像诠释要点

- 全喉切除术通常有一个简单的外观
  - 误诊：残留甲状腺误认为肿瘤复发；未能识别残留或新发结节
  - 复发易于出现在近端或远端吻合处
- 复杂的部分喉切除术影像上最常发生混淆
  - 避免错误最小化的最好方法是阅读手术记录（如果可能）
  - 要有系统的方法评估术后颈部

报告提示

- 确定手术实施的类型
  - 切除的类型：完全或部分软骨缺如，垂直或水平切除面
  - 重建的类型：保留的软骨与舌骨的关系
  - 额外的软组织皮瓣移植
- 寻找残留组织中不正常的肿块，尤其在吻合处

- 寻找颈部淋巴结病，肺尖转移

参考文献

[1] Wen WP et al：Supracricoid partial laryngectomy with cricothyroidopexy：A treatment for anterior vocal commissure laryngeal squamous carcinoma. Head Neck. Epub ahead of print，2012

[2] Sánchez-Cuadrado I et al：Oncologic outcomes after supracricoid partial laryngectomy. Otolaryngol Head Neck Surg. 144(6)：910-4，2011

[3] Luna-Ortiz K et al：Supracricoid partial laryngectomy with cricohyoidoepiglottopexy in patients with radiation therapy failure. World J Surg Oncol. 7：101，2009

[4] Silver CE et al：Current trends in initial management of laryngeal cancer：the declining use of open surgery. Eur Arch Otorhinolaryngol. 266(9)：1333-52，2009

[5] Ferreiro-Argüelles C et al：CT findings after laryngectomy. Radiographics. 28 (3)：869-82；quiz 914，2008

[6] Karasalihoglu AR et al：Supracricoid partial laryngectomy with cricohyoidopexy and cricohyoidoepiglottopexy：functional and oncological results. J Laryngol Otol. 118(9)：671-5，2004

[7] Mukherji SK et al：Imaging of the post-treatment larynx. Eur J Radiol. 44(2)：108-19，2002

[8] Bely-Toueg N et al：Normal laryngeal CT findings after supracricoid partial laryngectomy. AJNR Am J Neuroradiol. 22(10)：1872-80，2001

治疗后头颈部影像:喉头切除术后

(左)MR 轴位 T1 显示内镜声带切除术后声门明显的细微变化,右侧真声带➡较左侧正常声带轻微变小和变形。右侧声带切除术后甲状软骨板➡和环状软骨➡仍可存在。(右)冠状图例显示右侧半喉切除术中软骨的组成部分。前外侧垂直部分喉切除术涉及仅有甲状软骨中线部分切除

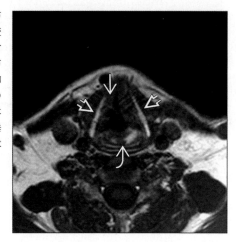
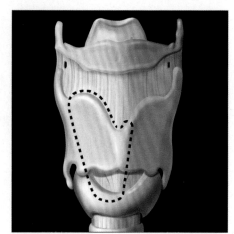

(左)声门肿瘤➡内镜图例白色断点线区域显示右侧半喉切除术(VPL)预期切除计划。切除包括对称未累及的声带前部➡,但保留会厌➡。(右)开放性右半喉切除术(VPL)轴位增强 CT;更上方层面舌骨和会厌存在,紧挨着舌骨下是左侧甲状软骨板➡的最上部分。右侧甲状软骨板➡前部已被切除

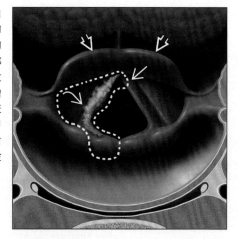
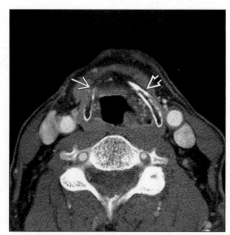

(左)同一例患者轴位增强 CT 显示右侧真假声带、喉室、杓状软骨、杓状会厌襞、前联合、左侧真声带前部以及右侧甲状软骨板➡前部的大部分缺如。左侧杓状软骨仍保留➡,但有明显的气道畸形➡。(右)同一例患者轴位增强 CT 更下层面显示左侧声带➡和右半喉切除术后➡明显畸形的右侧声门。右侧环甲关节完整➡

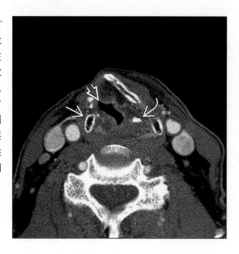
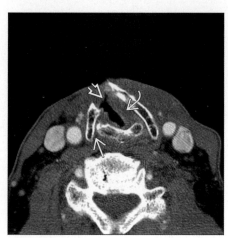

治疗后头颈部影像:喉头切除术后

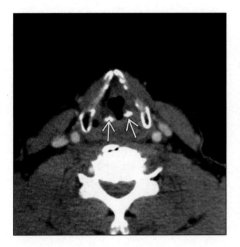

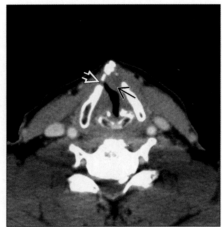

(左)内镜切除类似左前外侧垂直喉切除术(VPL)。轴位增强CT显示左侧真声带、喉室和甲杓肌切除。前联合和右侧声带前1/3也被切除,但双侧杓状软骨➡️存在。(右)轴位增强CT更下层面显示结节状软组织"假声带"➡️,已被病理证实是瘢痕组织。右侧甲状软骨板局灶性缺损被认为是之前的右前声带切除时的损伤➡️

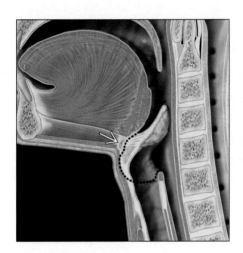

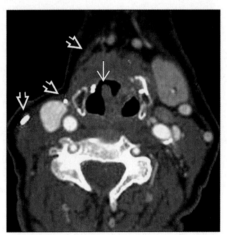

(左)矢状位图例断点黑线显示声门上部分喉切除术(SGL)期望切除区,是水平半喉切除术。真声带、舌骨➡️甲状软骨下部被典型保留。(右)轴位增强CT开放性声门上喉切除术(SGL)显示舌骨前中部分和部分右侧杓状会厌襞➡️被切除。右侧改良颈清扫术也被执行➡️

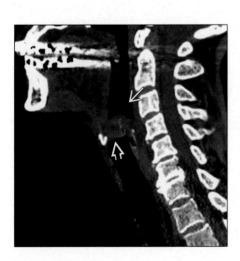

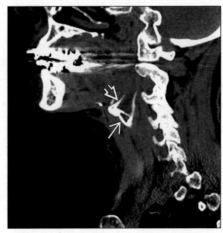

(左)同一例患者矢状位增强CT重建显示本应该延伸至口咽部气道➡️的会厌缺如。并显示残留喉➡️的位置升高。(右)同一例患者矢状位增强CT重建外侧层面显示甲状舌骨固定术喉舌骨➡️与残留下1/2甲状软骨板➡️新的关系。该病例是常规开放性SGL,会厌、杓状软骨、环状软骨和下1/3甲状软骨被保留

(左)冠状位增强 CT 重建经内镜右侧 SGL 术后显示整个会厌、右侧假声带和声门上至右喉室喉黏膜切除。右侧真声带➡和软骨保留。手术夹位于甲状软骨板➡内侧。(右)轴位增强 CT 同一例患者经内镜 SGL 术后显示光滑的黏膜瘢痕➡和会厌上部缺如,它本应该达到保留的舌骨➡之上

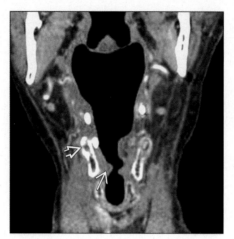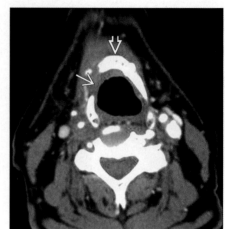

(左)基线轴位增强 CT 全喉切除术后气管导管上层面显示新喉食管远侧吻合➡和双侧甲状腺叶➡。(右)同一例患者 9 个月后轴位增强 CT 显示远侧吻合口处➡新的异常软组织➡。肿瘤浸润双侧甲状腺叶,使之现在很难与胸锁乳突肌➡分辨。复发肿瘤易于出现在近侧或远侧吻合口,或是结节或是转移

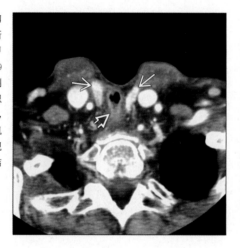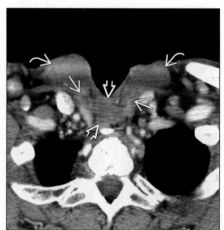

(左)矢状位 T1 MR 全喉切除术后显示喉软骨切除和新喉重建➡,伴有颈部气管➡止于气孔。虽然很细微,但近侧吻合比预期饱满➡。(右)轴位 T1 C+ FS MR 同一患者在矢状位 T1 上所见"饱满"水平提示新喉近侧吻合处强化的实性软组织,考虑复发➡,后被病理证实

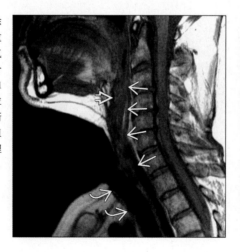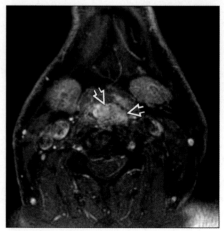

治疗后头颈部影像：颈部重建皮瓣

概　要

术语

- 软组织±骨常用于修补术后缺损
- 筋膜皮瓣
  - 深部肌肉筋膜、动脉穿支和覆盖的皮肤
  - 用于较小的外科重建
  - 供体部位通常是前臂桡侧或大腿前外侧
- 肌皮瓣
  - 肌肉、软组织和皮肤
  - 用于当大的手术缺损需要更大体积的组织填充时
  - 供体部位通常是胸大肌
- 复合皮瓣
  - 骨、软组织、覆盖的皮肤±肌肉
  - 用于手术重建需要骨替代（下颌骨、上颌骨、脸）
  - 供体部位通常是腓骨或肩胛骨

影像

- 增强 CT/MR
  - 筋膜皮瓣、肌皮瓣：可能看上去像手术缺损区正常软组织
  - 肌皮瓣：移植到手术缺损时去神经；皮瓣中的肌肉随成像时间的变化而变化
  - 复合皮瓣：骨的轮廓与已切除的骨大致相同

诊断目录

- 必要的皮瓣重建的历史，可解释复杂的后续扫描
  - 皮瓣可能误认为复发肿瘤
- 在皮瓣深层寻找新的强化肿块（CECT/MR）或代谢增高点（PET）
- 寻找散在的/移位的手术夹

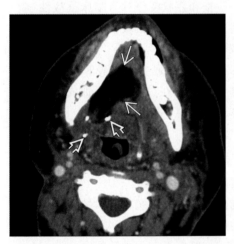
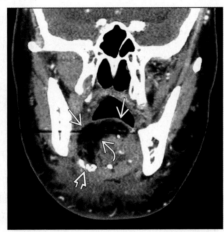

（左）轴位增强 CT 前臂桡侧游离筋膜皮瓣显示边界清晰、类圆形脂肪成分皮瓣➡️用来填充手术缺损。口腔底部多个手术夹➡️提供了额外的证据证实皮瓣移植。（右）冠状位增强 CT 同一例患者显示脂肪密度皮瓣➡️充填大的手术缺损，供给软组织使舌表面➡️形成平滑的轮廓。再次见到手术夹➡️

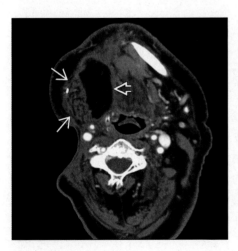
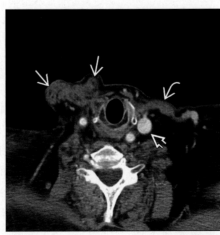

（左）磨牙后三角大的鳞癌切除后胸肌旋转肌皮瓣患者轴位增强 CT 显示内侧低密度的脂肪成分的皮瓣➡️和外侧条纹样的胸肌成分皮瓣➡️。（右）轴位增强 CT 同一患者下颈部显示皮瓣➡️来自胸部。右侧根治性颈清扫术作为外科手术的一部分，左侧颈内静脉➡️和胸锁乳突肌➡️正常，右侧不能被看见

术 语

定义

- 皮瓣:软组织±肌肉±骨手术部位重建
- 软组织或自体骨常用于重建头颈部术后切除缺损
  - 筋膜皮瓣
    - 皮瓣由深层肌肉筋膜和表面覆盖的皮肤组成
    - 用于头颈部小的手术重建
    - 允许采集筋膜的动脉穿支,穿过相邻肌肉之间的筋膜间隔
      - 结果是在所需的重建区皮瓣成活率较高
    - 供体部位通常是前臂桡侧或大腿前外侧
  - 肌皮瓣
    - 皮瓣由肌肉、软组织和覆盖的皮肤
    - 用于当大的重建部位需要更大的体积(肌肉提供)充分填充手术缺损时
    - 供体部位通常是胸大肌
  - 复合皮瓣
    - 皮瓣由骨、软组织、覆盖的皮肤±肌肉组成
    - 用于手术重建需要骨替代时
      - 主要用于口腔鳞癌重建
      - 肿瘤手术治疗过程中部分下颌骨或上颌骨移除
      - 如果需要更大的体积为了较大的手术缺损,肌肉要加入复合皮瓣
    - 供体部位通常是腓骨或肩胛骨
- 皮瓣最常用来重建肿瘤切除腔隙
  - 也用于修补脑外头颈部外伤后缺损

影 像 学

一般表现

- 最佳诊断线索
  - 软组织或骨出现在重建位置,"非解剖"的表现
- 位置
  - 筋膜皮瓣或肌皮瓣
    - 常用于大的口腔＞口咽＞其他颈部重建
  - 复合皮瓣
    - 常用于鼻窦、眼眶、上颌骨或下颌骨切除腔隙
    - 位置需要骨替代
- 大小
  - 根据存在的皮瓣类型
  - 筋膜皮瓣较小
  - 肌皮瓣和复合皮瓣较大
- 形状
  - 根据供体来源:筋膜、肌肉、骨密度或组合

影像推荐

- 最佳成像方法
  - PET/CT 最好的影像方法来评估鳞癌皮瓣复发
    - 增强 CT 很难解释继发的解剖变形
    - MR 受有分泌物处理问题的患者运动影响
  - PET/CT 可能时最好的影像方法来常规检测重建皮瓣
    - 体格检查和症状解释具有临床挑战性
    - 早期复发的检测是抢救治疗的关键
- 拟定建议
  - 增强 CT 后处理包括完整的骨算法图像
    - 当复合皮瓣存在(包括骨),骨成分必须在骨算法的骨窗下可见

CT 表现

- 增强 CT
  - 筋膜皮瓣或小的肌皮瓣
    - 可能像正常的软组织在手术缺损区
  - 较大的筋膜皮瓣、肌皮瓣或复合皮瓣
    - 有"非解剖"表现在手术缺损区
    - 肌皮瓣的部分肌肉在转移到手术缺损区时去神经
      - ＜6 周:可能肿胀和强化
      - ＞6 周:收缩和脂肪浸润
    - 伴有腓骨的游离复合皮瓣常用于下颌骨重建
      - 轮廓最接近正常的下颌骨形状
  - 在有皮瓣手术史患者寻找复发
    - 仔细检查在手术缺损和非解剖部位的皮瓣间的界面
      - 最常见鳞癌复发位置
    - 病灶区域强化怀疑复发肿瘤
- CT 骨窗

治疗后头颈部影像：颈部重建皮瓣

- 皮瓣的骨部分轮廓常常最接近切除部位
- 口腔下颌骨和上颌骨最常用复合皮瓣的部位
- 原位骨和皮瓣的界面＝复发肿瘤常见部位

MR 表现
- T1WI
  - 皮瓣信号强度要根据使用皮瓣类型
    - 软组织脂肪（高信号）
    - 肌肉（中等信号）
    - 骨（低信号皮质，高信号骨髓）
- T2WI
  - 皮瓣的肌肉部分
    - ＜6 周：稍高信号作为手术时去神经
    - ＞6 周：中等至低信号作为肌肉瘢痕和脂肪萎缩
- T1WI 增强
  - 皮瓣的肌肉部分
    - 第一个 6 周：肌肉可能肿胀和强化
    - 6 周后：慢性变化出现
      - 脂肪萎缩和肌肉体积丢失最常出现
  - 病灶区域强化怀疑复发肿瘤

鉴别诊断

重建皮瓣的复发鳞癌
- 通常手术数月后在手术部位出现疼痛或新的肿块
- 发生在手术床和皮瓣间的非解剖部位；原位骨和皮瓣间的界面
- 皮瓣内或边缘强化不规则肿块

术后感染或脓肿
- 术后出现发热、疼痛和数天至数周后手术部位硬化
- 术后立即出现边缘强化病变，脓肿比肿瘤复发的可能性更大
- 发现手术部位明显均匀或边缘强化

病 理 学

一般表现
- 病因学
  - 软组织、肌肉或骨从供体部位移植到手术腔隙为了重建、美容和功能保留

- 相关异常
  - 手术缺损可能是广泛的，但只有部分腔隙可能需要皮瓣修复

分期、分级和分类
- 皮瓣的分类基于组成成分
  - 筋膜皮瓣：皮肤、筋膜、动脉穿支
  - 肌皮瓣：皮肤、筋膜、肌肉、动脉穿支
  - 复合皮瓣：皮肤、筋膜、骨、动脉穿支±肌肉（作为额外的皮瓣体积需求）

临床线索

表现
- 最常见的症状（体征）
  - 头颈部鳞癌切除和手术部位皮瓣修复的已知历史
  - 手术部位疼痛或肿块引起复发的随访影像检查
  - 没有临床肿块深部疼痛暗示复发位于皮瓣深部
- 其他症状（体征）
  - 肿瘤切除和皮瓣重建后监测影像通常定期执行

人口统计学资料
- 年龄：成年人头颈部鳞癌最常见

自然病程和预后
- 取决于皮瓣移植的原因
- 肿瘤的预期生存率决定预后
- 由于鳞癌晚期进行皮瓣重建，整体生存率很低
  - 据报道，大量病例 2 年生存率约 50％，5 年生存率 30％

诊断目录

考虑
- 重建皮瓣有"非解剖"表现（在缺损区脂肪、肌肉或骨）
- 基线增强 CT 在手术变化消退后，增强 CT 在影像中的应用至关重要
- 在皮瓣移植后的患者，监测 PET/CT 替代增强 CT

影像解释要点

- 当解释复杂的随访增强 CT 时,皮瓣重建病史是至关重要的
  - 解剖变形使影像解释具有挑战性
  - 皮瓣可能被误认为复发肿瘤
- 复发肿瘤常常发生在受体床,是皮瓣种植的手术缺损区
  - 在增强 CT 皮瓣的脂肪部分内寻找新的强化肿块
    - 也可以寻找颈部淋巴结转移
  - PET/CT 显示复发肿瘤和颈部淋巴结转移是高摄取病灶
    - 也可出现全身转移

报告提示

- 首选描述手术缺损
- 然后描述皮瓣重建:软组织和脂肪±肌肉和(或)骨
- 最后,报告手术部位或如果出现复发报告结节

参考文献

[1] Chan JW et al: Three- and four-dimensional computed tomographic angiography studies of the supraclavicular artery island flap. Plast Reconstr Surg. 125(2):525-31,2010

[2] Kruse AL et al: Factors influencing survival of free-flap in reconstruction for cancer of the head and neck: a literature review. Microsurgery. 30(3):242-8,2010

[3] Pattani KM et al: What makes a good flap go bad? A critical analysis of the literature of intraoperative factors related to free flap failure. Laryngoscope. 120(4):717-23,2010

[4] Sader C et al: Fat graft pedicle stabilization in head and neck microvascular reconstruction. Plast Reconstr Surg. 125(3):893-5,2010

[5] Abdel-Galil K et al: Postoperative monitoring of microsurgical free tissue transfers for head and neck reconstruction: a systematic review of current techniques--part I. Non-invasive techniques. Br J Oral Maxillofac Surg. 47(5):351-5,2009

[6] Corten EM et al: Clinical outcome after pedicled segmental pectoralis major island flaps for head and neck reconstruction. Ann Plast Surg. 63(3):292-6, 2009

[7] Nuara MJ et al: Prospective analysis of outcomes and complications of 300 consecutive microvascular reconstructions. Arch Facial Plast Surg. 11(4): 235-9,2009

[8] Podrecca S et al: Review of 346 patients with free-flap reconstruction following head and neck surgery for neoplasm. J Plast Reconstr Aesthet Surg. 59 (2):122-9,2006

[9] Hudgins PA: Flap reconstruction in the head and neck: expected appearance, complications, and recurrent disease. Semin Ultrasound CT MR. 23(6): 492-500,2002

治疗后头颈部影像：颈部重建皮瓣

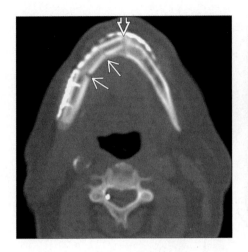

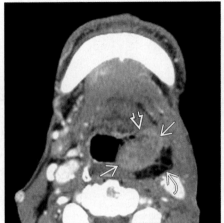

（左）轴位 CT 骨窗显示部分下颌骨切除术后复合筋膜皮瓣用来重建下颌骨。注意到截骨术后缺损➡️允许骨轮廓重构。供体骨-下颌骨界面➡️出现在中线。（右）轴位增强 CT 显示复发肿瘤➡️在非解剖部位正常舌根➡️和肌皮瓣间。皮瓣的脂肪部分在后外侧被看到➡️

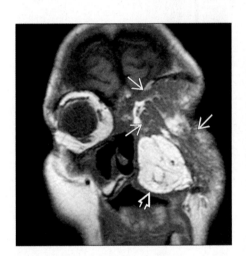

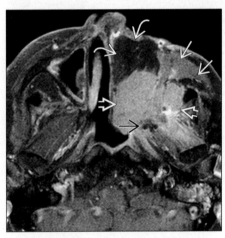

（左）MR 冠状位 T1WI 显示典型的腹直肌肌皮瓣➡️。游离皮瓣的去神经横纹肌成分填充大部分眼内容物剜出术后缺损。注意到脂肪成分➡️进一步提供体积填充上颌骨缺损。（右）轴位 T1WI C＋ FS MR（同一患者）18 个月后显示大的强化肿块➡️紧邻手术夹➡️。肿块位于皮瓣脂肪➡️和肌肉➡️成分的深部。这是复发的鳞癌，典型发生在皮瓣深面

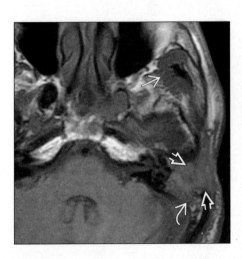

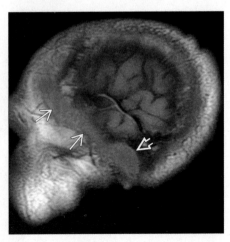

（左）轴位 T1WI MR 显示颞肌肌皮瓣的患者，颞肌➡️向后旋转放置在乳突手术床内➡️。内侧残留的乳突气房较多被填充➡️。（右）矢状位 T1WI MR 显示颞肌皮瓣➡️，已经被向后旋转覆盖乳突手术缺损区➡️

（张鹏举　译校）

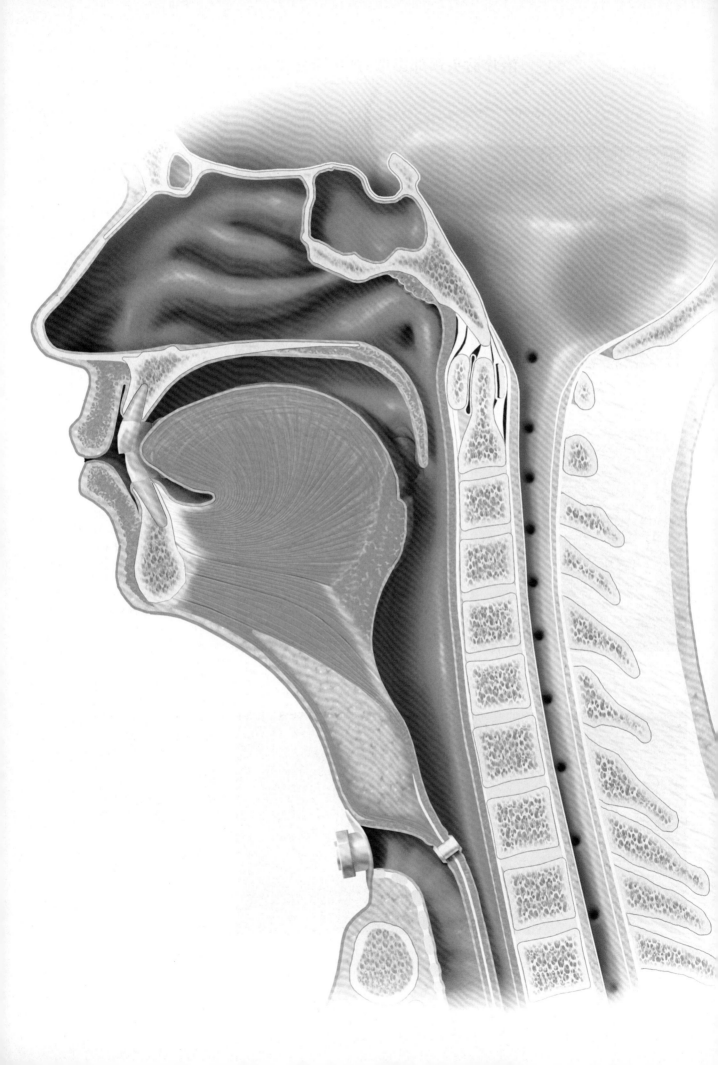

第五部分

鼻腔鼻窦肿瘤

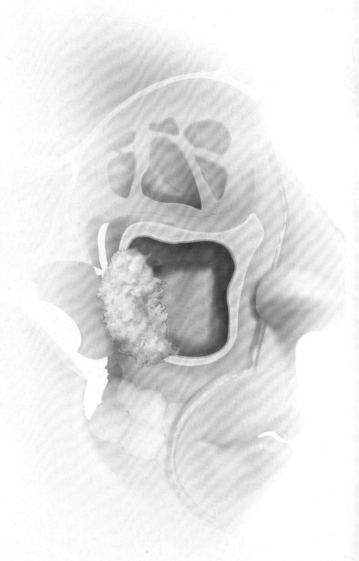

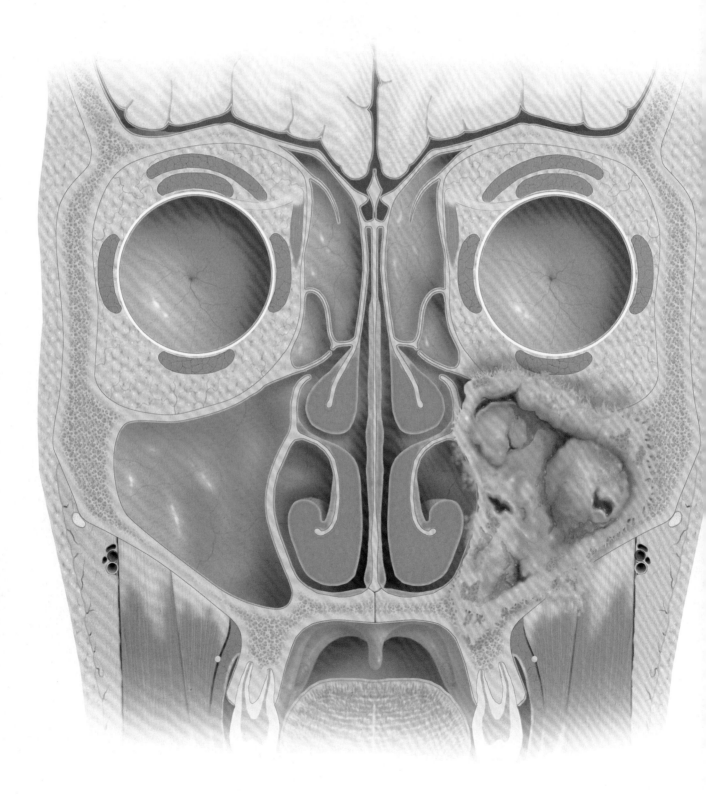

鼻和鼻窦解剖

术　语

缩写

- 鼻窦（SN）

定义

- SN：鼻腔，鼻旁窦（上颌窦，额窦，筛窦，蝶窦）和周围结构

影像解剖

概述

- 鼻腔：由鼻中隔分隔的三角腔
  - 鼻中隔
    - 骨：由上方的筛骨垂直板及后下方的犁骨组成
    - 软骨：由前方四边形的软骨构成
  - 顶：筛骨筛板
  - 底：硬腭
  - 壁：附有鼻甲和钩突的鼻腔外侧壁
  - 鼻甲
    - 上、中、下鼻甲内侧开口于鼻腔
    - 三个鼻甲下方区域分别叫上、中、下鼻道
    - 中鼻甲通过垂直板向上附着筛板
  - 鼻道
    - 上鼻道：在蝶筛隐窝的地方引流蝶窦和后组筛窦
    - 中鼻道－筛泡：大的筛泡细胞位于窦口鼻道复合体区的上方，引流前组筛窦
    - 中鼻道－半月裂孔：为钩突和筛泡之间的半月形区域，引流前组筛窦和上颌窦。
    - 下鼻道：引流鼻泪窝
  - 钩突
    - 大多为鼻侧壁前方的投影
    - 上方自由边缘组成了半月裂孔的边界

程度

- 鼻腔和鼻旁窦使上颌骨、额骨、蝶骨及筛骨气化

解剖关系

- 上颌窦：上颌骨内的双气囊
  - 通过上颌窦口引流至漏斗管，并通过半月裂孔进入中鼻道
- 筛窦：筛骨迷路成对的 3－18 气囊

- 通过基底膜分隔开前后组筛窦
- 筛泡：主要为前方的筛窦气房细胞，突入至漏斗管或半月裂孔
- 前组引流：前方半月裂孔的壁凹，和通过筛泡至中鼻道
- 后组引流：上鼻道或蝶筛隐窝
- 额窦：额骨内成对的气囊
  - 通过额隐窝引流至中鼻道
- 蝶窦：蝶骨内成对的气囊
  - 引流至蝶筛隐窝

内部内容

- 翼腭
  - 为鼻腔，咀嚼肌间隙，眼眶及颅中窝之间的主要交通
  - SCCa 从鼻或后方上颌窦壁破坏，穿过蝶腭孔直接进入翼腭
    - 一旦在翼腭，颅内的 SCCa 嗜神经播散也许发生在翼管神经或上颌神经
- 嗅隐窝
  - 鼻拱的上面部分，近上鼻甲的中部
    - 内衬嗅上皮
    - 感觉神经母细胞瘤的好发部位
- 嗅束和嗅球
  - 感觉神经穿过筛板
  - 在筛板上方的嗅叶沟内的嗅束和嗅球的次级神经元突触

影像解剖问题

影像建议

- 鼻腔鼻窦恶性病变的分期与预后
  - 增强压脂 MR 能最好勾勒鼻腔鼻窦恶性肿瘤的侵犯范围
    - MR 尤其在显示周围神经肿瘤、局部及颅内侵犯有利
  - 骨 CT 通常用于术前确认骨骼标志和骨骼受侵范围

影像方法

- 当影像考虑鼻腔鼻窦鳞状细胞癌时，原始的结节分期须成为影像报告的一部分
- 通过确认鳞状细胞癌亚位点开始报告：上颌窦

鼻和鼻窦解剖

　　或鼻筛窦
- 报告肿瘤分期

影像误区
- 不管何时影像考虑鼻窦炎,反映由中鼻道阻塞引起的炎症时,要考虑到由肿瘤阻塞引起的可能
  - 寻找上颌窦壁的骨质破坏
- 在鼻腔鼻窦恶性肿瘤中发生在 CNV2±Vidian 神经肿瘤常见
  - 除非影像医师特意去寻找,要不然经常难被发现

临床意义

治疗计划
- 手术是治疗鼻腔鼻窦鳞状细胞癌最好方式
- 结合增强 MR 和骨 CT 能给予原发鼻窦鳞状细胞癌精确的手术方式
- 精确肿瘤侵犯的范围,包括累及的区域组织结构
- 仔细评估眼眶,颅内及周围神经的受累

鼻和鼻窦解剖

轴位 T1MR

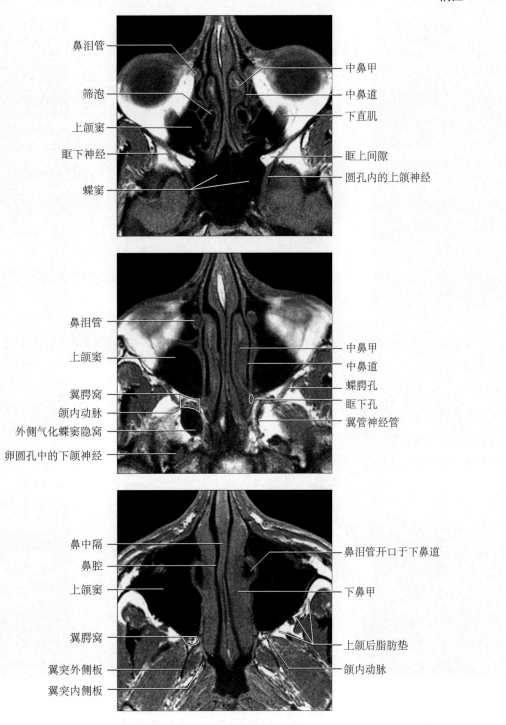

鼻泪管　　中鼻甲
筛泡　　中鼻道
上颌窦　　下直肌
眶下神经　　眶上间隙
蝶窦　　圆孔内的上颌神经

鼻泪管　　中鼻甲
上颌窦　　中鼻道
翼腭窝　　蝶腭孔
颌内动脉　　眶下孔
外侧气化蝶窦隐窝　　翼管神经管
卵圆孔中的下颌神经

鼻中隔　　鼻泪管开口于下鼻道
鼻腔　　下鼻甲
上颌窦
翼腭窝　　上颌后脂肪垫
翼突外侧板　　颌内动脉
翼突内侧板

（上）3 幅轴位 T1MR 图像的第一幅图通过上颌窦上部从上到下展示了脂肪填充的眶下裂和圆孔中的上颌神经。当恶性肿瘤侵及翼腭窝时，它可能会通过眶下裂侵及眼眶，上颌神经侵及海绵窦。（中）轴位 T1MR 在翼腭窝的水平主要显示了颌内动脉。从翼腭窝内侧出口至鼻是蝶腭孔。翼腭窝外侧出口是翼上颌裂。翼管神经从翼腭窝后方离开连接到岩大神经。（下）轴位 T1MR 从中上颌窦反映了沿着上颌窦后缘的脂肪填充的上颌后脂肪垫和翼腭窝。当上颌窦恶性肿瘤侵及后壁时，它可能会通过脂肪垫或翼腭窝到达咀嚼肌间隙。来自翼腭窝的周围神经肿瘤可能沿着翼管神经或上颌神经进入颅内

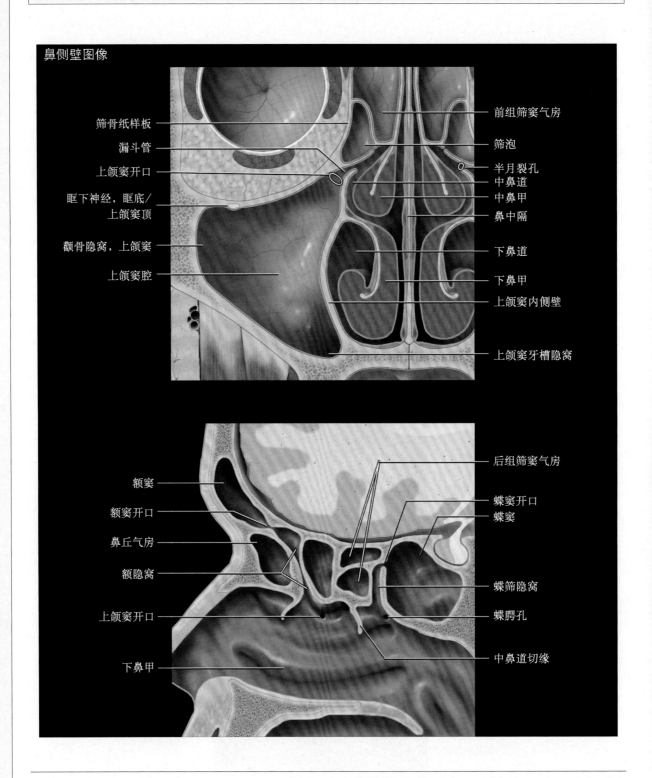

鼻侧壁图像

筛骨纸样板
漏斗管
上颌窦开口
眶下神经，眶底/上颌窦顶
颧骨隐窝，上颌窦
上颌窦腔

前组筛窦气房
筛泡
半月裂孔
中鼻道
中鼻甲
鼻中隔
下鼻道
下鼻甲
上颌窦内侧壁
上颌窦牙槽隐窝

额窦
额窦开口
鼻丘气房
额隐窝
上颌窦开口
下鼻甲

后组筛窦气房
蝶窦开口
蝶窦
蝶筛隐窝
蝶腭孔
中鼻道切缘

（上）放大的右侧鼻腔鼻道区域冠状位图显示了围绕上颌窦的重要结构。上颌窦内侧壁是鼻外侧壁。上颌窦顶是眼眶底。上颌窦的鳞状细胞癌早期侵及鼻腔或眼眶最常见。当肿瘤向上蔓延至眼眶时，眶下神经有可能受近端周围神经肿瘤的影响沿神经蔓延至翼腭窝。沿着翼管神经或上颌神经向颅内蔓延也可见。（下）矢状位图显示了鼻腔外侧壁和中鼻甲被切除。上颌窦恶性肿瘤可能通过上颌窦开口或通过直接破坏上颌窦内侧壁任何一部分到达鼻腔。鼻腔的恶性肿瘤也可能通过蝶腭孔侵及翼腭窝

鼻和鼻窦解剖

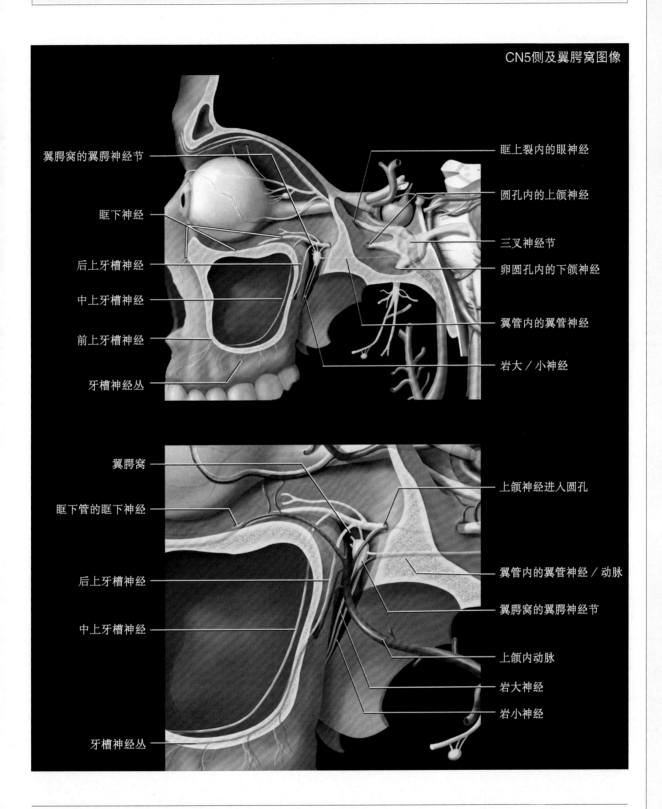

CN5侧及翼腭窝图像

翼腭窝的翼腭神经节
眶下神经
后上牙槽神经
中上牙槽神经
前上牙槽神经
牙槽神经丛

眶上裂内的眼神经
圆孔内的上颌神经
三叉神经节
卵圆孔内的下颌神经
翼管内的翼管神经
岩大／小神经

翼腭窝
眶下管的眶下神经
后上牙槽神经
中上牙槽神经
牙槽神经丛

上颌神经进入圆孔
翼管内的翼管神经／动脉
翼腭窝的翼腭神经节
上颌内动脉
岩大神经
岩小神经

（上）三叉神经矢状位图强调了翼腭窝的各类连接。CN5 的上颌分支提供感觉分支至鼻腔鼻窦区域及周围神经肿瘤可沿此路线蔓延至颅内。发生在这个区域的神经/管道主要是上颌神经/圆孔和翼管神经/翼管。上颌神经近端沿中央穿过海绵窦外侧壁，同时翼管神经中央节点是破裂孔前界。（下）正常放大的翼腭窝矢状面。鼻腔鼻窦区域恶性肿瘤可能会通过蝶腭孔或直接破坏上颌窦后侧壁到达翼腭窝。除此之外，如果上颌窦鳞状细胞癌侵犯上颌窦顶壁，它将会累及眶下神经并沿此到达翼腭窝。任何侵犯至翼腭窝的恶性肿瘤有可能沿着翼管内的翼管神经或圆孔内的上颌神经蔓延至颅内

鼻和鼻窦解剖

冠状骨CT

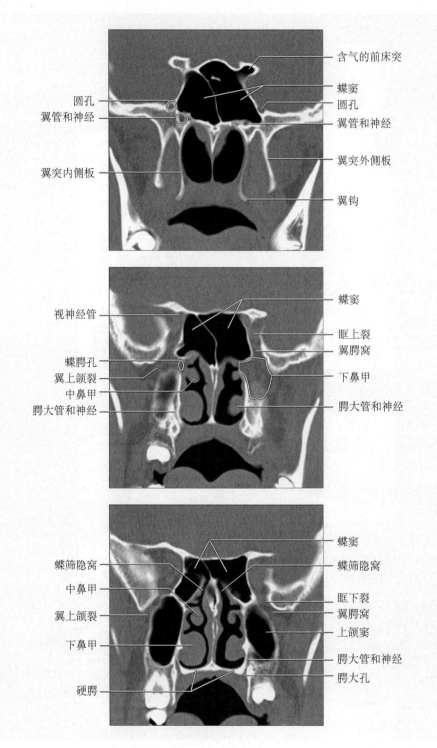

（上）骨窗 CT 冠状位通过鼻腔鼻窦区域从后向前显示了蝶骨上的圆孔和翼管相关区域。翼管在圆孔的内下位置。（中）冠状位骨窗 CT 显示了翼腭窝的复杂解剖结构。从鼻或上颌窦侵及翼腭窝的恶性肿瘤有可能通过翼上颌裂到达咀嚼肌间隙。翼腭窝肿瘤通过眶下裂向上蔓延至眶尖。内侧通过蝶腭孔蔓延至鼻腔。最后，翼腭窝肿瘤可沿着翼管神经或上颌神经向颅内神经周围蔓延。（下）冠状位骨窗 CT 通过翼腭窝前方反映了垂直硬腭上外侧的腭大孔和腭大管。当发现腭恶性肿瘤时，影像医师应该沿着腭大神经或腭小神经寻找周围神经肿瘤，有可能达翼腭窝

鼻和鼻窦解剖

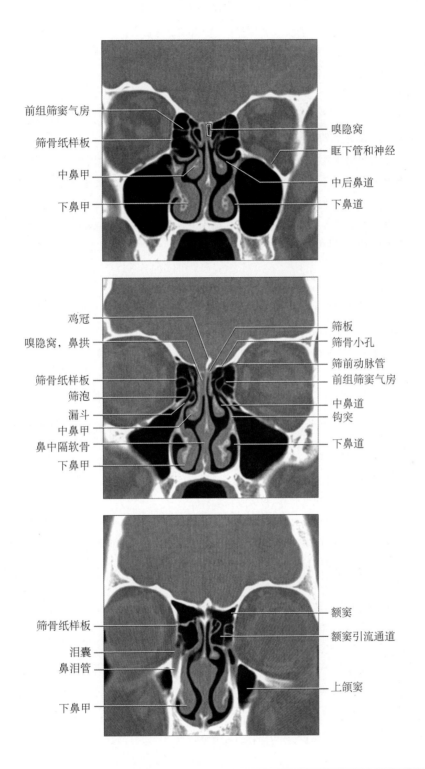

前组筛窦气房
筛骨纸样板
中鼻甲
下鼻甲

嗅隐窝
眶下管和神经
中后鼻道
下鼻道

鸡冠
嗅隐窝，鼻拱
筛骨纸样板
筛泡
漏斗
中鼻甲
鼻中隔软骨
下鼻甲

筛板
筛骨小孔
筛前动脉管
前组筛窦气房
中鼻道
钩突
下鼻道

筛骨纸样板
泪囊
鼻泪管
下鼻甲

额窦
额窦引流通道
上颌窦

（上）冠状位骨窗 CT 通过前组筛窦气房平面显示了筛泡向下垂直进入中鼻道。因为前组筛窦气房与眼眶之间的壁薄如纸，因此称之为筛骨纸样板。上颌窦鳞状细胞癌可以通过眶顶侵犯眼眶，同时通过眶下神经到达翼腭窝。（中）冠状位骨窗 CT 通过鼻道窦口复合体区平面显示了上颌漏斗引流上颌窦至中鼻道。钩突、中鼻道、上颌漏斗和筛泡是鼻道窦口复合体区组成部分。嗅隐窝紧挨着前颅底的筛板。嗅神经母细胞起源于这里，颅内侵犯常见。（下）最前骨窗 CT 图反映了鼻泪管至上颌窦的紧密关系。鼻泪管引流至下鼻道前方隐窝。鼻前恶性肿瘤可通过鼻泪管蔓延至眶前隔

鼻腔鼻窦癌分期

(T)原发肿瘤	改编自 AJCC 7 版编辑分期表
TNM	定义
Tx	不能被发现的原发肿瘤
T0	没有原发肿瘤的证据
Tis	原位癌
上颌窦	
T1	局限于上颌窦黏膜的肿瘤,无骨质破坏或侵蚀
T2	肿瘤引起包括硬腭在内的骨质破坏和(或)累及中鼻道,除了上颌窦后壁及翼板
T3	肿瘤侵及下面任何一个:上颌窦后壁,皮下组织,眼眶内侧壁或底壁,翼腭窝,筛窦
T4a	逐步进展的局部病变:肿瘤侵及前眶,脸颊皮肤,翼板,颞下窝,筛板,蝶窦或额窦
T4b	快速进展的局部病变:肿瘤侵及以下任何一个,如眶尖,硬脑膜,脑,中颅窝,除了三叉神经上颌分支的颅神经,鼻咽或斜坡
鼻腔和筛窦 *	
T1	肿瘤局限于任何 1 个亚位点,有或无骨质破坏
T2	肿瘤在一个单一区域内侵及 2 个亚位点或累及包括鼻筛在内的邻近一个区域,有或无骨质破坏
T3	肿瘤侵及眶底或眶内侧壁,上颌窦,腭或筛板
T4a	逐步进展的局部病变:肿瘤侵及以下任何一个,如眶前内容物,鼻或脸颊皮肤,前颅窝,翼板,蝶窦或额窦
T4b	快速进展的局部病变:肿瘤侵及以下任何一个,如眶尖,硬脑膜,脑,中颅窝,除了三叉神经上颌分支的颅神经,鼻咽或斜坡

(N)局部淋巴结	
Nx	没有发现局部淋巴结
N0	没有局部淋巴结转移
N1	发生在一侧单个淋巴结转移,最大直径≤3cm
N2	发生在一侧单个淋巴结转移,最大直径>3cm 但≤6cm;或一侧多个淋巴结转移,最大直径没有一个>6cm;或双侧或对侧淋巴结转移,最大直径没有一个>6cm
N2a	发生在一侧单个淋巴结转移,最大直径>3cm 但≤6cm
N2b	一侧多个淋巴结转移,最大直径没有一个>6cm
N2c	双侧或对侧淋巴结转移,最大直径没有一个>6cm
N3	一个淋巴结转移,最大直径>6cm

(M)远处转移	
M0	没有远处转移
M1	远处转移

该系统适用于鳞状细胞癌、腺癌和腺样囊性癌分期。它也可适用于鼻腔鼻窦未分化癌

* 亚位点包括左、右筛窦,上颌窦和鼻腔(鼻中隔,底,外侧壁,前庭)

鼻腔鼻窦癌分期

(G)组织学分级	改编自 AJCC 7 版编辑分期表
TNM	定义
Gx	无法评估分期
G1	高分化
G2	中分化
G3	低分化
G4	未分化

AJCC 分期/预后			改编自 AJCC 7 版编辑分期表
分期	T	N	M
0	Tis	N0	M0
I	T1	N0	M0
II	T2	N0	M0
III	T3	N0	M0
	T1	N1	M0
	T2	N1	M0
	T3	N1	M0
IVA	T4a	N0	M0
	T4a	N1	M0
	T1	N2	M0
	T2	N2	M0
	T3	N2	M0
	T4a	N2	M0
IVB	T4b	AnyN	M0
	AnyT	N3	M0
IVC	AnyT	AnyN	M1

嗅神经母细胞瘤 Kadish 分期	
Group A	肿瘤位于鼻腔
Group B	肿瘤位于鼻腔和鼻窦
Group C	肿瘤从鼻腔鼻窦蔓延至颅底,前颅窝,眼眶或颈部淋巴结,伴或不伴远处转移

该系统可适用于鼻腔鼻窦未分化癌。Group D 虽然没在分期系统里,但通常指有淋巴结或远处转移

嗅神经母细胞瘤 Hyams 组织学分级				
显微镜特征	Grade 1	Grade 2	Grade 3	Grade 4
轮廓	分叶	分叶	±分叶	±分叶
多形性	没有	可见	明显	显著
神经元纤维基质	明显	可见	也许有	没有
花环	可见[1]	可见[1]	也许有[2]	也许有[2]
有丝分裂	没有	可见	明显	显著
坏死	没有	没有	可见	明显
腺体	也许有	也许有	也许有	也许有
钙化	多样	多样	没有	没有

Adapted from Barnes L et al: World Health Organization Classification of Tumours: Pathology and Genetics of Head and Neck Tumours. Lyon: IARC Press, 2005.

[1] 荷马·赖特玫瑰花状(非特定状态)

[2] 弗雷克纳温特斯泰纳玫瑰状(真正的神经花结)

T1/T2 上颌窦

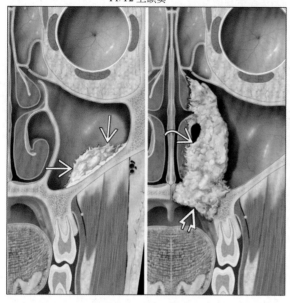

冠状位图显示了局限于上颌窦黏膜没有骨质破坏的 T1 分期肿瘤➡️。右图可见较大肿瘤侵及骨质及硬腭➡️和中鼻道➡️。这些征象任何一项提示肿瘤为 T2 期

T3 上颌窦

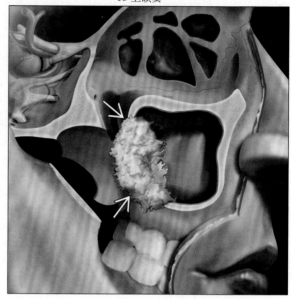

图像显示了 T3 期恶性肿瘤侵及上颌窦后侧壁➡️，侵及眼眶内侧壁和底壁和(或)筛窦、翼腭窝或皮下组织受累均属于 T3 期肿瘤

T4a 上颌窦

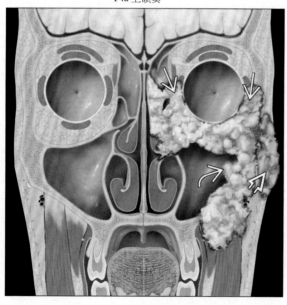

冠状位图显示了一个 T4a 期上颌窦癌➡️，侵及眶前➡️，并蔓延至脸颊部皮肤➡️。翼板、颞下窝、筛板和蝶窦或额窦受累均属于 T4a 期

T4b 上颌窦

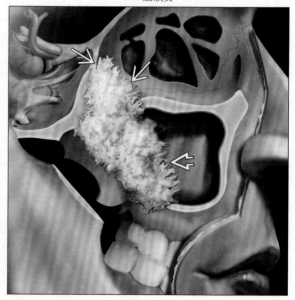

图像显示上颌窦肿瘤➡️的快速进展的局部病变，侵及眶尖后上壁➡️。当硬脑膜、脑、中颅窝、鼻咽、斜坡或除了三叉神经上颌支外颅神经受累均属于 T4b 期

鼻腔鼻窦癌分期

T1筛窦/T2鼻腔

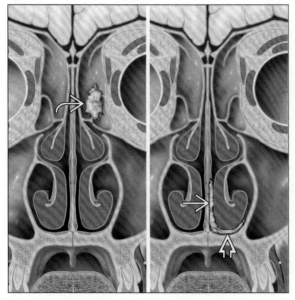

冠状位解剖图显示局限于左侧筛窦气房➡的 T1 期小肿瘤。右图显示一个侵及鼻中隔➡和鼻底➡的 T2 期鼻腔肿瘤

T3筛窦/鼻腔

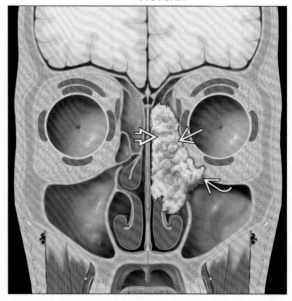

冠状位解剖图显示筛窦肿瘤➡侵及眼眶内侧壁➡和底壁➡。上颌窦、腭或筛板受侵均属于 T3 期

T4a筛窦

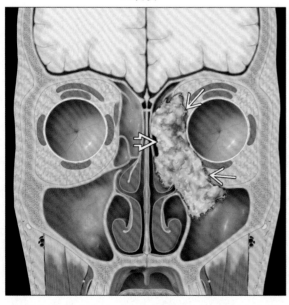

冠状位解剖图显示了 T4a 期筛窦癌➡侵及眶前➡。鼻或脸颊部皮肤受侵、前颅窝小范围侵犯、翼板、蝶窦或额窦受侵均属于T4a 期

T4b筛窦

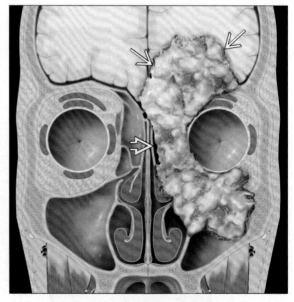

冠状位解剖图显示了筛窦肿瘤➡快速进展期，除了眼眶和上颌窦受侵外，还有大范围颅内受侵➡。眶尖、中颅窝、斜坡、鼻咽和除了三叉神经上颌支外颅内神经受累均属于T4b 期

鼻腔鼻窦癌分期

Kadish A/Kadish B嗅神经母细胞瘤

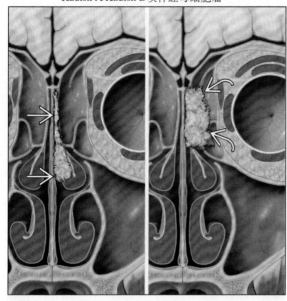

Kadish C嗅神经母细胞瘤

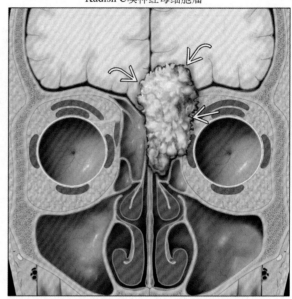

冠状位图（左）显示了局限于鼻腔内➡的小肿瘤，属于 Kadish A，是极少见类型。右图显示了肿瘤从鼻腔蔓延至鼻旁窦➡，属于 Kadish B

冠状位图显示了一个 Kadish C 期肿瘤从鼻腔和筛窦蔓延至眼眶➡和前颅窝➡。虽然 Kadish D 不在原始分期系统中，但仍指有淋巴结和（或）远处转移

远处转移部位

骨
肺
肝
脑

其概率与肿瘤病理学分型有关。发生远处转移概率比局部转移低，但在颈部不一样。最常见的鼻腔鼻窦恶性肿瘤容易发生远处转移的分别是鳞状细胞癌、腺样囊性癌（转移至肺）和淋巴瘤

鼻腔鼻窦鳞状细胞癌

概　要

术语
- 恶性上皮肿瘤,向鳞状细胞或表皮分化

影像
- 位置:累及上颌窦腔＞80％
- CT 特点
  - 边界不规则的软组织密度肿块
  - 进行性骨质破坏
- MR 特点
  - T2 信号降低,N:C 比值升高
  - 强化程度比其他鼻腔鼻窦恶性肿瘤低
- 多曲面增强 MRI 对肿瘤范围,PNTS 和淋巴结显示最佳

主要鉴别诊断
- 鼻腔鼻窦腺癌
- 鼻腔鼻窦未分化癌
- 侵袭性真菌性鼻窦炎

- 鼻腔鼻窦非霍奇金淋巴瘤
- 韦格纳肉芽肿

病理
- 危险因素:吸入性木屑,金属颗粒,化学制品,HPV,内翻性乳头状瘤
  - 暴露于甲醛或石棉环境中,危险性升高
  - 感染了人乳头状病毒,有内翻性乳头状瘤史或并存时,危险性升高

临床线索
- 类似慢性鼻窦炎表现,故易延误诊断
- 50—70 岁好发
- 最常见的鼻腔鼻窦区域恶性肿瘤
- 15％上颌窦鳞状细胞癌有淋巴结转移
- 5 年生存率为 60％
- 手术联合 XRT 为常见治疗方法

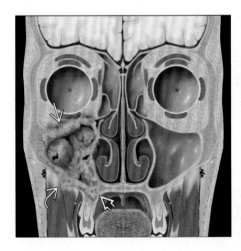

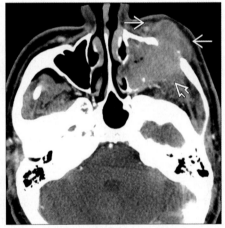

(左)冠状位图显示了侵袭性右上颌窦鳞状细胞癌合并上颌窦壁骨质破坏的典型特征。肿瘤蔓延至眼眶➡,上颌牙槽➡和面颊➡。(右)轴位 CECT 显示了上颌窦鳞状细胞癌的典型部位和表现。肿瘤蔓延至上颌骨前方软组织➡,并通过上颌窦后壁侵入颞下窝➡

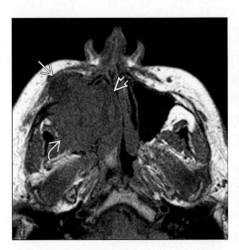

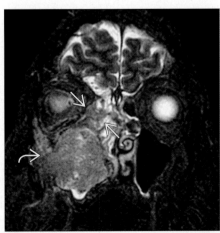

(左)轴位 T1WIMR 显示了一个巨大上颌窦鳞状细胞癌。肿瘤的信号与软组织信号相似。肿瘤向前蔓延至上颌骨前方软组织➡,向内侵入鼻腔➡,向后侵入咀嚼肌间隙➡。(右)同一患者的冠状位 T2WIFS MR 显示了筛窦➡及咀嚼肌间隙受侵➡。肿瘤的 T2 低信号与细胞密度程度及 N:C 比值高有关

鼻腔鼻窦鳞状细胞癌

术 语

缩写

- 鳞状细胞癌（SCCa）

同义词

- 表皮样癌，移行细胞癌，非角化性癌，呼吸道黏膜癌

定义

- 起自鼻窦表面上皮突入鼻窦腔的恶性上皮肿瘤，向鳞状细胞或表皮样分化

影 像

常见表现

- 最佳诊断线索
  - 进展性窦腔软组织肿块并窦壁的侵蚀或破坏
- 位置
  - 75％起自鼻窦；30％原发于鼻腔
    - 上颌窦（85％），筛窦（10％），额窦/蝶窦（<5％）
  - 影像医师制作术前肿瘤侵犯范围图
    - 内侧：鼻腔→筛窦
    - 前侧：面颊部皮下组织
    - 后侧：窦后脂肪垫，翼腭窝和咀嚼肌间隙
    - 外侧：颧弓和皮下组织
    - 向上：通过眶顶侵入眼眶或通过翼腭窝→眶下裂→眼眶
    - 周围神经肿瘤蔓延（PNTS）：眶下神经或翼腭窝→圆孔→海绵窦
- 大小
  - 通常填充上颌窦腔
- 形态
  - 边缘清楚或边缘不规则，有毛刺

CT 表现

- CECT
  - 实性，中度强化肿块并进行性骨质破坏
  - 不均匀强化
  - 无强化区可能为坏死
- 骨窗 CT
  - 骨质破坏较具特征性
  - 边缘不规则的软组织密度肿块

MR 表现

- T1WI
  - 中度信号肿块，与肌肉信号相似
  - 肿瘤内出血区域可能显示 T1 高信号
- T2WI
  - 相对于肌肉组织中至高信号，但低于其他鼻腔鼻窦恶性肿瘤信号
    - 由于细胞密集度和核浆比增高，T2 信号减低
  - T2 能将肿瘤与高信号的阻塞的窦腔分泌物区分开
- T1WIC＋
  - 轻到中度强化；弥漫，但不均匀
    - 比腺癌、嗅神经母细胞瘤、黑色素瘤强化程度低
  - 坏死区域无强化
  - T1 增强压脂图像有利于发现 PNTS

核医学表现

- PET
  - 由于高代谢所以对 F18 FDG 摄取高
  - 如果鳞状细胞来源于内翻性乳头状瘤，两者也许均为 FDG 高摄取

影像建议

- 最好的影像工具
  - 大部分能被常规 NECT 最初诊断，并对鼻窦炎类型、症状进行评估
  - 多曲面增强 MR 有利于肿瘤范围、PNTS 的发现和咽后部淋巴结的显示
- 检查的建议
  - T1 平扫和压脂 T1 增强扫描从鞍底至舌骨

鉴别诊断

鼻腔鼻窦腺癌

- 影像表现与鳞状细胞癌类似
- 好发于筛窦
- 强化程度高于鳞状细胞癌

鼻腔鼻窦未分化癌

- 很难与鳞状细胞癌区分开
- 生长迅速

侵袭性真菌性鼻窦炎

鼻腔鼻窦鳞状细胞癌

- 免疫功能低下患者
- 快速进展破坏的病变
- 侵犯颈动脉并血栓形成

鼻腔鼻窦非霍奇金淋巴瘤
- 发生在鼻腔中线位置
- 易引起鼻中隔破坏
- 与韦格纳肉芽肿相似

韦格纳肉芽肿
- 鼻中隔和非鼻中隔骨质破坏
- 相关慢性鼻窦炎
- 鼻腔鼻窦病变及气管支气管和肾病变

病 理 学

特征影像
- 病因学
  - 危险因素：吸入木屑，金属颗粒和皮革中的化学制品及纺织工业；暴露于二氧化钍中
    - 暴露于甲醛和石棉中危险性增高
    - 人乳头瘤状病毒，有内翻性乳头状瘤史或合并内翻性乳头状瘤危险性增高
    - 与吸烟无直接联系

分期、分级和分类
- 上颌窦原发肿瘤（T）分期标准
  - T1：仅累及上颌窦腔；没有骨质破坏
  - T2：骨质破坏（硬腭，鼻腔外侧壁）；没有累及上颌窦后壁或翼板
  - T3：上颌窦后壁破坏±皮下组织±眼眶内侧壁底±翼腭窝±筛窦
  - T4a（可切除的）：侵犯眶前，皮肤，颞下窝，翼板，筛板，额窦或蝶窦
  - T4b（不可切除的）：累及眶尖，硬脑膜，脑，中颅窝，斜坡，鼻咽部，颅神经（除 V2 外）
- 分期来自于 AJCC 分期表（2010）

大体病理和手术指征
- 易碎的、息肉样、乳头状或菜花样软组织肿块
- 棕褐色、白色、红色或粉色
- 进展性侵犯邻近组织结构

形态学特征
- 2 个主要亚型：角质化（80％）和无角化（20％）

- 角质化：乳头状，外生性，或反向结构模式；表面和单个细胞角化，角化不良，分化不良至分化良好
- 无角化：乳头状，外生性生长；肿瘤上皮条状相连；细胞密集，多形性，有丝分裂活跃
- 乳头状鳞状细胞癌少见

临床线索

表现
- 最常见症状
  - 因类似于慢性鼻窦炎（胃窦病变）和可能延误诊断
  - 最初表现为鼻塞，出血
- 其他症状
  - 较大上颌窦肿瘤：单侧鼻塞，鼻出血，鼻涕及面颊麻木
  - 牙疼或松动，眼球突出和复视，张口受限，颜面部不对称，未愈合的疼痛或溃疡
- 临床资料
  - 老年男性有顽固性鼻窦炎症状

人口统计学资料
- 年龄
  - 50—70 岁
    - 95％＞40 岁
- 性别
  - 男＞女
- 流行病学
  - 3％的头颈部新生物
  - 鼻腔鼻窦区域最常见恶性病变
    - 鳞状细胞癌占 80％
  - 15％上颌窦鳞状细胞癌有恶性淋巴结肿大
    - 咽后或颈静脉链淋巴结
  - 0.2％有头颈部鳞状细胞癌的患者在鼻腔鼻窦区域会继续进展
  - 有头颈部放疗史的患者发病率增高
  - 免疫抑制的患者发病率增高

自然病史和预后
- 5 年生存率：60％
- 生存数据与肿瘤分期有关
  - T1 期鳞状细胞癌如果积极治疗 5 年生存率

达 100%,但少见在 T1 早期就能诊断

- T4a 原发鳞状细胞癌的 5 年生存率下跌至 34%
- 较好的预后:筛窦鳞状细胞癌,肿瘤处于低的分级,HPV 阳性的肿瘤,联合手术和 XRT 治疗和有内翻性乳头状瘤病史
- 较差的预后:侵犯鼻窦壁,局部淋巴结转移,PNTS,肿瘤体积大
- 在原发部位的复发>局部淋巴结
  - 如果肿瘤复发,90%<1 年生存率

治疗

- 手术联合 XRT
  - 整块切除或内镜切除取决于肿块大小和累及的周围结构
  - XRT 也许是传统的三维立体或 IMRT
- 当鳞状细胞癌的遗传学被深入了解后,化疗更常用

诊断目录

考虑

- 鳞状细胞癌最初由成年男性的上颌窦内侵袭性的软组织肿块得来

影像诊断要点

- 比其他鼻腔鼻窦恶性病变强化程度及 T2 信号低

报告提示

- 必须评估眼眶、咀嚼肌间隙、腭的侵犯范围
  - 检查翼腭窝和圆孔内的 V2 周围神经

参考文献

[1] Jeon TY et al:18F-FDG PET/CT findings of sinonasal inverted papilloma with or without coexistent malignacy:comparison with MR imaging findings in eight patients. Neuroradiology,51(4):265-71,2009

[2] Lee CH et al:Survival rates of sinonasal squamous cell carcinoma with the new AJCC staging system. Arch Otolaryngol Head Neck Surg. 133(2):131-4,2007

[3] Raghavan P et al:Magnetic resonance imaging of sinonasal malignancies. Top Magn Reson Imaging. 18(4):259-67,2007

[4] Loevner LA et al:Imaging of neoplasms of the paranasal sinuses. Magn Reson Imaging Clin N Am. 10(3):467-93,2002

鼻腔鼻窦鳞状细胞癌

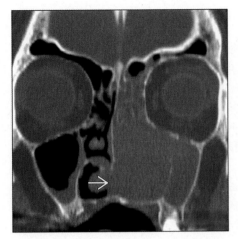
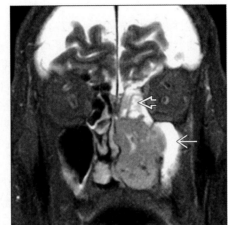

（左）冠状位 CT 重建显示了左侧鼻腔大肿块，侵犯了同侧的鼻甲。这个鳞状细胞癌侵犯了鼻中隔下部➡。肿瘤侵犯的范围在 CT 上很难勾画出来。（右）同一患者的冠状位压脂MR 较好地显示了肿瘤的边界。阻塞性的上颌窦➡及筛窦➡内分泌物与肿瘤相比为高信号。肿瘤的 T2 低信号可能与它的高核浆比有关

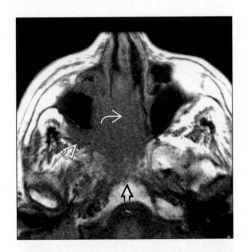
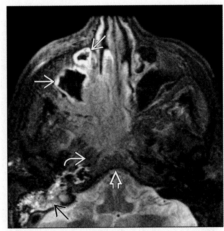

（左）轴位 T1WIMR 显示了鼻腔鳞状细胞癌并鼻中隔➡受侵，外侧蔓延至翼腭窝➡，向后侵及鼻咽部➡朝向颅底。（右）同一患者轴位 T2WI 压脂MR 显示了肿瘤的边界，相对于上颌窦腔黏膜增厚➡，椎前肌肉➡及抑制的斜坡骨髓➡。由于咽鼓管阻塞，所以乳头黏膜增厚➡可见

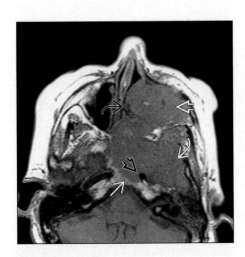
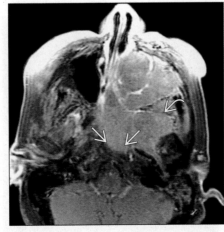

（左）轴位 T1WIMR 显示了一个巨大窦腔鳞状细胞癌➡，并鼻腔➡、颞下窝➡和斜坡➡侵犯。肿瘤包围左侧颈内动脉➡，但流空现象仍在。（右）同一患者轴位 T1WI 增强＋压脂MR 显示了肿瘤均匀强化，无明确坏死区域。斜坡➡及咀嚼肌肉➡浸润可见

鳞状细胞癌合并内翻性乳头状瘤

概 要

术语

- 恶性肿瘤的发生合并良性内翻性乳头状瘤同时存在或发生在先前内翻性乳头状瘤切除部位

影像

- 骨窗 CT:内翻性乳头状瘤骨质重塑区域与鳞状细胞癌致骨质破坏并存
- MR:曲折、脑回状内翻性乳头状瘤形态的缺失±坏死提示鳞状细胞癌
  - T2FS MR 和 T1+C FS MR 序列最有用
- PET/CT:鳞状细胞癌合并 IPap 时 SUVs 较单独 IPap 存在时增高

主要鉴别诊断

- 内翻性乳头状瘤
- 鳞状细胞癌

- 足菌肿

临床问题

- 平均年龄=60 岁(范围 31—74 岁)
- 61% 同时发生;39% 不同时
- 双侧 IPap 合并 SCCa 发生率升高
- 当 IPap 发生在额窦或额隐窝时,SCCa 发生率升高
- 治疗方法为局部切除+术后放疗
- 单发 SCCa 预后比合并 IPap 时好

诊断目录

- 区分单发 IPap 还是合并 SCCa 同时存在特别困难
- 如果 IPap 结构破坏或 MR 上可见坏死或 PET/CT 上 FDG 显著高摄取均提示合并了 SCCa
- 影像检查对显示肿瘤侵犯范围及周围重要解剖结构的累及有价值

(左)冠状位 CT 显示了肿瘤➡️侵及右侧鼻腔和上颌窦,眶底➡️及上颌窦外侧➡️。(右)同一患者轴位 T1WI 增强+压脂 MR 显示了肿块内典型的 IPap 脑回状表现。在肿瘤➡️前外侧边缘➡️更多实性部分这种表现缺失,并侵及面颊。这与肿瘤发生在手术切除区域有关

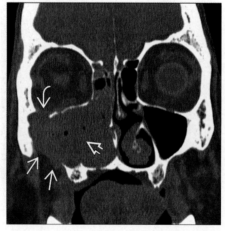
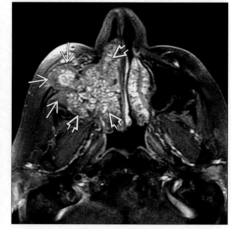

(左)冠状位 T2WI FS MR 显示了右鼻腔和筛窦均匀膨胀性肿块➡️,并右侧眶内侧壁➡️呈弓形弯曲。在其他图像可见颅底侵蚀,高度提示恶性病变。(右)轴位 T1WI 增强+ MR 显示了一个不均匀软组织肿块➡️,并鼻桥增宽及重叠的软组织受侵。虽然这个部位 IPap 不常见,但发生在额窦或额隐窝更多合并恶性病变

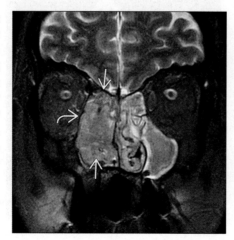
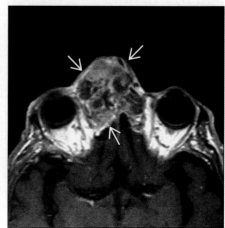

鳞状细胞癌合并内翻性乳头状瘤

术 语

定义

- 恶性肿瘤的发生合并良性内翻性乳头状瘤同时存在或发生在先前内翻性乳头状瘤切除部位

影 像

一般表现

- 最佳诊断线索
  - 肿块内曲折脑回状模式的缺失＋坏死，合并鼻腔外侧壁骨质破坏
    - 脑回状形态在 T2 和 T1 增强 MR 显示最佳
- 定位
  - 最常见于鼻腔侧壁/上颌窦内侧壁
    - 当 IPap 发生在额窦/额隐窝时，鳞状细胞癌发生率增高

CT 表现

- CECT
  - 分叶状、不均匀强化肿块沿鼻腔侧壁/上颌窦内侧壁
- 骨窗 CT
  - 相对于良性 IPap，鳞状细胞癌区域的骨质破坏增加

MR 表现

- T1WI
  - 与肌肉相仿的信号
- STIR
  - 鳞状细胞癌区域弯曲脑回状形态局部的缺失
  - 鳞状细胞癌坏死区域长 TR 信号增高
- T1WIC+FS
  - 鳞状细胞癌区域弯曲脑回状形态局部的缺失
  - 鳞状细胞癌坏死区域无强化

核医学表现

- PET/CT
  - FDG 摄取均匀或不均匀
  - 在数个研究中相对于 IPap，IPap 合并 SCCa 的 SUV 趋于升高

鉴别诊断

内翻性乳头状瘤

- 局限性肿块，常见于沿着鼻腔外侧壁靠近中鼻道
- 在 T2WI 和 T1WI 增强＋压脂 MR 上呈弯曲状、脑回状、条纹状结构

鳞状细胞癌

- 最常见于上颌窦腔
- 侵袭性软组织肿块，并骨质破坏和局部侵犯

足菌肿

- 肿瘤样非侵袭性真菌成分，并骨质增厚±Ca++

病 理

分期、分级和分类

- AJCC 系统适用于上颌窦和鼻腔恶性肿瘤
- 患者被分为 3 组
  - 原发 IPap 合并鳞状细胞癌小病灶（同时）
  - 原发鳞状细胞癌合并 IPap 小病灶（同时）
  - IPap 切除史及相同部位继发鳞状细胞癌（异时）

临床线索

表现

- 最常见症状
  - 鼻阻塞

人口统计学资料

- 年龄
  - 平均年龄＝60 岁（范围 31－74 岁）
- 流行病学
  - 61％为同时发生；39％为异时发生
  - 双侧 IPap 合并鳞状细胞癌发生率增高

自然病史和预后

- 生存率（3 年生存率 55％～100％）
  - 合并 IPap 的 SCCa 预后比单独 SCCa 要好
  - 骨质破坏越多，预后越差
- 源于原发肿瘤不完全切除使周围黏膜易受累的复发

鳞状细胞癌合并内翻性乳头状瘤

○ 大部分在术后 2 年复发

治疗

- 局灶切除和术后放疗
- 对进展期病变行化疗

诊断目录

考虑

- 如果 MR 显示 IPap 结构的破坏或坏死，或 PET 上显著 FDG 高摄取，应该怀疑 SCCa 的可能

影像解释

- 单纯从影像上区分 IPap 及 IPap 合并 SCCa 是很难的
  ○ MR 在很多情况下不能完全排除恶性肿瘤

○ FDG 摄取不能提示合并 SCCa

参考文献

[1]　Buiret G et al：Inverted papilloma with associated carcinoma of the nasal cavity and paranasal sinuses：Treatment outcomes. Acta Otolaryngol. 132（1）：80-5,2012

[2]　Kim K et al：Sinonasal carcinoma associated with inverted papilloma：a report of 16cases. J Craniomaxillofac Surg. Epub ahead of print,2011

[3]　Jeon TY et al：18F-FDG PET/CT findings of sinonasal inverted papilloma with or without coexistent malignancy：comparison with MR imaging findings in eight patients. Neuroradiology. 51（4）：265-71,2009

嗅神经母细胞瘤

概　要

术语
- 恶性神经外胚层肿瘤起源于鼻腔上部嗅黏膜

影像
- 增强 MR 和骨窗 CT 能为颅面外科很好地显示 ENB 范围
- 在筛板水平呈哑铃状
- 骨窗 CT:骨重塑混合骨破坏,尤其在筛板
- CECT/T1 增强+MR:均匀增强肿块
  - 颅内肿瘤-脑交界处囊变

主要鉴别诊断
- 鼻腔鼻窦鳞状细胞癌
- 鼻腔鼻窦腺癌
- 鼻腔鼻窦非霍奇金淋巴瘤
- 鼻腔鼻窦未分化癌

病理
- 病因或危险因素未知
- Kadish 分期系统
  - 指导预后
- 分期标准:Kadish 分类;指导预后
- 组织学分级:Hyams 系统

临床线索
- 青少年或中年人出现单侧的鼻阻塞和出血
  - 在 20 和 60 岁间呈双峰分布
- 治疗方式为手术切除联合放疗
- 预后与其他鼻腔鼻窦恶性肿瘤相比
  - 5 年生存率:75%~77%
  - 复发率:30%
  - 转移率:10%~30%

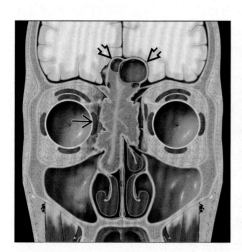
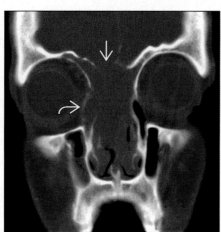

(左)冠状位显示 ENB 经典征象,在筛板中下方,并向前颅窝和右侧眼眶➡️侵犯。囊变⊃发生在肿瘤-脑的界面。(右)冠状位骨窗 CT 显示了 ENB 填充了上鼻腔及筛窦。病变通过前颅底➡️蔓延。右侧筛骨纸样板变薄,向外侧移位➡️

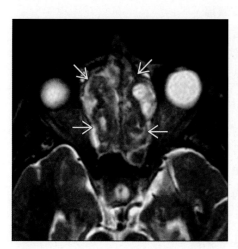
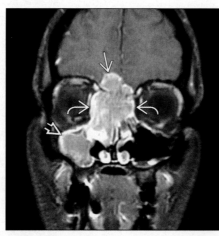

(左)轴位压脂 MR 显示了一个巨大不均匀 ENB ➡️,在颅底中下方,占据了鼻腔和筛窦。肿块主要为低信号,并引起眶距增宽。(右)冠状位 T1WI 增强+ FS MR 显示了一个显著增强的 ENB 向前颅窝及双侧眼眶蔓延➡️。显著增强是这个肿瘤富血供的一个特点。上颌窦分泌物排出受限➡️

嗅神经母细胞瘤

术　语

缩写
- Esthesioneuroblastoma(ENB)

同义词
- 嗅神经母细胞瘤,多形性嗅神经母细胞瘤

定义
- 起源于鼻腔的罕见恶性神经外胚层肿瘤

影　像

一般表现
- 最佳诊断线索
  - 哑铃状肿块,上至前颅窝,下至鼻腔上部,或在筛板水平可见束腰征
  - 颅内肿瘤-脑交界处囊变高度提示 ENB 诊断
- 位置
  - 鼻腔上部的筛板
    - 小一点的 ENB:单侧鼻腔肿块中心位于鼻腔壁上部;在鼻腔鼻窦局部蔓延
    - 大一点的 ENB:在前颅窝的肿瘤并脑实质和硬脑膜受侵,局部蔓延至眼眶
- 大小
  - 从小于 1cm 的结节到填充整个鼻腔及前颅窝的肿块
- 形态
  - 小的时候呈息肉状肿块;大的时候呈哑铃状

CT 表现
- NECT
  - 骨窗 CT
    - 骨重塑引起鼻腔扩大合并骨破坏,尤其在筛板区域
    - 斑片状钙化并肿瘤基质异常
- CECT
  - 均质增强肿块
  - 较大肿瘤内可见未强化坏死区域

MR 表现
- T1WI
  - 相对于脑实质,肿瘤呈低到中等信号
  - 出血区域可呈高信号
- T2WI
  - 相对于脑实质,肿瘤呈中等到高信号
  - 囊变区域呈高信号
  - 邻近鼻窦阻塞引起的分泌物呈高信号
  - 出血灶可呈低到高信号,取决于出血时间
  - 肿瘤-脑分界处囊性变呈高信号
- T1WIC+
  - 肿瘤呈均质明显强化
  - 有坏死时肿瘤呈不均质强化

影像检查建议
- 最佳影像工具
  - 增强 MR+骨窗 CT 能最佳地为颅面外科显示肿瘤范围
- 报告建议
  - 骨窗 CT 能精确显示肿瘤破坏范围和可能改变颅面手术范围
  - T2 MR 序列能最佳将鼻窦分泌物与肿瘤区分开
  - 多平面脂肪抑制序列能评估鼻腔鼻窦外肿瘤侵犯范围

鉴别诊断

鼻腔鼻窦鳞状细胞癌
- 肿瘤发生在上颌窦腔比鼻腔常见
- 和 ENB 强化程度不一样

鼻腔鼻窦腺癌
- 有木屑和职业暴露史
- 好发于筛窦,并鼻腔受累
- 强化不如 ENB 显著与均匀

前颅窝底脑膜瘤
- 引起邻近颅骨骨质肥厚
- 肿瘤-脑实质交界处没有囊变

非霍奇金淋巴瘤
- 在 NECT 上致密
- 和 ENB 强化程度不一样
- 罕见破坏颅底

鼻腔鼻窦黑色素瘤
- 好发于鼻腔下部,起源于鼻中隔和鼻甲
- 典型 T1 呈高信号,T2 信号减低

鼻腔鼻窦未分化癌
- 在影像上很难将其与 ENB 区分开

嗅神经母细胞瘤

- 不局限于筛板/鼻腔上部
- 通常好发于老年患者

横纹肌肉瘤

病　理

一般表现

- 病因学
  - 病因或危险因素尚不明确
  - 肿瘤起源于神经嵴和鼻腔上部筛板的嗅黏膜
- 相关异常
  - ENB 患者偶尔有副肿瘤症状
    - 库欣综合征→促肾上腺皮质激素分泌
    - 低钠血症→抗利尿激素分泌

分期、分级和分类

- 分期标准：Kadish 分级；指导预后
  - Stage A：局限于鼻腔
  - Stage B：局限于鼻腔和鼻窦
  - Stage C：蔓延至鼻腔鼻窦外
- 组织学分级：Hyams system
  - 1～4 分级取决于多形性，神经元纤维基质，玫瑰花环形成，有丝分裂，坏死，腺体形成和钙化

大体病理和手术指征

- 临床上表现为由完整呼吸道黏膜覆盖的无波动感的质硬的肿块
  - 活检时肿瘤可能大量出血
- 宽基底，带蒂，分叶状，由黏膜覆盖的发生在筛板的肿块，质软，闪亮的
  - 由于间质血管丰富而可能呈现血红色外观
- 镜下特征
- 黏膜下病变，表现为突出的巢状外观
  - 神经元纤维细胞间基质和花环状
  - 轻度核异型并核分裂活性低最常见
- 坏死和钙化常见
- 电子显微镜
  - 神经内分泌颗粒可见
  - 当光学显微镜无法确定时，电子显微镜也许能帮助做出正确诊断
- 当只可见几层小圆细胞时，则容易导致病理组织学的误诊
  - 容易误诊为 SN 未分化癌，NHL，黑色素瘤和

临床线索

表现

- 最常见症状
  - 鼻塞和鼻出血
    - 症状通常早于诊断 6～12 个月出现
- 其他症状
  - 嗅觉丧失，流鼻涕
  - 眶距增宽、眼球突出、复视和溢泪
  - 头痛
  - 颅神经病变提示颅骨/海绵窦受累
- 临床简介
  - 青少年或中年患者出现单侧鼻阻塞和轻微鼻出血

人口统计学资料

- 年龄
  - 好发于年轻人
    - 范围：3－88 岁
    - 在 20 岁和 60 岁呈双峰分布
- 性别
  - 男性好发
- 流行性病学
  - 2％～3％有鼻腔肿块

自然病史和预后

- 5 年生存率：75％～77％
  - 分期和肿瘤分级是重要预后指标
    - 5 年无病生存
      - Kadish stage A：＞90％
      - Kadish stage B：＞68％
      - Kadish stage C：＜67％
- 预后不良指标
  - 女性，年龄＜20 或＞50 岁
  - 肿瘤呈高级别
  - 广泛颅内蔓延
  - 颈部或远处转移
- 复发率为 30％，于最初诊断后 15 年后复发
- 10％～30％患者出现转移
  - 淋巴转移至颈部淋巴结
  - 血行转移至腮腺，皮肤，肺，骨，肝脏和脊髓

嗅神经母细胞瘤

治疗

- 联合治疗包括颅面切除和放疗是最佳选择
  - 由于很难实现病灶边缘完全切除，所以放疗可以很好地进行局部病灶的控制
  - 低级别，可切除肿瘤，也许可以行内镜下切除
- 一般较大，高级别 ENB 合并播散的病变可行化疗

诊断目录

考虑

- 术前联合 CT 和 MR 检查
  - 骨窗 CT 用于发现 ENB 骨质破坏范围
  - MR 用于精确地勾勒肿瘤软组织范围

影像诊断要点

- 哑铃状肿块，腰部位于筛板＋颅内边缘囊变是 ENB 影像特征

参考文献

[1] Bragg TM et al：Clinicopathological review：esthesio-neuroblastoma. Neurosurgery. 64(4)：764-70；discussion 770,2009

[2] Faragalla H et al：Olfactory neuroblastoma：a review and update. Adv Anat Pathol. 16(5)：322-31,2009

[3] Tseng J et al：Peripheral cysts：a distinguishing feature of estheioneuroblastoma with intracranial extension. Ear Nose Throat J. 88(6)：E14,2009

[4] Ward PD et al：Esthesioneuroblastoma：results and outcomes of a single institution's experience. Skull Base. 19(2)：133-40,2009

[5] Yu T et al：Esthesioneuroblastoma methods of intracranial extension：CT and MR imaging findings. Neurordiology. 51(12)：841-50,2009

[6] Nichols AC et al：Esthesioneuroblastoma：the Massachusetts eye and ear infirmary and Massachusetts general hospital experience with craniofacial resection, proton beam radiation, and chemotherapy. Skull Base. 18(5)：327-37,2008

[7] Zollinger LV et al：Retropharyngeal lymph node metastasis from esthesioneuroblastoma：a review of the therapeutic and prognostic implications. AJNR Am J Neuroradiol. 29(8)：1561-3,2008

[8] Schuster JJ et al：MR of esthesioneuroblastoma (olfactory neuroblastoma) and appearance after craniofacial resection. AJNR Am J Neuroradiol. 15(6)：1169-77,1994

嗅神经母细胞瘤

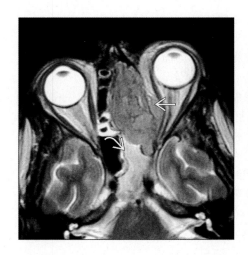
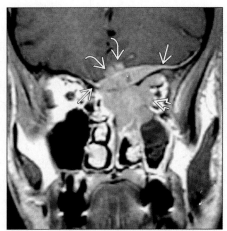

（左）轴位T2WI压脂MR显示弥漫中低信号ENB，中心位于左侧鼻腔，并侵及左侧眼眶➡️。左侧蝶窦分泌物➡️受阻。（右）冠状位T1增强＋MR显示左侧鼻腔ENB向颅内蔓延。肿瘤明显强化，并侵犯了硬膜引起"硬膜尾征"➡️。左额叶➡️及左眼眶➡️受累可见

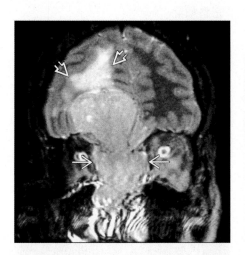
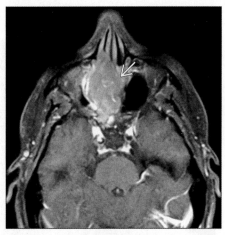

（左）冠状位T2WI MR显示了一个非常大的ENB并双侧眼眶➡️及前颅窝受侵。在这个病例中虽然肿瘤在颅内占较大部分，但只见脑水肿➡️，并无脑实质受侵。（右）轴位T1增强＋MR显示弥漫、均匀强化的ENB，中心位于右侧鼻腔。肿瘤通过鼻中隔穿越中线➡️

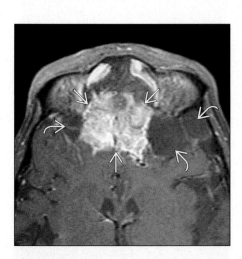
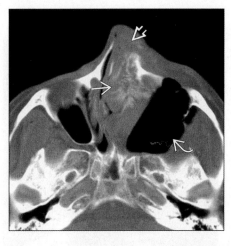

（左）轴位T1增强＋压脂MR显示了一个巨大、显著强化的ENB➡️的颅内侵犯部分；肿瘤-脑实质交界处多发囊变➡️这是肿瘤的一个特征性影像。（右）轴位骨窗CT显示了一个复发的左侧ENB内不均质肿瘤钙化基质➡️，可见前鼻软组织➡️受侵及先前上颌骨切除术后遗留下的空腔➡️

鼻腔鼻窦腺癌

概　要

术语
- 恶性肿瘤向腺体分化，或者起源于表面上皮或小涎腺

影像
- 好发于鼻腔和筛窦
- 由于延误诊断肿瘤一般长到很大
  - 75%肿瘤累及范围大于1 SN
- CT
  - 边界清楚或模糊的软组织密度肿瘤
  - 骨质破坏＞重塑
- MR
  - T2WI上呈典型中-高信号
  - 弥漫，不均匀强化

主要鉴别诊断
- 鼻腔鼻窦鳞状细胞癌

- 嗅神经母细胞瘤
- 鼻腔鼻窦未分化癌
- 鼻腔鼻窦非霍奇金淋巴瘤

病理
- 鼻腔鼻窦腺癌的组织学分型仍不明确
- 2个主要亚型
  - 肠型（与木屑接触史有关）：最常见类型结肠的＞实性＞乳头状＞黏液和混合型
  - 非肠型：无木屑接触史
- 占所有鼻腔鼻窦癌的15%

临床线索
- 好发于60岁
- 男性＞女性（约3:1）
- 预后不良包括高级别，切除不完整，以及颅内受累
- 治疗上以手术完整切除

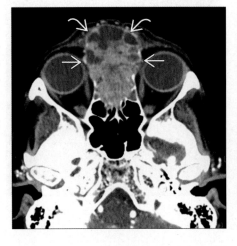
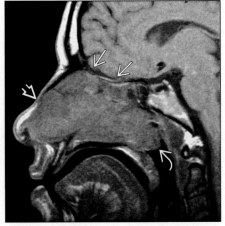

（左）轴位 CECT 显示了巨大，不均匀强化的腺癌，肿瘤填满了上鼻腔和筛窦。肿瘤向前侵犯了鼻背➡软组织和筛骨纸样板➡。（右）矢状位 T1WI MR 显示了一个巨大腺癌填满了鼻腔，并蔓延至鼻咽部➡，肿瘤没有破坏颅底➡，但侵及了前方皮下脂肪组织➡

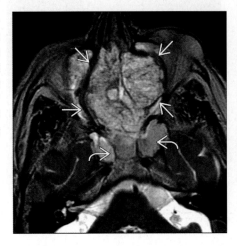
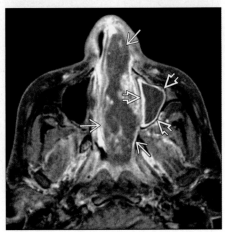

（左）轴位 T2WI MR 显示了一个巨大、不均匀筛窦区域➡的腺癌，填满了鼻腔，推压双侧眼球引起了显著的占位效应。蝶窦分泌物➡受阻可见。（右）轴位 T1WI增强＋FS MR 显示了左侧鼻腔的腺癌➡，肿瘤呈不均匀强化。左侧上颌骨分泌物➡受阻，呈边缘强化

鼻腔鼻窦腺癌

术　语

缩写
- 鼻腔鼻窦腺癌（SN AdenoCa）

定义
- 恶性肿瘤向腺体分化或者起源于表面上皮或小涎腺

影　像

一般表现
- 最佳诊断线索
  - 边界不清,有强化的鼻腔鼻窦肿块,并筛窦、鼻腔和颅底受累
- 位置
  - 好发于鼻腔和筛窦
- 大小
  - 由于延误诊断肿瘤一般长到很大

CT 表现
- NECT
  - 边界清楚或模糊的软组织密度肿块
- CECT
  - 弥漫,经常不均匀强化
- 骨窗 CT
  - 骨质破坏＞重塑

MR 表现
- T1WI
  - 中等信号,有出血时信号增高
- T2WI
  - 变化多样,典型的是中-高信号
- T1WI 增强
  - 弥漫,不均匀强化

影像检查建议
- 最佳影像工具
  - 多曲面增强 MR

鉴别诊断

鼻腔鼻窦鳞状细胞癌
- 通常发生在上颌窦腔;边缘模糊

嗅神经母细胞瘤
- 青少年或中年患者
- 靠近筛板;显著强化

鼻腔鼻窦未分化癌
- 有时与腺癌非常相似
- 快速侵袭性生长

鼻腔鼻窦非霍奇金淋巴瘤
- 好发于鼻腔
- 均匀,T2 信号减低

病　理

一般表现
- 病因学
  - 木屑接触史与肠型腺癌有很大相关性
    - 其他接触史:吸入性铁屑,羽毛和纺织业化学物

分期、分级和分类
- AJCC TNM 分期系统最常用于起源鼻腔和筛窦的病变
- 亚型包括
  - 肠型:最常见的结肠型(40%),紧接着实性(20%),乳头状(18%)和黏液型及混合型(22%)
  - 非肠型(无木屑接触史)

大体病理和手术指征
- 黄褐色-白色-粉色,平直,外生性或乳头状,脆到硬的病变

显微表现
- 分化良好
  - 肿瘤没有包膜,不均质腺体合并囊变,没有基质
- 分化差
  - 侵袭性肿瘤合并实性生长模式,多形性,核分裂多
- 肠型:侵袭性合并多种生长方式(乳头状管型,腺泡黏液型,泡状杯型/印戒细胞型和混合型)

临床线索

表现
- 最常见症状

鼻腔鼻窦腺癌

- 鼻塞
- 鼻出血
- 临床简介
  - 60 岁男性患者有类似鼻窦炎症状

人口统计学资料

- 年龄
  - 60 岁最常见(平均年龄 64 岁)
- 性别
  - 男>女(≈3:1)
- 流行病学
  - 占所有鼻腔鼻窦癌的 15%

自然病史和预后

- 低级别肿瘤的预后好,高级别肿瘤的预后差
- 5 年生存率很低(约 50%)

治疗

- 完整手术切除

- 放疗或化疗或与手术联合使用

诊断目录

考虑

- 如果有职业史和累及鼻腔与筛窦,应考虑到腺癌

参考文献

[1] Raghavan P et al:Magnetic resonance imaging of sinonasal malignancies. Top Magn Reson Imaging. 18 (4):259-67,2007

[2] Orvidas LJ et al:Adenocarcinoma of the nose and paranasal sinuses:a retrospective study of diagnosis, histologic characteristics, and outcomes in 24 patients. Head Neck. 27(5):370-5,2005

鼻腔鼻窦黑色素瘤

概　要

术语
- 神经嵴细胞恶性肿瘤,起源于鼻腔鼻窦黏膜的黑色素细胞

影像
- 鼻腔软组织肿块>鼻旁窦骨质破坏±重塑
  - 好发于鼻中隔、鼻侧壁和下鼻甲
- MR(黑色素性黑色素瘤)
  - T1 信号升高和 T2 信号降低,源于黑色素、游离基、金属离子和出血
  - 当 SNM 内有出血时,T2GRE 可能显示为"绽放"的花征
  - 因为 SNM 血供丰富所以呈显著强化,如果 T1 信号为高信号,则肿瘤强化很难被发现

主要鉴别诊断
- 鳞状细胞癌
- 非霍奇金淋巴瘤
- 嗅神经母细胞瘤

临床线索
- 成年人有鼻塞、鼻出血史和鼻腔镜发现色素肿瘤
  - 好发于 50－80 岁
  - 男>女
  - >90% 好发于白种人
- 预后不良,5 年生存率为 6%～17%
  - 平均生存年限为 24 个月
  - 死亡之前发现多处转移

诊断目录
- 起源于下鼻腔肿块,T1 高,T2 低

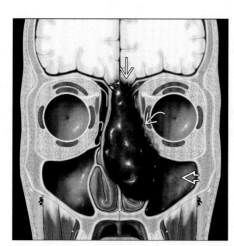
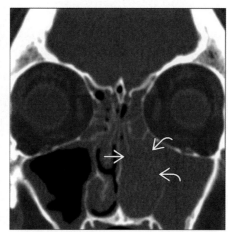

(左)冠状位图显示了一个黑色肿瘤,中心位于鼻腔。可见颅底➡️、眼眶➡️和鼻腔侧壁受侵,但鼻中隔被推移,而不是侵犯。左侧上颌窦分泌受阻➡️。(右)1 例左侧鼻塞和出血的患者冠状位骨窗 CT 显示左侧鼻腔的肿块,并左侧中鼻甲➡️和鼻腔侧壁➡️部分受侵

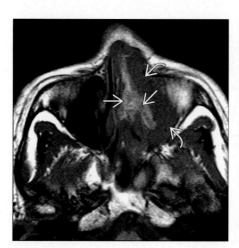
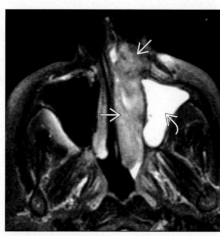

(左)轴位 T1WI MR 显示了左侧鼻腔肿块,并侵及上颌窦。肿块信号不均匀,T1 时间缩短➡️呈中等信号➡️。在没有增强的图像上 T1 时间缩短可能提示为黑色素的存在。(右)轴位 T2WI 压脂 MR 显示了 1 个左侧鼻腔分叶状黑色素瘤➡️。肿块呈相对低信号,很容易同高信号的上颌窦内分泌物➡️区分

鼻腔鼻窦黑色素瘤

术　语

缩写
- 鼻腔鼻窦黑色素瘤(SNM)

定义
- 神经嵴细胞恶性肿瘤,起源于鼻腔鼻窦黏膜的黑色素细胞

影　像

一般表现
- 最佳诊断线索
  - 鼻腔内 T1 高信号肿块
- 定位
  - 鼻腔>鼻窦
    - 鼻中隔、侧壁和下鼻甲
- 大小
  - 1cm 到巨大(填满鼻腔或鼻窦)

CT 表现
- 骨窗 CT
  - 鼻腔内分叶状软组织肿块
  - 骨质破坏±重塑

MRI 表现
- T1WI
  - 黑色素性黑色素瘤:因含黑色素、游离基、金属离子、出血,所以信号增高
  - 非黑色素性黑色素瘤:中等信号
- T2WI
  - 黑色素性黑色素瘤:信号减低
  - 非黑色素性黑色素瘤:信号多种
- T2WI* GRE
  - 出血区域可能显示为"花开征"
- T1WI 增强
  - 显著强化

影像建议
- 最佳影像工具
  - 多平面 MR 影像

鉴别诊断

鼻腔鼻窦鳞状细胞癌
- 起源于鼻窦>鼻腔
- 侵袭性骨质破坏;不均匀强化,强化方式多样

鼻腔鼻窦非霍奇金淋巴瘤
- 鼻腔肿块并骨质破坏±重塑
- 均匀;T2 信号降低;NECT 上密度增高

嗅神经母细胞瘤
- 邻近筛板的肿瘤并骨质破坏

青少年纤维血管瘤
- 年轻男性患者
- 后鼻腔靠近蝶腭孔

病　理

一般表现
- 病因学
  - 来源于神经嵴的黑色素细胞迁移至 SN 上皮

大体病理和手术特征
- 外观呈粉红色至黑色,软组织血管丰富鼻腔肿块

显微特征
- 上皮样的、细长的和混合细胞型
- 黑色素沉积丰富、有限或缺如

临床线索

表现
- 最常见症状
  - 鼻塞,鼻出血
- 其他症状
  - 疼痛,鼻畸形,嗅觉减退

人口统计学资料
- 年龄
  - 好发于 50－80 岁(范围 30－85 岁)
- 性别
  - 男>女
- 流行病学
  - SNM<所有黑色素瘤 1% 和<所有 SN 新生

鼻腔鼻窦黑色素瘤

物的 4%

　　○ 大于 90% 发生于白种人

自然病史和预后

- 预后不良,5 年生存率为 6%～17%
  - 平均生存年限为 24 个月
- 死前已转移至肺、淋巴结和脑

治疗

- 积极完整手术切除辅助放疗

诊断目录

考虑

- 如果黑色素含量低,CT 上看起来类似鼻息肉
- 有鼻出血和鼻腔镜下发现色素斑,应考虑 SNM

影像诊断要点

- 起源于后鼻腔的肿块,T1 信号增高,T2WI 信号降低

参考文献

[1] Dauer EH et al:Sinonasal melanoma:a clinicopathologic review of 61 cases. Otolaryngol Head Neck Surg. 138(3):347-52,2008

[2] Raghavan P et al:Magnetic resonance imaging of sinonasal malignancies. Top Magn Reson Imaging. 18(4):259-67,2007

[3] Kim SS et al:Malignant melanoma of the sinonasal cavity:explanation of magnetic resonance signal intensities with histopathologic characteristics. Am J Otolaryngol. 21(6):366-78,2000

[4] Yousem DM et al:Primary malignant melanoma of the sinonasal cavity:MR imaging evaluation. Radiographics. 16(5):1101-10,1996

鼻腔鼻窦神经内分泌癌

概　要

术语

- 罕见上皮起源恶性肿瘤,表达神经内分泌标记
- 病理上需与其他神经外胚层肿瘤鉴别:ENB,SNUC,SCUNC

影像

- 很难通过影像与鼻腔鼻窦神经外胚层肿瘤区分开
- 好发于上鼻腔和筛窦
- 显著增强,边界不清肿块;骨质破坏和邻近组织受侵

主要鉴别诊断

- 嗅神经母细胞瘤
- 鼻腔鼻窦未分化癌
- 鼻腔鼻窦鳞状细胞癌
- 鼻腔鼻窦腺癌

病理

- 鼻腔鼻窦神经内分泌肿瘤需要与分化良好的(ENB)和分化不良(SNEC)和分化差的(SCUNC)相鉴别
- 2/3 的上皮标记物阳性(低分子量角蛋白和上皮膜抗原)
- 神经内分泌标记物免疫反应(嗜铬粒蛋白,突触素,S100,CD57)

临床线索

- 年龄范围分布广泛,平均年龄:45—47 岁
- 通常存在局部早期疾病
  - 70% 呈现为 4 期病变
- 这些罕见肿瘤的治疗通常基于其他解剖部位(肺和喉)NEC 的类似治疗原则和 SNUC 的治疗
- 总体五年生存率约 64%

(左)头部 T1WI 显示在左侧鼻腔和筛窦内可见一个软组织肿块影。在该图像上,未观察到前颅窝或左眼眶的侵入。在被阻塞的左上颌窦中观察到具有 T1 缩短➡的蛋白质分泌物➡。(右)同一例患者中的轴向 T1WI C+ FS MR 表现出弥漫性➡,在整个 SNEC➡中略微不同的增强,左侧蝶窦内可见截留的分泌物

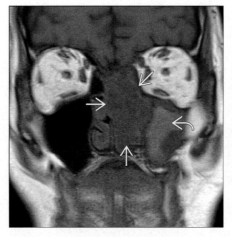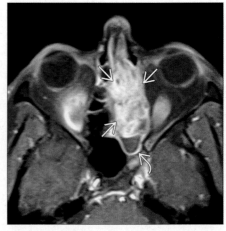

(左)颅骨 CT 显示一个巨大的肿块集中在上鼻腔和蝶窦同时累及双侧筛骨迷路➡。筛窦和前颅底➡的侵蚀有很严重的骨质破坏。左上颌窦可见梗阻分泌物➡。(右)同一患者的轴位 T1WI C MR 在 SNEC➡中呈弥漫性、异质性强化。在左侧眼眶内容物➡内直肌弯曲也有肿块影响

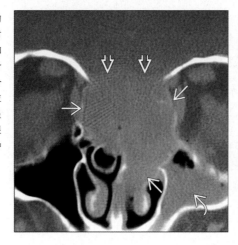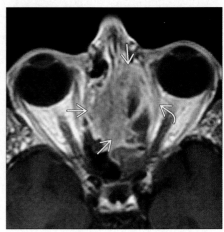

鼻腔鼻窦神经内分泌癌

术　语

缩写

- 鼻窦神经内分泌癌(SNEC)
- 嗅神经母细胞瘤(ENB)
- 鼻窦未分化癌(SNUC)
- 小细胞未分化神经内分泌癌(SCUNC)
- 神经内分泌癌(NEC)

定义

- 表达神经内分泌标志物的罕见上皮恶性肿瘤
  - 从其他鼻窦神经外胚层肿瘤的病理区别：ENB,鼻窦未分化癌,SCUNC

影　像

一般表现

- 最佳诊断线索
  - 鼻窦神经外胚层肿瘤一般不能用临床或放射学标准来区分
- 位置
  - 上鼻腔和筛窦是首选
  - 在 H 和 N 里,喉更常见

CT 表现

- CECT
  - 边界不清的可变增强软组织肿块和邻近间隔的侵袭
- 骨 CT
  - 严重的骨质破坏

MR 表现

- T1WI
  - 不明确的软组织肿块;与肌肉等信号
- STIR
  - 异构、低至中长信号的 TR 信号
- T1WI C+ FS
  - 可变增强;通常扩散,但坏死区域除外

成像建议

- 最佳成像工具
  - 多平面钆增强脂肪抑制磁共振成像显示肿瘤范围最佳

鉴别诊断

嗅神经母细胞瘤(ENB)

- 出现在筛窦板附近;高信号的血管,有强烈增强的±流空

鼻窦未分化癌(SNUC)

- 侵袭性不明确的肿块;常伴有坏死
- 神经外分泌肿瘤分化差、神经内分泌分化较弱

鼻窦腺癌

- 非特异性成像特征;筛窦前病变;<40-50 岁的罕见

鼻窦鳞状细胞癌

- 最常见于上颌窦(约 70%)
- 鼻腔病变不一定发生在筛状板

未分化小细胞神经内分泌癌(SCUNC)

- 罕见;非特异性特征;在图像上不能从 SNEC 中区分出 SNUC

病　理

一般表现

- 病因学
  - 来源不明的细胞
    - 来源于分散神经内分泌系统的内分泌细胞与嗅黏膜基底前体细胞

分期、分级和分类

- SNEC 是神经内分泌肿瘤频谱的一部分
  - SNEC(大多数分化)→ ENB → SCUNC →SNUC
- SNEC 形态上不同于 SCUNC 和免疫组化不同于鼻窦未分化癌
- SNEC 分级
  - 高分化的(类癌)
  - 中间分化的(非典型的类癌)
  - 低分化的(小、中、大细胞变异体)

显微表现

- 2/3(+)上皮标记物(低分子量细胞角蛋白上皮膜抗原)
- 神经分泌颗粒
  - 神经内分泌标志物(铬粒蛋白、突触素、S100、

鼻腔鼻窦神经内分泌癌

CD57）

临床线索

表现

- 最常见的迹象/症状
  - 鼻腔阻塞、排出物和鼻出血

人口统计学资料

- 年龄
  - 分布广泛（20—70 岁）；平均年龄 47—50 岁

自然病史和预后

- 常伴有局部晚期疾病
  - 70％疾病表现为 Ⅳ 期

治疗

- 这些罕见肿瘤的治疗通常基于其他解剖部位

（肺和喉）NEC 的类似治疗原则和 SNUC 的治疗

- 大多数机构采用多模式方法（外科、化疗和 XRT）

参考文献

[1] Likhacheva A et al：Sinonasal neuroendocrine carcinoma：impact of differentiation status on response and outcome. Head Neck Oncol. 3：32,2011

[2] Mitchell EH et al：Multimodality treatment for sinonasal neuroendocrine carcinoma. Head Neck. Epub ahead of print,2011

[3] Rischin D et al：Sinonasal malignancies of neuroendocrine origin. Hematol Oncol Clin North Am. 22 (6)：1297-316,xi,2008

鼻腔鼻窦未分化癌

概　要

术语

- 鼻内未分化癌（SNUC）
- 罕见的、侵袭性的、鼻内的非鳞状细胞上皮或非上皮性恶性肿瘤，具有不同的组织发生

成像

- 侵袭性鼻窦肿块伴骨质破坏及快速生长
- 大的典型的＞4cm
- 鼻腔内最常见的扩展到鼻窦内的来源；筛窦来源比上颌骨更常见
- 骨 CT：界定不清，软组织 SN 肿块伴侵袭性骨破坏
- MR：T1 上的肌肉等强度
  - 中低 T2 信号
  - 非均质性肿瘤坏死

主要鉴别诊断

- 鼻腔鼻窦鳞状细胞癌
- 嗅神经母细胞瘤
- 鼻窦非霍奇金淋巴瘤
- 鼻窦腺癌

临床线索

- 与其他鼻腔鼻窦恶性肿瘤相比，远处转移至骨，脑及硬脑膜，肝和颈部淋巴结的倾向更高

诊断目录

- 成像功能是非特异性的
- 肿瘤生长率和淋巴结/远处转移的存在有助于提示 SNUC
- 考虑扩大覆盖范围以评估颅内（特别是硬脑膜）和颈部淋巴结疾病

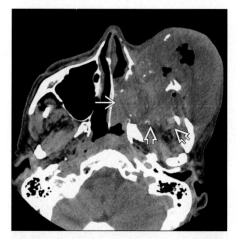
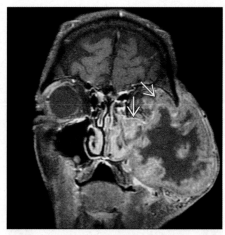

（左）轴向 NECT 表现为左上颌窦内有个大的肿块，伴有明显的骨质破坏，并延伸至鼻腔➡，咀嚼肌间隙➡及颊部软组织。在这个快速增长的病变的坏死部分内可以看到空气的焦点。（右）同一例患者的冠状 T1WI C＋FS MR 在肿块周边有中央坏死的结节状强化边缘。有侵略性的入侵眼眶➡

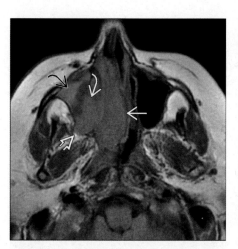
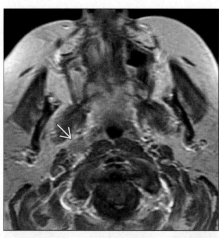

（左）轴向 FLAIR MR 表现为 1 个大的肿块充满右鼻腔➡并延伸到右上颌窦➡。向三角形脂肪➡延伸，注意上颌窦➡外侧截留的分泌物。（右）同一例患者在鼻咽部的轴向 T1WI C＋MR 显示来自患者 SNUC 的病理性横向咽后淋巴结转移➡

鼻腔鼻窦腺样囊性癌

概 要

术语
- 恶性涎腺型腺癌

成像
- 位置:上颌＞鼻腔
- 低等级:固定增强,界限清楚的软组织肿块
- 高等级:定义不明确,异质性＋骨质破坏±神经肿瘤扩散(PNTS)
- 多平面,钆增强 MR,推荐脂肪抑制剂
  - 改善 PNTS 的检测

主要鉴别诊断
- 鼻腔鼻窦鳞状细胞癌
- 鼻窦腺癌(肠型)
- 嗅神经母细胞瘤
- 鼻窦未分化癌

病理
- 与吸入暴露无关
- 3 种组织学类型
  - 筛状的(52％);生存率最高
  - 管状(20％)
  - 固体(29％);最坏的结果;PNTS 有较高的趋势
- 大多数患者的 T4(65％)

临床线索
- 鼻腔鼻窦的 ACCa 占 H&N ACCa 为 10％～25％
  - 最常见的 SN 唾液肿瘤
- 症状模拟鼻窦炎
  - 面部疼痛麻木(CNV2)PNTS
- 高加索人更常见
- 总体 5 年生存率为 50％～86％
  - 在初始治疗后,即使＞15 年,晚期复发也并不罕见

(左)轴向 NECT 显示以蝶窦为中心的大的,有点不均匀的软组织块。在右侧颞下窝➡有一个横向延伸,并在后方进入斜坡➡,典型的鼻窦 ACCa 患者呈现晚期 T 分期(T4b)。(右)轴位 T1WI C＋ MR 在同一例患者中呈现弥漫但不均匀的整个肿块增强,有广泛的侵袭性侵犯➡,病灶延伸到鼻腔➡

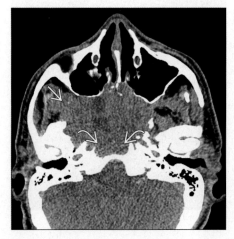
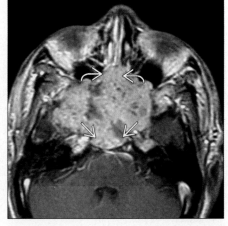

(左)冠状骨 CT 表现为大的扩张性 ACCa,显示右上颌窦的混浊。内侧上颌壁被侵蚀,肿块延伸到鼻腔内。注意鼻中隔➡的向左偏差。(右)同一例患者的轴向 T2WI MR 在整个肿块中显示出轻微不均匀的高信号。注意到轻微的延伸到前上方的软组织➡,ACCa 的相对明确的外观可能表明较低等级的组织学

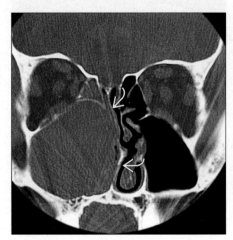
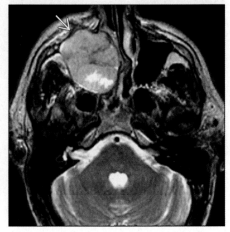

鼻腔鼻窦软骨肉瘤

概 要

影像
- 来自上颌,鼻中隔和颅底
  - 鼻中隔的位置:犁骨后上
- 骨 CT:软骨样骨化钙化和狭窄骨转换区
  - 50%的软骨样基质
- MR:在长时间 TR 图像上增加(高)信号并提高异质性

主要鉴别诊断
- 鼻腔鼻窦骨肉瘤
- 颅底脑膜瘤
- 鼻腔鼻窦骨化性纤维瘤
- 鼻窦纤维发育不良
- 嗅神经母细胞瘤

病理
- 由软骨细胞,胚胎残基或间充质细胞产生的恶性肿瘤

- 可能会使 Ollier 和 Maffucci 综合征复杂化

临床线索
- 在第 5 至第 7 个十年里表现出来
  - 症状发作到诊断的持续时间:3 个月至 1 年
- 占头颈癌的 0.1%
- 手术切除是主要的治疗方式
  - 由于接近重要结构而难以实现肿瘤切除
  - 报告长时间无病期后的晚期复发;建议长期随访
- 整体 5 年生存率为 54%~81%

诊断目录
- MR 上有 T2 信号的 CT 上的弧形或环状钙化基质可能提示诊断为软骨肉瘤

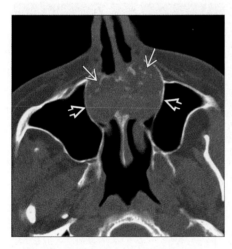
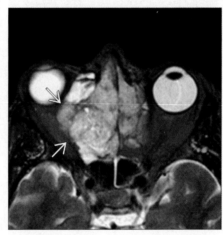

(左)轴骨 CT 显示骨软骨交界处以鼻中隔为中心的双叶软骨肉瘤。多发性软骨瘤钙化➡️是这种肿瘤的特征。在这种情况下,外侧鼻壁➡️被改造。(右)轴向 STIR MR 显示双侧筛窦大的软骨肉瘤。在右侧眼眶➡️有伸展。在 T2 加权像上的高信号是这种组织学的共同特征

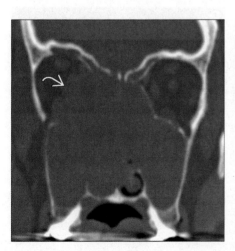
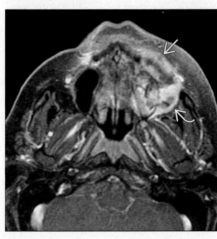

(左)冠状面冠状 CT 重建显示了 1 个巨大的积极的肿块充盈筛窦和鼻腔延伸到右侧眼眶➡️。这种软骨肉瘤具有非特异性特征,缺乏经典的软骨基质。(右)T1WI C＋FS MR 显示左上颌骨软骨肉瘤伴上颌窦。病变增强不均匀,并延伸到前上颌➡️和后上颌脂肪垫➡️组织

鼻腔鼻窦骨肉瘤

概　要

术语
- 罕见恶性骨肿瘤来自原始骨形成间质

影像
- ＞50％的颅面 OSa 出现在颌骨
  - 下颌骨＞上颌骨
  - ＜50％涉及体外骨骼(颅骨，眼眶，蝶骨和筛骨或颧骨)
- CT 最适合描绘类骨质基质和皮质受累
  - 骨质增生、骨质基质及骨膜反应
- MR 最佳用于评估骨髓和邻近结构的范围

主要鉴别诊断
- 软骨肉瘤
- 骨化纤维瘤
- 骨瘤

- 纤维发育不良
- 转移

病理
- 以前辐射领域中多达 25％ 为继发性恶性肿瘤
- 遗传性视网膜母细胞瘤的发病率增加
- 可能出现在 Paget 病，纤维发育不良，多发性外生骨病，软骨瘤病

临床线索
- 大部分出现在第 3 到第 4 个十年
  - 长骨比经典的 OSa 更古老
- 没有强烈的性别偏好
- 颅面部 OSa 占所有 OSa 的 6％～13％
- 手术切除是治疗的主要手段
  - 新辅助化疗显著改善了治愈率

(左)冠状位 CT 显示侵犯性肿块，包括上颌窦，软组织充满上颌窦腔和鼻腔。有延伸到眼眶➡和颞下窝➡。注意到"日光放射状"骨膜反应➡与骨肉瘤一致。(右)T1WI C＋FS MR 显示左上颌骨骨肉瘤充满窦腔➡并延伸至鼻腔，低信号➡的中心区域与 CT 上的骨化区域(未显示)相关

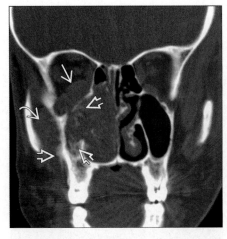
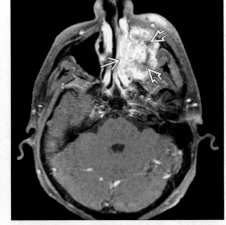

(左)轴位 T2WI FS MR 显示右侧上颌窦外侧壁周围有一大型骨肉瘤。鼻腔➡有内侧延伸，咀嚼间隙➡有外侧延伸。沿原发骨可见线性低强度放射骨膜反应➡。(右)同一例患者的轴位 T1WI C＋FS MR 显示肿块软组织成分弥漫性、明显增强。可见低强度骨膜反应➡

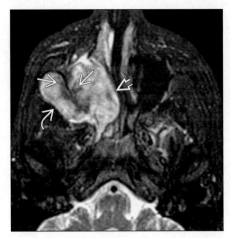
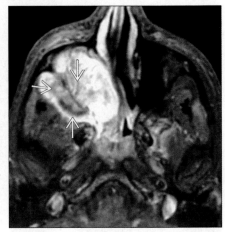

(方　圆　译唐　军　校)

第六部分

眼眶肿瘤

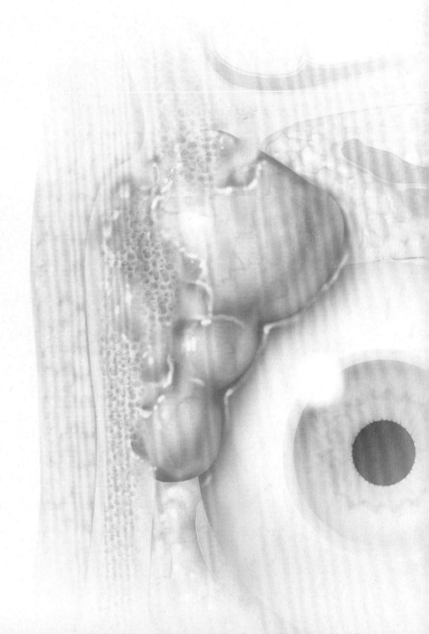

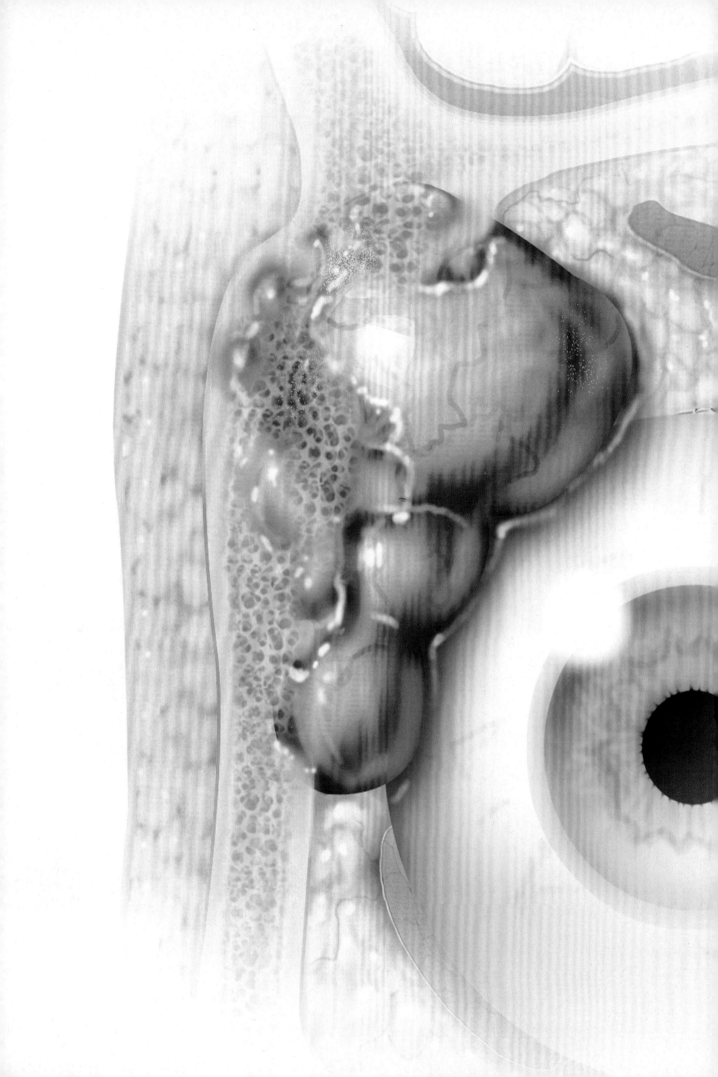

眼眶解剖

术语

缩写

- 颅神经
  - 视神经(CN2)
  - 动眼神经(CN3)
  - 滑车神经(CN4)
  - 三叉神经分支(CN5)
    - 分支(CNV1,CNV2,& CNV3)
  - 外展神经(CN6)
- 眼眶结构
  - 眼上静脉/眼下静脉(SOV/IOV)
  - 眶上裂/眶下裂(SOF/IOF)
  - 眼外肌(EOM)

影像解剖学

内部结构

- 眶内神经
  - CN2 从视网膜到大脑的视觉信息
  - CN3 内侧、上、下直肌和睑提肌的运动;对虹膜的副交感神经运动
  - CN4:上斜肌运动
  - CN6:外直肌的运动
  - CN5:眼眶和眼睑感觉(CNV1)
- 眼动脉
  - 眼眶的主要供血动脉
  - 颈内动脉第 1 硬膜内分支(ICA)
    - 通过视神经管
    - 在顶部穿过硬膜鞘外侧
  - 主要分支:中央视网膜、后睫状体、肌肉、泪腺、眶上、筛骨、鼻额动脉
- 眼静脉
  - 眼上静脉:位于 CN2 和上直肌之间
    - 通过眶上裂进入海绵窦
  - 眼下静脉:毗邻下直肌
    - 通过眼眶下裂进入翼状静脉丛
- 眼外肌
  - 直肌
    - 上、下、外及内侧直肌
    - 起源于总腱环
    - 在角膜巩膜表面插入上斜肌

- 上斜肌
  - 起源于总腱环内缘
  - 通过滑车内上缘
  - 在巩膜后外侧上部插入
- 下斜肌
  - 起源于前下眶缘
  - 在巩膜下方的后外侧插入
- 上睑提肌
  - 起源于总腱环
  - 在上直肌上方走行并分为两部分
  - 于上眼睑上腱膜插入
  - 在睑板下方的 Müller 处插入鼻泪器
- 鼻泪液检查仪
  - 两部分组成:腺体和引流系统
  - 泪腺
    - 产生眼泪中的水分成分
    - 眶叶:较大,位于颞上眼眶前部的骨窝内
    - 眼睑叶:较小,位于下方,由提上睑肌腱膜分隔
  - 眼泪引流
    - 通过下眼睑内侧的小点-泪小管-泪囊-鼻泪管
    - 鼻泪管通向鼻腔下鼻甲下方
- 前眶骨膜
  - 睑板
    - 眼睑内致密的结缔组织板
  - 眶隔
    - 眼眶骨膜形成的筋膜
    - 在上睑缘和下睑缘插入腱膜和眼睑筋膜

解剖成像问题

考虑

- 最常见的原发性眼眶恶性肿瘤在哪里
  - 眼球:视网膜母细胞瘤,眼部黑色素瘤
  - 泪腺:泪腺癌,淋巴瘤
  - 视神经通路:视神经通路胶质瘤

成像建议

- 一般建议
  - CT 和 MR 是互补的技术
    - 可疑眼眶恶性肿瘤 MR 是最佳初始检查
    - 两者均适用于复杂病变的评估

眼眶解剖

- 眼眶 CT
  - 通过脂肪、骨骼、空气、软组织之间的自然对比,对眼眶进行良好的评估
  - 容易发现钙化
  - 可提供邻近骨肿瘤浸润的重要信息
  - 如果聚焦、增强、压脂的 MR 已经完成,则不需要 CT 增强
- 眼眶 MR
  - 对眼球,视神经,眼眶结构,颅神经和颅内异常的发现是最理想的软组织对比
  - 更强的梯度,更快的序列,表面线圈,常规使用脂肪抑制±钆剂改善图像质量
- 眼眶超声
  - 眼内病变的一线检查设备
  - 无创,使用容易
  - 不适用于眶后病变的分期及眶内恶性肿瘤的颅内扩展

成像方法
- 成像推荐
  - CT
    - 轴向和冠状面;薄层(≤2mm)
    - MPR 多层等体素采集
    - 软组织算法;至少有一层骨头平面
    - 肿块或炎症性疾病的增强
    - 只有与 MR 一起检查时不需增强
  - MR
    - 轴位:从眼眶顶到眼眶底
    - 冠状位:脑桥后部穿过眼球
    - 薄层(3~4mm);小 FOV(12~16cm)
    - T1 强化前(轴位和冠状位)
    - 压脂或 T2 FSE 脂肪饱和(轴位和冠状位)
    - 含脂肪饱和的 T1 增强(轴位和冠状位)
    - 整个大脑抑水像和 T1 增强(轴位或 3D)

眼眶解剖

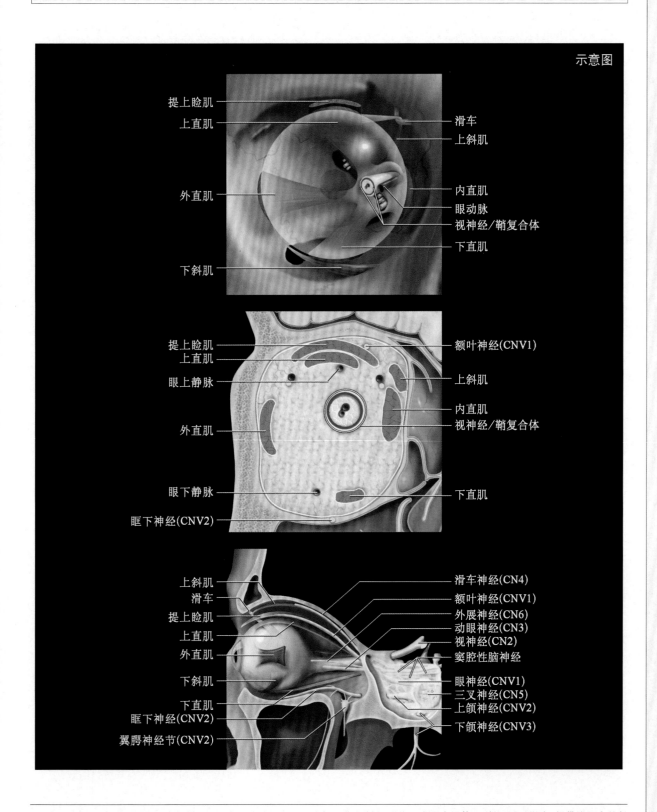

示意图

(上)正面图显示的是右眼眶。直肌起源于眶尖的总腱环止于眼的角巩膜连接处,形成一个肌肉锥体,上斜肌通过滑车,提供该肌肉的斜滑轮运动。下斜肌止于眼睛的下外侧面。(中)冠状图显示右侧眼眶视神经/鞘复合体在眼后肌锥内空间的走行,CN3～6分支,眼动脉分支,和上、下眼静脉位于肌锥内和肌锥外空间,当额部皮肤鳞癌沿着 CNV1 进入眼眶,在上部的肌锥外空间将会看到神经周围肿瘤。(下)外侧位图显示左侧眼眶,复杂的机制和眼外肌的神经支配提供了互补和复杂的控制眼球运动,CN2～6 通过复杂孔进入眼眶

冠状位T1MR

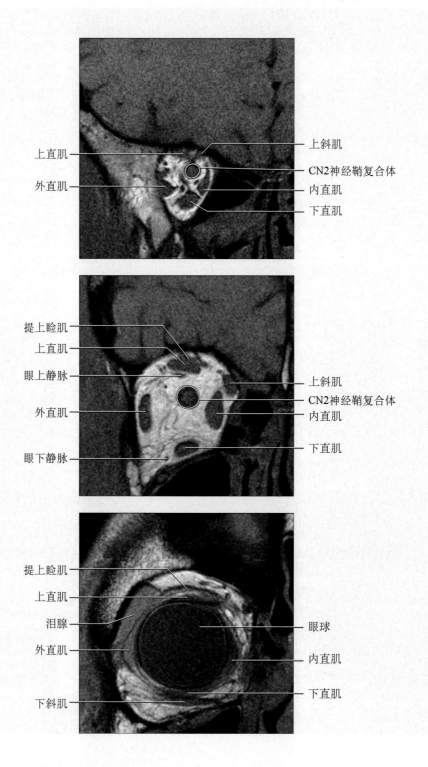

上图标注：
上直肌 — 上斜肌
外直肌 — CN2神经鞘复合体
— 内直肌
— 下直肌

中图标注：
提上睑肌
上直肌
眼上静脉 — 上斜肌
外直肌 — CN2神经鞘复合体
— 内直肌
眼下静脉 — 下直肌

下图标注：
提上睑肌
上直肌
泪腺 — 眼球
外直肌 — 内直肌
下斜肌 — 下直肌

（上）第1个冠状T1MR影像通过右眼眶，在眶尖水平从后到前显示了近端附近的眼外肌肉，神经/鞘复合体和眼血管。（中）影像在眼眶中部显示了由EOMs形成的肌锥和位于锥内间隙中央的神经/鞘复合体。在肌锥内和肌锥外的脂肪内，复杂多变的眼动脉分支表现为小的血管流空信号。（下）影像位于右眼球水平，显示了EOMs在止点附近的扁平和变薄的腱状轮廓。下斜肌在这里很明显。泪腺呈等信号，位于颞上肌锥外间隙前部。泪腺主要的恶性肿瘤（泪腺癌，非霍奇金淋巴瘤）开始于肌锥外间隙，但迅速累及骨眼眶、眼球、肌锥和肌锥内结构

眼眶解剖

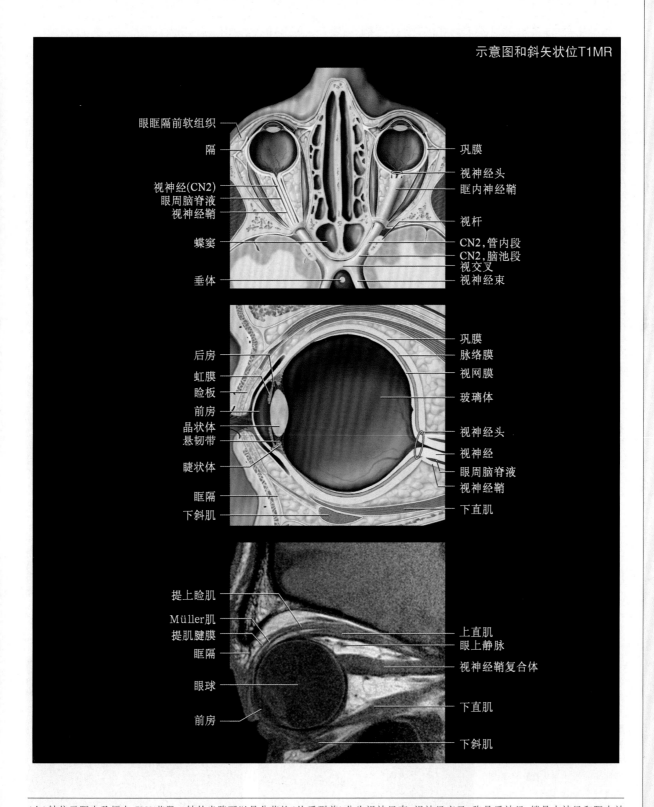

示意图和斜矢状位T1MR

眼眶隔前软组织
隔
视神经(CN2)
眼周脑脊液
视神经鞘
蝶窦
垂体

巩膜
视神经头
眶内神经鞘
视杆
CN2,管内段
CN2,脑池段
视交叉
视神经束

后房
虹膜
睑板
前房
晶状体
悬韧带
睫状体
眶隔
下斜肌

巩膜
脉络膜
视网膜
玻璃体
视神经头
视神经
眼周脑脊液
视神经鞘
下直肌

提上睑肌
Müller肌
提肌腱膜
眶隔
眼球
前房

上直肌
眼上静脉
视神经鞘复合体
下直肌
下斜肌

(上)轴位示眶内及颅内 CN2 节段。轴外光路可以是分节的(从后到前)分为视神经束,视神经交叉,胸骨后神经,锁骨内神经和眶内神经。视神经鞘是与颅内硬脑膜相邻的硬膜反射。视神经胶质瘤、视神经黑色素瘤和视网膜母细胞瘤可能会沿着视神经眶内段到视神经颅内段(中)。矢状图形显示前节包括前房和后房,通过瞳孔相邻。脉络膜和虹膜是葡萄膜前束的延伸。后段空间充满了玻璃体。视网膜和巩膜分别与视神经和视神经鞘相邻。(下)中眼眶斜矢状位 T1 MR 显示两者之间的密切关系

视神经胶质瘤

概　要

术语

- 视神经胶质瘤（OPG）
- 原发性视神经胶质肿瘤
- 3 个亚型
  - 儿童期综合征（NF1）型、儿童期散发型、成人型

成像

- 梭状视神经（ON）肿块，累及多种后路
- MR 是首选的成像方式
  - T1WI 呈等信号到轻度低信号
  - T2WI 上呈不同程度的高信号
  - 强化从轻微到显著不等
- NF1 相关神经影像学表现
  - 脑 T2 增强，其他中枢神经系统肿瘤，蝶窦发育不良，眼积水

主要鉴别诊断

- 视神经炎
- 视神经鞘脑膜瘤
- 特发性眼眶炎性假瘤
- 肉瘤

病理

- 儿童 OPG：低度胶质瘤
- 成人 OPG：间变性星形细胞瘤或多形性胶质母细胞瘤

临床线索

- 视力下降，眼球突出，通常无症状
- 儿童期视神经胶质瘤：发病年龄 0.5－15 岁
- 30%～40% 的视神经胶质瘤患者有 NF1
- 11%～30% 的 NF1 患者有 OPG
- 自然病史变化很大，但在童年 OPG 一般是无痛的

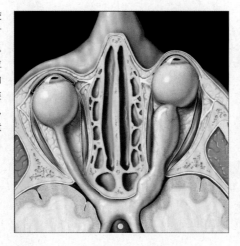
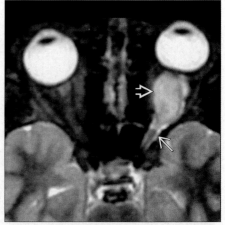

（左）轴位图显示左侧视神经胶质瘤沿视神经眶内段生长，经扩大的视神经管进入交叉前节段。梭状形典型扩大。（右）轴位 T2WI-FS MR 表现为左侧眶内视神经梭形扩大屈曲，轻度突出，T2WI 上肿瘤 ➡ 呈高信号，为典型的视神经胶质瘤。注意肿瘤后方的鞘内正常脑脊液 ➡

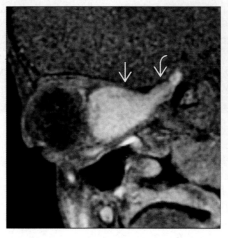
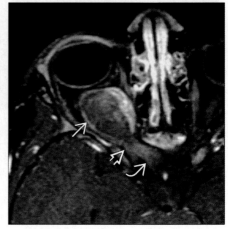

（左）斜矢状面 T1WI C ＋ FS MR 显示视神经眶内段呈球状扩大和显著均匀的强化 ➡ 并向后方延伸到扩大的视神经管 ➡。（右）轴位 T1WI C ＋ FS MR 显示右侧视神经管内 ➡ 和视交叉前段 ➡ 轻微的片状增强和明显的梭状增大 ➡。1 型神经纤维瘤病患儿的病变可能仅表现出轻微的增强

视神经胶质瘤

术　语

缩写

- 视神经胶质瘤(OPG)

同义词

- 视神经胶质瘤,前视神经胶质瘤

定义

- 原发性视神经胶质瘤
- 3个亚型
  - 儿童期良性肿瘤:与1型神经纤维瘤病(NF1)有关,综合征的30%～40%
  - 儿童期良性肿瘤:与1型神经纤维瘤病(NF1)无关,散发的
  - 成人期肿瘤:典型的恶性

影　像　学

一般表现

- 最好的诊断线索
  - 梭形视神经肿块,累及后部通路
- 位置
  - 儿童NF1病变(综合征型)
    - 前路,单侧或双侧
      - 双侧性与NF1高度相关
    - 50%延伸至视交叉、下丘脑和视交叉后视路
    - 视辐射很少受累
  - 无NF1儿童病变(散发型)
    - 主要影响视交叉和视交叉后段
  - 成人病变
    - 向后侵犯单侧视神经
- 病灶大小
  - 综合征型(伴NF1):长0.5～2cm
  - 散发型(无NF1):长1～8cm
  - 成人病变:根据向后侵犯程度各不相同
- 形态
  - 概况
    - 视神经和视交叉呈弥漫香肠状或梭状扩大
    - 视神经特有的弯曲或扭曲
  - 综合征型:视神经呈平滑、管状、弯曲状膨大
    - 散发型:视神经呈平滑、结节状膨大、其内有囊变
    - 成人型:视神经弥漫性膨大,具有侵袭性特征
- 相关的神经影像学发现,如果神经纤维瘤病1型(NF1)出现:其他颅神经肿瘤、蝶骨发育不良、牛眼、丛状纤维瘤等病灶在大脑T2中呈高信号

CT表现

- 平扫
  - 视神经呈等密度梭性膨大,如果有囊变,局部呈低密度
- 骨窗CT
  - 钙化罕见(不像视神经鞘脑膜瘤)
  - 如果侵袭到颅内,可见骨性视神经管扩大

MR表现

- T1WI
  - 与大脑相比,呈等或稍低信号
  - 如果出现囊变,局部显示为低信号
- T2WI
  - 信号是可变的,但中等强度的高信号是典型的
  - 在神经纤维瘤病1型患者中,蛛网膜神经胶质瘤病(PAG)引起的周围高信号
  - 散在型病例中可见局部高信号囊性黏液变性
- DWI所见
  - 已证实ADC值升高
- T1WI C+
  - 强化从轻微到强烈不等
    - 综合征型:通常很少增强
    - 散发型:中度至显著增强
    - 成人型:中度不均质强化
  - 动态增强(DCE)MR:临床侵袭性肿瘤的平均渗透率值增加

成像建议

- 最佳成像方法
  - MR成像是首选的成像方式
    - 明确近端视神经受累
    - 允许评估神经纤维瘤病1型患者的相关颅内表现

视神经胶质瘤

。CT 足以进行眶内评估,无须镇静即可进行

鉴别诊断

视神经炎

- 急性发作,伴疼痛和视觉丧失
- 强化的视神经伴有轻微的视神经膨大

视神经鞘脑膜瘤

- 在成人型中,迟发性眼球突出和视力下降
- 神经周围肿块,可钙化

眼眶特发性炎性假瘤

- 疼痛性突眼,肿块样炎症
- 能累及眶内的任何结构
- 可变的影像表现,包括神经周围增强

结节病

- 全身疾病,眼眶发炎
- 好发于泪腺
- 视神经、眼眶和颅内增强

病 理 学

一般表现

- 遗传学
  。神经纤维瘤病 1 型(如果存在):常染色体显性遗传,外显率和临床表达率可变
- 相关异常
  。在神经纤维瘤病 1 型患者中,局灶性脑 T2 高信号
    ▪ 在患有 OPG 的 NF1 患者中 80%～90%可见
    ▪ 在所有 NF1 患者中有 50%～70%可见
  。在 NF1 患者中的其他颅神经肿瘤(最常见的低度星形细胞瘤)

分期、分级和分类

- 低级别胶质瘤
  。绝大多数的儿童病变
  。60%为 WHO 分级 Ⅰ 级纤维性星形细胞瘤
  。40%为 WHO 分级 Ⅱ 级星形胶质细胞瘤
  。在 NF1 中,肿瘤可能代表神经周围蛛网膜神经胶质瘤病(PAG),而不是真正的星形细胞瘤

- 高级别胶质瘤
  。大多数见于成人病灶,偶尔也见于儿童病变
  。间变性星形细胞瘤,多形性胶质母细胞瘤
- 道奇分类定义了肿瘤的局部区域范围
  。A 期:限于 1 条视神经
  。B 期:累及视交叉有或无视神经
  。C 期:向下丘脑或后视路延伸

大体病理和外科特征

- 视神经弥散增大;肿瘤呈灰白色
- 囊性成分与黏液变性或梗死相关

微观表现

- 综合征型:蛛网膜胶质瘤病神经周围浸润
  。不累及中枢神经(相对保存视力)
- 散发型:膨胀性神经内浸润

临床线索

表现

- 最常见的症状(体征)
  。视力减低
- 其他症状(体征)
  。眼球突出,视神经萎缩
  。眼球震颤
  。颅内占位效应
- 临床表现
  。儿童视神经胶质瘤
    ▪ 综合征型:通常无症状;常规影像学检查发现病变
    ▪ 散发型:病变较大,更具侵袭性
  。成人视神经胶质瘤
    ▪ 视力迅速恶化的侵袭性病程

人口统计学资料

- 年龄
  。儿童期:发病 0.5－15 岁(平均 5 岁)
  。成人:发病年龄 20－80 岁(平均 50 岁)
- 性别
  。儿童视神经胶质瘤(OPG)中女性略占优势
- 流行病学
  。儿童期良性病变
    ▪ 3%的眼眶肿瘤;5%的颅内肿瘤
    ▪ 30%～40%的视神经胶质瘤患者患有 1 型

视神经胶质瘤

神经纤维瘤
- ▪ 11%～30%的神经纤维瘤病 1 型患者有视神经胶质瘤
  - ○ 成人恶性病变:非常罕见

自然病史和预后
- 自然病史高度可变
  - ○ 范围从自发退化到渐进性视觉和神经功能损害,最终导致死亡
- 综合征型:通常是缓慢的过程,进展通常停止在 6 岁,虽然可以继续到 12 岁
  - ○ 最常见的进展是在确诊后的前 2 年
  - ○ 可以发生自发性退变
- 散发型:进展较快,需要更多的干预
  - ○ 复发时间较短
- 成人:预后不良,迅速死亡
- 特殊位置影响预后
  - ○ 并发症和死亡率
    - ▪ 视交叉/视交叉后神经胶质瘤多于视神经胶质瘤

治疗
- 患有神经纤维瘤病 1 型的儿童期病变
  - ○ 通常不需要活检可以诊断
  - ○ 除非视力受到威胁,否则观察
  - ○ 化疗是防止肿瘤进展的第一道防线
  - ○ 放射治疗(XRT)和手术保留给体积较大的肿瘤患者或进展性疾病的年龄较大的儿童
    - ▪ XRT 并发症:肿瘤转移、放射性坏死、烟雾病、生长受损、认知功能障碍
- 无神经纤维瘤病 1 型的儿童期病变
  - ○ 典型的活检适应证
  - ○ 当有严重的视力丧失和眼球突出时,对于大肿瘤,需要外科减瘤手术
  - ○ 辅助放化疗
- 成人视神经胶质瘤
  - ○ 多种治疗方法

诊断目录

考虑
- 临床和影像学特征因综合征型、散发型、成人型特定亚型而异
- 双侧眶内病变提示综合征性疾病(NF1)

参考文献

[1] Nicolin G et al:Natural history and outcome of optic pathway gliomas in children. Pediatr Blood Cancer. 53(7):1231-7,2009

[2] Wilhelm H:Primary optic nerve tumours. Curr Opin Neurol. 22(1):11-8,2009

[3] Jost SC et al:Diffusion-weighted and dynamic contrastenhanced imaging as markers of clinical behavior in children with optic pathway glioma. Pediatr Radiol. 38(12):1293-9,2008

[4] Walrath JD et al:Magnetic resonance imaging evidence of optic nerve glioma progression into and beyond the optic chiasm. Ophthal Plast Reconstr Surg. 24(6):473-5,2008

[5] Binning MJ et al:Optic pathway gliomas:a review. Neurosurg Focus. 23(5):E2,2007

[6] Sener RN:Diffusion MRI in neurofibromatosis type 1:ADC evaluations of the optic pathways, and a comparison with normal individuals. Comput Med Imaging Graph. 26(2):59-64,2002

[7] Chateil JF et al:MRI and clinical differences between optic pathway tumours in children with and without neurofibromatosis. Br J Radiol. 74(877):24-31,2001

[8] Millar WS et al:MR of malignant optic glioma of adulthood. AJNR Am J Neuroradiol. 16(8):1673-6,1995

视神经胶质瘤

（左）轴位 T2WI 显示了典型的大的左侧视神经胶质瘤，眶内视神经呈球状扩大和显著的 T2 高信号 ➡，位于肿瘤前的视神经鞘明显扩大 ➡。（右）轴位 T2WI 显示右侧视神经眶内段扩大和中度的 T2 高信号 ➡ 的外围区高信号 ➡ 符合与蛛网膜增生有关

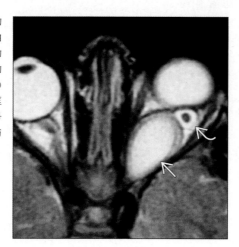
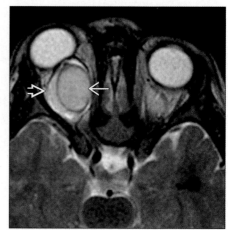

（左）轴位 T2WI 显示了 1 个视神经胶质瘤累及了颅内视交叉前段➡，视交叉 ➡ 和左视神经束 ➡，视神经胶质瘤通常显示更高的 T2 信号病变。（右）冠状位 T1 增强显示双侧视神经胶质瘤患者的视交叉和双侧近端视束显著的强化 ➡，在视神经胶质瘤中 ➡，对比度增强的程度因人而异

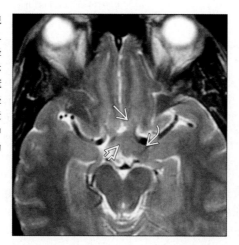
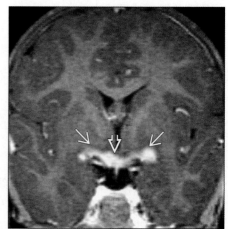

（左）轴位 T1WI C＋显示双侧视神经弥漫性大的视交叉前和视交叉段 ➡，只有轻微的片状增强。双侧视神经胶质瘤的存在通常预示着神经纤维瘤病 1 型的诊断。（右）轴位大脑 T2WI 在基底节区显示了 1 个圆形，高信号病变 ➡，是典型的神经纤维瘤病 1 型。这些病变没有明显的增强

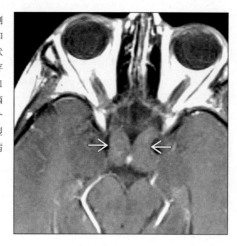
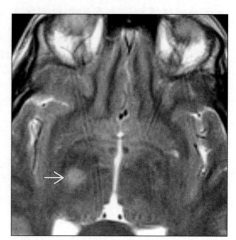

视网膜母细胞瘤

概 要

术语
- 视网膜母细胞瘤（RB）
- 恶性原发性视网膜肿瘤
- 三侧性、四侧性 RB：双眼 RB 加松果体有、无鞍上肿瘤

成像
- 单侧占 60%，双侧占 40%
- 三侧性、四侧性疾病罕见
- 眼外浸润<10%
  - 显示不良预后
- CT：钙化>90%
- MR：评估眼内肿瘤的范围；视神经、眼眶或颅内受累的情况
  - T1：轻度高信号
  - T2：中度至明显低信号
  - 中度到显著的不均质增强

主要鉴别诊断
- 持续存在原始玻璃体增生症
- Coats 病（外层渗出性视网膜病变）
- 早产儿视网膜病变
- 眼眶弓蛔虫病

病理
- 原始神经外胚层肿瘤（PNET）
- 遗传的（种系）：多边>单边

临床意义
- 儿童最常见的眼内肿瘤
- 瞳孔泛白占 50%～60%
- 5 岁时被确诊占 90%～95%

诊断目录
- 除非另有证明，儿童钙化性眼内肿块为 RB

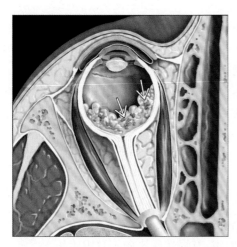
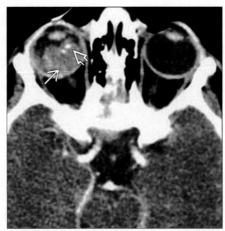

（左）轴位图显示分叶状视网膜母细胞瘤，通过限制膜延伸至玻璃体。点状的钙化➡是特征性的。（右）轴位增强 CT 显示了含有小钙化充满了大部分玻璃体区域的分叶状➡、内生的视网膜母细胞瘤➡。一个儿童眼内出现钙化团块除非有其他证明否则代表视网膜母细胞瘤

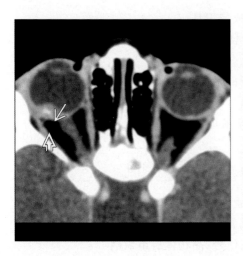
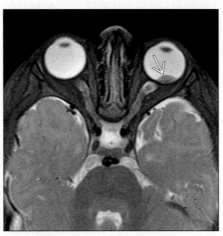

（左）轴位增强 CT 显示了增强软组织肿块➡在右眼的后外方，扩展没有超出巩膜。注意肿瘤内的局部钙化密度➡；早期病变可能没有钙化。（右）在 T2WI FS MR 上一个类似的明显病变在左视神经盘的边缘➡。几乎所有 RBs 在 T2WI 上表现出相对于玻璃体的低信号；两面凹的形状是早期病变的典型特征

视网膜母细胞瘤

术　语

缩写

- 视网膜母细胞瘤（RB）

定义

- 恶性原发性视网膜肿瘤
- 三侧性 RB：双侧眼肿瘤加中线颅内原始神经母细胞瘤，典型为松果体
- 四侧性 RB：双侧病变加松果体和鞍上肿瘤

影像学

一般表现

- 最佳诊断方式
  - 儿童眼内钙化肿块
- 位置
  - 典型的诊断用眼底镜和超声
    - 磁共振用于肿瘤的定位和预测
  - 单侧占 60％，双侧占 40％
  - 三侧性或四侧性疾病罕见
  - 眼外扩张占＜10％
    - 沿着巩膜血管进入眼眶，沿着视神经进入到蛛网膜下隙
  - 转移性疾病的预测因子包括视神经、脉络膜、前房或眼眶
    - 前房增强反映血管的生成，并与更具侵袭性的肿瘤行为相关
  - MR 成像的作用
    - 排除假性肿瘤病变
    - 评估眼内（脉络膜，巩膜，视神经筛板前段），眼外（视神经筛板后段，眼眶）和颅内（松果体，鞍旁，转移）受累
- 大小
  - 在视网膜母细胞瘤中的眼部尺寸减小
- 生长方式
  - 内生形式（45％）
    - 向内突进到玻璃体内
    - 伴有玻璃体种植
  - 外生形式（45％）
    - 向视网膜下空间向外生长，通常呈半球形
    - 视网膜脱离与视网膜下渗出
  - 内生和外生混合（10％）

CT 表现

- CT 平扫
  - 点状或细斑点钙化（90％～95％）
- CECT
  - 中度到显著的异质性增强

MR 表现

- T1WI
  - 变化的轻度高信号（对比玻璃体）
- T2WI
  - 中度至明显低信号（对比玻璃体）
    - 有助于区别于其他先天性病变（PHPV，Coats），这些病变是高信号
  - 最适合识别视网膜下积液±玻璃体积血
- T1WI C+
  - 中度到明显的不均质强化
  - 最适合评估眼内疾病的范围和视神经或眼外侵犯的情况
    - 脉络膜侵犯：肿瘤附近的局部增厚和不均质的对比增强
    - 巩膜侵犯：围绕增强的脉络膜周围的薄层低信号区中断
    - 视神经侵犯：视盘增厚（前部），神经增强（后部）
      - 在评估视神经受侵中，MR 敏感度和特异性较低

超声表现

- A 超：在钙化时高度反射的尖峰
- B 超：高回声，有局部阴影的不规则团块

成像建议

- 最好的成像工具
  - 压脂增强 T1 序列和 T2 序列最适合肿瘤显示
  - CT 上的钙化相对特异
- 方案建议
  - 包括全脑评估三边疾病

鉴别诊断

持续性增生性原发性玻璃体

- 小眼球、高密度；无钙化
- T2 上高信号；晶状体后组织柄

视网膜母细胞瘤

外层渗出性视网膜病变

- 眼球大小正常,高密度;无钙化
- T1WI 和 T2WI 高信号

早产儿视网膜病变

- 晶状体后纤维组织增生症;与过量氧和视网膜血管发育不良有关
- 如果到晚期则为小眼球、高密度、双侧病变、钙化

弓蛔虫病,眼眶

- 色素层巩膜强化,无钙化

白瞳症的其他原因

- 视网膜脱离
  - 视网膜下出血,视网膜褶皱
- 脉络膜骨瘤
- 脉络膜血管瘤(错构瘤)
- 视网膜发育不良

病 理 学

一般表现

- 病因
  - 原始神经外胚层肿瘤(PNET)
  - 散发型(非生殖系)占 RB 的 60%
    - 多数(85%)为单侧疾病
  - 遗传型(生殖系):占 RB 的 40%
    - 基本上是所有双侧和多边疾病
      - 少数(15%)为单侧疾病
    - 常染色体显性遗传,90% 外显率
    - 阳性家族史 5%~10%
    - 30%~35% 的新生殖细胞突变
- 遗传学
  - RB1 基因:染色体 13,q14 带
  - 在 RB 患者中,体细胞镶嵌占 10%~20%
- 相关异常
  - 在生殖细胞恶性疾病中占第二位
    - 肉瘤、黑色素瘤、中枢神经系统肿瘤、上皮肿瘤(肺癌、膀胱癌、乳腺癌)
    - 未照射患者中占 20%~30%
    - 照射患者中占 50%~60%
    - 发生在 30 岁内,平均 10—13 岁
  - 13q 缺失综合征:RB 加多器官系统异常

分期、分级和分类

- Reese-Ellsworth 分类
  - 1—5 组
  - 基于大小,位置和多灶性
  - 在放射治疗管理中更有用
- 新的视网膜母细胞瘤(ICRB)的国际(Murphree)分类
  - A 组至 E 组
  - 基于大小、视网膜位置、视网膜下或玻璃体接种,以及几种特定的预后特征
  - 在化疗治疗中更有用

大体病理和外科特征

- 黄白色不规则带蒂的视网膜肿块

显微表现

- 小圆细胞,细胞质稀少,细胞核大
- 玫瑰花结和 fleurettes

临床线索

表现

- 最常见的体征(症状)
  - 白瞳症占 50%~60%
- 其他体征(症状)
  - 严重的视觉丧失
  - 斜视常见于黄斑受累或视网膜脱离
  - 如果出现明显的眼眶疾病,则会出现突眼
  - 虹膜红变病(继发于新生血管形成的虹膜发红)伴有 MR 的前房增强
  - 炎症迹象占 10%

人口统计学资料

- 年龄
  - RB 是先天性的,但通常在出生时不明显
  - 诊断时的平均年龄:18 个月
    - 单侧:24 个月,双侧:13 个月
    - 有家族史和常规筛查能更早期诊断
  - 90%~95% 的患者在 5 岁确诊
- 流行病学
  - 儿童期最常见的眼内肿瘤
  - 活婴儿的发病率为 1/1.7 万
    - 在过去 60 年中有所增加
  - 15 岁以下儿童的癌症中占 3%

视网膜母细胞瘤

○ 1％的癌症死亡,5％的儿童失明

自然病史和预后

- 眼外疾病预后不良
  ○ 5 年生存率＜10％
- 神经受累程度与生存率相关
  ○ 浅表或无入侵:90％
  ○ 入侵到筛板(筛板前):70％
  ○ 超越筛板(筛板后)的入侵:60％
  ○ 累及手术切缘:20％
- 三联疾病或脑脊液扩散预后不良
  ○ 生存率＜24 个月

治疗

- ＞95％的美国 RB 儿童采用现代技术治愈
  ○ 挑战是保留眼和视觉
- 基于肿瘤体积和定位,眼内肿瘤扩展和眼外疾病阶段
- 眼球摘除
  ○ 晚期疾病,无法保留有用的视力
- 外放射治疗(EBRT)
  ○ 适用于有种植的大体积肿瘤
  ○ 不利的并发症,例如阻止骨生长和辐射诱导的肿瘤
- 化疗"chemoreduction"
  ○ 目前有利于低级别眼内肿瘤的一线治疗
  ○ 限制外部辐射和眼球摘除的需要
  ○ 结合其他局部的方式来实现治愈
- 肿块放射治疗
  ○ 局部定向,^{125}I 或其他同位素
  ○ 选择单发或小肿瘤
- 冷冻治疗
  ○ 局部治疗原发性小的前部肿瘤
- 激光治疗
  ○ 局部治疗原发性小的后部肿瘤

诊断目录

考虑

- 评估眼内和眼外扩散,包括视神经
  ○ 检查松果体和鞍上区域的颅内三或四侧性疾病

影像解读要点

- 儿童钙化性眼内肿块为 RB,直到证实为止

参考文献

［1］ de Graaf P et al:Contrast-enhancement of the anterior eye segment in patients with retinoblastoma:correlation between clinical, MR imaging, and histopathologic findings. AJNR Am J Neuroradiol. 31(2):237-45,2010

［2］ Dunkel IJ et al:Trilateral retinoblastoma:potentially curable with intensive chemotherapy. Pediatr Blood Cancer. 54(3):384-7,2010

［3］ Mallipatna AC et al:Management and outcome of unilateral retinoblastoma. J AAPOS. 13(6):546-50,2009

［4］ Wilson MW et al:Lack of correlation between the histologic and magnetic resonance imaging results of optic nerve involvement in eyes primarily enucleated for retinoblastoma. Ophthalmology. 116(8):1558-63,2009

［5］ de Graaf P et al:Eye size in retinoblastoma:MR imaging measurements in normal and affected eyes. Radiology 244(1):273-80,2007

［6］ Shields CL et al:The International Classification of Retinoblastoma predicts chemoreduction success Ophthalmology. 113(12):2276-80,2006

［7］ de Graaf P et al:Retinoblastoma:MR imaging parameters in detection of tumor extent. Radiology. 235(1):197-207,2005

视网膜母细胞瘤

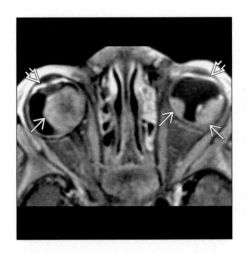

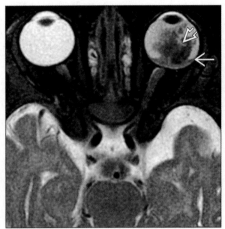

（左）增强 T1WI MR 显示眼内强化的肿块符合双侧视网膜母细胞瘤➡️，注意每侧虹膜的显著增强➡️；前部增强与更具侵略性的肿瘤行为相关。（右）轴位 T2WI FS MR 显示分叶，低信号肿块填充左侧眼球的大部分玻璃体腔➡️。注意后部液平面指示相关的玻璃体积血➡️

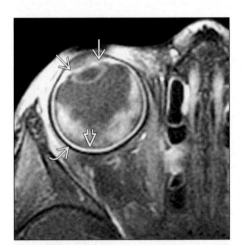

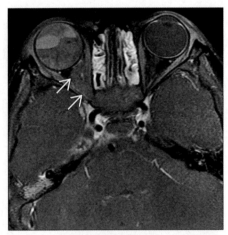

（左）轴位 T1WI 增强 MR 显示中度增强的视网膜母细胞瘤伴有显著的前部增强➡️注意完整的细线样增强的脉络膜➡️和低信号巩膜➡️表明没有入侵这些结构。（右）轴向 T1WI 增强 FS MR 显示 RB 的确填充右侧眼球，右视神经有轻度的增厚和增强➡️，表明筛板后入侵

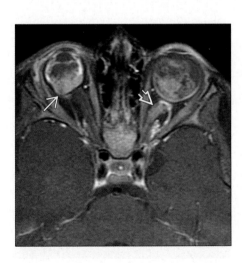

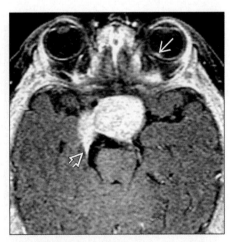

（左）在 T1WI C FS MR 上，线性低信号中断与局灶性轮廓异常表明 RB 在右侧入侵巩膜➡️筛板后视神经在左侧表现出不对称的增大和增强➡️。（右）在这名经病理证实的三侧性视网膜母细胞瘤患者中，该脂肪饱和度增强的 T1WI 仅发现 1 例眼部病变➡️，有 1 个巨大的增强鞍上和鞍旁肿块，沿硬脑膜反折延伸➡️

眼部黑色素瘤

概　要

术语
- 同义词：葡萄膜黑色素瘤，脉络膜黑色素瘤，眼附属器黑色素瘤
- 黑色素细胞引起的恶性肿瘤
  - 最常见于脉络膜

成像
- 脉络膜＞睫状体＞虹膜
- 具有宽脉络膜基部的圆顶形或蘑菇形
- 通常伴有视网膜脱离
- 超声是评估眼内疾病的主要成像方式
- 增强 MR 与脂肪抑制，以评估眼外疾病
  - 玻璃体为轻微到显著的 T1 高信号
  - T2 低信号
  - 中度，弥漫性肿瘤增强

主要鉴别诊断
- 脉络膜转移
- 脉络膜血管瘤
- 视网膜脱离
- 脉络膜骨瘤

病理
- 日晒，浅色的虹膜增加风险

临床线索
- 无痛视力障碍
- 视物模糊，暗点，视野丧失，漂浮物
- 成人最常见的原发性眼内肿瘤
- 针对中小形肿瘤的眼球保留治疗选择
- 预后因眼外侵犯，沿着 Bruch 膜延伸和肿瘤增大而恶化
- 全身转移引起死亡；肝最常见

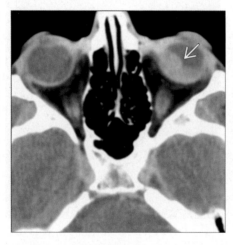
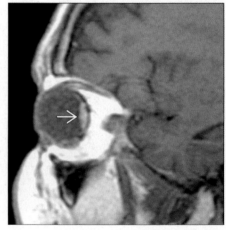

（左）轴向 CECT 显示左分叶状脉络膜病变➡️，在这项增强的研究中显示为均匀的高密度。肿瘤与视网膜脱离之间的区别很难。（右）没有增强的矢状 T1WI MR 表现出沿后脉络膜的小肿块➡️，这是相对于玻璃体的中度高信号。典型地，黑素瘤导致 T1 和 T2 弛豫时间缩短，导致 T1 上的高信号（亮）和 T2 上的低信号（暗）

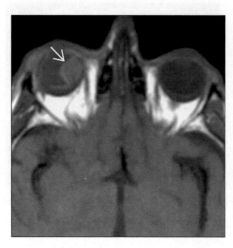
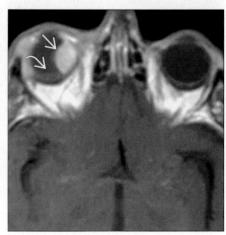

（左）轴向 T1WI MR 显示肿瘤沿右眼球的鼻侧脉络膜表面的➡️，相对于玻璃体，这只是轻微的高信号。远离黄斑的眼黑色素瘤可能在显著的视觉缺陷明显之前相当大。（右）同一例患者的轴向 T1WI 增强 MR 显示出这种圆顶形眼部肿块的明显增强➡️。位于增强病灶外侧的凸透镜状➡️轻度高信号符合视网膜脱离

眼部黑色素瘤

术　语

同义词

- 葡萄膜黑色素瘤,眼附属器黑色素瘤,脉络膜黑色素瘤

定义

- 葡萄膜原发性恶性肿瘤

影 像 学

一般表现

- 最好的诊断线索
  - 在成人 T1WI MR 信号增强眼内肿块
- 定位
  - 位于水平线颞下半球后面是最常见的起源部位
  - 后部葡萄膜
    - 脉络膜病变(85%)
      - 后部外周肿块
      - 晚期时经巩膜/视神经扩展
    - 睫状体(10%);在后房后面
  - 前葡萄膜
    - 虹膜病变(5%):在前房内
- 大小
  - 决定治疗的标准
    - 小:直径 5～16 mm,深度<3 mm
    - 中:直径 5～16 mm,深度 3～10 mm
    - 大:直径>16 mm,深度>10 mm
- 形态学
  - 圆顶或丘形,宽脉络膜基部
  - 蘑菇形状意味着穿透 Bruch 膜(将视网膜与脉络膜分离)
  - 弥漫性,横向扩散形式占 5%
  - 典型的是实性
    - 空腔变异呈现囊性

CT 表现

- 平扫 CT
  - 实性软组织密度团块
  - 钙化罕见;治疗后可能会出现
- 增强 CT
  - 弥漫性中度强化

MR 表现

- T1WI
  - 与玻璃体相比,轻度至强的高信号
    - 信号随着黑色素增加而增加
  - 伴有视网膜下液的视网膜脱离:由于血液产物或蛋白质,呈各种高信号
- T2WI
  - 与玻璃体相比呈明显低信号
  - 视网膜下液:依赖于渗出物的性质,等信号至低信号
- T1WI C+
  - 中度,弥漫性肿瘤增强
  - 视网膜脱离或视网膜下液不增强

超声表现

- A 超
  - 低至中等内部反射率
  - 肿瘤表面刺突;血管振荡
- B 超
  - 圆顶形,分叶形或蘑菇形的团块
  - 脉络膜陷凹/巩膜弯曲表明入侵

核医学表现

- PET/CT
  - 发现原发癌的实用性有限,对发现转移敏感
  - 肿瘤 SUV 升高与 3 号染色体丢失和较大肿瘤大小相关(预后不良征象)
- ^{123}I-IMP SPECT
  - 可能有助于诊断非典型或不确定的病变

成像建议

- 最好的成像工具
  - 超声波用于眼内肿瘤评估
  - 眼眶抑脂增强 MR 用于评估眼外病

鉴别诊断

脉络膜转移

- 乳腺和肺原发癌最常见
  - 位于黄斑的颞侧

脉络膜血管瘤(错构瘤)

- 良性血管病变
- 成人局限型±视网膜脱落
- 与 Sturge-Weber 相关的婴儿的弥漫型

- T2 信号和增强比黑色素瘤高

视网膜脱离

- 浆液性、渗出性或出血性
- 多种病因,包括创伤、炎症、潜在肿瘤或全身性疾病
- 不会增强,但可能会掩盖潜在的肿块

脉络膜骨瘤

- 好发于年轻的成年女性
- 偶然发现,常无症状
- 沿着眼球后部曲线状、斑块状的钙化灶

特发性炎症性假性肿瘤

- 可能影响任何眼眶结构
  - 眼球/巩膜受累导致眼内炎
- 疼痛、炎症的表现

视网膜母细胞瘤

- 儿童最常见的眼内肿瘤
- 成人罕见
- 钙化率达 95%

病 理 学

一般表现

- 病因
  - 脉络膜内黑素细胞引起的原发性恶性肿瘤
- 遗传
  - 已经鉴定出几种突变和家族性黑色素瘤综合征
- 相关异常
  - 眼部黑素细胞增多症,发育不良痣综合征,色素性干皮病
- 风险因素
  - 遗传因素对风险的影响最大
  - 日晒,浅色的虹膜增加风险

分期、分级和分类

- 修改的 Callender 分类
  - 梭形细胞痣:癌前病变
  - 纺锤细胞黑色素瘤:A 和 B 细胞类型
  - 束状:Palisaded B 细胞(纺锤体亚型)
  - 坏死:治疗前出现明显坏死
  - 混合:纺锤体和上皮样细胞
  - 上皮样细胞:主要是上皮样细胞

大体病理和外科特征

- 从明显色素沉着到无色素的范围
- 上覆视网膜的变色和萎缩

微观表现

- 3 种细胞类型用于分类
  - 梭型 A:细长核,很少有丝分裂
  - 梭型 B:核丰满,核仁更突出
  - 上皮样:卵圆核,间变性,预后不良

临床线索

表现

- 最常见的体征(症状)
  - 无痛视力障碍
  - 经常共存的视网膜脱离
- 其他体征(症状)
  - 视物模糊,暗点,视野缺失,漂浮物
  - 疼痛罕见(由于睫状神经受累)
- 临床特征
  - 经常无症状
    - 经常在常规眼科检查中发现
    - 位于远离中央凹和神经头的位置时,症状出现的更晚
- 眼底镜检查
  - 圆顶形状、可变色素沉着的团块
  - 上覆视网膜的橙色变色;渗出性脱离可能会掩盖团块

人口统计学资料

- 年龄
  - 发病高峰:60 岁
    - 虹膜黑色素瘤发病略显年轻
- 种族
  - 北欧血统风险最高
  - 西班牙裔,亚洲人不常见
  - 非洲人后裔罕见
- 流行病学
  - 成人最常见的原发性眼内肿瘤
  - 发病率为(6~8)/100 万
    - 占所有黑色素瘤的 5%

自然病史和预后

- 在某些患者中治疗原发性疾病时,似乎是全身

眼部黑色素瘤

性疾病
- 全身转移导致死亡（肝最常见）
  - 5年累计转移率：25%
  - 10年累计转移率：34%
  - 无法有效治疗转移性疾病
- 如果有以下任何一种情况，预后较差
  - 病灶较大，前部位置，通过 Bruch 膜延伸，经巩膜/神经侵犯
    - 视神经浸润最常见于靠近视乳头或弥漫性肿瘤
  - 无色素，上皮样模式，高度有丝分裂

治疗
- 协议主要由协作性眼黑素瘤研究（COMS）小组的结果推动
  - 多中心 NIH/国家眼科研究所试验
- 观察
  - 适用于不确定的稳定小痣
  - 连续超声波记录稳定性
- 经瞳孔热疗法
  - 小肿瘤的选择；保留视力
  - 肿瘤通过红外线辐射加热
- 外科手术切除术（巩膜色素膜切除术）
  - 小肿瘤的选择<1/3眼球周长
  - 保留一些视觉
- 斑块近距离放射治疗
  - 中型肿瘤的常见选择
  - 将同位素斑块（^{125}I）缝合在肿瘤部位上
- 外部照射
  - 中等大小肿瘤的替代方案
  - 带电粒子（质子、氦离子）
  - 伽马刀
- 手术摘除
  - 大肿瘤的标准和治疗失败的患者
  - 广泛肿瘤的根治性切除术

诊断目录

考虑
- 成人最常见的眼部肿瘤
- 超声检查仍然是最常用于眼内疾病的诊断方式
- 对于眼外扩散，MR比超声更准确

影像解读要点
- MR上增强可以可靠地区分肿瘤与相关的视网膜脱离

参考文献

[1] McCannel TA et al：Association of positive dual-modality positron emission tomography/computed tomography imaging of primary choroidal melanoma with chromosome 3 loss and tumor size. Retina. 30(1):146-51,2010

[2] Modorati G et al：Gamma knife radiosurgery for uveal melanoma：12 years of experience. Br J Ophthalmol. 93(1):40-4,2009

[3] Collaborative Ocular Melanoma Study Group The COMS randomized trial of iodine 125 brachytherapy for choroidal melanoma：V. Twelve-year mortality rates and prognostic factors：COMS report No. 28. Arch Ophthalmol 124(12):1684-93,2006

[4] Reddy S et al：PET/CT imaging：detection of choroidal melanoma. Br J Ophthalmol. 89 (10)：1265-9,2005

[5] Lemke AJ et al：Uveal melanoma：correlation of histopathologic and radiologic findings by using thin-section MR imaging with a surface coil. Radiology. 210(3):775-83,1999

[6] Mafee MF：Uveal melanoma, choroidal hemangioma, and simulating lesions. Role of MR imaging. Radiol Clin North Am. 36(6):1083-99,1998

（左）用局部眼眶线圈获得的轴向 T1WI MR 显示出边界清楚的高信号肿块➡️，在右侧眼球的后鼻象限内。蘑菇形状结构，在肿瘤基部见束腰征➡️表明可能侵入 Bruch 膜。（右）低倍镜下病理显示蘑菇状黑色素瘤➡️穿透 Bruch 膜。看到大块的眼外肿瘤通过视神经头向后延伸➡️

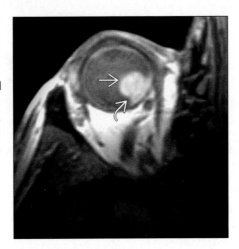
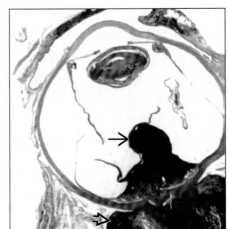

（左）轴向 T2WI MR 显示眼内黑素瘤与肿瘤的典型表现➡️相对于玻璃体显示明显的低信号。这种小的脉络膜肿瘤仍局限于眼球。（右）轴向 CECT 显示左侧眼球后部的增强肿瘤➡️具有异常大的眼外（眼球后）部分➡️导致突眼。这种黑色素瘤的非常大的尺寸和眼外延伸的存在都是不良的预后因素

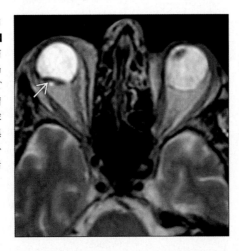
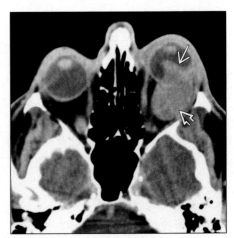

（左）轴向 T1WI 增强 FS MR 显示左眼球后脉络膜增厚➡️，眼外肿瘤通过眶上裂进入海绵窦➡️。这是 1 例不同的病例，因为大量的眼外病，及其极具浸润性的表现。（右）同一例患者的轴向 T2WI MR 在眼内➡️和眼外➡️中表现出特征性的低 T2 信号病变部位，支持眼黑素瘤的诊断

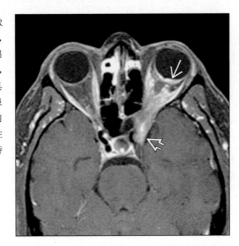
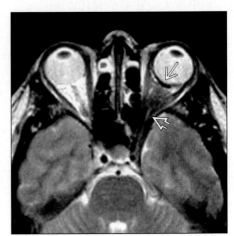

眼眶淋巴增生性病变

概　要

术语
- 良恶性程度
  - 淋巴增生：10％～40％
  - 淋巴瘤（NHL）：60％～90％
- 低度原发性小 B 细胞淋巴瘤最常见（尤其是 MALT）

成像
- 眼眶内任何部位都可发生实性软组织肿块
  - 多发于前部
  - 围绕并包裹眼眶结构
- CT：等密度至略高密度
  - 弥漫性、均匀性强化
- MR：在 T1WI MR 上呈与肌肉等信号
  - 在 T2WI MR 上呈稍高于肌肉信号，反映细胞丰富
- 浸润性表现和骨质破坏与组织学上的恶变有关

主要鉴别诊断
- 泪腺良性混合瘤
- 特发性眼眶炎性假瘤
- 结节病
- 甲状腺眼病
- 眼眶蜂窝织炎
- 眼眶转移瘤

病理
- 反应性（多克隆）或恶性（单克隆）淋巴细胞增殖

临床线索
- 隐匿性眶前肿块
- 低度低分化进展缓慢
- 主要的长期风险是全身淋巴瘤的发展（33％～50％）

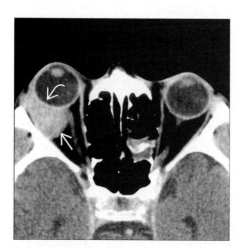
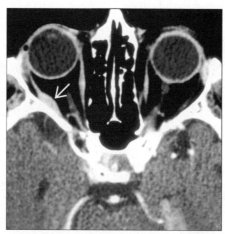

（左）轴向 CECT 示分叶状眼球后团块➡，符合右眼球后侧➡的形态（"铸型"）。巩膜边缘几乎没有变平。MALT 淋巴瘤具有密度均匀的特点。（右）轴位增强 CT 显示右外直肌局灶性梭状➡扩大，表现为隐匿性起病无痛性右侧突眼，面部淋巴结活检显示为 NHL

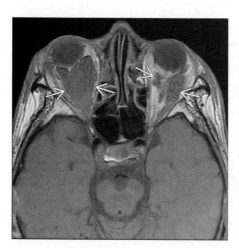
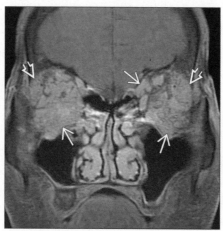

（左）轴位 T1WI MR 示双侧分叶淋巴结增生性软组织广泛病变，累及肌锥内及锥状结构➡。（右）冠状位 T1 增强 FSMR，同一患者新生组织增强。双侧泪腺➡累及内、外锥状结构➡。活检显示"反应性滤泡淋巴样浸润"没有发展成非霍奇金淋巴瘤

眼眶淋巴增生性病变

术 语

缩写
- 眼眶淋巴增生性病变(LPLO)

同义词
- 眼附件淋巴瘤(OAL)
- 眼眶淋巴增殖性肿瘤(OLT)

定义
- 从良性到恶性的 LPLO
  - 淋巴增生:10%～40%
    - 反应性增生:良性、多克隆
    - 非典型增生:不确定的
  - 非霍奇金淋巴瘤(NHL):60%～90%
    - 低度原发性小 B 细胞淋巴瘤最常见(尤其是黏液相关淋巴组织 MALT)
    - 弥漫性大 B 细胞淋巴瘤,通常为系统性
    - 其他:Burkitt、T 细胞、套细胞淋巴瘤

影 像 学

一般表现
- 最佳诊断依据
  - 实性软组织肿块,均匀强化,围绕并包裹眼眶结构
- 位置
  - 可发生在眶内任何地方,好发于前外间隙和泪腺
    - 眶外前部:常位于颞上象限
    - 好发于泪腺的和可能只是受累的部位
    - 结膜疾病频繁;孤立的(20%)
    - 可表现为原发性眼外肌受累,模拟甲状腺眼眶病
    - 弥漫性浸润形式可发生于眼眶内、肌内或神经周围受累
  - 少见的多灶性病变(<5%)
  - 双侧 25%,通常级别较高
- 形态学
  - 在低级别病变中,与邻近结构形成的离散的分叶边缘
  - 可能有浸润性或炎症性表现

CT 表现
- 平扫
  - 等密度到稍高密度
    - 由于细胞的含量及 N:C 比例
- 增强扫描
  - 中度弥漫性均匀强化
- 骨窗 CT
  - 骨质破坏表明组织学有侵犯性
    - 大多与淋巴瘤疾病相关的类型

MR 表现
- T1WI
  - 轻度高信号肌肉,均质
- T2WI
  - 只有轻度高信号肌肉
    - 反映细胞含量高
- T1WI C+
  - 中度至明显均匀强化

核医学表现
- PET/CT
  - 在眼眶疾病评估中的价值有限,因为眼外肌高度活跃和典型的小体积的疾病
  - 在全身淋巴瘤筛查中的应用

成像建议
- 最佳成像工具
  - MR 是评估疾病位置和程度的首选方法
  - CECT 在许多情况下足够
    - 通常是针对眼眶症状进行的第一次研究
- 方案建议
  - 轴向和冠状 MR:T1、T2 和脂肪抑制的后对比

鉴别诊断

特发性眼眶炎性假瘤
- 典型的表现通常更尖锐和痛苦
- 相似的大范围成像表现

眼眶结节病
- 眼眶上任何地方的无痛性肿块
- 好发于泪腺双侧

眼眶淋巴增生性病变

甲状腺性眼病
- 无痛,通常是双侧对称性突出
- 眼外肌增大

泪腺良性肿瘤
- 单侧无痛泪腺包块
- T2 MR 信号增强

眼眶干燥综合征
- 泪道受累伴角膜结膜炎干燥综合征
- 双侧腮腺肿大囊肿钙化

眼眶蜂窝织炎
- 伴有疼痛,红斑
- 弥散性眼眶包块少见
- 有鼻窦感染源

眼眶转移瘤
- 可能发生在眼眶上的任何地方
- 乳腺癌和肺癌是常见的原发疾病

病 理 学

一般表现
- 病因学
  - 反应性或恶性淋巴细胞增殖
    - 某些衣原体感染与一些低级别眼淋巴瘤有关
- 遗传学
  - 增生:多克隆
  - 淋巴瘤:单克隆
- 相关的异常
  - 全身情况
    - 胶原血管疾病
    - 干燥病
    - 恶性血液病
  - 免疫损害
    - 艾滋病
    - 器官移植患者

分期、分级和分类
- 淋巴样肿瘤的 WHO 分类
  - B 细胞
    - 最常见的眼眶类型
    - MALT（黏膜相关的淋巴组织）和结外边缘区淋巴瘤是最常见的亚型
  - T 细胞和 T/NK 细胞
  - 霍奇金淋巴瘤
- 淋巴瘤的分期(Ann Arbor 系统)
  - Ⅰ:单结节或淋巴外区(E)
  - Ⅱ:2 个结节区域或单个淋巴结外区域(E)
  - Ⅲ:膈肌两侧的淋巴结区域,有淋巴外(E)或脾(S)受累
  - Ⅳ:播散性淋巴外区域±结节
- 亚分类 A/B:无(A)或有(B)全身症状(体重减轻、发热、盗汗)
- 大多数 MALT NHL 阶段呈现ⅠE-A 或ⅡE-A

显微表现
- 所有 LPLO 亚型的共同特征:淋巴细胞浸润
- 增生:淋巴细胞多形性浸润,滤泡形成,内皮细胞增殖
- 小 B 细胞淋巴瘤:小圆淋巴细胞,模糊的结节状,浆细胞
  - MALT（黏膜相关的淋巴组织）具有特征性的边缘区细胞
- 大 B 细胞淋巴瘤:弥漫性大片恶性淋巴细胞

临床线索

描述
- 最常见的症状(体征)
  - 眼眶前、眼睑隐伏肿胀
    - 若累及结膜,可见肉质团块
  - 眼球突出、复视
    - 眼球位移(非轴向,向下)占 50%
- 其他症状(体征)
  - 发热,盗汗,体重减轻
- 临床特征
  - 四个基本临床症状
    - 无痛性眼眶肿块(最常见)
    - 暴发性眼眶肿块(免疫损害)
    - 局部骨性肿块(继发眶扩张)
    - 神经眼病(CNS 病)

人口统计学资料
- 年龄
  - 老年人(>60 岁)
- 流行病学

眼眶淋巴增生性病变

- ○ 5%～10%的眼眶肿块
- ○ 占非霍奇金淋巴瘤的1%～2%,结外淋巴瘤的8%
- ○ 5%的全身NHL发生眶内侵犯
- ○ 全身性淋巴瘤(SL)的发生率高达50%

自然病史和预后

- 原发性低级别和低分期(ⅠE-A)肿瘤的慢性病程
- 主要的长期风险是SL的发展(33%～50%)
  - ○ 全身复发通常始于腹部,盆腔或颈部淋巴结
- 组织学影响SL的风险
  - ○ 小B细胞(不典型增生、MALT等)25%～50%
  - ○ 所有其他细胞(大B细胞、外膜细胞、T细胞等):50%～75%
- 眶位对SL风险的影响
  - ○ 眼睑:67%
  - ○ 眼眶:35%
  - ○ 结膜:20%
  - ○ 增加双侧疾病中SL的风险
- MALT(黏膜相关的淋巴组织)放疗后预后良好
  - ○ 生存率:5年90%～100%,10年70%～90%
  - ○ 局部控制接近100%
  - ○ 即使在复发后仍是慢性的病程

治疗

- 淋巴样增生
  - ○ 对类固醇有反应
  - ○ 细胞毒性药物,单克隆抗体(利妥昔单抗)或低剂量辐射广泛或顽固性病变
- 低级别小B细胞淋巴瘤[MALT(黏膜相关的淋巴组织)]
  - ○ 对单独放射治疗有很好的反应
  - ○ 并发症(白内障,干眼)增加>30Gy

- 高级别弥漫性B细胞淋巴瘤
  - ○ 全身化疗或免疫疗法
  - ○ 局部放射治疗在某些情况下可能有益

临床目录

考虑

- 由于全身性淋巴瘤的发展风险,需要进行全身分期和监测
- 肿瘤位置对系统性淋巴瘤影像判读最终风险有重要影响

图像解读要点

- 广泛的影像表现
  - ○ 仔细检查前室结构,包括眼眶隔、结膜和眼睑
- 考虑LPLO对任何眼眶肿块的差异

参考文献

[1] Cohen VM: Treatment options for ocular adnexal lymphoma (OAL). Clin Ophthalmol. 3: 689-92,2009

[2] Demirci H et al: Orbital lymphoproliferative tumors:analysis of clinical features and systemic involvement in 160 cases. Ophthalmology. 115(9):1626-31,1631,2008

[3] Gayed I et al: Value of positron emission tomography in staging ocular adnexal lymphomas and evaluating their response to therapy. Ophthalmic Surg Lasers Imaging. 38(4):319-25,2007

[4] Sullivan TJ et al:Imaging features of ocular adnexal lymphoproliferative disease. Eye (Lond). 20(10):1189-95,2006

[5] Akansel G et al:MRI patterns in orbital malignant lymphoma and atypical lymphocytic infiltrates Eur J Radiol. 53(2):175-81,2005

[6] Weber AL et al:Lymphoproliferative disease of the orbit. Neuroimaging Clin N Am. 6(1):93-111,1996

眼眶淋巴增生性病变

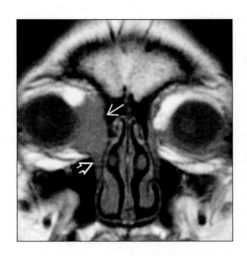

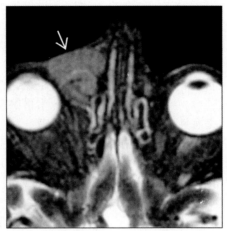

（左）冠状（T1WI）显示在前眶内锥外有一浸润团块➡️指向鼻泪管➡️，组织学活检显示滤泡淋巴瘤，比常见的 MALT（黏膜相关的淋巴组织）少见。（右）同一例患者冠状位 T2WI FS MR 表现为典型的中等 T2 信号➡️，反映了这些淋巴增生性肿瘤的细胞性致密性

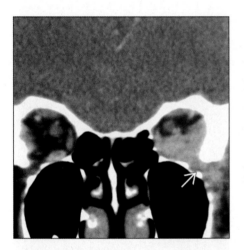

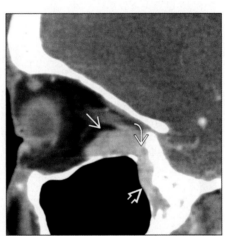

（左）冠状位 CECT 显示左侧眶下高度浸润性 LPLO，延伸至眶下裂➡️。这种典型的均质病变有明显的边界不清。（右）同一患者的矢状位扫描显示眶后病变➡️经眶下裂➡️进一步浸润并进入翼腭窝➡️。边界不清的病变往往表现出更强的组织学侵袭性

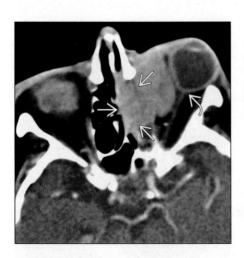

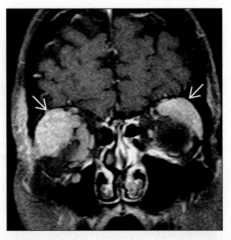

（左）轴位 CECT 显示严重左侧突眼和隆起的视神经盘➡️，这是套细胞淋巴瘤，在增强影像上表现典型的均匀密度，摧毁了大部分左侧筛窦复合体➡️。（右）冠状位 T1WI C＋FS MR 显示双侧分叶状均匀增强的泪腺肿块➡️，这是 LPLO 的常见表现，这种表现的鉴别包括结节病、干燥综合征和韦格纳肉芽肿病

泪腺癌

概　要

术语

- 泪腺恶性上皮肿瘤
- 亚型：腺样囊性癌（ACCa），腺癌，鳞状细胞癌，癌多形性腺瘤

成像

- 不规则或分叶泪腺肿块
  - 骨质破坏见于 70%，是恶性肿瘤的最佳指标
- CT：等密度，中度增强
  - 骨算法 CT 描绘骨侵蚀
- MR：T1 等信号，中度至显著 T2 高信号增强
  - 钆剂增强脂肪抑制影像最适合肿瘤成像和识别神经周围扩散
- PET/CT：FDG 摄取量异常

主要鉴别诊断

- 良性混合瘤

- 淋巴组织增生性病变
- 泪腺炎
- 特发性炎性假瘤
- 结节病
- 干燥综合征
- 韦格纳肉芽肿病

病理

- 与唾液腺肿瘤相似
- 根据世卫组织唾液肿瘤的分类，分为低级和高级

临床线索

- 约 2% 的眼眶肿瘤
- ACCa 是最常见的恶性泪腺肿瘤
  - 必须评估神经周围的播散

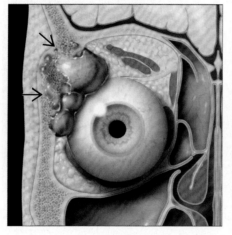
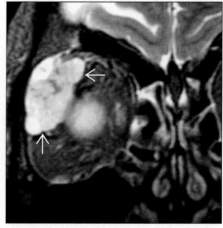

（左）冠状图描绘了右泪腺的浸润性肿块。这种泪腺癌侵入了外上骨性眼眶➡️，并且眼球向内下方移位。（右）冠状 T2WI FS MR 显示明显的高信号，呈分叶状、局限性，以右泪腺窝为中心的有点不均匀的肿块➡️。在没有骨破坏的情况下，这种腺样囊性癌不能与良性泪腺肿瘤区分开来

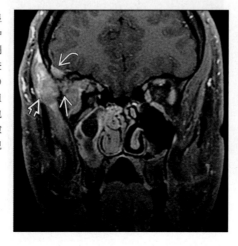
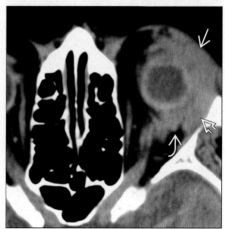

（左）冠状 T1WI C + FS MR 显示右眼眶外上部有一不规则肿块伴有骨质破坏➡️，并延伸到前颅窝及颞窝➡️。活组织检查显示癌性多形性腺瘤➡️。（右）轴向 NECT 显示侵入前隔膜组织的腺癌广泛局部浸润➡️，包括眶锥➡️和肌锥内球后间隙➡️。肿块紧贴眼球，巩膜不规则可疑侵犯

泪腺癌

术　语

同义词

- 亚型包括腺样囊性癌（ACCA）腺癌、鳞状细胞癌、腺泡细胞癌、癌多形性腺瘤

定义

- 泪腺恶性上皮肿瘤

影像学

一般表现

- 最佳诊断线索
  - 不规则的泪腺窝肿块与骨侵蚀
- 位置
  - 眼眶上颞象限
  - 连续或神经周围蔓延到周围结构和颅底

CT 表现

- NECT
  - 分叶或浸润的等密度团块
- CECT
  - 中等到显著的增强
- 骨 CT
  - 70％的骨质破坏
    - 恶性的最佳指标
      - 区别于良性混合肿瘤等病变中的骨铸型

MR 表现

- T1WI
  - 相对肌肉为等信号到轻微的低信号
- T2WI
  - 中等至显著的高信号
- T1WI C＋
  - 中度到显著的增强

成像建议

- 最佳成像工具
  - 脂肪抑制增强的 MR 最好地显示肿瘤范围和神经周围扩散
- 方案建议
  - 骨算法 CT 能确定骨质侵蚀

鉴别诊断

泪腺良性混合瘤

- 生长缓慢
- 扇形，骨铸型

眼眶淋巴细胞增生性病变

- 通常显示较低的 T2 信号强度

泪腺炎

- 急性至亚急性发作的疼痛性肿胀

眼眶特发性炎性假瘤

- 类固醇反应，非感染性炎症
- 疼痛，可能是双侧的

眼眶结节病

- 肉芽肿过程±并发的鼻窦炎

眼眶干燥综合征

- 自身免疫性唾液腺炎

眼眶韦格纳肉芽肿病

- 肉芽肿性血管炎伴有侵袭性鼻窦炎

病理学

分期、分级和分类

- AJCC 第 7 版纳入了泪腺病变分期的主要变化
  - 与唾液腺肿瘤相似
  - 根据 WHO 对唾液肿瘤的分类，分为低级和高级
    - 低度恶性肿瘤包括癌多形性腺瘤和腺泡细胞癌
    - 高级别肿瘤包括 ACCa，鳞状细胞癌和腺癌

临床线索

表现

- 最常见的体征（症状）
  - 眼球向内下位移（75％）
- 其他体征（症状）

泪 腺 癌

- ○ 复视
- ○ 疼痛、骨或神经周围受累
- ○ 泪腺神经分布区的感觉丧失

流行病学

- 人口统计学资料
  - ○ 罕见：2％的眼眶肿瘤
  - ○ 上皮肿瘤＝泪腺病变的 4％
  - ○ ACCa 是最常见的泪腺恶性肿瘤（50％）

自然病史和预后

- 低度：局部切除，术后预后良好
- 高等级：局部和远处复发的高发生率，特别是在 ACCa 中
  - ○ ACCa 在 10 年内无病生存率为 50％

治疗

- 主要是手术，从局部切除到切除术±骨移除
- 用于高级病变的辅助放射治疗

诊断目录

图像解读要点

- 神经周围扩散是 ACCa（最常见的泪腺癌）的重要特征

参考文献

[1] Rootman J et al：Changes in the 7th edition of the AJCC TNM classification and recommendations for pathologic analysis of lacrimal gland tumors. Arch Pathol Lab Med. 133(8)：1268-71，2009

[2] Vaidhyanath R et al：Lacrimal fossa lesions：pictorial review of CT and MRI features. Orbit. 27(6)：410-8，2008

[3] Jung WS et al：The radiological spectrum of orbital pathologies that involve the lacrimal gland and the lacrimal fossa. Korean J Radiol. 8(4)：336-42，2007

（唐　军　译校）

第七部分

唾液腺肿瘤

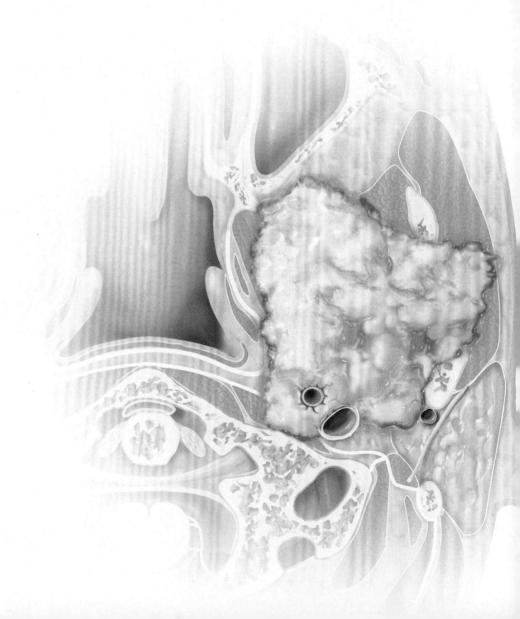

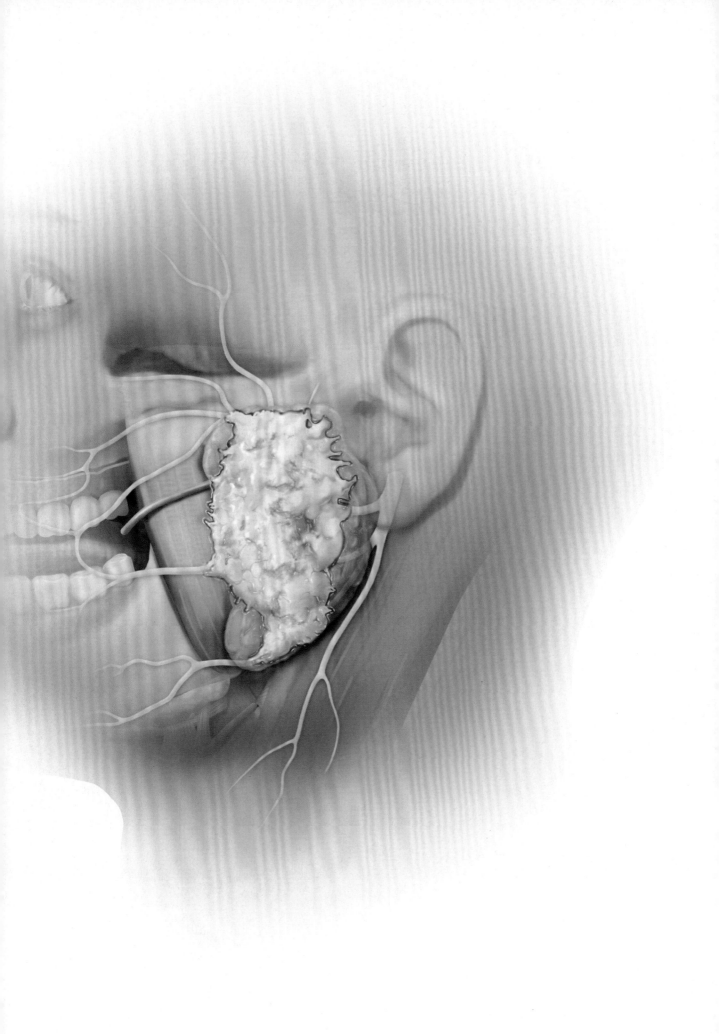

唾液腺解剖

术　语

缩写

- 腮腺间隙(PS)
- 下颌下间隙(SMS)
- 舌下间隙(SLS)

定义

- PS：成对的位于颈部舌骨上间隙侧面，被浅层颈深筋膜所包绕
  - 包含腮腺、淋巴结和颅外面神经分支
- SMS：筋膜线以下到下颌舌骨肌的间隙
  - 包含下颌下腺、淋巴结和二腹肌前腹的肌肉
- SLS：非筋膜线中上部到下颌舌骨肌的间隙
  - 包含舌下腺、下颌腺管和舌神经血管蒂

影像解剖

综述

- 颅外头颈部有腮腺、下颌下腺、舌下腺 3 个主要唾液腺
- 它们作为所在各自区域的主要器官，包含它们在内的相关空间，也是以它们来命名的
  - 腮腺位于腮腺间隙
  - 下颌下腺位于下颌下间隙
  - 舌下腺位于舌下间隙

范围

- 腮腺间隙：颈部舌骨上间隙侧面
  - 腮腺间隙范围：从外耳道及乳突尖部到下颌角下方
    - 腮腺尾部从颈阔肌与胸锁乳突肌间前部延伸至下颌下间隙后部
- 下颌下间隙：口腔的浅层间隙
  - 下颌下间隙范围：从一侧到另一侧，横穿下颌下腺区浅层
- 舌下间隙：口腔舌间隙的深部
  - 舌下间隙范围：从一侧舌间隙的深部到另一侧，在舌系带下方横穿前部中线

解剖关系

- 腮腺间隙解剖关系
  - 咽旁间隙(PPS)位于腮腺间隙的紧邻内侧
  - 咀嚼肌间隙(MS)位于腮腺间隙的前方
  - 颈动脉间隙(CS)被二腹肌后腹的肌肉将其与腮腺间隙上部分开
- 下颌下间隙解剖关系
  - 口腔底部下颌舌骨肌的下外侧
  - 颈阔肌的深部
  - 连接舌下间隙的后部和下颌舌骨肌的后方咽旁间隙的前部
- 舌下间隙解剖关系
  - 舌下间隙位于舌的深部，下颌舌骨肌的内上方，颏舌肌-颏舌骨肌的外侧
  - 舌下间隙如舌系带下方的狭窄管道，沟通前部结构
  - 舌下间隙连接下颌下间隙和下颌舌骨肌的后方咽旁间隙的前部

内部结构

- 腮腺间隙结构
  - 腮腺
    - 浅叶约占腮腺间隙的 2/3
    - 深叶伸入咽旁间隙的侧面
  - 颅外面神经(CN7)
    - 由一个单独的主干从茎乳突孔穿出，在腮腺间隙内，于下颌后静脉侧面发出分支
    - 走行在腮腺内面神经分支，在外科上作为划分腮腺浅叶和深叶的标志
  - 颈外动脉
    - 是腮腺间隙内能够肉眼观察到的 2 支血管中位于内侧，比较细小的一支，走行于下颌支后方
  - 下颌后静脉
    - 是腮腺间隙内能够肉眼观察到的 2 支血管中位于外侧，比较粗大的一支，走行于下颌支后方
    - 走行在腮腺内面神经分支一直在外侧伴行于下颌后静脉
  - 腮腺内淋巴结
    - 每一侧腮腺内大约有 20 个淋巴结
    - 腮腺内淋巴结是 EAC、耳郭及头皮处淋巴引流的第一站
    - 腮腺内淋巴结是面部淋巴结组的一部分，没有明确的数值限制
  - 腮腺导管

- 位于腮腺间隙前部,走行于咀嚼肌表面
- 导管在第 2 上颌磨牙水平,呈拱形穿过颊肌通过颌面部间隙
  - 腮腺附属组织
    - 延伸至咀嚼肌表面
    - 正常解剖中约有 20% 可以出现
- 下颌下间隙结构
  - 位于下颌下间隙内的下颌下腺的浅叶部分是其内较大的组织
    - 浅层颈深筋膜(SL-DCF)形成下颌下腺的基本构成
    - 交叉通过面静脉及面神经颈支(下颌支边缘)
  - 较小的深叶部分经常被称为深部"结构"
    - 深部结构是下颌下腺的舌样延长组织
    - 包裹着下颌舌骨肌的后部边缘
    - 延伸至舌下间隙的后面
    - 下颌下腺导管于深部结构中闭合
  - 下颌下腺神经分布/支配
    - 副交感的刺激分泌,由面神经的鼓索支来支配
    - 来自于颅神经 V3 舌支
  - 颏下(ⅠA组)和下颌下(ⅠB组)淋巴结群
    - 接受来自于前面部区域、鼻腔(窦)及眼窝的淋巴引流
  - 面动静脉穿过下颌下间隙
  - CN12 尾循环穿过下颌下间隙
  - 二腹肌的前腹肌
  - 腮腺的尾部可以下垂至下颌下间隙的后部
- 舌下间隙结构
  - 舌下间隙的后部被舌骨舌肌分为中间和外侧间隙
  - 舌下间隙外侧间隙结构
    - 舌下神经:区分内侧和外侧的舌肌
    - 舌神经:三叉神经(CNV3)的下颌支连同 CN7 的弦支
    - 舌下腺及导管:位于舌下间隙的前部
    - 颌下腺深部分和颌下导管:导管位于系带黏膜前内侧乳头的前方
  - 内侧舌下间隙内结构
    - 舌咽神经(CN9):传导来自舌头后 1/3 的感觉和味道

- 舌动脉和静脉:供应舌部的血管

筋膜间隙

- 腮腺间隙(PS):浅层颈深筋膜(SL-DCF)包绕腮腺间隙
- 下颌下间隙(SMS):浅层颈深筋膜(SL-DCF)外接下颌下间隙
  - 浅层颈深筋膜(SL-DCF)覆盖下颌舌骨肌的浅层表面
  - 浅层颈深筋膜(SL-DCF)覆盖颈阔肌的深层表面
  - 没有中线筋膜将下颌下间隙分成 2 部分
- 舌下间隙(SLS):没有筋膜结构

影像解剖问题

疑问

- 腮腺间隙问题
  - 确定为原发腮腺间隙病变的影像特征是什么
    - 病变的中心位于腮腺内
    - 如为深叶的巨大肿块,肿块则会将咽旁间隙(PPS)从侧面推移至中间,并扩大茎突下颌间隙
- 下颌下间隙问题
  - 当肿块位于下颌下间隙,主要的临床影像问题是:病变是结节,还是起源于下颌下腺
    - 肿块与下颌下腺间的脂肪间隙,可以区分是病变是结节还是起源于下颌下腺
    - 如果面静脉把肿块与下颌下腺分开,则病变为结节
- 舌下间隙问题
  - 如何确定肿块为舌下间隙原发
    - 病变的中心位于下颌舌骨肌的内上方,或颏舌肌的侧面

影像要点

- 腮腺间隙、下颌下间隙或舌下间隙病变影像
  - 增强 CT 或 MR 都能够较好地显示这些间隙
  - MR 会更好地检出及显示唾液腺病变的特征,以及显示 CN7 神经周围的侵犯
  - CT 骨窗有助于显示颅底或下颌骨等相关骨性结构的改变
  - 超声引导下针吸活检术,对腮腺间隙及下颌

下间隙病变的诊断有一定的帮助

影像处理方法

- 当临床发现腮腺、下颌下腺或舌下腺的肿块,穿刺活检术对鉴别恶性上皮肿瘤是有必要的
  - 影像有助于肿瘤分期
  - 影像报告要包括原发及淋巴结转移阶段
  - 最初的报告要辨别唾液腺所受的影响
  - 描述肿瘤的大小及分期
    - T1:≤2cm,没有实质外侵犯
    - T2:>2 但≤4 cm,没有实质外侵犯
    - T3:>4 cm 和(或)实质外侵犯
    - T4a:侵犯皮肤、下颌骨、耳道、±面神经
    - T4b:侵犯颅底±翼突内侧板±包绕颈动脉
    - 选自美国癌症联合委员会(AJCC)第 7 版分期表(2010)

影像误区

- 腮腺间隙误区
  - 腮腺内的脂肪成分会随诊年龄的增长而不断增多
    - 表现与儿童软组织相似
  - 腮腺尾部肿瘤必须是位于腮腺内的,或者切除时可能会损伤到面神经
    - 腮腺尾部区域是由颈阔肌浅层、胸锁乳突肌深层和颈动脉间隙来界定的
- 下颌下间隙误区
  - 不要错误的阻塞、扩大下颌下腺与口腔鳞状细胞癌(SCCa)前底部的恶性结节
- 舌下间隙误区
  - 在增强 CT 上,银汞合金可以导致口腔鳞状细胞癌(SCCa)在口腔底部的外延模糊不清

临床意义

临床重要性

- 腮腺间隙

- 腮腺内的面神经,是腮腺间隙内的关键结构,尽管影像上不可见
  - 试着去评估肿瘤病变与预计的 CN7 界面(下颌后静脉的侧面)的关系
    - 位于浅层、深层或腮腺内 CN7 界面处
    - 神经周围肿瘤对 CN7 影响的证据
  - 腮腺肿瘤:<20%的腮腺间隙肿瘤为恶性
- 下颌下间隙
  - 大多数下颌下间隙内病变,不是来自于下颌下腺就是源于淋巴结
    - 把病变归纳为这 2 大类,有助于做影像鉴别诊断
  - 请记住,临床医师可以观察和触摸到下颌下间隙区域
    - 在进行影像学检查的同时,或许就已经进行完细针细胞病例学检查了
- 舌下间隙
  - 由于舌的神经血管束走行于舌下间隙,那么就对包含有舌下间隙后部的口腔鳞状细胞癌(SCCa)的治疗来说就是个挑战了
  - 如果鳞状细胞癌(SCCa)穿透舌间隔,到达对侧舌下间隙,那么病变在治疗上就变得不可切除了

胚胎学

胚胎学事件

- 腮腺在胚胎发育过程中,较晚形成包膜
  - 实际结果:结果为腮腺内淋巴结
    - 腮腺内结节:腺体内结节可以为原发结节肿瘤(如非霍奇金淋巴瘤 NHL)或为来自于邻近的头皮、ESC 及面深部的转移结节
- 下颌下腺较早形成包膜
  - 实际结果:缺乏腺体内结节
    - I 级结节常位于下颌下腺外

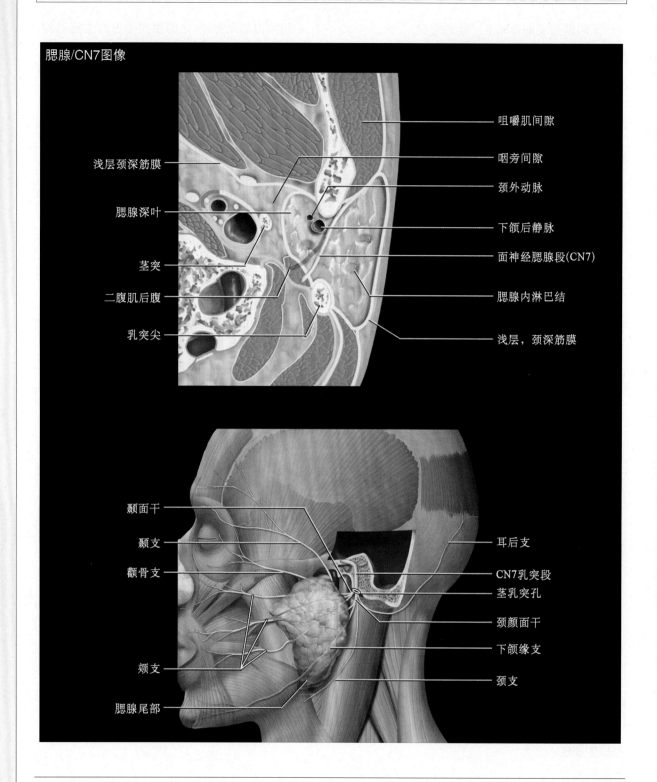

腮腺/CN7图像

咀嚼肌间隙

浅层颈深筋膜

咽旁间隙

颈外动脉

腮腺深叶

下颌后静脉

茎突

面神经腮腺段(CN7)

二腹肌后腹

腮腺内淋巴结

乳突尖

浅层，颈深筋膜

颞面干

耳后支

颞支

CN7乳突段

颧骨支

茎乳突孔

颈颜面干

下颌缘支

颊支

颈支

腮腺尾部

(上)轴位图显示的是颈₁椎体水平的腮腺间隙。面神经在腮腺内的走行为从乳突尖中部延伸到下颌后静脉的侧面。面神经将腮腺分成浅叶和深叶。这是外科的分界，而非影像学的。腮腺内在胚胎发育过程中较晚形成包膜是腮腺内淋巴结，这些淋巴结是面深部、头皮及外耳恶性肿瘤淋巴引流的第一站。正常的腮腺内含有 20 个淋巴结。腮腺的恶性肿瘤易向颈内静脉淋巴结链淋巴转移。(下)侧面图显示颅外面神经干及其分支。在出茎乳突孔后，面神经立刻分为颞面干和颈颜面干。颞面干又分成 2 个主要分支，颞支和颧骨支。颈颜面干分成颊支、下颌缘支和颈支

唾液腺解剖

腮腺MR影像

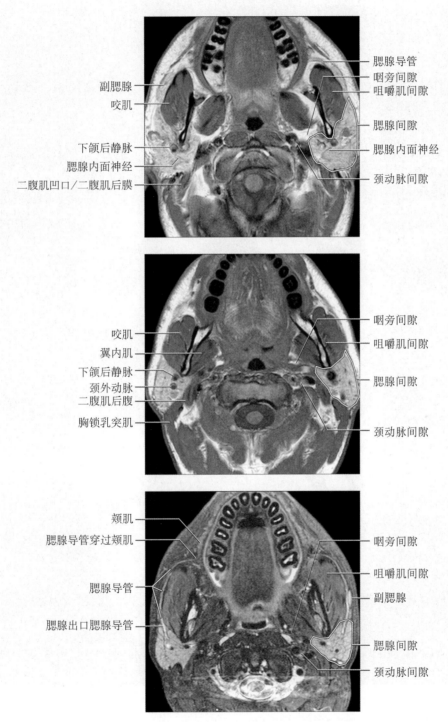

上排图像标注：
- 副腮腺
- 咬肌
- 下颌后静脉
- 腮腺内面神经
- 二腹肌凹口/二腹肌后膜
- 腮腺导管
- 咽旁间隙
- 咀嚼肌间隙
- 腮腺间隙
- 腮腺内面神经
- 颈动脉间隙

中排图像标注：
- 咬肌
- 翼内肌
- 下颌后静脉
- 颈外动脉
- 二腹肌后腹
- 胸锁乳突肌
- 咽旁间隙
- 咀嚼肌间隙
- 腮腺间隙
- 颈动脉间隙

下排图像标注：
- 颊肌
- 腮腺导管穿过颊肌
- 腮腺导管
- 腮腺出口腮腺导管
- 咽旁间隙
- 咀嚼肌间隙
- 副腮腺
- 腮腺间隙
- 颈动脉间隙

（上）上颌骨脊水平轴位 T1 像显示腮腺内面神经的一个分支向前外侧延伸，围绕着下颌后静脉的侧缘。在常规影像上通常是不可见的，腮腺内面神经及其分支沿着前外侧可预见的通路围绕着下颌后静脉的侧缘，并且，从那里，沿着咬肌侧表面前行。（中）下颌齿水平轴位 T1 像显示二腹肌后腹的肌肉构成腮腺间隙中后边界，把腮腺间隙从颈动脉间隙分离。二腹肌后腹的肌肉受面神经的一个分支支配。（下）上颌齿水平轴位 T2 脂肪饱和像显示高信号线样腮腺导管从腮腺内向前延伸，沿着咬肌表面进入颊肌。越过咬肌表面的副唾液腺可以隐藏任何一个腮腺恶性肿瘤

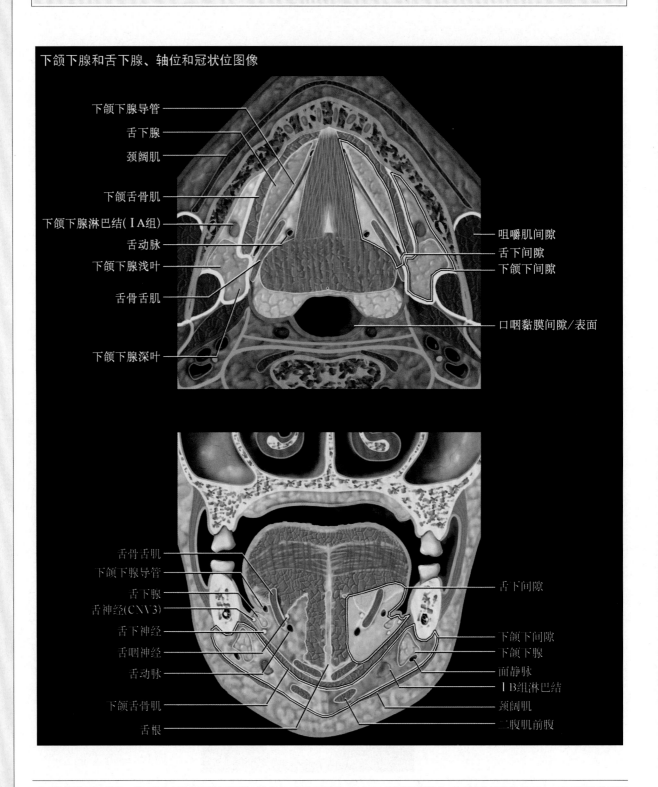

下颌下腺和舌下腺、轴位和冠状位图像

下颌下腺导管
舌下腺
颈阔肌
下颌舌骨肌
下颌下腺淋巴结（ⅠA组）
舌动脉
下颌下腺浅叶
舌骨舌肌
下颌下腺深叶

咀嚼肌间隙
舌下间隙
下颌下间隙
口咽黏膜间隙／表面

舌骨舌肌
下颌下腺导管
舌下腺
舌神经（CNV3）
舌下神经
舌咽神经
舌动脉
下颌舌骨肌
舌根

舌下间隙
下颌下间隙
下颌下腺
面静脉
ⅠB组淋巴结
颈阔肌
二腹肌前腹

（上）轴位图显示的是口腔，重点标注了下颌下间隙（浅蓝色）和舌下间隙（绿色）。下颌下间隙位于下颌舌骨肌的侧下方，舌下间隙位于下颌舌骨肌的内上方。请注意下颌下间隙的主要结构是下颌下腺和ⅠA和ⅠB组淋巴结。图中所示舌下间隙的内容物有舌动脉、下颌下腺导管、前舌骨舌肌和舌下腺。（下）在这幅口腔冠状位图上，舌下间隙（绿色）和下颌下间隙（蓝色）都加亮了。舌下间隙内侧间室的内容物包括舌咽神经（CN9）和舌动/静脉。舌下间隙外侧间室的内容物包括下颌下腺导管、舌下腺、舌神经和舌下神经（CN12）。下颌下间隙的筋膜（黄色）位于下颌舌骨肌的下方。下颌下间隙的主要结构包括二腹肌前腹的肌肉、面静脉、下颌下腺和Ⅰ组淋巴结

下颌下腺和舌下腺轴位MR影像

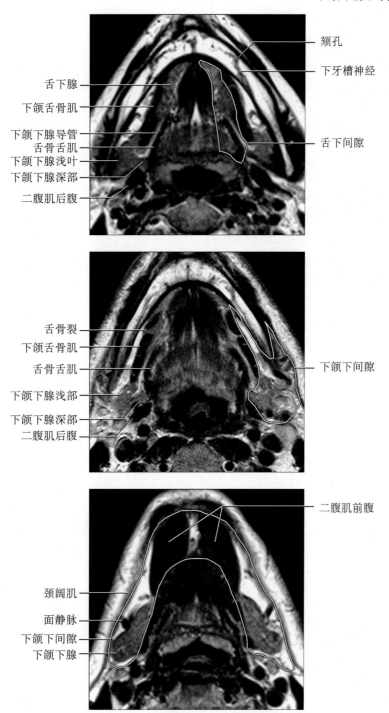

颏孔

下牙槽神经

舌下腺

下颌舌骨肌

下颌下腺导管

舌骨舌肌

下颌下腺浅叶

下颌下腺深部

二腹肌后腹

舌下间隙

舌骨裂

下颌舌骨肌

舌骨舌肌

下颌下腺浅部

下颌下腺深部

二腹肌后腹

下颌下间隙

二腹肌前腹

颈阔肌

面静脉

下颌下间隙

下颌下腺

（上）这3幅口腔轴位T2像是从上到下同一序列图像。在最上一幅图像中，上部下颌下间隙很明显由脂肪和下颌下腺的上部构成。请注意，高信号的下颌下腺导管延伸至舌下间隙后部的两侧。患者左侧的舌下间隙用轮廓标出。请记住这是一个位于舌小系带（未显示）下方的两侧舌下间隙前部间的正常连接。（中）轴位T2像显示患者左侧的下颌下间隙用轮廓标出。下颌下间隙的主要结构包括下颌下腺和Ⅰ组淋巴结。因此，这个间隙内病变的鉴别诊断包括腺体肿瘤和淋巴结病变。（下）舌骨上层面的轴位像显示出下颌下腺的完整范围。注意二腹肌前腹的肌肉构成了下颌下间隙的前内侧部分。记住，下颌下间隙内没有中线筋膜结构，所以病变可以越过中线，从一侧进展到另外一侧

(T)原发肿瘤	改编自 AJCC 第 7 版分期表
TNM	定义
Tx	原发肿瘤无法评估
T0	没有原发肿瘤的证据
T1	肿瘤最大径≤2 cm,无实质外侵犯*
T2	肿瘤最大径>2 cm 但≤4 cm,无实质外侵犯*
T3	肿瘤最大径>4 cm,和(或)实质外侵犯*
T4a	进展早期肿瘤:肿瘤侵犯皮肤、下颌骨、耳道和(或)面神经
T4b	进展晚期肿瘤:肿瘤侵犯颅底和(或)翼突内侧板和(或)包绕颈动脉

(N) 区域性淋巴结	
Nx	区域性淋巴结无法评估
N0	没有区域性淋巴结转移
N1	单一的同侧淋巴结转移,最大径≤3 cm
N2	单一的同侧淋巴结转移,最大径>3 cm 但≤6 cm,或多发的同侧淋巴结转移,最大径不>6 cm,或双侧/对侧淋巴结转移,最大径不>6 cm
N2a	单一的同侧淋巴结转移,最大径>3 cm 但≤6 cm
N2b	多发的同侧淋巴结转移,最大径不>6 cm
N2c	双侧/对侧淋巴结转移,最大径不>6 cm
N3	单一的同侧淋巴结转移,最大径>6 cm

(M) 远处转移	
M0	没有远处转移
M1	有远处转移

*实质外侵犯是指临床或肉眼观察到软组织侵犯的情况。对于分级而言,单独的镜下观察情况是不能界定实质外侵犯的

AJCC 分期/预后组织		改编自 AJCC 第 7 版分期表	
分期	T	N	M
I	T1	N0	M0
II	T2	N0	M0
III	T3	N0	M0
	T1	N1	M0
	T2	N1	M0
	T3	N1	M0
IVA	T4a	N0	M0
	T4a	N1	M0
	T1	N2	M0
	T2	N2	M0
	T3	N2	M0
	T4a	N2	M0
IVB	T4b	任何 N	M0
	任何 T	N3	M0
IVC	任何 T	任何 N	M1

分期:唾液腺

腮腺 T1 期肿瘤

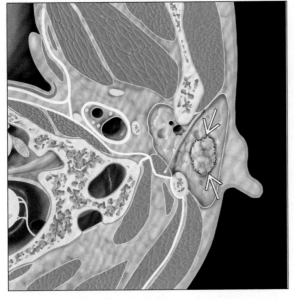

轴位图显示的是腮腺浅叶的肿瘤➡。一个 T1 期的肿瘤,其最大径达到 2cm,且没有肉眼观察或临床检查显示其扩展到腺体外

腮腺 T2 期肿瘤

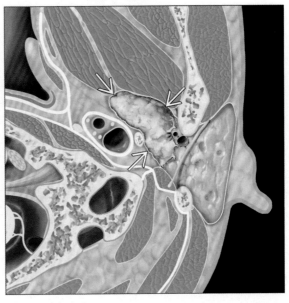

轴位图显示的是发生在腮腺深叶的较大肿瘤➡。这个 T2 期肿瘤的最大径超过 2cm,达到 4cm,没有扩展到腺体外

腮腺 T3 期肿瘤

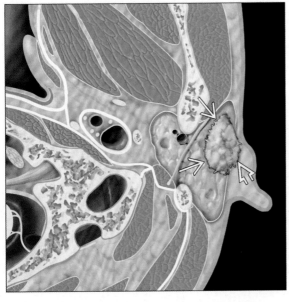

轴位图显示的是一个扩展到腺体实质外组织的肿瘤➡。这个 T3 期唾液腺肿瘤的最大径大于 4cm➡,并扩展到腺体外

腮腺 T3 期肿瘤

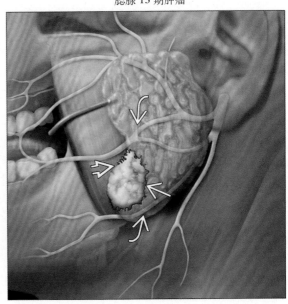

彩图显示的是一个小的腮腺肿瘤➡,因它扩展到实质外组织,故归为 T3 期➡。但是,没有面神经分支的受累➡

腮腺T4a期肿瘤

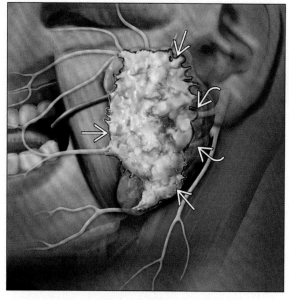

彩图显示的是一个大的腮腺肿瘤➡,累及了浅叶。病变>4cm,至少是 T3 期的肿瘤➡。因累及了面神经的分支,故定为 T4a 期的中晚期肿瘤

腮腺T4a期肿瘤

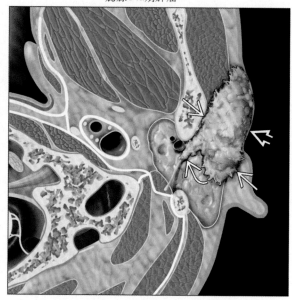

轴位彩图显示的是一个 T4a 期的腮腺浅叶肿瘤➡,累及了面神经,并扩展到皮肤。如侵犯到下颌骨、耳道、皮肤➡和(或)面神经➡,则为 T4a 期

腮腺T4b期肿瘤

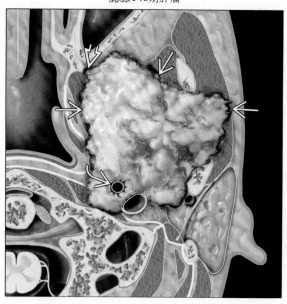

轴位彩图显示的是一个腮腺深叶 T4b 期的晚期肿瘤,累及了咀嚼肌间隙➡、下颌骨和翼突内侧板➡,并包绕颈动脉➡

腮腺T4b期肿瘤

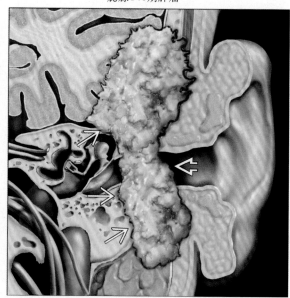

冠状位彩图显示的是另一个 T4b 期的肿瘤➡,并广泛侵犯到颅底及外耳道➡。如侵犯到颅底、翼突内侧板和(或)包绕颈动脉,则为 T4b 期

下颌下腺 T2 期肿瘤

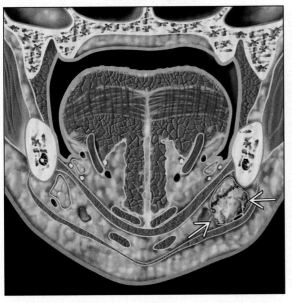

舌下腺 T3 期肿瘤

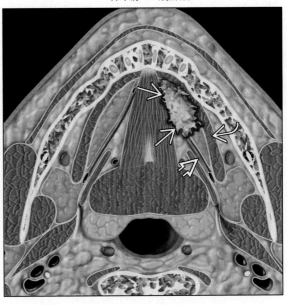

冠状位彩图显示的是下颌下腺癌➡️。这个 T2 期的肿瘤导致腺体扩大,但最大径＜4cm,且没有延伸到腺体实质外

轴位彩图显示的是 T3 期舌下腺癌➡️。虽然最大径＜4cm,但肿瘤有实质外扩展,扩展到下颌舌骨肌➡️。这样的肿瘤或许依然表现为下颌下(沃顿)导管阻塞的症状➡️

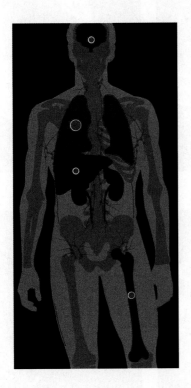

远处转移的位置

肺部	43%
骨骼	21%
肝脏	5%
脑部	1%
多部位	24%
其他少见部位	6%

这些远处转移的位置,是对所有常见及少见唾液腺恶性肿瘤而言的。远处转移的生存率高于腺泡细胞癌,低于未分化癌

腮腺黏液表皮样癌

概　要

术语
- 恶性唾液腺上皮肿瘤是由来自于导管上皮细胞的表皮样及黏液分泌细胞混合构成的

影像
- 影像学表现是基于组织学分级
  - 低级别的黏液表皮样癌（MECa）：为边界清晰、密度不均的腮腺间隙（PS）肿块
  - 高级别的黏液表皮样癌（MECa）：边界不清，具有侵袭性的腮腺间隙（PS）肿块，并伴有恶性结节
- 如果病变为高级别，具有侵袭性或邻近茎乳突孔，则沿着 CN7 的神经周围扩展有可能存在
- 高级别的黏液表皮样癌（MECa）常有淋巴结转移
- MR 影像
  - 典型的 T2 低信号，但无特异性
  - T1 增强显示肿瘤强化不均
  - 增强成像上病变有时会不易发现
- MR 有助于显示病变扩展程度和面神经周围的扩展

主要鉴别诊断
- 腮腺良性混合瘤
- Warthin 瘤
- 腮腺囊腺癌
- 腮腺非霍奇金淋巴瘤

临床线索
- 黏液表皮样癌（MECa）是最常见的腮腺原发恶性肿瘤
- 复发及生存率取决于组织学分级
- 可能会晚期（5 年后）局部复发

诊断目录
- 低级别的黏液表皮样癌（MECa）可能会与良性混合瘤（BMT）表现很相似
- 高级别的黏液表皮样癌（MECa）具有侵袭性表现

（左）轴位增强 CT 显示是一个位于腮腺浅叶边界清晰的肿块➡️。肿块周边部分较厚，强化明显，中心部分为坏死或囊变。这是低级别黏液表皮样癌（MECa）的典型影像表现。

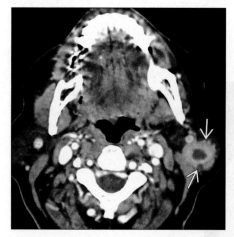

（右）轴位增强 CT 显示是一个腮腺内的肿块➡️，其外侧缘边界不清晰，内侧缘边界清晰➡️。肿块强化均匀。尽管为非特异性，这依然是中级别黏液表皮样癌（MECa）所预期的影像表现

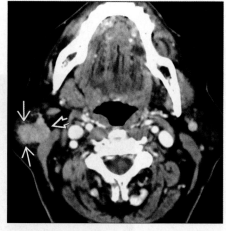

（左）轴位增强 CT 显示是一个有囊腺区域密度不均的大肿块➡️，强化不均匀，边界不清晰➡️。咬肌被侵犯➡️。这是高级别黏液表皮样癌（MECa）的典型表现。

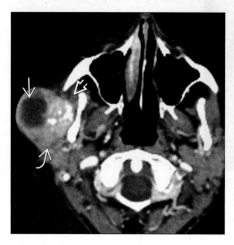

（右）轴位 T2WI FS MR 显示的是一个腮腺内不规则肿块，T2 信号混杂➡️。外侧部分为高信号的囊变区域，内侧部分为低信号区域➡️。肿瘤实性部分的 T2 低信号，是黏液表皮样癌（MECa）的典型表现

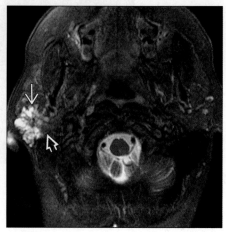

腮腺黏液表皮样癌

术 语

缩写
- 黏液表皮样癌(MECa)

定义
- 恶性唾液腺上皮肿瘤是由来自于导管上皮细胞的表皮样及黏液分泌细胞混合构成的

影 像 学

一般表现
- 最佳诊断线索
  - 影像学表现是基于组织学分级
  - 低级别黏液表皮样癌(MECa):为边界清晰、密度不均的腮腺间隙(PS)肿块
  - 高级别黏液表皮样癌(MECa):边界不清,具有侵袭性的腮腺间隙(PS)肿块,并伴有恶性结节
- 部位
  - 浅叶多于深叶
- 大小
  - 通常为1~4 cm
- 形态
  - 低级别:椭圆形,边界清晰
    - 囊性区域可以为1个大的或多个小的
  - 高级别:不规则形,局部有侵袭性的肿块
- 常出现恶性腺瘤
  - 最先引流的淋巴结为颈内静脉二腹肌淋巴结(Ⅱ组)
  - 腮腺内淋巴结及腮腺尾部淋巴结也可受累

CT表现
- 增强CT
  - 低级别黏液表皮样癌(MECa)
    - 肿块强化不均匀,边界清晰
    - 黏液囊性潴留导致囊性区域
  - 高级别黏液表皮样癌(MECa)
    - 肿块可强化,有侵袭性,边界不清
    - 腮腺内或颈部淋巴结转移

MR表现
- T1WI
  - 低级别黏液表皮样癌(MECa):为密度不均、边界清晰的肿块,以低信号为主
  - 高级别黏液表皮样癌(MECa):具有侵袭性的实性肿块,中等信号
- T2WI
  - 低级别黏液表皮样癌(MECa):信号不均
    - 低信号区为典型表现,但非特异性
    - 囊性区域为高信号
  - 高级别黏液表皮样癌(MECa):中等信号具有侵袭性的肿块
- DWI
  - ADG值低于BMT,但与Warthin瘤相似
    - 可靠性不足以取代活检
- T1WI C+
  - 强化不均
    - 囊性区域没有强化
  - 如果病变为高级别,具有侵袭性,或邻近茎乳突孔,则沿着CN7的神经周围扩展有可能存在

核医学表现
- 没有高锝酸盐摄取(不同于Warthin瘤)

成像建议
- 最佳影像检查方法
  - MR有助于显示病变扩展程度和神经周围的扩展
  - 没有一种影像检查方法可以提供明确的诊断
- 报告提示
  - 显示黏液表皮样癌(MECa)最好的是T1平扫像,这是因为正常腮腺组织中的高信号脂肪可以提供自然对比
  - 增强像上病变有时会不易发现,即使使用了脂肪预饱和技术
  - 由于可能会迟复发,所以建议要进行长期(至少10年)的影像追随复查

鉴别诊断

腮腺良性混合瘤
- 最常见的腮腺肿瘤
- 小肿瘤:边界清晰,实性,密度均匀,椭圆形
- 大肿瘤:密度不均,分叶状
- 低级别黏液表皮样癌(MECa)有时不易与良性

腮腺黏液表皮样癌

混合瘤(BMT)区分

Warthin 瘤

- 多中心性(20%)
- 增强 CT:30% 有囊性成分
- 增强 MR T1WI:不均匀强化,边界清晰
- 低级别黏液表皮样癌(MECa)和 Warthin 瘤的囊性区域表现相仿

腮腺囊腺癌

- 为腮腺的第二常见恶性肿瘤
- 密度均匀,因分级边界可清晰可不清晰
- 有沿神经周围蔓延的倾向

腮腺非霍奇金淋巴瘤

- 原发腮腺淋巴瘤:侵袭性实质性肿瘤,同高级别黏液表皮样癌(MECa)和囊腺癌(ACCa)无法区分
- 原发结节状淋巴瘤:双侧多发腮腺内肿瘤

腮腺转移性结节

- 原发病变通常为耳部皮肤或皮肤周围结构(鳞状细胞癌 SCCa,黑色素瘤)
- 多发腮腺内肿瘤,常有中心坏死

腮腺导管癌

- 唾液腺导管癌在 CT 和 MR 上,同高级别黏液表皮样癌(MECa)表现相仿
- 所有组织学类型都有特征性的 T2 低信号、浸润性肿块的表现
- 术前无法区分

病 理 学

一般表现

- 病因学
  - 暴露风险:辐射
    - 潜伏期:7～32 年

分期、分级和分类

- TNM 分期
  - T1:肿瘤≤2 cm,无实质外蔓延
  - T2:肿瘤 2～4 cm,无实质外蔓延
  - T3:肿瘤 4～6 cm,有实质外蔓延
  - T4:肿瘤>6cm 或邻近结构侵犯
    - 下颌骨、颅底、颈部舌骨上深部间隙

- 组织学分级(低、中、高级)与预后密切相关

大体病理与外科特征

- 灰色、黄褐色或粉红色

显微特征

- 表皮样及黏液分泌细胞混合构成,伴有一些两者间的细胞
- 异型性及多形性细胞
- 来自于导管腺体上皮细胞

临床线索

介绍

- 常见体征(症状)
  - 可触及腮腺肿块,常坚硬
  - 其他体征(症状)
    - 面部疼痛、耳部疼痛
    - 面神经麻痹
    - 侵犯其他脑神经(V3)
  - 临床表现取决于肿瘤分级
    - 低级别:无痛性,可移动,生长缓慢
    - 高级别:疼痛,不可移动,生长快速

人口统计学资料

- 年龄
  - 通常为 35—65 岁
  - 可见于儿童
- 流行病学
  - 黏液表皮样癌(MECa)是最常见的腮腺原发恶性肿瘤
  - 黏液表皮样癌(MECa):占所有唾液腺肿瘤的 10%
  - 黏液表皮样癌(MECa):占所有唾液腺恶性肿瘤的 30%
  - 多数(60%)发生在腮腺
    - 其他唾液腺肿瘤可发生在黏膜面(如喉部),或骨骼(下颌骨)

自然病史和预后

- 复发及生存率取决于组织学分级
  - 低级别:6% 局部复发率;90% 的 10 年生存率
  - 中级别:20% 局部复发率;80% 的 10 年生存率
  - 高级别:78% 局部复发率;27% 的 10 年生

腮腺黏液表皮样癌

存率
- 远处转移多常见于高级别,低、中级别少见
- 不良预后的体征
  - 男性
  - 年龄＞40 岁
  - 位置固定的肿瘤,周围组织受侵
  - 高的 TNM 分期或组织学分级
  - 细胞标记物(p53,Ki-67)
- 可能会延迟局部复发(5 年后)

治疗
- 低级别黏液表皮样癌(MECa)
  - 保护面神经的广泛局部切除
  - 可能的话行表面腮腺切除
  - 如果肿瘤涉及深叶,行全部腮腺切除是必要的
  - 术后放疗
- 高级别黏液表皮样癌(MECa)
  - 广泛局部切除;扩大全部腮腺切除
  - 面神经切除常是必要的
  - 常规颈部淋巴结清扫
  - 术后大剂量放疗

诊断目录

考虑
- 在所有腮腺肿瘤中,检查沿 CN7 神经周围蔓延情况
  - 取代茎乳突孔处的脂肪
  - 上段(乳突)CN7 的强化
  - 如侵犯腮腺深叶或耳颞神经,则沿着 V3 蔓延(卵圆孔)
- 检查下颌骨、颅底、筋膜间隙深部周围结构的侵犯情况

影像解读要点
- 低级别黏液表皮样癌(MECa)可能会与良性混合瘤(BMT)表现很相似
- 高级别黏液表皮样癌(MECa)具有非特异性侵

袭性表现
- 记住寻找淋巴结转移
- 也要检查茎乳突孔及 CN7 乳突段神经周围蔓延情况
- 腮腺间隙肿瘤的总体评价
  - 首先要确定肿瘤是否位于腮腺内(BMT、Warthin、MECa、ACCa)或腮腺外(皮肤或舌骨上间隙)
  - 如位于腮腺内,要区分是浅叶还是深叶
    - 由面神经界面划分,下颌后静脉的侧面
  - 边缘的清晰度有助于区分良、恶性病变
    - 警告:良性肿瘤可引起涎腺炎,且低级别恶性肿瘤也可边缘清晰

参考文献

[1] Habermann CR et al: Diffusion-weighted echo-planar MR imaging of primary parotid gland tumors: is a prediction of different histologic subtypes possible? AJNR Am J Neuroradiol. 30(3):591-6,2009

[2] Rapidis AD et al: Mucoepidermoid carcinoma of the salivary glands. Review of the literature and clinicopathological analysis of 18 patients. Oral Oncol. 43(2):130-6,2007

[3] Pires FR et al: Prognostic factors in head and neck mucoepidermoid carcinoma. Arch Otolaryngol Head Neck Surg. 130(2):174-80,2004

[4] Brachtel EF et al: Fine-needle aspiration biopsy of a cystic pleomorphic adenoma with extensive adnexa-like differentiation: differential diagnostic pitfall with mucoepidermoid carcinoma. Diagn Cytopathol. 28(2):100-3,2003

[5] Wahlberg P et al: Carcinoma of the parotid and submandibular glands—a study of survival in 2465 patients. Oral Oncol. 38(7):706-13,2002

[6] Brandwein MS et al: Mucoepidermoid carcinoma: a clinicopathologic study of 80 patients with special reference to histological grading. Am J Surg Pathol. 25(7):835-45,2001

(左)轴位 T1WI MR 像显示的是 1 个边界清晰的椭圆形等信号肿块➡️,位于腮腺尾部。在这种平扫影像中,这个低级别的 MECa 很容易从周围腺体中分辨出来。(右)同 1 例患者的轴位增强 T1WI FS MR 像显示的是 1 个边界清晰的椭圆形 MECa➡️,它几乎无法同周围的腮腺组织区分开。如果增强遇到腺体内脂肪信号时,有时对比剂的使用反而会掩盖掉腮腺肿瘤

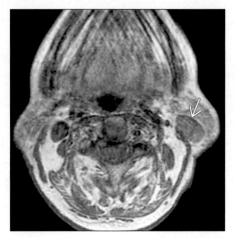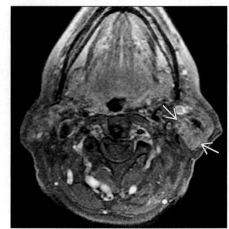

(左)同 1 例患者的轴位 T2WI FS MR 像显示的是腮腺内边界清晰的椭圆形低信号肿块➡️。T2 上低信号是少见的,这多见于黏液表皮样癌。(右)轴位增强 T1WI FS MR 像显示的是 1 个腮腺内分叶状边界清晰的肿块➡️,其内有许多小囊腔。MECa 内的囊性区域可以为 1 个大囊,或多个小囊

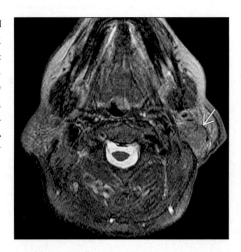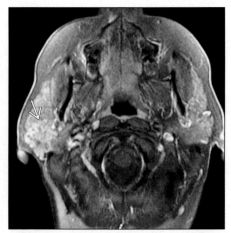

(左)轴位增强 CT 显示的是 1 个左侧腮腺内边界不清有强化的肿块➡️,其内有 1 个小的中心囊性区域➡️。这是中级别黏液表皮样癌的 1 个典型影像表现。(右)轴位 T1WI MR 像显示的是 1 个位于腮腺浅叶内边界清晰等信号的肿块➡️。没有特征性表现用来区分这个肿块和低级别 MECa,这就是为什么几乎所有的腮腺肿瘤都需要活检的原因

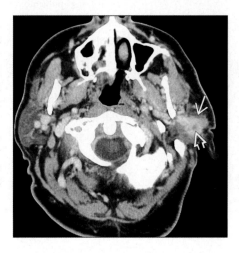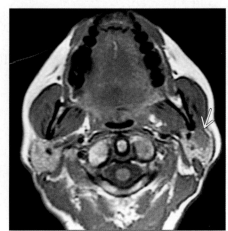

腮腺囊腺癌

概 要

术语
- 恶性唾液腺肿瘤起源于外周腮腺导管

成像
- 低级别黏液表皮样癌（MECa）：边界清晰、强化均匀的腮腺肿块
- 高级别黏液表皮样癌（MECa）：有浸润性、强化均匀的腮腺肿块
- MR 表现
  - T2 等信号
  - 高级别黏液表皮样癌（MECa）：更低信号
  - 查找 CN7 或 CNV3 神经周围肿瘤

主要鉴别诊断
- 腮腺间隙内良性混合瘤
- Warthin 瘤
- 腮腺间隙内黏液表皮样癌
- 腮腺内淋巴结转移

病理
- 肿瘤分级主要基于组织学类型
  - 管状为 1 级
  - 筛孔状为 2 级
  - 实性为 3 级

临床线索
- 所有的 H & N 肿瘤具有显著经神经周围途径蔓延的倾向
- 33％的可表现为疼痛及 CN7 麻痹
- 治疗方法为完整手术切除（腮腺切除术）
- 除最低级别以外，所有肿瘤都需要术后放疗
- 预后短期好，长期差
- 相比淋巴结转移，肺内及骨的转移更为常见
- 淋巴结转移罕见
- 局部复发晚，确诊 20 年后复发并不少见

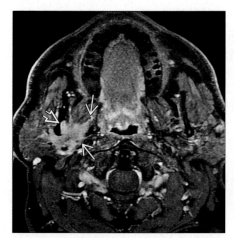
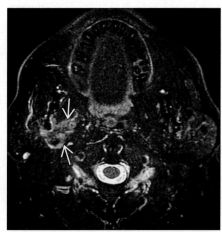

（左）轴位增强 T1WI FS MR 像显示的是 1 个有浸润性强化均匀的肿块➡️，占据了腮腺深叶。肿瘤沿着下齿槽神经延伸到下颌孔➡️。沿神经周围蔓延生长，提示这是个 ACCa，但这不是特征性表现。（右）轴位 T2WI FS MR 像显示的是 1 个边界不清的等信号肿块➡️，位于腮腺深叶。不同于 MECa，这个 ACCa 缺乏囊性区域和低 T2 信号

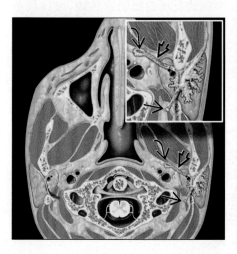
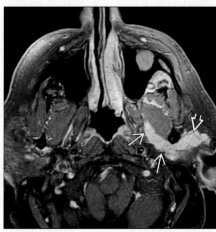

（左）轴位彩图描绘的是高级别腮腺囊腺癌，沿着近端面神经向茎乳突孔蔓延➡️，以及通过耳颞神经➡️向三叉神经的下颌支（CNV3）发展➡️。（右）轴位增强 T1WI FS MR 像显示的是 1 个显著增厚及强化的➡️沿耳颞神经周围蔓延的 ACCa，其起源于腮腺浅叶➡️

389

腮腺囊腺癌

术　语

缩写

- 囊腺癌（ACCa）

同义词

- 以前称之为圆柱瘤

定义

- 起源于外周腮腺导管的恶性唾液腺肿瘤
- 是腮腺第 2 好发恶性肿瘤（次于黏液表皮样癌）

影像学

一般表现

- 最佳诊断线索
  - 低级别囊腺癌（ACCa）：边界清晰、强化均匀的腮腺肿块
  - 高级别囊腺癌（ACCa）：有浸润性、强化均匀的腮腺肿块
- 位置
  - 可包含浅叶或深叶

CT 表现

- 增强 CT
  - 腮腺间隙内强化均匀的肿块，边界清晰（低级别）或不清晰（高级别）

MR 表现

- T1WI
  - 低到中等强度信号的腮腺间隙内肿块
- T2WI
  - 中等强度信号的腮腺间隙内肿块
  - 高级别肿瘤通常为较低信号强度
- 增强 T1WI
  - 强化均匀的腮腺间隙内肿块
  - 在 CN7 乳突段可沿神经周围蔓延

鉴别诊断

腮腺间隙内良性混合瘤

- 椭圆形、边界清晰、密度均匀的腮腺间隙内肿块，无法同低级别 ACCa 区分

Warthin 瘤（腺淋巴瘤）

- 边界清晰的腮腺间隙内肿块，相比囊腺癌（ACCa），强化更不均匀

腮腺间隙内黏液表皮样癌

- 边界清晰或具有浸润性的腮腺间隙内肿块，取决于分级
- 相比囊腺癌（ACCa），更具有囊性成分或 T2 低信号

腮腺内转移性结节病

- 为耳部、前额或 EAC 处皮肤的原发病变
- 常有中心坏死，可有多发结节

病理学

分期、分级和分类

- 肿瘤分级主要基于组织学类型
  - 管状为 1 级，筛孔状为 2 级，实性为 3 级

大体病理及外科特征

- 表面红褐色斑点状，极少坏死
- 边缘具有浸润性，没有包膜

显微表现

- 3 种不同的组织学类型
  - 管状，筛孔状和实性
  - 肿瘤内可有 1 种、2 种或 3 种这些类型

临床线索

表现

- 常见体征（症状）
  - 可引起疼痛的质硬的腮腺内肿块，可持续数月至数年
  - 33％的患者伴有疼痛及 CN7 神经麻痹

人口统计学资料

- 年龄
  - 发病高峰期在 50－70 岁，20 岁以下罕见
- 流行病学
  - 占腮腺肿瘤的 7％～18％
  - 所有的 H&N 肿瘤都具有明显的沿神经周围通道蔓延的倾向

自然病史及预后

- 局部复发晚

腮腺囊腺癌

- ○ 确诊在 20 年内
- 预后短期好,长期差
- 向肺部及骨骼的转移多于淋巴结转移
- 远处转移的因素:肿瘤＞3 cm,实性类型,局部复发,结节病

治疗

- 手术扩大切除
- 除最低级别外,所有肿瘤均应术后放疗

诊断目录

考虑

- 对任何 1 个腮腺肿瘤,尤其是囊腺癌(ACCa),均应仔细观察神经周围病变情况
  - ○ CN7 及 CN5
  - ○ 耳颞神经走行于下颌骨后方
    - ▪ 经 CNV3 颅内蔓延的交换通道
- 边界不清,提示为高级别病变

影像解读要点

- 影像表现缺乏特异性,常与其他腮腺肿瘤表现相似
- 肿瘤的范围及沿神经周围蔓延的表现

参考文献

[1] Maroldi R et al: Perineural tumor spread. Neuroimaging Clin N Am. 18(2):413-29, xi, 2008

[2] Bradley PJ: Adenoid cystic carcinoma of the head and neck: a review. Curr Opin Otolaryngol Head Neck Surg. 12(2):127-32, 2004

[3] Kokemueller H et al: Adenoid cystic carcinoma of the head and neck—a 20 years experience. Int J Oral Maxillofac Surg. 33(1):25-31, 2004

[4] Harbo G et al: Prognostic indicators for malignant tumours of the parotid gland. Clin Otolaryngol. 27(6):512-6, 2002

腮腺腺泡细胞癌

概　要

术语

- 起源于腮腺腺体组织的腺癌,生长缓慢,形态多样
- 是腮腺第 3 好发的原发恶性肿瘤,仅次于黏液表皮样癌和囊腺癌
- 发生于其他唾液腺罕见

影像

- 通常无法与其他低级别腮腺肿瘤区分
- CT:边界清晰,常强化均匀,可有囊性区域
- MR:因囊变、坏死、出血而信号多样化,但 T2 高信号及实性成分均匀强化为特征性表现
- PET:摄取多样化;但高级别腺泡细胞癌罕见高 FDG 摄取

主要鉴别诊断

- 腮腺良性混合瘤
- 腮腺黏液表皮样癌
- Warthin 瘤(腺淋巴瘤)

病理

- 考虑为低级别肿瘤

临床线索

- 平均年龄 44 岁;较大部分腮腺恶性肿瘤较年轻
- 预后良好:10 年生存率为 80%
- 无痛过程;复发或转移可发生于治疗后多年

诊断目录

- 需重点描述位置、范围、腺病
- 要观察 CN7 神经周围肿瘤情况

(左)轴位增强 CT 显示的是 1 个呈分叶状、边界清晰、密度均匀的肿块➡️,位于右侧腮腺浅叶。这里没有特征性的影像表现来提示是 AciCC,而非更为常见的良性混合瘤。(右)另 1 例患者的冠状位 T2WI FS MR 显示的是 1 个呈分叶状、边界清晰的肿块➡️,T2 均匀高信号,位于右侧腮腺尾部。AciCC 的实性部分为特征性均匀高信号,尽管不如脑脊液信号强➡️

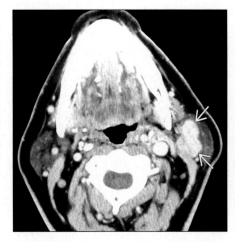
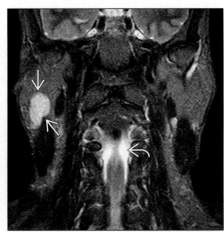

(左)轴位增强 T1WI FS MR 显示的是 1 个均匀强化的肿块➡️,扩展到右侧腮腺浅叶。大多数 AciCC 是均匀强化的,并且没有影像学特征同其他更为常见的腮腺肿瘤区分的。(右)另 1 例患者的轴位增强 T1WI FS MR 显示的是 1 个大的左侧腮腺浅叶肿块➡️,其外周实性部分强化,中心囊变坏死区无强化➡️。这个 AciCC 没有显示血管或神经周围侵犯或异常有丝分裂;然而却有 90% 的坏死区

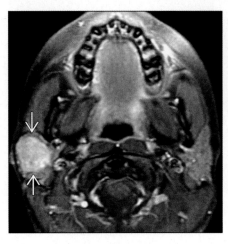
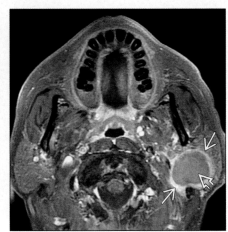

腮腺腺泡细胞癌

术　语

缩写和同义词

- 腺泡细胞癌（AciCC）
- 同义词：腺泡细胞癌、腺泡状细胞癌

定义

- 起源于腮腺腺体组织的生长缓慢、形态多样的腺癌
- 是腮腺第 3 好发的原发恶性肿瘤，仅次于黏液表皮样癌和囊腺癌

影像表现

一般表现

- 最佳诊断线索
  - 边界清晰、分叶状、强化均匀的腮腺肿块
  - 可有囊性区域
  - 通常无法与其他腮腺肿瘤区分
- 位置
  - 好发于腮腺浅叶
  - 发生于其他唾液腺罕见
- 大小
  - 大小不一，通常为 1～3cm

CT 表现

- 增强 CT
  - 边界清晰，常强化均匀，但可有囊性区域
  - 没有钙化

MR 表现

- T1WI
  - 因囊变、坏死、出血，信号可多样
- T2WI
  - 全部高信号，但因囊变、坏死、出血而多样
- DWI
  - 同其他恶性肿瘤，低 ADC 值
- 增强 T1WI
  - 显著均匀强化±局部无强化囊变

核医学表现

- PET
  - 总体来说，AciCC 摄取多样化
  - 高级别（罕见）有高摄取

鉴别诊断

腮腺良性混合瘤

- 边界清晰，特征性 T2 显著高信号
- 可有钙化

腮腺黏液表皮样癌

- 低级别为边界清晰、密度均匀
- 为最常见的腮腺恶性肿瘤

Warthin 瘤（腺淋巴瘤）

- 边界清晰的肿块，中心有低密度
- 可多发、双侧

病理学

一般表现

- 病因学
  - 与辐射及家族史相关
- 流行病学
  - 占腮腺恶性肿瘤的 5%～17%

病理及外科总体特征

- 分叶状，棕色到红色，边界清晰，实性或囊性，1～3cm

显微表现

- 大片多形性细胞，核均质，空泡细胞，局部浸润
  - ±微囊，微出血，局灶性坏死
- 被认为是低级别肿瘤，尽管没有统一的分级系统
  - 如有神经周围或血管侵犯，许多或不典型的有丝分裂、坏死或淋巴结转移，则预后较差

临床线索

表现

- 常见体征（症状）
  - 无痛性腮腺肿块，可存在数年
- 其他体征/症状
  - 罕见面部局部麻痹
  - 在细针穿刺术中，可有敏感疼痛

人口统计学资料

- 年龄

腮腺腺泡细胞癌

- ○ 中位数年龄 52 岁,平均年龄 44 岁
- 性别
  - ○ 女男比为 3:2

自然病史及预后

- 预后良好:10 年生存率 80%
- 通常为无痛过程;复发或转移可发生于治疗多年后
  - ○ 35% 局部复发
  - ○ 远处转移可发生于肺部、骨骼

治疗

- 广泛手术切除+放疗;化疗

诊断目录

考虑

- 活检前,通常不易与其他腮腺恶性肿瘤相鉴别

影像解读要点

- 需重点描述位置、范围、腺病;要观察 CN7 神经周围肿瘤情况

参考文献

[1] Al-Zaher N et al:Acinic cell carcinoma of the salivary glands:a literature review. Hematol Oncol Stem Cell Ther. 2(1):259-64,2009

[2] Gomez DR et al:Clinical and pathologic prognostic features in acinic cell carcinoma of the parotid gland. Cancer. 115(10):2128-37,2009

[3] Suh SI et al:Acinic cell carcinoma of the head and neck:radiologic-pathologic correlation. J Comput Assist Tomogr. 29(1):121-6,2005

腮腺结节转移性疾病

概 要

术语
- 淋巴管炎的或血行性肿瘤蔓延至腮腺内淋巴结
- 腮腺内及腮腺周围的淋巴结,是皮肤鳞状细胞癌(SCCa)及头皮、外耳和面部黑色素瘤淋巴转移的第1站

影像
- 结节常边界清晰,但如有结外蔓延则有浸润性
- 结节可密度均匀,也可密度不均并中心坏死
- PET/CT 对识别小结节最为敏感
- MR 对显示结外蔓延及 CN7 神经周围肿瘤蔓延的情况最为敏感

主要鉴别诊断
- 良性淋巴上皮病变
- 腮腺舍格伦病

- Warthin 瘤(腺淋巴瘤)
- 腮腺非霍奇金淋巴瘤

病理
- 面部、外耳及头皮处皮肤病变占所有原发肿瘤的 75%
- 系统性疾病转移到腮腺淋巴结罕见

临床线索
- 预后取决于结外蔓延的情况(8%:79% 局部复发)
- 包含腮腺及颈部淋巴结的转移性 SCCa,是 SCCa 侵袭性的表现形式,并伴有浸润性生长模式及多发性复发的倾向

诊断目录
- 如果要进行皮肤癌腮腺淋巴结转移的影像检查,也要扫描锁骨上的颈部淋巴结

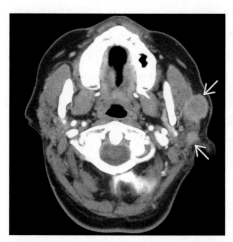
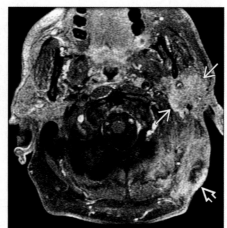

(左)轴位增强 CT 显示的是多个不同大小强化的肿块➡️,位于左侧腮腺内。这例患者有面部鳞状细胞癌,这些结节代表着淋巴引流的第一站。(右)轴位增强 T1WI FS MR 显示的是 1 个边界不清的肿块➡️,位于左侧腮腺。原发肿瘤,耳郭后鳞状细胞癌,部分可见➡️。这个腮腺内转移的不清晰边缘提示有囊外蔓延

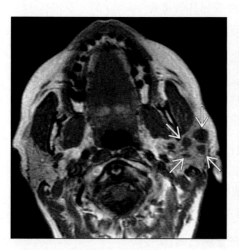
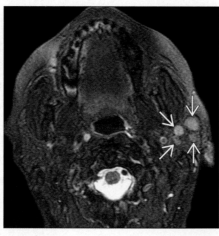

(左)轴位 T1WI MR 显示是左侧腮腺内多发小肿块➡️。这些局部的多发转移灶可以在平扫影像中清晰的观察到,这是由于周围脂肪的对比。(右)同 1 例患者轴位 T2WI FS MR 显示的是左侧腮腺内的多发肿块➡️,T2 信号略有升高。相比 T2 像,在 STIR 像上转移灶显示的或许会更明显。这些局部的多发转移灶来自于舌底的淋巴上皮癌

腮腺结节转移性疾病

术　语

定义

- 淋巴管炎的或血行性肿瘤蔓延至腮腺内淋巴结
- 腮腺内及腮腺周围的淋巴结,是皮肤鳞状细胞癌(SCCa)及头皮、耳郭和面部黑色素瘤淋巴转移的第一站

影像学

一般表现

- 最佳诊断线索
  - 腮腺多发肿块及一系列已知的头颈部恶性肿瘤
  - 腮腺浅叶或深叶内 1 个或多个肿块
    - 常伴有相关联的耳前±颈部淋巴结肿块
- 位置
  - 腮腺内±腮腺周围
- 大小
  - 5mm 到 4cm,通常为 1～3 cm
- 形态
  - 椭圆形或圆形
  - 常边界清晰,但如结外蔓延则有浸润性

CT 表现

- 增强 CT
  - 1 个或多个腮腺内肿块,边缘锐利(早期)或有侵袭性(晚期,结外蔓延)
    - 如有结外蔓延,则要检查 CN7 神经周围肿瘤蔓延的情况
    - 观察是否有茎乳突孔处的脂肪被肿瘤所替代
  - 结节可密度均匀,也可密度不均伴中心坏死
  - 可有耳前±颈部淋巴结转移
  - 耳周或头皮的皮肤增厚(原发皮肤恶性肿瘤)

MR 表现

- T1WI
  - 1 个或多个中等信号肿块
- T2WI
  - 均匀高信号或不均匀信号(坏死)
- 增强 T1WI
  - 腮腺内结节肿块,实性强化或囊变(中心结节坏死)
  - 如有结外蔓延,则可表现为浸润性

核医学表现

- PET
  - 如果用于原发肿瘤的分期,则可显示腮腺内的活动性

影像建议

- 最佳影像检查
  - PET/CT 对识别小结节最为敏感
  - MR 对显示结外蔓延及 CN7 神经周围肿瘤蔓延的情况最为敏感
- 报告建议
  - 图像主要部位,腮腺和颈部淋巴结链到锁骨的剩余部分
- MR 影像是评估不确定性腮腺肿块的最佳方法
  - MR 能更准确界定深部组织及神经周围肿瘤蔓延的范围
  - T1 非压脂平扫影像常可最佳展示肿块(肿块与腺体脂肪的固有对比)
- 所有侵袭性皮肤鳞状细胞癌或面部、头皮及耳郭处皮肤黑色素瘤的患者,都要经过 PET/CT 对腮腺内±颈部淋巴结的分期
  - 如果 PET/CT 结果为阳性,则要进行 MR 检查

鉴别诊断

良性淋巴上皮病变(BLEL-HIV)

- HIV 阳性或 AIDS 患者
- 多发小的,双侧腮腺囊性及实性病变

腮腺舍格伦病

- 自身免疫性疾病对唾液腺组织的影响
- 唾液腺增大
- 腺体内导管的囊性扩张＋淋巴聚集

Warthin 瘤(腺淋巴瘤)

- 男性吸烟者并面颊无痛性肿块
- 在 CT 或 MR 上常有囊变
- 20％为多灶性

腮腺非霍奇金淋巴瘤(NHL)

- 患者常有全身性 NHL

腮腺结节转移性疾病

- 双侧,腮腺内多发结节
- 如不知晓原发病变,则与转移鉴别非常困难

腮腺复发的良性混合瘤(BMT)
- BMT 外科切除史
- 多灶性肿块;呈"葡萄串"样表现

病理学

一般表现
- 病因学
  ○ 淋巴管炎的或血行性肿瘤蔓延
  ○ 面部、外耳及头皮处皮肤病变占所有原发肿瘤的 75%
  ○ 系统性疾病转移到腮腺淋巴结罕见
- 腮腺有腺内淋巴结(与下颌下腺及舌下腺不同)
- 正常腮腺:大约有 20 个腺内淋巴结
- 胚胎-解剖学
  ○ 腮腺较晚形成包膜,在其实质内合并淋巴结
  ○ 腮腺是"被遗忘的淋巴结站"

病理及外科总体特征
- 淋巴结可能依然保持包膜状态或经历囊外蔓延
- SCCa 结节:腮腺内黄褐色结节
- 黑色素瘤结节:黑色、棕色或白色质韧肿块

显微表现
- 大多数为普通皮肤癌
  ○ 鳞状细胞(60%)
  ○ 黑色素瘤(15%)
- 全身性转移:肺部及乳腺原发病灶最为常见
- SCCa:淋巴结部分或全部被上皮样结构±中心囊变所取代
  ○ 囊变区域的上皮样结构是由大量多形性细胞构成,并伴有极性及分裂活动的缺失
- 黑色素瘤;弥漫的增殖上皮细胞±梭形细胞,并有丰富的嗜酸性细胞质及显著的核仁
  ○ 免疫组化:出现 S100 蛋白及 HMB-45

临床线索

表现
- 常见体征(症状)
  ○ 外耳、头皮及面上部皮肤癌,并增大的腮腺肿块
  ○ CN7 功能障碍
  ○ 面部疼痛
  ○ 面部、头皮或 EAC 耳郭处皮肤无法治愈的溃疡(皮肤 SCCa 或黑色素瘤),与面颊肿块相关

人口统计学资料
- 年龄
  ○ 好发于 60—70 岁
- 性别
  ○ 男女比为 2:1
- 流行病学
  ○ 可发生于 1%～3% 的 H&N SCCa 患者
  ○ 4% 的所有腮腺肿瘤患者可有转移
  ○ 腮腺内结节更多位于日照区域

自然病史及预后
- 预后取决于囊外蔓延的存在与否(8%:79% 的局部复发)
- 腮腺 5 年控制率为 78%,但总存活率为 54%
- 包含腮腺及颈部淋巴结的 SCCa 转移是 SCCa 侵袭性的表现,并有浸润性生长方式及多复发的倾向
- 一些原发子灶(如外耳)的预后会更差
- 黑色素瘤;预后差;长期存活罕见

治疗
- 腮腺切除术,颈部淋巴结清扫术 ＋ 放疗
- SCCa:腮腺切除术及颈部淋巴结清扫术应在影像及体格检查的指导下
  ○ 术后放疗
- 黑色素瘤;腮腺切除术及颈部淋巴结清扫术应在淋巴成像及前哨结节识别的指导下
  ○ 辅助放疗和(或)化疗取决于具体病情

诊断目录

考虑
- 如果要进行皮肤癌腮腺淋巴结转移的影像检查,那么颈部到锁骨的淋巴结也要检查
- 如果腮腺淋巴结发现了 SCCa 或黑色素瘤,那么就要检查外耳及头皮以寻找原发灶
- 在表现为腮腺结节的时候,皮肤癌可以隐藏在

发际线以上

影像解读要点

- 单侧的多灶性病变多提示为来自邻近皮肤的第1站淋巴结病变
- 双侧多发结节的出现则提示为系统性病变或血源性转移的播散

报告提示

- 单侧多灶性腮腺肿块伴有颈部淋巴结病的鉴别诊断：区域性转移，局灶性 NHL
- 单侧多灶性腮腺肿块不伴有颈部淋巴结病的鉴别诊断：Warthin 瘤，复发的良性混合瘤，区域性转移
- 双侧多灶性腮腺肿块的鉴别诊断：全身转移，全身 NHL，Warthin 瘤，BLEL of HIV，干燥疾病

参考文献

[1] Guzzo M et al：Major and minor salivary gland tumors. Crit Rev Oncol Hematol. 74（2）：134-48,2010

[2] Turner SJ et al：Metastatic cutaneous squamous cell carcinoma of the external ear：a high-risk cutaneous subsite. J Laryngol Otol. 124(1)：26-31,2010

[3] Dong XR et al：Parotid gland metastasis of nasopharyngeal carcinoma：case report and review of the literature. J Int Med Res. 37(6)：1994-9,2009

[4] Ch'ng S et al：Parotid and cervical nodal status predict prognosis for patients with head and neck metastatic cutaneous squamous cell carcinoma. J Surg Oncol. 98(2)：101-5,2008

[5] Hinerman RW et al：Cutaneous squamous cell carcinoma metastatic to parotid-area lymph nodes. Laryngoscope. 118(11)：1989-96,2008

[6] Veness MJ et al：Cutaneous head and neck squamous cell carcinoma metastatic to parotid and cervical lymph nodes. Head Neck. 29(7)：621-31,2007

[7] Ch'ng S et al：Parotid metastasis-an independent prognostic factor for head and neck cutaneous squamous cell carcinoma. J Plast Reconstr Aesthet Surg. 59(12)：1288-93,2006

[8] Bron LP et al：Primary and metastatic cancer of the parotid：comparison of clinical behavior in 232 cases. Laryngoscope. 113(6)：1070-5,2003

[9] Cole MD et al：Evaluation of nodal patterns for melanoma of the ear. Plast Reconstr Surg. 112(1)：50-6,2003

[10] O'Brien CJ et al：Significance of clinical stage，extent of surgery，and pathologic findings in metastatic cutaneous squamous carcinoma of the parotid gland. Head Neck. 24(5)：417-22,2002

[11] delCharco JO et al：Carcinoma of the skin metastatic to the parotid area lymph nodes. Head Neck. 20(5)：369-73,1998

腮腺结节转移性疾病

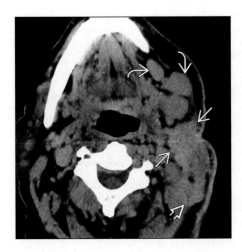
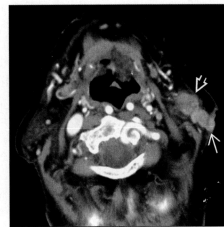

（左）轴位增强 CT 显示的是一个融合性的肿块➡占据了左侧腮腺尾部。可以看到广泛的第Ⅰ组➡和第Ⅱ组➡的转移。这例患者患有外侧头皮的 SC-Ca。（右）轴位增强 CT 显示的是侵袭性原发皮肤鳞状细胞癌➡蔓延至深部皮下软组织。注意位于第 1 站的腮腺尾部淋巴结➡已经受到侵犯

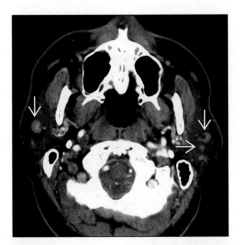
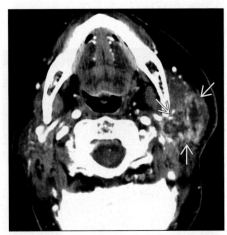

（左）轴位增强 CT 显示的是双侧增强的腮腺肿块➡。这些代表源至慢性淋巴细胞白血病的全身转移性疾病，并伴随有广泛的颈部淋巴结病（未显示）。（右）轴位增强 CT 显示的是 1 个位于左侧腮腺的边界不清强化不均的肿块➡。中心坏死及边缘不清提示有囊外蔓延。这些是头皮血管肉瘤的局部转移

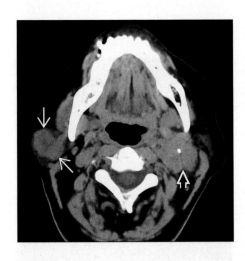
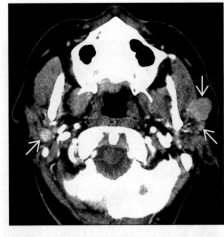

（左）轴位平扫 CT 显示的是 1 个位于右侧腮腺大的边界清晰的肿块➡，代表肺癌的血型转移。在对侧第Ⅱ组同样可以见到 1 个大的局灶性转移➡，但是在右侧没有见到颈淋巴结病。（右）轴位增强 CT 显示的是双侧多发、边界清晰、强化均匀的腮腺肿块➡，这例患者已知罹患乳腺癌。这些肿块代表了血型转移

腮腺恶性混合瘤

概　要

术语
- 恶性混合瘤（MMT）
- MMT 2 种类型
  - 之前为多形性腺瘤的癌（多数）
  - 癌肉瘤（非常罕见）

影像
- 早期：有包膜的肿块，与 BMT 相似
- 晚期：广泛的具有侵袭性的腮腺肿块，伴有周围结构的侵犯
- MR 在显示病变范围、侵袭情况及不同肿瘤区域特征方面最佳
  - 平扫 T1 序列是非常有用的，就在于与腮腺脂肪的内在对比
  - 原发的 BMT 具有高 T2 信号，但大多数癌具有较低的 T2 信号
  - 原发的 BMT 具有高弥散性，但癌具有低弥散性

主要鉴别诊断
- 腮腺良性混合瘤
- Warthin 瘤（腺淋巴瘤）
- 腮腺黏液表皮样癌
- 腮腺腺样囊性癌

临床线索
- 长期存在的腮腺肿物快速增大，多具有病史提示
- 其他征象
  - 面神经虚弱并疼痛
- 早期的恶性混合瘤可在多形性腺瘤的组织学检查中偶然发现
- 之前的辐射可能会增加风险
- 5％～10％的 BMT 会退变成 MMT
- 所有的 BMT 在转变成 MMT 前，都应该手术切除

（左）轴位增强 T1WI FS MR 显示的是 1 个侵袭性的肿块➡，位于茎突下颌通道，并对颞骨乳突部➡直接侵犯。这种表现与任何一种具有侵袭性的腮腺肿瘤相一致，但组织学显示在 BMT 内有 1 个肌上皮癌产生。（右）轴位增强 CT 显示的是 1 个位于腮腺尾部中心区域的强化不均，不规则钙化的肿块➡。尽管 BMT 可以钙化，这些钙化是由在 BMT 内出现的软骨肉瘤所产生的

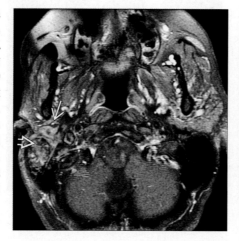
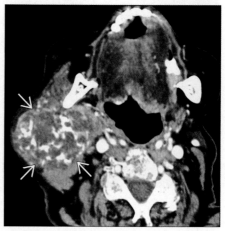

（左）轴位增强 CT 显示的是 1 个边界不清，具有侵袭性的肿块➡，位于腮腺副叶，这个长期存在的肿块突然增大。这是唾液腺导管癌，是最常见的源于 BMT 的恶性肿瘤。（右）轴位增强 T1WI FS MR 显示的是 1 个具有侵袭性、强化不均的肿块➡，占据了整个腮腺。组织学上，这种恶性肿瘤所显示的区域包含癌和肉瘤及残留的 BMT，这被证实为"真的"MMT 诊断

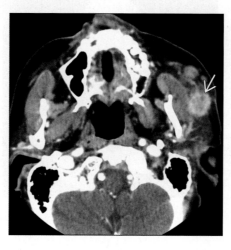
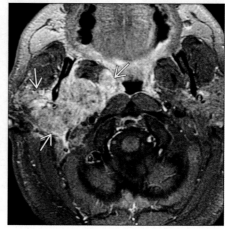

腮腺恶性混合瘤

术　语

缩写

- 恶性混合瘤（MMT）

同义词

- 之前为多形性腺瘤的癌

定义

- 起源于腮腺良性混合瘤（BMT）的恶性肿瘤
- 2 种类型的恶性混合瘤
  - 之前为多形性腺瘤的癌
    - 常见的 MMT 类型
    - 由单一恶性肿瘤细胞组成的类型
  - 癌肉瘤（"真的"MMT）
    - 由多种恶性肿瘤细胞组成的类型
    - 非常罕见（<70 在文献中）

影像学

一般表现

- 最佳诊断线索
  - 早期 MMT：无法与周围的 BMT 区分
  - 晚期 MMT：具有侵袭性的腮腺肿瘤，对周围组织广泛侵犯
    - 肿瘤具有特征性的恶性肿瘤细胞类型
    - 残留的 BMT 有时也可以看到

MR 表现

- T2WI
  - 原发的 BMT 具有高 T2 信号，常不均匀
  - 一些癌（黏液表皮样癌、唾液腺导管癌）具有低 T2 信号
- DWI
  - 原发的 BMT 具有高弥散性（DWI 信号）
  - 癌具有低弥散性（DWI 信号）

影像建议

- 最佳影像检查方法
  - MR 在显示病变范围、侵袭情况及不同肿瘤区域特征方面最佳
- 报告提示
  - 平扫 T1 序列是非常有用的，就在于与腮腺脂肪的内在对比

鉴别诊断

腮腺良性混合瘤

- 边缘锐利
- MR：T2 常为高信号；增强 T1 强化不均

Warthin 瘤（腺淋巴瘤）

- 典型的位于腮腺尾部
- 可以多发，实性或囊性
- MR：如为实性或囊性，T2 为高信号

腮腺黏液表皮样癌

- 边界清晰或为浸润性的腮腺间隙肿瘤
- MR：相比囊腺癌，为较低的 T2 信号；常为结节状

腮腺囊腺癌

- 边界清晰或为浸润性的腮腺间隙肿瘤
- MR：相比黏液表皮样癌，为较高的 T2 信号；神经周围肿瘤

病理学

一般表现

- 之前为多形性腺瘤的癌：在 BMT 内 1 个细胞系的恶性退化
  - 通常为唾液腺导管癌
  - 最终诊断之前为多形性腺瘤的癌需要残余的 BMT
- 腮腺癌肉瘤：病因学上尚有争议
  - 多数认为这种恶性肿瘤来自于多潜能细胞，这种细胞在朝多个不同方向发展的同时还保留着恶性潜能
  - 部分认为这种恶性肿瘤为多种之前为多形性腺瘤的癌相互冲突造成的
  - "真的"MMT 的癌成分通常为唾液腺癌
    - 肉瘤成分通常为软骨肉瘤
    - 腺状的和梭形细胞成分多见

临床线索

表现

- 常见征象（症状）
  - 长期存在的腮腺肿块快速增大

腮腺恶性混合瘤

- 其他征象（症状）
  - 面神经虚弱并疼痛
  - 早期的恶性混合瘤可在多形性腺瘤的组织学检查中偶然发现

人口统计学资料

- 之前的辐射可能会增加风险
- 5%～10%的 BMT 会退变成 MMT
  - 所有的 BMT 在退变成 MMT 前，都应该手术切除

自然病史及预后

- 之前为多形性腺瘤的癌：预后取决于组织学分类、分级及分期
- 癌肉瘤：具有侵袭性的肿瘤预后差
  - 即使采取了治疗，平均生存年限为 3.6 年

治疗

- 三联疗法（外科手术，化疗，放疗）

诊断目录

影像解读要点
- 长期存在的腮腺肿物突然增大，为病史提示
- 寻找 CN7 和 CN5 神经周围的蔓延

参考文献

[1] Lüers JC et al:Carcinoma ex pleomorphic adenoma of the parotid gland. Study and implications for diagnostics and therapy. Acta Oncol. 48（1）：132-6,2009

[2] Kato H et al:Carcinoma ex pleomorphic adenoma of the parotid gland:radiologic-pathologic correlation with MR imaging including diffusion-weighted imaging. AJNR Am J Neuroradiol. 29(5):865-7,2008

[3] Zbären P et al:Carcinoma ex pleomorphic adenoma: diagnostic difficulty and outcome. Otolaryngol Head Neck Surg. 138(5):601-5,2008

腮腺神经周围肿瘤

概　要

术语
- T形骨（颞骨）CN7 的神经周围肿瘤（PNT）：为恶性肿瘤沿 CN7 颞内段的局限性蔓延

影像
- 最佳线索：包含面神经预期位置在内的边界不清、可强化的、管状病变
  - 病变从腮腺内肿瘤经茎乳突孔（SMF）至少延伸至 CN7 乳突部
  - CN7 PNT 最近可延伸至桥小脑角
  - 沿 CN7 可连续蔓延或跳跃发展
- T形骨（颞骨）的 CT 表现
  - CN7 乳突管可能会轻微扩大
  - 邻近乳突气房模糊
- MR 表现
  - 茎乳突孔（SMF）脂肪的缺失，在轴位 T1 像上显示最佳
- 轴位影像显示 CN7 PNT 在鼓室、膝状神经节及迷路的情况最佳
- 通过 T形骨（颞骨）的冠状位及矢状位影像显示 PNT 经茎乳突孔（SMF）延伸至 CN7 乳突段的情况最佳

主要鉴别诊断
- 贝尔面瘫
- T形骨（颞骨）CN7 静脉畸形（血管瘤）
- T形骨（颞骨）CN7 神经鞘瘤
- 耳蜗蜗轴传动神经鞘瘤

临床线索
- 无症状（60％）
- 成人渐进性周围面神经轻度瘫痪或麻痹
- 囊腺癌（ACCa）是最常见的表现为沿 CN7 蔓延的 PNT 的腮腺恶性肿瘤

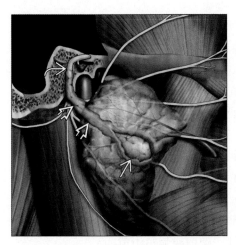
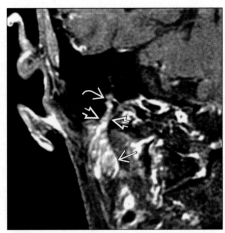

（左）侧面彩图描绘的是 1 个腮腺内肿瘤➡，沿着面神经➡蔓延至茎乳突孔。注意它越过 CN7 乳突段继续蔓延至后膝部➡。（右）冠状位增强 T1WI MR 显示的是腮腺囊腺癌➡，沿着近侧颅外 CN7 蔓延至茎乳突孔➡，然后到 CN7 乳突段➡

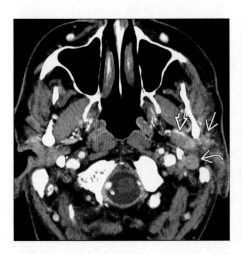
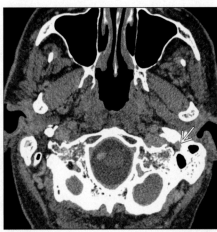

（左）轴位增强 CT 显示的是侵袭性腮腺囊腺癌➡，沿着耳颞部神经➡周围蔓延。1 个圆形病变➡沿腮腺内 CN7 神经周围蔓延至茎乳突孔下方。（右）同 1 例患者轴位增强 CT 显示因位于左侧茎乳突孔的神经周围肿瘤➡导致面神经增粗，该患者有原发腮腺囊腺癌

腮腺神经周围肿瘤

缩写

- 神经周围肿瘤(PNT)位于颞内面神经(CN7)

同义词

- 位于颞内面神经的嗜神经蔓延

定义

- 在 T 形骨(颞骨)CN7 的神经周围肿瘤(PNT)：为恶性肿瘤沿 CN7 颞内段的局限性蔓延

影像学

一般表现

- 最佳诊断线索
  - 位于腮腺内经茎乳突孔(SMF)延伸至 CN7 乳突段的边界不清、可强化、具有侵袭性的肿瘤
- 位置
  - CN7 PNT 恶性起源通常位于腮腺
  - PNT 可以沿着 CN7 远处延伸至桥小脑角和脑干核的根部出口区域
  - 沿 CN7 可连续蔓延或跳跃发展
- 大小
  - 横断面大小：可变,但一定要大于正常神经
  - 长度：可长达数厘米
- 形态
  - CN7 颞内段的管状增粗常见

CT 表现

- 增强 CT
  - 有助于明确腮腺内恶性病变
  - 无助于明确 CN7 颞内段的 PNT,除非 CN7 显著增粗
- 骨 CT
  - 非对称性扩大的茎乳突孔(SMF)及 CN7 乳突管
  - 邻近乳突气房可显示肿瘤侵犯

MR 表现

- T1WI
  - 具有侵袭性的腮腺恶性病变
  - 茎乳突孔(SMF)内的脂肪缺失
    - 在轴位 T1 像上显示最佳
- T2WI
  - 如果存在的话,高分辨薄层 T2 像可明确 IAC PNT
    - IAC 底部增粗的 CN7 可连接增粗的 CN7 迷路段
    - 相关的颞内段可显示 T2 信号
- 增强 T1WI
  - PNT 可以蔓延至 CN7 的乳突和鼓室段,膝神经节和迷路段
  - 典型表现为增粗强化的 CN7 颞内段
  - PNT 可延伸至 IAC 底部,表现为强化的结节
  - 颅外表现：浸润性的腮腺恶性肿瘤；茎乳突孔处软组织影
    - 在咀嚼肌间隙,PNT 可沿着耳颞神经将 CN7 与 CNV3 连接起来

成像建议

- 最佳影像检查
  - 增强,多平面 MR±脂肪抑制
    - 明确腮腺内恶性肿瘤范围
    - 显示颞内 CN7 PNT 最佳
  - 颞骨 CT 评价茎乳突孔(SMF)和 CN7 颞内管的骨性结构最佳
    - 也有助于评价所涉及邻近组织的细微结构
      - 邻近中耳和乳突气房
      - 外耳道内侧
- 报告提示
  - 3T 核磁会加重脂肪抑制图像的伪影,可能会使得 CN7 颞内段显示不清

鉴别诊断

贝尔面瘫(Bell Palsy)

- 临床：突然发作的外周面神经麻痹(常为熬夜)
  - 自限过程：通常在 6 周后消失
- 影像：在增强 T1WI 影像上,面神经颞内段全部显著强化
- T 形骨(颞骨)CN7 静脉畸形(血管瘤)
- 临床：病变早期就会出现面神经麻痹
- 影像：在增强 T1WI 影像上,位于膝状窝的浸润性、灶性、可强化的面神经病变
  - T 形骨(颞骨)CT：50％有"蜂窝"样表现

腮腺神经周围肿瘤

T 形骨（颞骨）CN7 神经鞘瘤
- 临床：最常见的症状为听力丧失，其次为面神经麻痹
- 影像：在增强 T1WI 影像上，沿着面神经颞内段走行的管状强化肿物
  - T 形骨（颞骨）CT：面神经颞内管梭形扩大；最常位于膝状神经节

耳蜗蜗轴传动神经鞘瘤
- 临床：缓慢进展的感觉神经性听力丧失；没有面神经麻痹
- 影像：在增强 T1WI 影像上，从耳蜗经耳蜗孔延伸至 IAC 底部的可强化的哑铃状肿物

病 理 学

一般表现
- 病因学
  - 任何腮腺恶性肿瘤都会表现为 PNT
  - 嗜神经组织的肿瘤
    - 囊腺癌（ACCa）
    - 鳞状细胞癌（SCCa）
    - 促结缔组织增生的黑色素瘤
- 相关异常表现
  - PNT 可延伸、退化或进展
  - PNT 沿 CN7 可连续蔓延或跳跃发展
  - 位于 CN7 颞内段的 PNT 也可来自于皮肤癌（鳞状细胞癌、黑色素瘤）
    - 沿 CN7 直接蔓延
    - 通常更多的包含中枢神经系统，沿耳颞神经蔓延到 CN7
  - PNT 可发生于腮腺恶性肿瘤（特别是囊腺癌）的直接侵犯

分期、分级和分类
- 分期标准：唾液腺肿瘤并位于面神经的神经周围肿瘤（PNT）
  - T4：肿瘤侵犯 CN7
  - Ⅳ期：T4，任何淋巴结（N），任何转移（M）

病理学和外科总体特征
- PNT 同 H&N 肿瘤相似，可在疾病早期发生
- PNT 可长距离蔓延，不伴有对邻近结构的局部侵犯或显著的淋巴结大

显微特征
- 最初肿瘤沿着 CN7 神经鞘生长；最终侵犯神经

临床线索

表现
- 常见体征（症状）
  - 无症状（60%）
  - 渐进性 CN7 外周神经不全性麻痹或麻痹
  - 可触及的腮腺肿块（不常见）
- 其他体征（症状）
  - 面部或耳朵的烧灼疼或针刺疼
  - 蚁走感（蚂蚁爬行的感觉）
- 临床简况
  - 成人＋腮腺肿块＋同侧 CN7 麻痹

人口统计学资料
- 年龄
  - 40—60 岁
- 流行病学
  - 囊腺癌（ACCa）是最常见地表现出沿 CN7 PNT 的腮腺恶性肿瘤
  - 鳞状细胞癌（SCCa）是最常见地表现出 PNT 蔓延的 H&N 恶性肿瘤
  - 腮腺其他伴有 PNT 的恶性肿瘤
    - 原发或转移（来自于皮肤）的鳞状细胞癌或黑色素瘤
    - 非霍奇金淋巴瘤
    - 黏液表皮样癌

自然病史和预后
- 伴有 PNT 的癌症通常会有残酷的进展
- CN7 的侵犯可以导致破坏性的身体残疾和功能障碍
- H&N 肿瘤可以长期存在于神经内，而无临床症状
  - 尤其是在低级别囊腺癌
- 不易早期诊断和一旦临床症状出现结局通常是差的
- 5 年总生存率：差
- 腮腺囊腺癌为特殊情况
  - 复发和生存率取决于特殊肿瘤分级
  - 总的 10 年生存率为 65%

○ 考虑到囊腺癌晚复发的特性,建议要进行长期(＞10 年)的影像随访复查

治疗

• 治疗方法和预后因是否有 PNT 而不同
• 手术联合术后放疗
• 1°中子或质子束放疗或许可以控制外科手术无法切除的肿瘤

诊断目录

考虑

• PNT 的影像表现或许要精细化
  ○ 告诫:如果影像医师在发现可疑腮腺恶性肿瘤的时候,没有想到去寻找 PNT,那么 PNT 的诊断常会被漏诊
    ▪ 对 PNT 在影像分期上的仔细观察,对于患者是否有手术机会的选择很关键
    ▪ 由于 PNT 是肿瘤沿着 CN7 的直接蔓延,那么在第一次手术时就必须要切除

影像解读要点

• 如果在影像上观察到侵犯腮腺间隙的病变,影像医师必须要去寻找颞内 CN7 的 PNT
• 如果茎乳突孔脂肪被侵犯,那么在 T 形骨(颞骨)CT 和增强 MR 上需评估 PNT 沿 CN7 蔓延的范围
• 颞内 CN7 必须异常增粗和强化,才能在影像上识别为 PNT
• 记住在影像上沿 CN7 可能会存在"跳跃区域"
  ○ 要观察进入到桥小脑角池和脑干的全部 CN7

参考文献

[1] Gomez DR et al:Clinical and pathologic prognostic features in acinic cell carcinoma of the parotid gland. Cancer. 115(10):2128-37,2009

[2] Raghavan P et al:Imaging of the facial nerve. Neuroimaging Clin N Am. 19(3):407-25,2009

[3] Lee KJ et al:Determination of perineural invasion preoperatively on radiographic images. Otolaryngol Head Neck Surg. 139(2):275-80,2008

[4] Selcuk A et al:Adenoid cystic carcinoma of the parotid gland presenting as temporal bone neoplasm:a case report. B-ENT. 3(3):153-6,2007

[5] Terhaard C et al:Facial nerve function in carcinoma of the parotid gland. Eur J Cancer. 2006 Nov; 42 (16):2744-50. Epub 2006 Sep 6. Erratum in:Eur J Cancer. 43(12):1883,2007

[6] Chang PC et al:Perineural spread of malignant melanoma of the head and neck: clinical and imaging features. AJNR Am J Neuroradiol. 25(1):5-11,2004

[7] Schmalfuss IM et al:Perineural tumor spread along the auriculotemporal nerve. AJNR Am J Neuroradiol. 23(2):303-11,2002

[8] Fischbein NJ et al:MR imaging in two cases of subacute denervation change in the muscles of facial expression. AJNR Am J Neuroradiol. 22 (5): 880-4,2001

[9] Jungehuelsing M et al:Limitations of magnetic resonance imaging in the evaluation of perineural tumor spread causing facial nerve paralysis. Arch Otolaryngol Head Neck Surg. 126(4):506-10,2000

[10] Parker GD et al:Clinical-radiologic issues in perineural tumor spread of malignant diseases of the extracranial head and neck. Radiographics. 11(3):383-99,1991

腮腺神经周围肿瘤

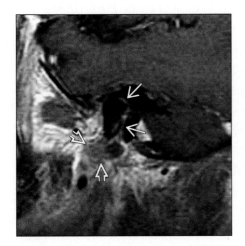
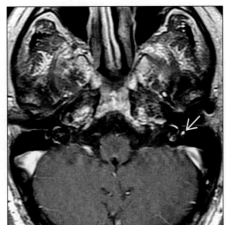

(左)矢状位 T1WI MR 显示的是精细的弥散增粗和强化的左侧颞内面神经➡，来自原发腮腺腺泡细胞癌，注意邻近茎乳突孔➡。(右)同 1 例患者轴位增强 T1WI MR 显示的是精细不对称性增粗和强化的 CN7 乳突段➡，来自左侧腮腺腺泡细胞癌

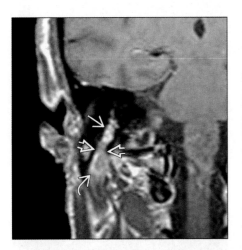
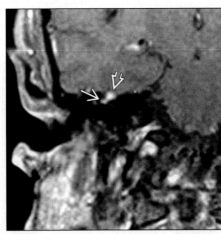

(左)冠状位增强 T1WI MR 显示的是原发腮腺的恶性肿瘤➡，进入到右侧茎乳突孔➡，并且沿着 CN7 乳突段➡蔓延。(右)同 1 例患者冠状位增强 T1WI MR 显示的是 1 个包含右侧鼓室前➡和 CN7 迷路段➡的神经周围肿瘤的"跳跃病变"。介于中间的鼓室段(未显示)是正常的，因此为"跳跃病变"

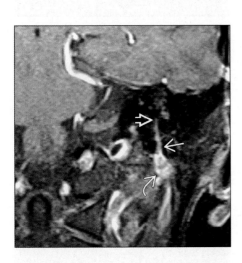
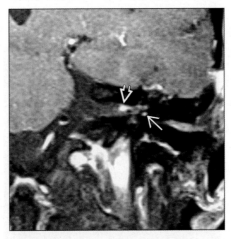

(左)冠状位增强 T1WI MR 显示的是 1 个小的原发腮腺腺泡细胞癌➡，位于茎乳突孔水平。注意神经周围肿瘤沿着 CN7 乳突段➡蔓延至后膝部➡。(右)同 1 例患者冠状位增强 T1WI MR 显示的是神经周围肿瘤蔓延到 CN7 中鼓室部➡和内听道的前上底部➡。如此小的 1 个腮腺恶性肿瘤，却具有这么多沿 CN7 蔓延的神经周围肿瘤，这是不常见的

舌下腺癌

概　要

术语
- 原发于舌下腺的唾液腺恶性肿瘤

影像
- 增强 CT：位于口腔底部前外侧的边界清晰或具有侵袭性的肿块
  - 轻度到中度强化，或许更细微
  - 观察下颌骨受侵的征象
- MR：多种信号和对比强化
  - 分化良好的肿瘤或许会有增高的 T2 信号
- PET：除了高级别的，通常为低 FDG 摄取

主要鉴别诊断
- 口腔底部鳞状细胞癌
- 舌下囊肿
- 口腔脓肿
- 口腔淋巴畸形

病理
- 囊腺癌（ACCa）
  - 有强的神经周围蔓延的倾向
  - 有血液转移到肺部的倾向
  - 生长缓慢，可多年后远处转移
- 黏液表皮样癌（MECa）
  - 有蔓延至淋巴结的倾向
- 良性混合瘤的恶性退变
  - 转移性良性混合瘤，之前为多形性腺瘤的癌，癌肉瘤
- 所有舌下腺 SLG 极其罕见

临床线索
- 双手触诊无痛、质硬的舌下间隙肿块
- 80％的舌下腺肿瘤为恶性
- 年龄为 30－60 岁，性别发生率相仿
- 预后取决于分期＞组织学分级
- 治疗方法主要为手术切除，加或不加放疗

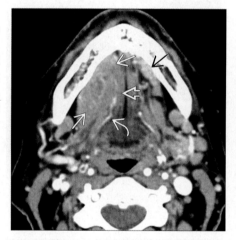
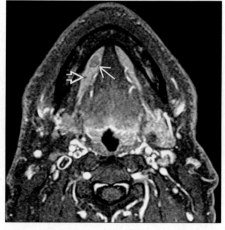

（左）轴位增强 CT 显示的是口腔底部非对称性的巨大侵袭性囊腺癌➡，位于右侧舌下腺。肿瘤延伸到颏舌肌➡和进入到 CNV3 及 CXII 的神经血管束➡。注意左侧正常的舌下腺➡。（右）轴位增强 T1WI FS MR 显示的是 1 个边界清晰的小肿块➡，位于右侧舌下腺，为早期的黏液表皮样癌。肿瘤相比较正常的舌下腺➡为低信号，但可以有不同的强化特点。没有下颌骨受侵的表现

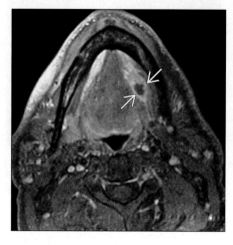
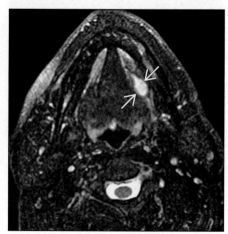

（左）轴位增强 T1WI FS MR 显示的是 1 个小的左侧舌下腺病变➡，边界不清，密度不均。病变轮廓提示这个肿块可能是恶性，不管怎样，在统计学上，即使是舌下腺内边界清晰的病变也很有可能是恶性的。（右）同 1 例患者轴位 T2WI FS MR 显示的是显著高信号的病变➡。更多分化不同的唾液腺恶性肿瘤产生液体/黏蛋白并且具有高信号。边缘同样不规则。这个病变被确诊为黏液表皮样癌

舌下腺癌

术　语

缩写

- 舌下腺(SLG)癌
- 囊腺癌(ACCa)
- 黏液表皮样癌(MECa)

定义

- 原发于舌下腺的唾液腺恶性肿瘤
  - 囊腺癌(ACCa),黏液表皮样癌(MECa),良性混合瘤(BMT)恶性退化

影 像 学

一般表现

- 最佳诊断线索
  - 位于口腔底部前外侧的边界清晰或具有侵袭性的肿块
- 位置
  - 舌下间隙(SLS):下颌舌骨肌中上部的潜在间隙
- 大小:
  - 通常<2cm

CT 表现

- 增强 CT
  - 轻度到中度强化的舌下腺肿块
  - 在影像上或许会有细微的病变
- 骨 CT
  - 观察下颌骨受侵的征象

MR 表现

- T1WI
  - 等信号,同肌肉
- T2WI
  - 信号多样;分化良好的类型可以为高信号
- 增强 T1WI
  - 强化多样

核医学表现

- PET
  - 除了高级别的,通常为低 FDG 摄取

成像建议

- 最佳影像检查
  - 增强 CT 为首选检查,但如果受到口腔科银汞合金伪影干扰的话,就选择 MR 检查

- 报告提示
  - 薄层增强 CT 扫描,用骨和软组织算法

鉴别诊断

口腔底部鳞状细胞癌

- 与舌下腺癌无法区分

舌下囊肿

- 单房充满液体的病变,没有强化

口腔脓肿

- 边缘强化的囊性肿块,并蜂窝织炎

口腔淋巴畸形

- 多房没有强化的囊性肿块

病 理 学

一般表现

- 病因学
  - 黏液表皮样癌(MECa)与射线照射有关

分期、分级和分类

- 改编自美国癌症联合会(AJCC)第 7 版分期表(2010)
  - T1:≤2cm,无实质外蔓延
  - T2:>2 但≤4 cm,无实质外蔓延
  - T3:>4 cm,和(或)实质外蔓延
  - T4a:侵犯下颌骨或皮肤
  - T4b:侵犯颅底、翼突内侧板,包绕颈动脉

显微表现

- 囊腺癌(ACCa)
  - 无包膜;筛孔状、管状和固体变异
- 黏液表皮样癌(MECa)
  - 表皮样的,中间的和黏液分泌细胞
- 良性混合瘤(BMT)恶性退化
  - 转移的良性混合瘤
  - 之前为多形性腺瘤的癌(恶性混合瘤)
  - 癌肉瘤

临床线索

表现

- 常见体征(症状)

舌下腺癌

- ○ 双手触诊无痛、质硬的舌下间隙肿块
- 其他体征（症状）
  - ○ 麻木提示舌神经周围肿瘤

人口统计学资料

- 年龄
  - ○ 30－60 岁
- 流行病学
  - ○ 80％的舌下腺肿瘤为恶性

自然病史和预后

- 囊腺癌（ACCa）：生长缓慢的肿瘤
  - ○ 明显沿神经周围肿瘤蔓延的倾向
  - ○ 没有淋巴结转移的倾向
  - ○ 可转移到肺；可能会较晚时间（＞10 年）
- 黏液表皮样癌（MECa）：较少无痛的肿瘤
  - ○ 淋巴结转移的可能性很大

- 预后取决于分期多于组织学分级

治疗

- 口腔底部前部的整块切除
- 高分级高级别的术后要进行放疗

诊断目录

报告提示

- 必须仔细观察骨骼受侵及神经周围肿瘤的情况，特别是对于囊腺癌（ACCa）

参考文献

[1] Yu T et al：Malignant sublingual gland tumors：a retrospective clinicopathologic study of 28 cases. Oncology. 72(1-2)：39-44,2007

下颌下腺癌

概　要

术语
- 原发于下颌下腺的恶性肿瘤(SMG)
- 多为囊腺癌(ACCa)、黏液表皮样癌(MECa)、腺癌(AdCa)

影像
- 可为下颌下腺内的局灶性肿块,也可为以下颌下腺为中心侵犯邻近组织的不规则肿块
- 增强 CT:下颌下腺不对称和(或)不均匀
  - 边界清晰或不清晰的肿块
  - 腺体可能是局灶性或弥散性低密度
  - 增强后轻到中度强化
- MR:中高混合的 T2 信号
  - 不均匀钆增强
- PET/CT:除了高级别的,低 FDG 摄取
- 超声:边界不清的低回声病变

主要鉴别诊断
- 下颌下腺涎腺炎

- 下颌下腺黏液囊肿
- 下颌下腺良性混合瘤
- 反应性增生淋巴结
- 下颌下间隙内结节状鳞状细胞癌

临床线索
- 无痛性颌下肿胀或局灶性肿块
- 45%的下颌下腺肿瘤为恶性
- 囊腺癌(ACCa):沿神经蔓延,也可转移到肺部
- 黏液表皮样癌(MECa)和腺癌(AdCa):淋巴或血液转移

诊断目录
- 如果临床发现肿物,要判定是位于下颌下腺内还是位于淋巴结
- 如果在增强 CT 上没有什么发现,建议做超声或 MR 检查
- 在增强 CT 上要注意观察细小或隐匿的下颌下腺肿块

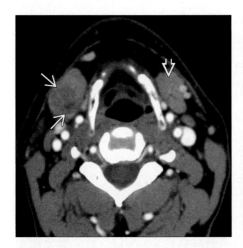
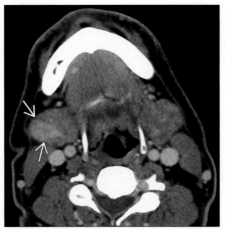

(左)轴位增强 CT 显示的是相对左侧➡️,不对称增大的右侧下颌下腺(SMG),在其后部有 1 个边界不清晰的低密度肿块➡️。术后证实为局限于下颌下腺(SMG)内的腺癌。(右)1 例颈部肿胀具有波动感的成人患者,轴位增强 CT 显示其右侧下颌下腺➡️外侧部分不对称性肿胀和边界不清强化。影像表现最初解释为血管畸形,但患者的年龄和 MR 表现不支持。细针穿刺活检证实为囊腺癌(ACCa)

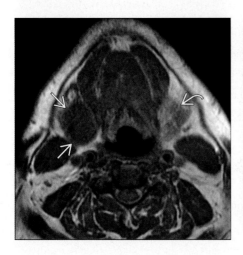
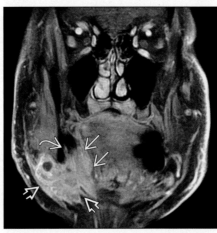

(左)轴位 T1WI MR 显示的是相对左侧➡️,略有肿胀且信号更低的右侧下颌下腺➡️,患者触诊具有肿胀感。解释为"下颌下腺不对称,但无肿块"。没有腺病表现。(右)同 1 例患者 2 年后,冠状位增强 T1WI FS MR 显示的是右侧下颌下腺➡️边界不清,信号不均,肿瘤从中部侵犯穿过下颌舌骨肌➡️。注意侵犯包含下颌骨和下齿槽神经➡️。肿瘤被证实为腺癌伴淋巴结转移

411

下颌下腺癌

术 语

缩写
- 下颌下腺(SMG)癌

定义
- 原发于下颌下腺的恶性肿瘤

影 像 学

一般表现
- 最佳诊断线索
  - 起源于下颌下腺的边界清晰或具有侵袭性的肿块
- 位置
  - 通常位于下颌下间隙内下颌下腺的表浅部分
    - 下颌舌骨肌的下侧
- 大小
  - 通常＜3cm
- 形态
  - 边界清晰或具有侵袭性的下颌下腺肿块
  - 可有密度均匀增大的下颌下腺

CT 表现
- 增强 CT
  - 下颌下腺不对称和(或)密度不均
  - 轻度到中度强化的下颌下腺肿块
- 骨 CT
  - 骨受侵不常见,冠状位显示最佳

MR 表现
- T1WI
  - 同肌肉信号相等,比腺体信号低
- T2WI
  - 中高混合信号强度
  - 高级别的倾向于中到低信号
- 增强 T1WI
  - 对比增强表现多样

核医学表现
- PET/CT
  - 除了高级别的,通常为低 FDG 摄取

超声表现
- 灰阶超声
  - 典型的边界不清低回声病变

成影建议
- 最佳影像检查
  - 常首选多平面重建增强 CT
  - 超声:对下颌下腺表浅部位显示好
  - MR 对病变轮廓显示最佳
- 检查建议
  - 薄层增强 CT:骨和软组织算法
  - MR:应用 T2 压脂和 T1 增强

鉴别诊断

下颌下腺涎腺炎
- 增大,弥散强化的下颌下腺±结石
- 慢性病变导致下颌下腺萎缩

下颌下腺黏液囊肿
- 单房的充满液体的腺体内病变
- 通常没有强化

下颌下腺良性混合瘤
- 边界清晰,卵圆形的下颌下腺肿块

反应性淋巴结
- 卵圆形病变,邻近正常的下颌下腺

下颌下间隙内结节状鳞状细胞癌
- 邻近下颌下腺的增大的结节

病 理

分期、分级和分类
- 改编自美国癌症联合会(AJCC)第 7 版分期表(2010)
  - T1:≤2cm,无实质外蔓延
  - T2:＞2cm 但≤4 cm,无实质外蔓延
  - T3:＞4 cm,和(或)实质外蔓延
  - T4a:侵犯皮肤、下颌骨、耳道、±面神经
  - T4b:侵犯颅底±翼突内侧板±包绕颈动脉

显微表现
- 3 种主要病理类型:囊腺癌,黏液表皮样癌,腺癌
- 多种少见类型,包括鳞状细胞癌(SCCa),恶性混合瘤

下颌下腺癌

临床线索

临床表现
- 常见体征（症状）
  - 无痛性下颌下区肿胀或局灶性肿块
- 其他体征（症状）
  - 下巴或下唇麻木提示下齿槽神经受侵
  - 下唇无力提示面神经分支受侵

人口统计学资料
- 年龄
  - 40－70岁
- 流行病学
  - 45％的下颌下腺肿瘤为恶性
  - 40％的恶性下颌下腺肿瘤为囊腺癌

治疗
- 肿瘤整体切除
- 高分级高级别的术后要进行放疗

诊断目录

影像解读要点
- 如果表现出肿块或肿胀
  - 首先要判断肿块是在腺体内，还在腺体外，比如淋巴结
  - 如果在增强CT上没有发现肿块或微小不对称，那么要建议做超声或MR进一步检查
    - 在增强CT上可能会非常微小或隐匿

参考文献

[1] Chua DY et al：Submandibular mass excision in an Asian population：a 10-year review. Ann Acad Med Singapore. 39(1)：33-7,2010

咽部黏膜间隙内的小唾液腺恶性肿瘤

概　要

术语

- 咽部黏膜间隙（PMS）内的小唾液腺恶性肿瘤（MSGM）
- 罕见，原发于咽部黏膜间隙（PMS）内小唾液腺（MSG）的侵袭性肿瘤
- 常见病理类型：囊腺癌（ACCa）＞腺癌（AD-Ca）＞黏液表皮样癌（MECa）

影像

- 位置：口腔（硬腭）＞口咽（软腭，舌底部）＞鼻腔（鼻窦）
- 位于咽部黏膜间隙（PMS）中心的可强化有浸润性的肿块
- 硬腭、颅底、下颌骨受侵常见
- MR：黏膜下肿块通常高 T2 信号
  - 在增强 T1 MR 上表现为可强化有浸润性的肿块
  - 脂肪抑制有助于明确神经周围蔓延

主要鉴别诊断

- 咽部黏膜间隙（PMS）良性混合瘤
- 咽部黏膜间隙（PMS）鳞状细胞癌
  - 鼻咽癌
  - 腭扁桃体鳞状细胞癌
  - 舌扁桃体鳞状细胞癌
- 咽部黏膜间隙（PMS）非霍奇金淋巴瘤

临床线索

- 无痛性咽部表面黏膜下肿块
- 囊腺癌常表现为疼痛和 V2、V3 神经病变
- 转移性腺病少见
- 患病 5～10 年可发生肺和骨转移

诊断目录

- 考虑：如果 T2 为高信号的咽部黏膜间隙（PMS）病变，有骨侵犯或神经周围蔓延，则考虑为小唾液腺恶性肿瘤（MSGM）

（左）轴位 T2WI FS MR 显示的是一个高信号肿块➡，黏液表皮样癌，位于左侧上颌骨牙槽嵴和硬腭侧部。由于患者年轻，所以咽后结节➡有反应。（右）轴位 T2WI FS 显示的是一个相对高信号的黏液表皮样癌➡，占据左侧口腔脂肪垫。注意右侧正常的口腔脂肪垫➡。肿块边界不清提示为组织学恶性；不管如何，影像学特征没有特异性

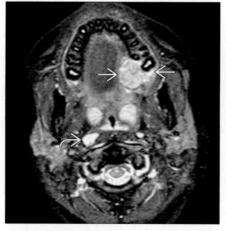
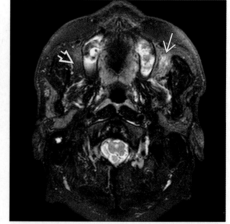

（左）轴位 T2WI MR 显示的是 1 个高信号分叶状的囊腺癌➡，包括舌底部及口腔底部。注意病变延伸至双侧颏舌肌➡。（右）冠状位增强 T1WI FS MR 显示的是 1 个侵袭性黏液表皮样癌➡，位于鼻咽部黏膜间隙（PMS）。注意病变延伸至咀嚼肌间隙深部，伴有翼状肌侵犯➡及颅中窝底➡的破坏。海绵窦受侵➡，很可能是由于肿瘤的直接侵犯

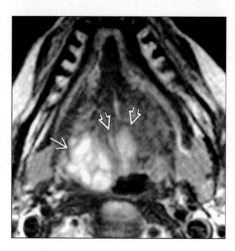
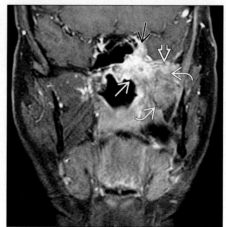

咽部黏膜间隙内的小唾液腺恶性肿瘤

术　语

缩写

- 咽部黏膜间隙（PMS）内的小唾液腺恶性肿瘤（MSGM）

定义

- 罕见，原发于咽部黏膜间隙（PMS）内小唾液腺（MSG）的侵袭性肿瘤
- 常见病理类型：囊腺癌（ACCa）＞腺癌（ADCa）＞黏液表皮样癌（MECa）

影像学

一般表现

- 最佳诊断线索
  - 位于咽部黏膜间隙（PMS）的可强化有浸润性的肿块，常延伸至邻近深部面部间隙
- 位置：
  - 口腔（硬腭）＞口咽（软腭，舌底部）＞鼻腔/鼻旁窦

CT 表现

- 增强 CT
  - 位于咽部表面的可强化有浸润性的肿块
  - 硬腭、颅底、下颌骨受侵常见

MR 表现

- T1WI
  - 咽部黏膜间隙（PMS）病变通常与肌肉信号相等
- T2WI
  - 咽部黏膜间隙（PMS）肿块通常为 T2 高信号
  - T2 低信号的肿块（多细胞）通常较高信号的肿块（少细胞）预后差
- 增强 T1WI
  - 边缘具有浸润性的可强化肿块
  - 脂肪抑制有助于明确神经周围蔓延
    - 硬/软腭小唾液腺恶性肿瘤 → 腭神经 →CNV2

核医学表现

- PET
  - 肿瘤通常为高 FDG 摄取

成影建议

- 检查建议
  - 建议矢状位、冠状位和轴位 T2 及增强 T1 MR 并脂肪抑制
  - 神经周围蔓延常见
    - 影像要包含全部 CNV2、CNV3 分布

鉴别诊断

咽部黏膜间隙（PMS）良性混合瘤

- 边界清晰，黏膜下，大量 T2 肿块

咽部黏膜间隙（PMS）鳞状细胞癌

- 边界不清的咽部黏膜间隙（PMS）病变伴有侵犯深部边缘和恶性腺病
- 淋巴结转移较小唾液腺恶性肿瘤（MSGM）更常见
- 位置考虑
  - 鼻咽癌
  - 腭扁桃体鳞状细胞癌
  - 舌扁桃体鳞状细胞癌

咽部黏膜间隙（PMS）非霍奇金淋巴瘤

- 腺状的、扁桃体的或舌淋巴组织肿块通常在 T2 MR 上
- 50％的可以看到相关增大的没有坏死的淋巴结

病理学

分期、分级和分类

- 分期依据起源解剖部位：鼻咽、口腔、口咽、鼻窦

显微表现

- 囊腺癌（ACCa）：无包膜的肿瘤，具有小的暗着色的上皮细胞，呈"筛孔状"（多发小孔）表现
- 腺癌（ADCa）：有包膜的肿瘤，由腺状起源的细胞构成
- 黏液表皮样癌（MECa）：由表皮样的、黏液分泌的、中间的和鳞状细胞混合构成

临床线索

表现

- 常见体征（症状）

咽部黏膜间隙内的小唾液腺恶性肿瘤

- ○ 黏膜下,疼痛的咽部表面肿块
- ○ 更具有侵袭性的病变,尤其是囊腺癌(AC-Ca),表现为疼痛和颅神经病变(CNV2、CNV3)
- 其他体征(症状)
  - ○ 转移性腺病少见
  - ○ 患病5~10年可发生肺及骨转移

人口统计学资料

- 年龄
  - ○ 范围:35—80岁
- 流行病学
  - ○ 少见,相比较主要的唾液腺恶性肿瘤(约占1/10)

自然病史和预后

- 肿瘤早期生长缓慢,并倾向于复发时间晚
  - ○ 囊腺癌(ACCa)很少出现在多形性腺瘤:称为"除外多形性腺瘤的癌"
- 5年生存率:80%

- 20年生存率:20%

治疗

- 治疗方法选择广泛手术切除
  - ○ 术后应用放疗

诊断目录

报告提示

- 仔细评估周围硬腭、颅底、下颌骨的骨侵犯
- 神经周围蔓延影响预后和治疗

参考文献

[1] Mücke T et al:Advanced malignant minor salivary glands tumors of the oral cavity. Oral Surg Oral Med Oral Pathol Oral Radiol Endod. 108(1):81-9,2009

[2] Strick MJ et al:Malignant tumours of the minor salivary glands-a 20 year review. Br J Plast Surg. 57(7):624-31,2004

口腔小唾液腺恶性肿瘤

概　要

术语
- 缩写:小唾液腺恶性肿瘤(MSGM)
- 常见小唾液腺恶性肿瘤(MSGM):囊腺癌(AC-Ca)和黏液表皮样癌(MECa)

影像
- 小唾液腺位置:上消化道黏膜下层
  - 硬-软腭结合部＞颊黏膜
- 口腔内边界清晰、光滑的黏膜下层肿块
- 骨CT表现
  - 硬腭骨侵蚀
  - 大的及小的腭孔扩大
- MR表现
  - T1:低信号的肿块,侵犯正常硬腭内的骨髓
  - T1增强脂肪饱和:可见到三叉神经(V2)周围肿瘤(PNT)(翼腭窝PPF,圆孔,Meckel腔)

主要鉴别诊断
- 皮样囊肿和表皮样囊肿
- 含牙囊肿
- 鼻腭管囊肿
- 腭良性混合瘤

病理
- 预后取决于分期＞组织学分级

临床线索
- 囊腺癌(ACCa):倾向于PNT,肺部转移
- 黏液表皮样癌(MECa):倾向于局部恶性结节
- 治疗:外科切除±术后放疗

诊断目录
- 考虑到有晚期复发的倾向,建议长期(＞10年)影像随访

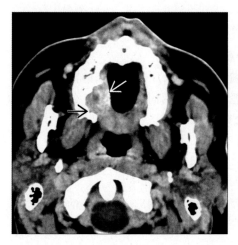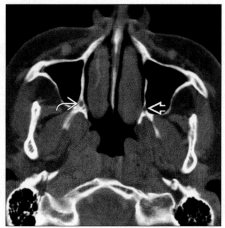

(左)轴位增强CT显示的是1个位于右侧硬腭的囊腺癌的典型病例➡侵犯邻近骨组织&因此侵犯到大腭管内的腭大神经➡。(右)同1例患者的轴位骨CT显示右侧大腭管扩大➡提示有沿腭大神经蔓延的神经周围肿瘤。注意正常的左侧大腭管➡。目前肿瘤可蔓延到翼腭窝,从而侵犯三叉神经(V2)、维迪安神经、眼眶、鼻腔和颞下窝

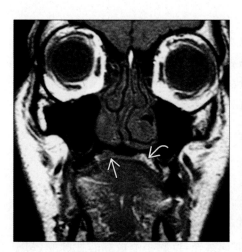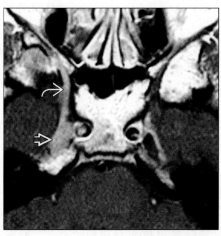

(左)冠状位T1WI MR显示的是低信号肿块➡侵犯到正常硬腭内的骨髓➡,这是1个囊腺癌的患者。(右)另1例患者轴位增强T1WI MR显示的是硬腭囊腺癌侵犯骨组织和沿腭大神经蔓延到翼腭窝。注意进一步沿三叉神经(V2)上颌支蔓延的神经周围肿瘤➡经圆孔蔓延至海绵窦和Meckel腔➡。记得要检查眼眶及鼻腔,可有翼腭窝蔓延而来

口腔小唾液腺恶性肿瘤

术 语

缩写

- 口腔小唾液腺恶性肿瘤（MSGM）

定义

- 原发于小唾液腺恶性肿瘤
  - 位于上消化道黏膜下层

影 像 学

一般表现

- 最佳诊断线索
  - 口腔内边界清晰、光滑的黏膜下层肿块
- 位置
  - 硬腭＞颊黏膜
- 大小
  - 较小（＜2cm），体格检查可见

CT 表现

- 增强 CT
  - 强化均匀的肿块
- 骨 CT
  - 硬腭骨侵蚀
  - 大的及小的腭孔扩大

MR 表现

- T1WI
  - 肿块信号与肌肉相仿
  - 肿块侵犯硬腭内的骨髓可形成很好的对比区别
  - 如果有神经周围（PNT）肿瘤，则在翼腭窝（PPF）内出现软组织
- T2WI
  - 相比肌肉为高信号
- 增强 T1WI
  - 强化均匀的肿块
  - 展示神经周围（PNT）肿瘤最佳

影像建议

- 最佳影像检查
  - 相比 CT，MR 受到银汞合金伪影影响更小
    - T1 增强脂肪饱和像显示三叉神经（V2）周围肿瘤（PNT）最优
    - T1 MR 像展示低信号的肿块侵犯高信号

的硬腭内的骨髓

鉴别诊断

皮样囊肿或表皮样囊肿

- 边界清晰的口腔肿块，伴有脂肪±液体成分

含牙囊肿

- 上颌骨内囊性肿块±埋伏牙

鼻腭管囊肿

- 位于硬腭前部中线区域的囊肿

腭良性混合瘤

- 边界清晰的口腔黏膜肿块

病 理 学

一般表现

- 病因学
  - 黏液表皮样癌（MECa）：与射线照射有关

分期、分级和分类

- 与鳞状细胞癌（SCCa）一样，每个解剖部位的小唾液腺恶性肿瘤使用同样的 TNM 分期方法
- TNM 分期系统
  - T1：≤2 cm
  - T2：＞2 cm 但≤4 cm
  - T3：肿块＞4 cm
  - T4a：侵犯皮质骨、CNV3、口腔底部、皮肤
  - T4b：侵犯咀嚼肌间隙、翼板或颅底，±包绕颈动脉
- 预后取决于分期＞组织学分级

显微表现

- 囊腺癌（ACCa）：无包膜的肿瘤，具有多种生长模式（筛孔状、管状、实性）
- 黏液表皮样癌（MECa）：由表皮样的、中间的和黏液分泌的细胞构成

临床线索

表现

- 常见体征（症状）
  - 无痛的缓慢增大的黏膜下肿块
    - 除被证实外，口腔小唾液腺恶性肿瘤（MS-

口腔小唾液腺恶性肿瘤

GM)发生于成年人

- 其他体征（症状）
  - 面部麻痹意味着有三叉神经（V2）周围肿瘤（PNT）

人口统计学资料

- 年龄
  - 30－60 岁
- 流行病学
  - 口腔小唾液腺恶性肿瘤（MSGM）：占所有 H&N 肿瘤的 0.5%～1.5%
    - 囊腺癌（ACCa）约占口腔小唾液腺恶性肿瘤的 40%

自然病史和预后

- 囊腺癌（ACCa）：具有神经周围肿瘤（PNT）＋肺部转移的倾向
- 黏液表皮样癌（MECa）：具有局限性恶性结节的倾向
- 腺癌：较少见，相比囊腺癌（ACCa）/黏液表皮样癌（MECa）

治疗

- 肿瘤切除，包括神经周围的扩大切除
- 高分级/高分期的需术后放疗
- 对无法切除的病变行中子束放疗

诊断目录

考虑

- 考虑到有晚期复发的倾向，建议长期（＞10 年）影像随访

影像解读要点

- 硬腭口腔小唾液腺恶性肿瘤（MSGM）：检查腭大孔、翼腭窝（PPF）、圆孔、Meckel 腔处的神经周围肿瘤（PNT）

参考文献

[1] Chuiwa H et al：Minor salivary gland carcinomas of oral cavity and oropharynx. J Laryngol Otol Suppl. (31)：52-7,2009

[2] Mücke T et al：Advanced malignant minor salivary glands tumors of the oral cavity. Oral Surg Oral Med Oral Pathol Oral Radiol Endod. 108（1）：81-9,2009

[3] Agarwal JP et al：Intraoral adenoid cystic carcinoma：prognostic factors and outcome. Oral Oncol. 44 (10)：986-93,2008

（张　毅　译校）

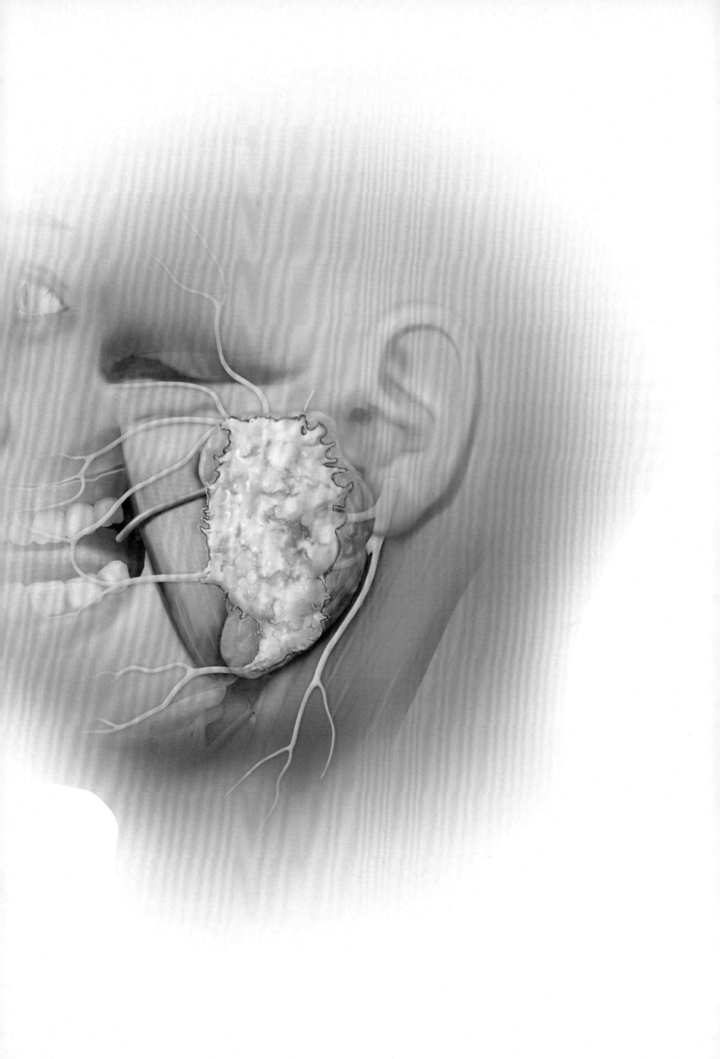

第八部分

甲状腺和甲状旁腺肿瘤

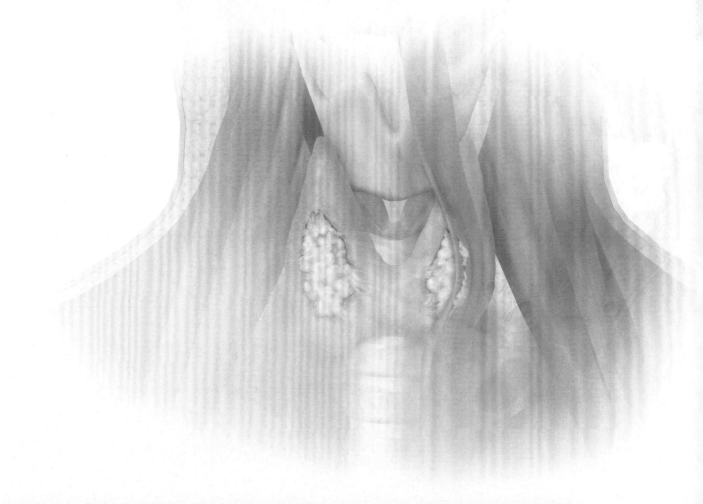

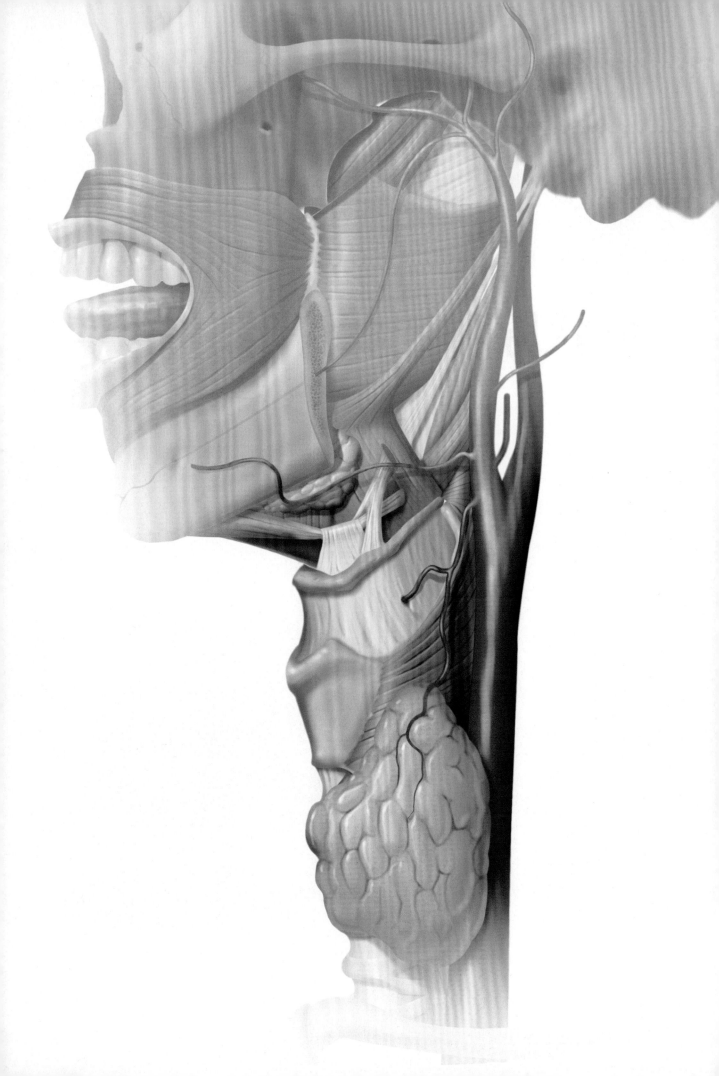

甲状腺和甲状旁腺解剖学

影像解剖学

概述
- 甲状腺位于颈前部的蝙蝠形的腺体
  - 2个细长的侧叶,上下极由中间的峡部相连
- 甲状旁腺是成对的小腺体
  - 通常共有四个腺体;罕见的可达到12个

解剖关系
- 甲状腺位于颈部舌骨下方间隙前侧方
- 其后内侧是气管食管沟(气管旁淋巴结,喉返神经,甲状旁腺)
- 后方是颈动脉间隙
- 前方是舌骨下肌
- 前外侧是胸锁乳突肌
- 甲状旁腺位于甲状腺的深部表面;可以位于包膜内

内部成分
- 甲状腺
  - 两个侧叶,每个侧叶高4cm
    - 每叶有上下极
    - 侧叶通常不对称
  - 侧叶由中间的峡部连接
  - 40%的病例存在锥状叶
    - 起自峡部上升至中线
  - 腺样增殖体是走行于腺体的后部到气管食管沟的突起
    - 外科医师将其作为甲状旁腺上部和喉返神经的标志
    - 70%患者可见,右>左;可以是双侧
- 甲状腺的动脉供应
  - 甲状腺上动脉
    - 甲状腺上动脉是颈外动脉的第一前支
    - 在侧叶前缘浅行,在向峡部弯曲前将一支深入腺体,在峡部与对侧动脉吻合
    - 近端与喉上神经密切相关
  - 甲状腺下动脉
    - 起源于锁骨下动脉的一个分支——甲状腺颈动脉主干
    - 垂直上升,然后向内侧弯曲进入颈动脉后平面的气管食管沟
    - 它的大部分分支穿过甲状腺外侧叶的后部

- 与喉返神经密切相关
  - 偶尔存在副甲状腺(3%)
    - 单支起源于主动脉弓或无名动脉
    - 进入甲状腺峡部下缘
- 甲状腺的引流静脉
  - 3对静脉起源于甲状腺表面静脉丛
  - 甲状腺上、中静脉汇入颈内静脉
  - 甲状腺下静脉末端位于左头臂静脉
- 甲状腺的淋巴引流
  - 淋巴引流广泛且多方向
  - 基于图像的节点分类:Ⅵ级
  - 淋巴引流开始于腺周淋巴结
    - 喉前气管前和气管旁淋巴结沿喉返神经分布
    - 气管旁淋巴结沿喉返神经进入纵隔
    - 区域淋巴结引流至颈内静脉链(等级Ⅱ-Ⅳ)和脊髓附件链(Ⅴ级)
- 甲状旁腺
  - 每个尺寸为6mm×(3~4)mm×(1~2)mm
  - 上甲状旁腺
    - 75%出现在甲状腺中部1/3的后缘。
    - 25%位于甲状腺1/3以上或以下部位
    - 7%位于甲状腺下动脉下方
    - 很少在咽或食管后面
  - 下甲状旁腺
    - 50%位于甲状腺下极外侧
    - 15%甲状腺下极1cm内
    - 35%位置可变:下颌与前纵隔下角
- PTG的供血动脉
  - 上PTG由甲状腺上动脉供血
  - 下PTG由甲状腺下动脉供血

筋膜
- 颈深筋膜中层环绕内脏间隙和促甲状腺功能及PTG
- 甲状腺内有真包膜

胚胎学

胚胎学事件
- 甲状腺起源于第1和第2咽囊(内侧原基)
- 起源于发育期咽底中层的内胚层上皮增殖细胞,称为盲孔

甲状腺和甲状旁腺解剖学

- 双叶甲状腺沿甲状舌管下降到口咽前方
- 甲状腺外侧叶可由第 4 和第 6 鳃囊（外侧原基）形成
- 第 4 鳃囊随甲状腺原基发育而成
  - <2％上 PTG 有异位位置
- 胸腺原基由第 3 鳃囊发育而来。
  - 沿胸腺咽管与胸腺原基一起下降
  - 可下降至前纵隔
  - ≤35％下 PTG 有异位位置

实际意义

- 甲状舌管囊肿是甲状舌管部分对合失效所致
  - 发生在从舌根盲孔到甲状腺叶前的甲状舌管沿线的任何地方
  - 大多数发生在舌骨中线附近
- 甲状腺组织的残余甲状腺组织沿甲状舌管隔离
  - 从盲孔到上纵隔沿甲状舌管的任何部位可见
  - 甲状腺不完全下降到低颈的异位甲状腺

甲状腺和甲状旁腺解剖学

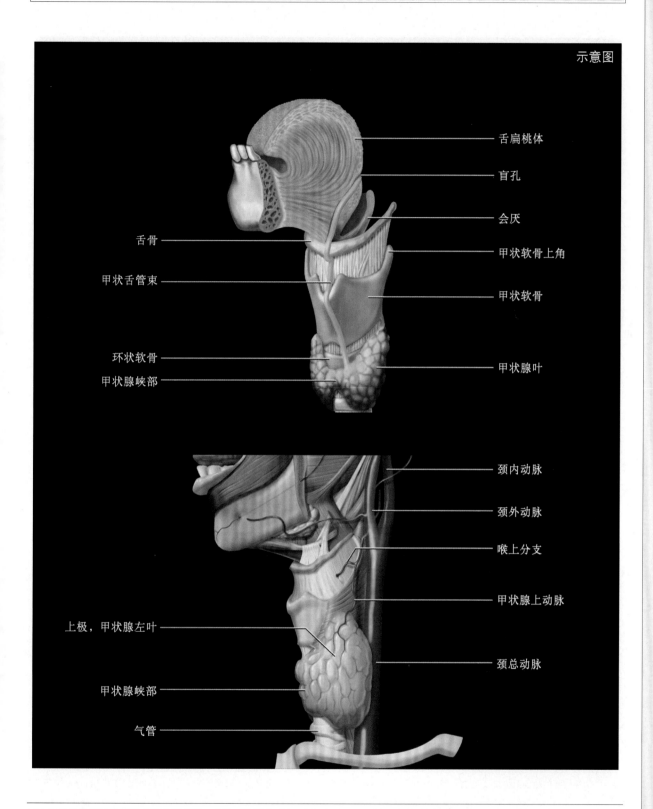

示意图

舌扁桃体
盲孔
会厌
甲状软骨上角
甲状软骨
甲状腺叶

舌骨
甲状舌管束
环状软骨
甲状腺峡部

颈内动脉
颈外动脉
喉上分支
甲状腺上动脉
颈总动脉

上极，甲状腺左叶
甲状腺峡部
气管

（上）矢状斜位图显示甲状舌管束从颈源于盲孔开始横穿颈部，直至在舌骨下颈部的前、外侧内脏空间终止。甲状腺内侧起源于第 1 和第 2 鳃袋（盲孔区）的副中面，然后向下通过舌根、口底、舌骨周围和前方，并通过舌骨下带肌肉的区域到达内脏空间甲状腺层的最终位置。甲状腺舌管囊肿（导管复旧不全）或甲状腺组织残留可在该管附近发现。（下）颈部斜位图显示甲状腺上动脉是颈外动脉的第 1 支。其近端与喉上神经密切相关

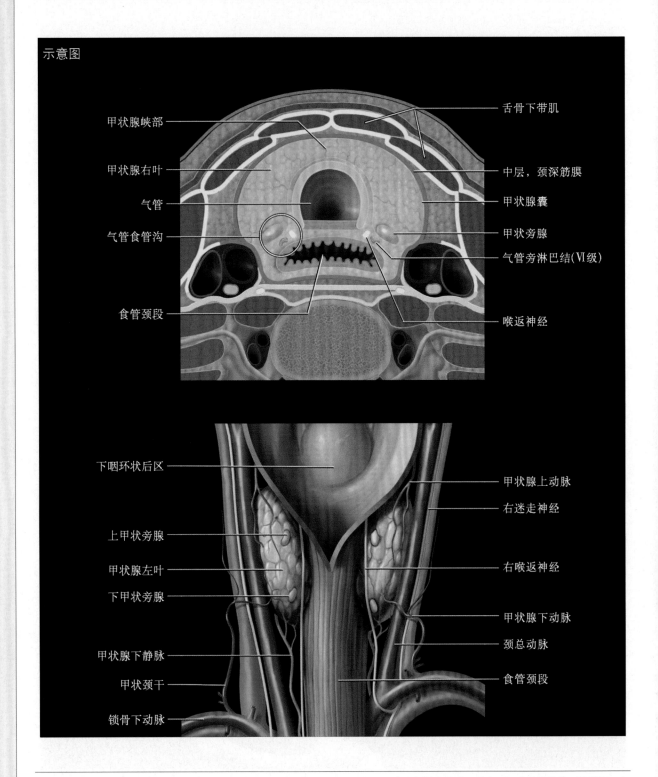

示意图

（上图标注）
- 甲状腺峡部
- 甲状腺右叶
- 气管
- 气管食管沟
- 食管颈段
- 舌骨下带肌
- 中层，颈深筋膜
- 甲状腺囊
- 甲状旁腺
- 气管旁淋巴结（Ⅵ级）
- 喉返神经

（下图标注）
- 下咽环状后区
- 上甲状旁腺
- 甲状腺左叶
- 下甲状旁腺
- 甲状腺下静脉
- 甲状颈干
- 锁骨下动脉
- 甲状腺上动脉
- 右迷走神经
- 右喉返神经
- 甲状腺下动脉
- 颈总动脉
- 食管颈段

（上）甲状腺层面的轴位图描绘了包裹气管的前内脏空间内的甲状腺叶和峡部。注意在气管食管沟区域发现 3 个关键结构：喉返神经、气管旁淋巴结链和甲状旁腺。甲状旁腺可能在甲状腺囊的内部或外部。（下）冠状图显示后面观的甲状腺和甲状旁腺。这幅图描绘了与甲状腺后叶紧密相连的成对上、下甲状旁腺的典型解剖关系。分别注意甲状腺上叶和下叶及甲状腺上、下动脉的动脉供应

甲状腺和甲状旁腺解剖学

轴位 CECT

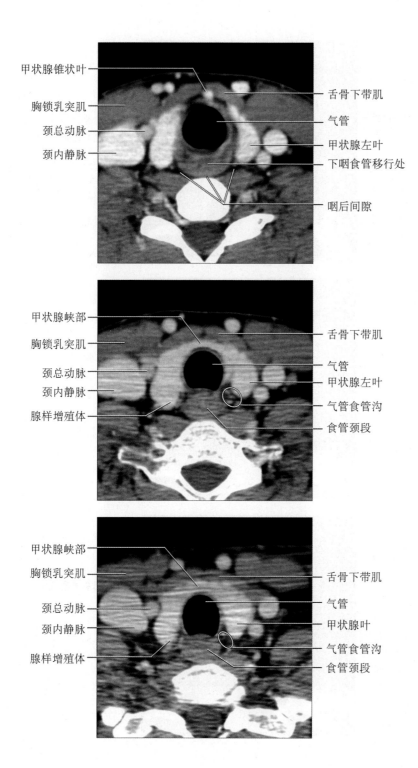

第1图标注（从上到下，左侧）：甲状腺锥状叶、胸锁乳突肌、颈总动脉、颈内静脉；（右侧）：舌骨下带肌、气管、甲状腺左叶、下咽食管移行处、咽后间隙

第2图标注（左侧）：甲状腺峡部、胸锁乳突肌、颈总动脉、颈内静脉、腺样增殖体；（右侧）：舌骨下带肌、气管、甲状腺左叶、气管食管沟、食管颈段

第3图标注（左侧）：甲状腺峡部、胸锁乳突肌、颈总动脉、颈内静脉、腺样增殖体；（右侧）：舌骨下带肌、气管、甲状腺叶、气管食管沟、食管颈段

（上）从上到下的 3 张 CECT 轴位图像中，第 1 张显示在舌骨下带状肌肉下方的前中线上有 1 个小的上突锥体叶。注意咽后间隙脂肪条延伸到甲状腺叶和食管的后部。（中）在这张图中，甲状腺叶位于气管的侧缘。右后甲状腺突起更为突出，称为腺样增殖体，是外科手术中喉返神经和上 PTG 位置的标志性标志。该腺体部分的结节可以模拟气管食管沟结节或扩大的 PTG。（下）甲状腺峡部在这张图像上很突出。气管食管槽已经被圈起来了。记住，喉返神经、气管旁淋巴结和甲状旁腺通常都位于这个位置。这些结构在常规增强 CT 图像上通常都不可见

427

冠状位 CECT

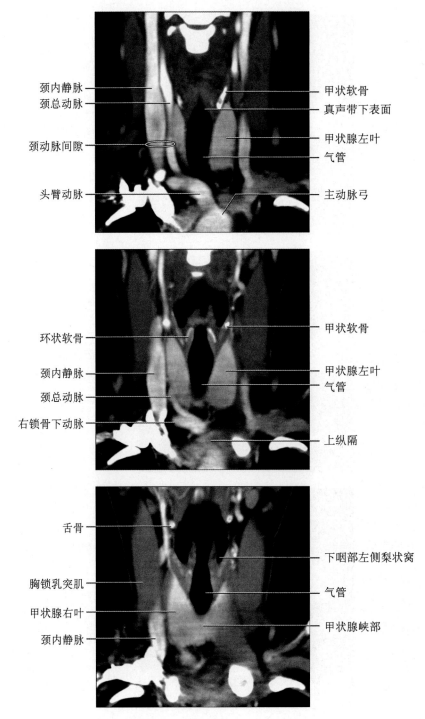

颈内静脉 —— 甲状软骨
颈总动脉 —— 真声带下表面

颈动脉间隙 —— 甲状腺左叶
气管

头臂动脉 —— 主动脉弓

环状软骨 —— 甲状软骨

颈内静脉 —— 甲状腺左叶
颈总动脉 —— 气管

右锁骨下动脉 —— 上纵隔

舌骨 —— 下咽部左侧梨状窝

胸锁乳突肌 —— 气管

甲状腺右叶 —— 甲状腺峡部

颈内静脉

(上)3 例冠状 CECT 重建中的第 1 例由后向前显示甲状腺的 2 个叶,气管位于其内侧边界。每个甲状腺叶的外侧是颈动脉空间,包含迷走神经、颈总动脉和颈内静脉。(中)在这幅图像中,甲状腺的 V 形叶特别明显。注意甲状腺上腹部和喉头之间的密切关系。记住甲状腺恶性肿瘤的一级淋巴结是气管旁淋巴结。气管旁淋巴结向下流入上纵隔。因此,在甲状腺恶性肿瘤的病例中,放射科医师对主动脉弓进行影像检查是非常重要的。(下)在这张图片中,甲状腺的峡部就在气管的前面

甲状腺和甲状旁腺解剖学

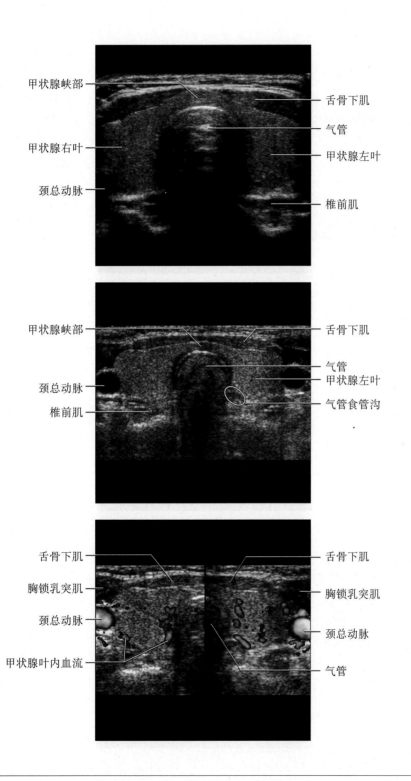

左侧标注（从上到下）：
- 甲状腺峡部
- 甲状腺右叶
- 颈总动脉
- 甲状腺峡部
- 颈总动脉
- 椎前肌
- 舌骨下肌
- 胸锁乳突肌
- 颈总动脉
- 甲状腺叶内血流

右侧标注（从上到下）：
- 舌骨下肌
- 气管
- 甲状腺左叶
- 椎前肌
- 舌骨下肌
- 气管
- 甲状腺左叶
- 气管食管沟
- 舌骨下肌
- 胸锁乳突肌
- 颈总动脉
- 气管

(上)在这张横向灰阶超声图像中,甲状腺峡部从甲状腺叶到甲状腺叶在舌骨下带状肌肉下方气管前表面呈拱形。注意气管食道和颈段食管由于气管内空气的阴影而看不到。(中)高分辨率横向灰阶超声图像,由颈部两侧的单个扫描构成,显示扫描采集时传感器倾斜导致的气管食管沟。(下)颈部两侧甲状腺叶水平的彩色多普勒功能图像显示颈总动脉的血流。正常的甲状腺彩色多普勒功能图像显示甲状腺叶内继发于甲状腺内血管分支的零星血流

甲状腺和甲状旁腺解剖学

超声

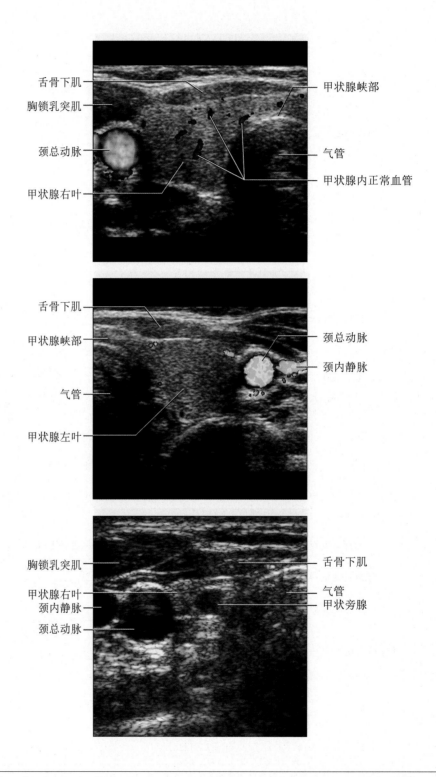

（上）在右甲状腺叶的横向多普勒超声功能图像中，沿右甲状腺叶的侧缘可见颈总动脉内的高流量。甲状腺叶和峡部内高流量的局灶性散发区代表正常的甲状腺内血管。（中）左甲状腺叶横向彩色多普勒超声图像显示颈总动脉和颈内静脉血流丰富，彩色多普勒超声提供方向和血流信息。甲状腺叶内的彩色区域代表甲状腺内血管。（下）右颈部的横向灰阶超声图像显示，位于颈总动脉内侧和右上甲状腺叶后部的右上甲状旁腺边界清晰，回声低

甲状腺和甲状旁腺解剖学

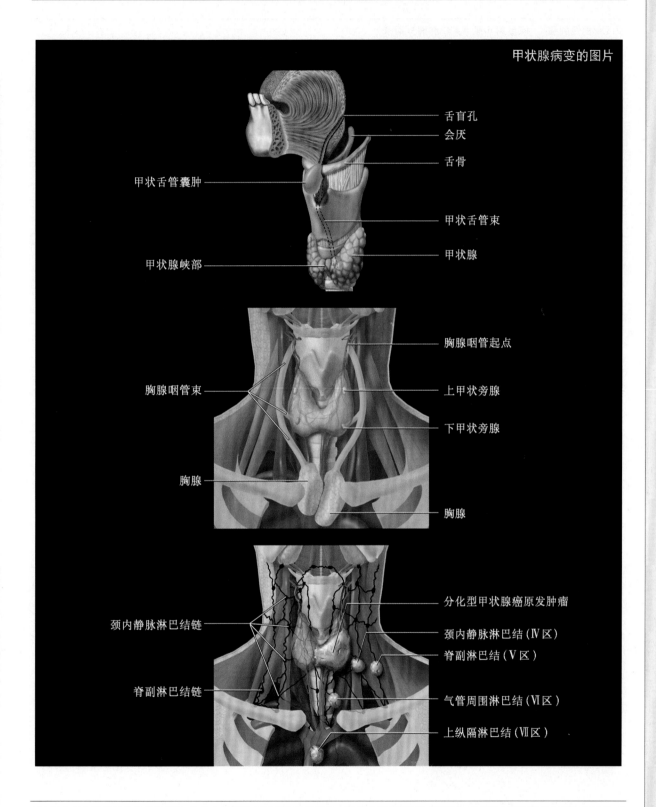

甲状腺病变的图片

- 舌盲孔
- 会厌
- 舌骨
- 甲状舌管囊肿
- 甲状舌管束
- 甲状腺峡部
- 甲状腺

- 胸腺咽管束
- 胸腺咽管起点
- 上甲状旁腺
- 下甲状旁腺
- 胸腺
- 胸腺

- 颈内静脉淋巴结链
- 脊副淋巴结链
- 分化型甲状腺癌原发肿瘤
- 颈内静脉淋巴结（IV区）
- 脊副淋巴结（V区）
- 气管周围淋巴结（VI区）
- 上纵隔淋巴结（VII区）

（上）斜矢状位图显示甲状舌管囊肿，发生在沿甲状舌管束的舌骨水平。甲状舌管囊肿和甲状腺残余可在甲状舌管束的任何部位发现，从盲孔水平到上纵隔。（中）颈部前后向图显示胸腺原基和下甲状旁腺沿着成对的胸腺咽管束的下腹部迁移过程。注意条索从侧咽下区延伸到前纵隔。下甲状旁腺的可变下降可能导致沿胸腺咽管异位。（下）舌骨下颈部和上纵隔的冠状图显示原发性甲状腺癌的左甲状腺叶和峡部分化。注意，除了颈内和脊副链的淋巴结转移外，气管旁和上纵隔淋巴结组也有淋巴结转移

分期:甲状腺

(T)原发性肿瘤	摘自第 7 版 AJCC 肿瘤分期表
TNM	定义
Tx	原发肿瘤无法评估
T0	无原发肿瘤证据
T1	肿瘤最大径≤2cm,局限于甲状腺内
T1a	肿瘤最大径≤1cm,局限于甲状腺内
T1b	肿瘤最大径>1cm 但≤2cm,局限于甲状腺内
T2	肿瘤最大径>2cm 但≤4cm,局限于甲状腺内
T3	肿瘤最大径>4cm,局限于甲状腺或任何肿瘤伴有最低程度的甲状腺外侵犯(如侵犯胸骨甲状肌或甲状腺周围软组织)
T4	
T4a	中度进展疾病:肿瘤无论大小,超出甲状腺包膜,侵及皮下软组织、喉、气管、食管或喉返神经
T4b	重度进展疾病:肿瘤侵及椎前筋膜及包裹颈动脉或包裹纵隔血管甲状腺外侵犯的未分化癌
间变性癌[1]	
T4a	局限于甲状腺腺体内的未分化癌
T4b	甲状腺外侵犯的未分化癌
(N)区域淋巴结	
Nx	区域淋巴结无法评估
N0	无区域淋巴结转移[2]
N1	区域淋巴结转移[2]
N1a	Ⅵ组转移(气管前、气管旁和喉前/德尔菲淋巴结)
N1b	转移至单侧、双侧或对侧颈部(Ⅰ、Ⅱ、Ⅲ、Ⅳ 或 Ⅴ级)或咽后或上纵隔淋巴结(Ⅶ级)
(M)远处转移	
M0	无远处转移
M1	有远处转移

所有(T)种类的肿瘤可能被细分为单发性肿瘤(s)和多发性肿瘤(m),肿瘤的最大径决定了肿瘤的分期

[1] 所有的未分化癌属于 T4 肿瘤

[2] 区域淋巴结为颈部正中部、颈侧和上纵隔淋巴结

分期:甲状腺

乳头状或滤泡状(分化)癌的 AJCC 分期/预后组	摘自第 7 版 AJCC 肿瘤分期表		
分期	T	N	M
45 岁以下			
I 期	任何 T	任何 N	M0
II 期	任何 T	任何 N	M1
45 岁或以上			
I	T1	N0	M0
II	T2	N0	M0
III	T3	N0	M0
	T1,T2,T3	N1a	M0
IVA	T4a	N0	M0
	T4a	N1a	M0
	T1,T2,T3,T4a	N1b	M0
IVB	T4b	Any N	M0
IVC	Any T	Any N	M1

髓样癌 AJCC 期/预后组(所有年龄段)	摘自第 7 版 AJCC 肿瘤分期表		
分期	T	N	M
I	T1	N0	M0
II	T2	N0	M0
	T3	N0	M0
III	T1,T2,T3	N1a	M0
IVA	T4a	N0	M0
	T4a	N1a	M0
	T1,T2,T3,T4a	N1b	M0
IVB	T4b	Any N	M0
IVC	Any T	Any N	M1

晚期癌的 AJCC 分期/预后组	摘自第 7 版 AJCC 肿瘤分期表		
分期	T	N	M
IVA	T4a	Any N	M0
IVB	T4b	Any N	M0
IVC	Any T	Any N	M1

所有未分化癌都被认为是 IV 期肿瘤

分期:甲状腺

T1a/T1b

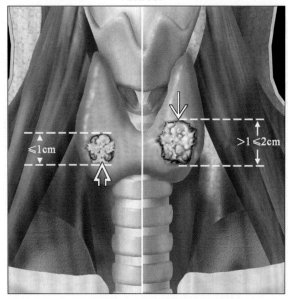

冠状位图显示了 T1a(≤1cm)肿瘤➡和 T1b 肿瘤➡的区别,其大小为 1~2cm。所有 T1 癌都包含在甲状腺内。如果存在多灶性肿瘤,T 分期由最大的肿瘤决定

T2

冠状位图显示 T2 原发性甲状腺癌➡。再次完全局限于甲状腺,大小>2cm 但<4cm。所有分化的甲状腺癌和髓质甲状腺癌使用相同的 T 分期标准

T3

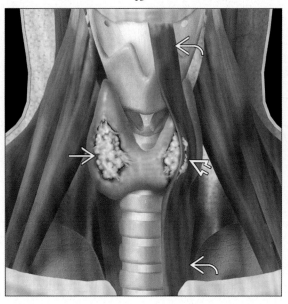

冠状位图显示甲状腺内有两处癌,其中一处因>4cm 而成为 T3 肿瘤。右叶的肿瘤➡完全在甲状腺内。左叶肿瘤➡很小但向胸骨舌骨肌➡的甲状腺外延伸,这仍然被认为是 T3 疾病

T4a

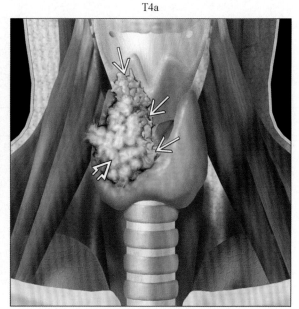

冠状位图显示 T4a 原发性甲状腺髓质分化癌➡。这是一种中度晚期疾病,因为邻近结构,特别是喉部➡有侵犯。当局限于甲状腺时,所有未分化的甲状腺癌都是 T4a,如果甲状腺外有明显的延伸,则是 T4b

分期:甲状腺

T4a	T4b

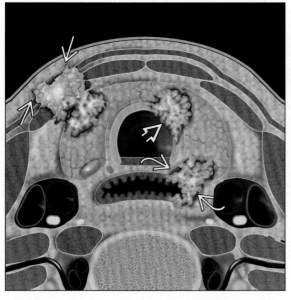

轴位图显示 3 种不同的甲状腺癌在甲状腺包膜外大体延伸,所有这些肿瘤均为 T4a 肿瘤。一个延伸到皮下组织➡,另一个侵入气管➡。第三个肿瘤侵入食管➡,可能累及位于气管食管沟的左喉返神经

轴位图显示非常晚期的原发性甲状腺癌➡,即 T4b。该肿瘤延伸至甲状腺以外,侵犯椎前筋膜➡,累及椎前间隙和颈动脉包绕➡。纵隔血管的包绕也构成 T4b 期

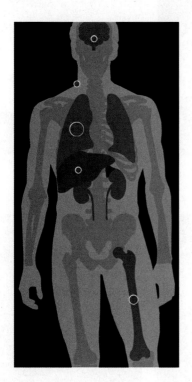

远处转移部位

肺	50%
骨	26%
肺和骨	18%
其他地方(脑、肝、皮肤)	<5%

分化型甲状腺癌患者中有 10%～15% 发生远处转移。在年轻的乳头状癌患者中,肺转移更为常见。骨转移更常见于老年患者或滤泡状癌。

甲状腺癌的分化类型

概　要

术语
- 分化型甲状腺癌的两种类型（DTCa）即乳头状癌和滤泡状癌

影像
- 最常见的是局灶性甲状腺肿块±包膜外侵犯±淋巴结转移
- 很少发生异位甲状腺，甲状舌管囊肿
- CT：范围变化，质地，Ca＋＋，侵袭性特征
- 淋巴结转移呈囊性或实性，小或大
- 如果怀疑有 DTCa，不要使用碘造影剂
  - 6 个月之后再进行 ^{131}I 治疗
- MR：甲状腺球蛋白和（或）出血的 T1 信号比 CT 反映了更多的内在可变因素
- US：甲状腺癌的特征，低回声，边界不清，轻微钙化，长比宽长，富血供
- PET/CT：除非用在诊断肿瘤去分化，否则用处不大

主要鉴别诊断
- 甲状腺胶质囊肿
- 甲状腺滤泡状腺瘤
- 结节性甲状腺肿
- 甲状腺髓样癌
- 甲状腺未分化癌
- 甲状腺非霍奇金淋巴瘤

病理
- 甲状腺癌 80％是乳头状癌，10％是滤泡状癌
- 乳头状癌常通过淋巴结转移，而滤泡状癌常通过血液播散转移

临床线索
- 3 倍以上见于妇女；在 20－30 岁达到高峰
- 5 年生存率：Ⅰ期和Ⅱ期＞90％，Ⅳ期 40％
- 血清甲状腺球蛋白升高是肿瘤复发的指标

（左）冠状位图显示甲状腺左侧叶原发性肿瘤：分化型甲状腺癌➡。左气管旁转移性淋巴结➡和上纵隔转移性淋巴结➡。（右）颈部横断面显示了一个位于甲状腺左侧叶的轮廓清晰的肿块➡，内可见斑点状轻微钙化影➡这些密集的微小钙化影是 DTCa 可疑表现，尤其是乳头状癌。图中肿瘤直径＜4cm，属于 T2 期

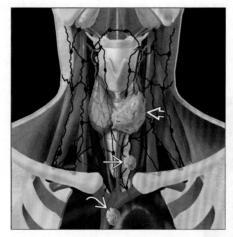
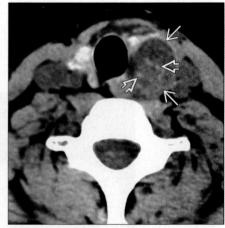

（左）为 1 例颈部肿块增大的 49 岁男性患者 MR 颈部横断面，T1WI 表现为位于甲状腺左侧叶的不均质的囊实性信号肿块➡，食管受压移位➡注意甲状腺球蛋白本身的高信号影。这个特征也存在于多种肿瘤中。图中肿瘤为乳头状甲状腺癌。（右）为另 1 例患者的甲状腺 B 超纵切面，显示了一个明显的肿块➡，肿块内可见多个微小的强回声微钙化➡，发现是乳头状癌

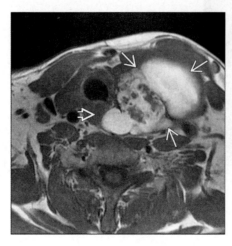
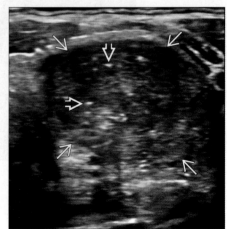

甲状腺癌的分化类型

术　语

缩写
- 分化型甲状腺癌(DTCa)

定义
- 甲状腺上皮细胞恶性肿瘤的组织学特征
  - 乳头状或滤泡状癌有多种组织形态

影　像　学

一般表现
- 最佳诊断方法
  - 超声是诊断 DTCa 的主要方法
  - 局灶性甲状腺肿块±包膜外侵犯±淋巴结转移
  - 轻微钙化提示乳头状癌
- 位置
  - 原发性肿瘤位于甲状腺内
    - 很少位于异位甲状腺,甲状舌管囊肿壁内
  - 淋巴结转移最常见于第Ⅵ区、第Ⅳ区及上纵隔淋巴结内
- 大小
  - 变量:在甲状腺切除术中发现,肿瘤大小从几毫米到布满整个甲状腺叶
- 形态
  - 变量:明确诊断的肿块表现为从良性到异质性侵袭性肿块

CT 表现
- CECT
  - 原发性肿瘤表现多变
    - 单个或多个结节或弥漫性浸润
    - 边界清楚的小肿块到边界不清、密度不均匀的侵袭性肿块
    - 实性、囊性或者囊实性
    - 有或无微小斑点状钙化
  - 淋巴结表现多变,通常是双侧淋巴结
    - 有症状出现的小而圆的实性淋巴结
    - 大而不均匀的高密度囊性结节
    - 实性结节内可见局部钙化
- 如果 CT 诊断怀疑是 DTCa,建议增强检查

MR 表现
- MR 影像表现比 CECT 更加多变
  - 甲状腺球蛋白和(或)出血(高铁血红蛋白)在 T1 表现为高信号
- 原发性肿瘤:甲状腺内局灶性、多结节性或弥漫浸润性肿块
  - 典型的异常增强信号
  - 评估颈部组织是否被侵犯,尤其是气管
- 淋巴结:小而圆的实性淋巴结到大的囊性或囊实性淋巴结
  - 囊性淋巴结可能表现为 T1 和 T2 高信号,如果不做脂肪抑制则很难看到
  - DWI:ADC 值降低提示肿瘤转移

超声表现
- 灰阶超声
  - 可准确表现为良性腺瘤
  - 提示恶性肿瘤的超声图像:低回声,边界不清,轻微钙化,长条形
- 彩色多普勒
  - 富血供提示恶性肿瘤

核医学表现
- PET/CT
  - 不适用于亲[131]I 的 DTCa
    - 检测[131]I 阴性(去分化)疾病
- [131]I 闪烁扫描术
  - 甲状腺切除术后 4～6 周的诊断扫描
    - 患者将会甲状腺功能减退(TSH>50)
  - 如果检测到甲状腺癌残留组织或转移癌组织,则停止[131]I 治疗
- [99m]Tc 甲状腺扫描或不再使用[131]I

成像建议
- 最佳成像技术
  - 超声检查可用于病变特征、活检指导和监测
    - 区分实性和囊性肿块,便于穿刺活检
  - 用于甲状腺瘤分期的横断面成像(MR 优于 CECT/NECT)
- 标准化建议
  - 如果怀疑有 DTCa,不要使用碘造影剂
    - 6 个月之后再进行[131]I 治疗
  - 横断面成像必须包括上纵隔淋巴结
  - 用于检测复发性疾病
    - [131]I 扫描±超声检查
    - 血清甲状腺球蛋白升高而导致[131]I 扫描阴

性,可以使用 PET/CT 扫描

鉴别诊断

甲状腺胶质囊肿

- 单纯囊肿;可能出血
- 超声可以区分囊肿的性质

甲状腺滤泡腺瘤

- 单发甲状腺内肿块,无局部浸润或淋巴结

多结节性甲状腺肿

- 肿大的甲状腺内有多发结节

甲状腺髓样癌

- 影像学表现与 DTCa 的相似

甲状腺未分化癌

- 甲状腺肿瘤迅速增大

甲状腺非霍奇金淋巴瘤

- 甲状腺肿块迅速增大
- 很少发生相关淋巴结坏死

病 理 学

一般表现

- 病因学
  - 通常是偶然发现,但与辐射有关
  - DTCa 来源于对促甲状腺激素敏感的内胚层滤泡细胞

分级、分期和分类

- AJCC 2010,第 7 版
  - 原发性肿瘤(T)
    - T1a:位于甲状腺内,范围≤1cm,T1b:>1cm 但≤2cm
    - T2:位于甲状腺内,范围>2cm 但≤4cm
    - T3:位于甲状腺内,范围>4cm 或最小的甲状腺外侵犯
    - T4a:明显的甲状腺外侵犯
      - 至喉、气管、食管、喉返神经、皮下组织
    - T4b:非常严重的疾病
      - 侵犯椎前筋膜,包绕颈动脉或纵隔血管
  - 局部淋巴结(N)
    - N1a:Ⅵ区(气管前、气管旁、喉前淋巴结)

- N1b:其他所有淋巴结或上纵隔淋巴结
- 患者年龄反映整体分期(AJCC 2010)

显微表现

- 有或无钙化、坏死、纤维化、囊性变和出血
- 乳头状癌
  - 50%有钙化沙粒体
  - 还有柱状细胞、岛叶和滤泡细胞变性
- 滤胞状癌
  - 也有 HÜrthle 细胞变异

临床线索

表现

- 最常见的体征(症状)
  - 可触及无痛孤立的甲状腺结节
- 其他体征(症状)
  - 可能出现颈部淋巴结转移
  - 甲状腺肿块迅速增大,声音嘶哑
  - 可能有辐射暴露史
- 临床概况
  - 女性的甲状腺结节质地较硬

人口统计学资料

- 年龄
  - 30-40 岁是发病高峰期
- 性别
  - 男女比=1:3
- 流行病学
  - 甲状腺肿瘤:80%为乳头状瘤,10%为滤泡状瘤,7%为髓质瘤,2%为间变性瘤,1%为非霍奇金瘤

自然病史和预后

- 传播模式
  - 邻近结构的局部浸润(T3-T4)
  - 淋巴结:50%为乳头状,10%为滤泡状
    - 气管旁、深颈、脊柱附件、咽后、上纵隔
  - 远处转移:20%为滤泡状,≤10%为乳头状
    - 通常转移到肺、骨骼和大脑
- 整体预后良好
  - 5 年生存率:Ⅰ期和Ⅱ期>90%,Ⅳ期为 40%
- 滤泡状癌比乳头状癌预后更差
- 杯状细胞型乳头状瘤预后较差

甲状腺癌的分化类型

- 血清甲状腺球蛋白升高是复发的指标

DTCa 分期（AJCC 2010）

45 岁以下	45 岁及 45 岁以上
Ⅰ期：任何 T，任何 N，M0	Ⅰ期：T1，N0，M0
Ⅱ期：任何 T，任何 N，M1	Ⅱ期：T2，N0，M0
	Ⅲ期：T3，N0，M0 或 T1-3，N1a，M0
	Ⅳ期：
	ⅣA：T4a，N0-N1a，M0 和 T1-4a，N1b，M0
	ⅣB：T4b，任何 N，任何 M
	ⅣC：任何 T，任何 N，M1

摘自第 7 版 AJCC 分期表

诊断目录

考虑

- 绝大多数甲状腺病变为良性
- 甲状腺病变活检需要满足以下条件之一
  - 实质病变最大直径＞1cm
  - 具有明显的恶性特征，比如包膜外扩散
  - 淋巴结转移
- 任何形状的甲状腺结节如果可疑恶性肿瘤，都可以直接进行影像引导活检

典型影像表现

- 满足以下条件之一，可怀疑是 DTCa
  - 年轻女性淋巴结肿大
  - 囊性或囊实性/实性颈部淋巴结
  - 淋巴结钙化（CT）或 T1 高信号（MR）
  - 双侧颈部淋巴结（Ⅳ、VB、Ⅵ区）大
- 如果患者进行 ^{131}I 消融治疗，则应避免使用碘造影剂，因为有可能会有长达 6 个月的后遗症

参考文献

[1] Johnson NA et al：Postoperative surveillance of differentiated thyroid carcinoma：rationale，techniques，and controversies. Radiology. 249(2)：429-44，2008

[2] King AD：Imaging for staging and management of thyroid cancer. Cancer Imaging. 8：57-69，2008

（左）CECT 轴位显示部分囊性淋巴结➡️在右侧Ⅲ区。边界显示不清的异常强化结节➡️可见分隔，是转移性 DTCa 的典型影像学表现。注意右声带麻痹➡️，是甲状腺癌的另一个症状。（右）CECT 轴位显示右侧甲状腺乳头状癌➡️边界不清，向后伸入气管食管间隙累及喉返神经➡️。肿瘤与食管粘连，结构显示不清

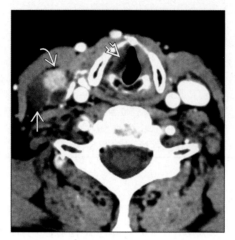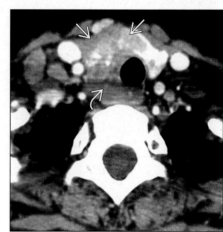

（左）甲状腺滤泡癌患者的前后位诊断性[131]I 扫描投影显示甲状腺床有大面积的摄取➡️，以及整个肺部的广泛性摄取➡️。（右）PET/CT 横断面显示大量骨转移➡️来自甲状腺滤泡癌。而乳头状癌更喜欢淋巴结扩散，滤泡癌更易发生血行转移至骨或肺

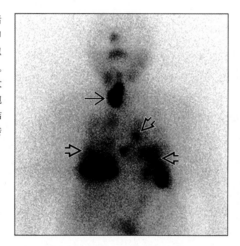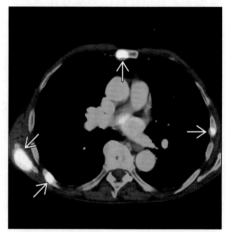

（左）既往接受过治疗的 DTCa 患者，血清甲状腺球蛋白升高但[131]I 扫描阴性，其 PET/CT 横断面显示右侧气管食管间隙有 FDG 摄取➡️，与癌症复发的影像学表现一致。（右）对咽部 SCCa 分期进行的 PET/CT 横断面扫描显示左侧甲状腺有偶然的高摄取➡️。弥漫性甲状腺摄取通常是良性的；20％的病例局灶性摄取与恶性肿瘤有关，因此必须对偶然发现的肿块进行活检，这是分化型甲状腺癌被发现的途径

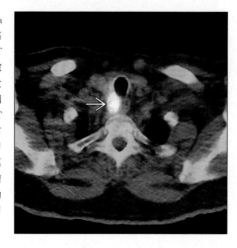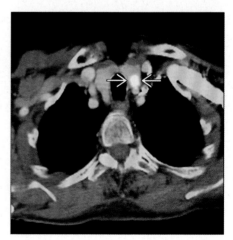

甲状腺髓样癌

概　要

术语
- 甲状腺髓样癌（MTCa）
- 由产生降钙素的甲状腺滤泡 C 细胞引起的罕见的神经内分泌恶性肿瘤
- MTCa 大多数为散发，15％～25％MTCa 具有遗传性

影像
- 边界清晰的异质性甲状腺肿块
- 大多数都有相似的淋巴结转移
- 有无肿瘤和（或）淋巴结钙化
- MTCa 不禁止静脉注射碘
- 遗传形式：常为多灶性浸润性肿瘤的年轻患者
- 超声显示不规则低回声肿块
- PET/CT 不如 FDG 那么可靠
- ^{131}I MIBG 或奥曲肽闪烁扫描发现转移

主要鉴别诊断
- 多结节性甲状腺肿
- 甲状腺腺瘤
- 甲状腺分化癌
- 甲状腺非霍奇金淋巴瘤

病理
- 两种类型的多发性内分泌肿瘤综合征
  - MEN2B：分化程度低，侵袭性更强的一种疾病
- 家族性甲状腺髓样癌（FMTC）
  - 发病晚，比 MEN 更具有惰性

临床线索
- 通常伴有甲状腺肿大
- 血清降钙素和 CEA 通常升高
- 主要为外科手术治疗±XRT
- 如果 RET 突变时，可预防性切除甲状腺

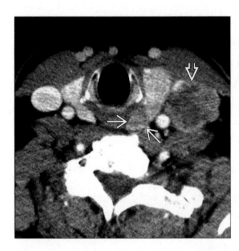

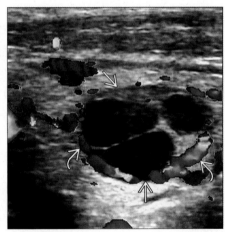

（左）CECT 横断面显示气管食管间隙内左侧甲状腺小肿块➡️，同侧密度不均匀的肿大淋巴结➡️外观提示原发性甲状腺癌，是最常见的分化癌。然而这是髓样癌的散在形式。（右）甲状腺彩色多普勒纵切面显示囊实性肿块➡️，周围血供丰富➡️，髓样癌的超声表现不一，但富血供是典型的

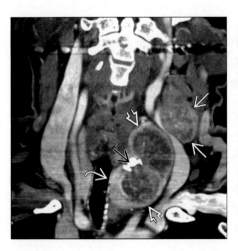

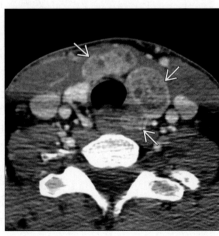

（左）CECT 冠状面显示甲状腺肿块密度不均匀但边界清楚➡️，伴有粗钙化➡️，同侧还有同样不均匀的肿大淋巴结➡️。术中发现肿瘤浸润气管壁➡️。（右）另一个患者的 CECT 横断面显示左甲状腺和峡部有多处病变➡️被证实是多灶性甲状腺髓样癌。病变都是相似的异质性，但边界清楚，没有钙化。MTCa 不禁止进行碘化对比

441

术 语

缩写

- 甲状腺髓样癌(MTCa)

同义词

- 甲状腺神经内分癌

定义

- 由产生降钙素的甲状腺滤泡 C 细胞引起的罕见的神经内分泌恶性肿瘤
- MTCa 的遗传形式
  - 多发性内分泌肿瘤(MEN)综合征
  - 家族性甲状腺髓样癌(FMTC)

影 像 学

一般表现

- 最佳诊断线索
  - 甲状腺实性变伴同侧淋巴结转移
- 定位
  - 甲状腺内
  - 淋巴结转移:Ⅵ区和上纵隔淋巴结
    - Ⅲ区和Ⅳ区及咽后淋巴结少见
- 大小
  - 2～25mm;<1cm 为微小癌
  - 可能是多灶性的,尤其是遗传形式
- 形态
  - 边界清晰的实性肿块
  - 家族型可见不同程度的浸润

CT 表现

- CECT
  - 低密度、不均匀、边界清晰的甲状腺肿块
  - 可能是多灶性的,尤其是遗传形式
  - 有或无肿瘤内和(或)转移淋巴结内的钙化
    - 微小或粗大的钙化
      - 微小钙化常提示为甲状腺乳头状癌
  - 转移的淋巴结通常表现为实性

MR 表现

- 通常为边缘清晰的肿块伴有淋巴结大
- 可看到不规则边缘和腺体外侵犯
- 淋巴结表现不典型的囊性或 T1 为与乳头状甲状腺癌类似的高信号

超声表现

- 灰阶超声
  - 低回声,边界不规则甲状腺肿块
- 彩色多普勒
  - 富血供,血管分布不均匀

核医学表现

- PET
  - 不适用于亲 FDG 的 MTCa
    - 经常导致假阴性扫描结果
    - 仅当肿瘤标志物升高但横断面影像表现正常时才考虑使用 PET
- ^{131}I MIBG
  - 允许全身淋巴结转移
- 奥曲肽闪烁扫描(In-111 普兰肽)
  - 由于生理性肝脏摄取可能会错过肝脏转移
- C-11 蛋氨酸被证实对 MTCa 可能有治疗效果

成像建议

- 最佳成像技术
  - 超声最常用于甲状腺结节的初步评估
    - FNA 可以同时进行
  - CECT 用于对颈部和纵隔淋巴结进行评估
    - 与分化型甲状腺癌相比,碘造影剂无禁忌
- 标准化建议
  - CECT 必须对纵隔淋巴结进行评估

鉴别诊断

多结节性甲状腺肿

- 腺体肿大,多发结节
- 大颗粒钙化

甲状腺腺瘤

- 无包膜外侵犯的局灶性肿块
- 无颈部淋巴结

甲状腺分化癌

- 最常见的甲状腺肿瘤
- 实性或囊性淋巴结转移

甲状腺非霍奇金淋巴瘤

- 甲状腺浸润伴弥漫性肿大
- 很少发现钙化或坏死

甲状腺髓样癌

病理学

一般表现

- 病因学
  - 75%～85%为散发 MTCa
    - 病因不明
    - 与先前存在的甲状腺疾病无关
  - 15%～25%为遗传性 MTCa
    - 多发和(或)浸润性更常见
  - 2 型多发性内分泌肿瘤(MEN)综合征
    - 常染色体显性遗传综合征
    - MEN2A:多灶性 MTCa,嗜铬细胞瘤,甲状旁腺增生,甲状旁腺功能亢进
    - MEN2B:MEN2A 合并嘴唇、舌头、消化道和结膜的黏膜神经瘤
      - 年轻患者的肿瘤侵袭性更高
  - 家族性甲状腺髓样癌(FMTC)
    - 常染色体显性,没有染色体异常只是单纯肿瘤的是 MTCa
    - 起病晚,比 MEN 惰性大
- 遗传学
  - 与 10q11.2 号染色体上 RET 原癌基因突变有关
    - 100%家族遗传性和 40%～60%散发病例
    - MTCa 患者家庭成员 RET 突变的筛选

分期、分级和分类

- 美国癌症联合委员会(AJCC)分期(2010 年第 7 版)
  - TNM 分期适用于 DTCa
  - 当多灶性肿瘤,以最大肿瘤决定分期

大体病理和外科特征

- 实质,质硬,局限性,无包膜
  - 棕褐色,粉色切面,可能有明显的钙化
- 仅有较大病变有坏死和出血

显微表现

- 细胞质内具有大而圆形的颗粒,多边形细胞增殖
- 细胞蛋白可分为血管基质、玻璃样变、淀粉样变
- 80%的病例降钙素强染色
  - 癌胚抗原(CEA)、嗜铬粒蛋白 A 和神经特异性烯醇化酶也可进行染色

临床线索

表现

- 最常见体征(症状)
  - 无痛甲状腺结节
  - 吞咽困难、声音嘶哑、疼痛较少见
  - 血清降钙素升高
    - 用作评估疾病程度和治疗后监测的筛选工具
- 其他症状(体征)
  - 降钙素升高引起腹泻
  - 副肿瘤综合征较少见,如库欣综合征或类癌综合征
  - 其他血清标志物也可能升高
    - 癌胚抗原
    - 嗜铬粒蛋白 A
- 临床概况
  - 颈部较小肿块的中老年人或有 MEN 家族史者经筛检发现肿瘤

人口统计学资料

- 年龄
  - 散发的:平均年龄 50 岁
  - 遗传的:平均年龄 30 岁
  - 小儿科的 MTCa 通常被遗传,尤其是 MEN2B
- 性别
  - 白种人儿童中的女性多于男性
- 流行病学
  - 5%～10%的甲状腺恶性肿瘤
  - 14%的甲状腺癌死亡率
  - 10%的儿童甲状腺恶性肿瘤(MEN2)

自然病史和预后

- 可能通过局部浸润、淋巴管或血液系统转移
- 高达 75%的患者出现淋巴结病变
- 肺、肝、骨等远处转移
- 肺转移常呈粟粒状,类似结核
- 总体 5 年生存率 72%;10 年生存率 56%
- 预后较好的指标
  - 女性,手术年龄较小

甲状腺髓样癌

MTCa 分期表（AJCC 2010）

肿瘤分期表（T）	淋巴结分期（N）
T1a：甲状腺≤1 cm	N1a：Ⅵ级（气管前、气管旁、喉前淋巴结）
T1b：甲状腺>1 cm 或≤2 cm	N1b：任何其他颈淋巴结或上纵隔
T2：甲状腺内>2 cm 或≤4 cm	
T3：甲状腺内>4 cm 或最小甲状腺外延伸	转移（M）
T4a：明显的甲状腺外延到喉气管，食管	M0：不远处转移
T4b：侵袭椎前筋膜或周围颈动脉血管	M1：远处转移

改编自第 7 版 AJCC 分期表

- ○ FMTC 和 MEN2A 综合征
- ○ 肿瘤<10cm，无结节，早期病变
- ○ 术前 CEA 正常，完全手术切除

治疗
- 原发性肿瘤与区域性淋巴结切除
  - ○ 甲状腺全切除术，Ⅵ级±上纵隔淋巴结
  - ○ 颈外侧淋巴结阳性时切除Ⅱ-Ⅴ级
- 广泛软组织侵犯或囊外淋巴结扩散时的辅助放射治疗
- 如果检测到家族性 RET 突变，则进行预防性甲状腺切除术
  - ○ FMTC 和 MEN2A：5－6 岁的甲状腺切除术
  - ○ MEN2B：婴儿期甲状腺切除术

诊断目录

考虑
- 考虑年轻患者或多灶性肿瘤的家族综合征

影像解该要点
- 影像学表现可模拟分化型甲状腺癌（DTCa）

- ○ 像 DTCa 的非囊性结节
- ○ 先天性的与典型的 DTCa T1 强化方式不同
- ○ MTCa 钙化可能更粗
- ○ MTCa 更多的是多灶性的

报告提示
- CT/MR 对检测淋巴结疾病很重要
  - ○ 图像扫描至上纵隔的淋巴结
  - ○ 寻找远处转移
- 不建议将 PET/CT 检查作为 FDG 亲和力变量

参考文献

[1] American Thyroid Association Guidelines Task Force et al：Medullary thyroid cancer：management guidelines of the American Thyroid Association. Thyroid. 2009 Jun；19(6)：565-612. Review. Erratum in：Thyroid. 19(11)：1295，2009

甲状腺髓样癌

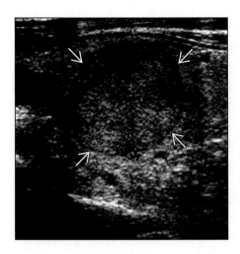
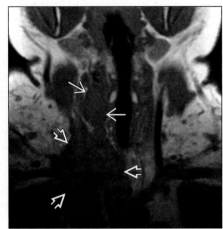

（左）纵向超声显示甲状腺区内清晰可见的实性肿块➡️，伴有低回声晕。这与腺瘤或分化癌没有区别。（右）甲状腺切除术后的多灶性原发性髓样癌患者行冠状位 T1WI 磁共振检查，显示右甲状腺床局灶性复发➡️，上纵隔浸润范围较大➡️，血管周围压迫右颈静脉，这也被证明是复发性髓样癌

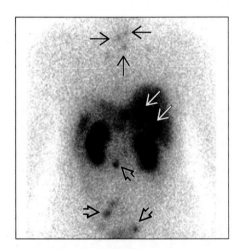
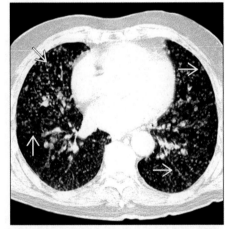

（左）奥曲肽扫描后视图显示来自 MTCA 的甲状腺床内的多灶性髓质摄取➡️。下脊柱和骶骨内多个摄取病灶代表骨转移➡️，而且可能存在肝转移➡️。（右）CECT 轴位显示肺内多发散在分布的微小结节➡️。髓样癌和甲状腺分化癌都能产生粟粒型的肺转移，这应该与粟粒型肺结核区别开来

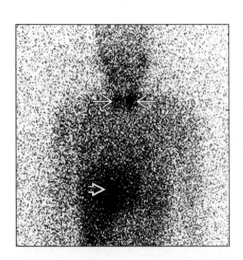
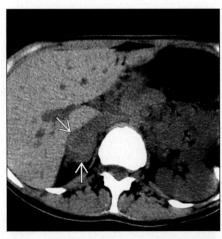

（左）MIBG 扫描的正面显示双侧甲状腺床的摄取➡️，表现为多灶性原发性甲状腺髓样癌。右肾上腺也有摄取➡️，与嗜铬细胞瘤一致，这例患者被证实患有 MEN2B 综合征。（右）同1 例患者的腹部 CECT 轴位显示一个不均匀的肿块替代了右肾上腺➡️，与肾上腺嗜铬细胞瘤一致

间变性甲状腺癌

概　要

术语
- 间变性甲状腺癌（ATCa）
- 侵袭性未分化甲状腺肿瘤
- 由甲状腺分化癌（DTCa）或多结节性甲状腺肿（MNG）引起

影像
- 大的、不均匀的浸润性甲状腺肿块
- 大多数有坏死、出血、钙化
- 侵犯周围组织和间隙
- 40%的人通常有坏死的淋巴结
- US：不足以达到诊断目的
- PET/CT：FDG 显像，但被认为是不必要的检查手段
- 骨扫描：更常用于骨转移
- 所以 ^{123}I 或碘 ^{131}I 不浓缩碘显像没有用，但碘对比剂增强 CT 没有问题

主要鉴别诊断
- 甲状腺非霍奇金淋巴瘤
- 甲状腺髓样癌
- 多结节性甲状腺肿
- 甲状腺腺瘤
- 甲状腺分化癌

病理
- 50%远处转移：肺、骨、脑
- 所有 ATCa 分期为 T4、Ⅳ 期肿瘤

临床线索
- 老年人肿瘤发病：平均年龄 71 岁
- 颈部肿块迅速生长、大、疼痛
- 甲状腺恶性肿瘤占有 1%～2%，但因甲状腺疾病死亡的占 39%
- 致死性肿瘤；平均生存期 6 个月
- 治疗通常是姑息性的

（左）轴位 CECT 显示大的、不均匀的、以右侧为主的甲状腺肿块➡️伴有大量低密度坏死➡️。肿块不能从带状肌肉中分离出来，并渗透到环甲状腺膜到气管腔➡️。（右）超声图像显示右甲状腺叶完全被大而不均匀的分叶实性肿块所取代➡️，边缘不规则。没有明显的内部钙化。彩色多普勒显示外周血管明显➡️

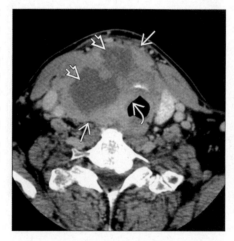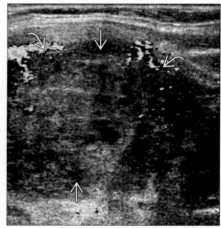

（左）气管切开术后有出现喘鸣音的患者的轴位 T2WI MR 显示有多发的明显信号丢失区域➡️，提示纤维化、钙化（CT上不明显），或有含铁血黄素沉积。T2 像显示环绕气管的病变表示为分泌物和浸润性肿瘤➡️。（右）同 1 例患者的轴位 T1WIC＋MR 显示了这种侵袭性、异质性增强肿瘤的浸润性➡️，累及带状肌肉和其他甲状腺外组织

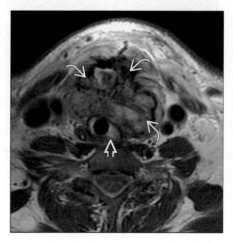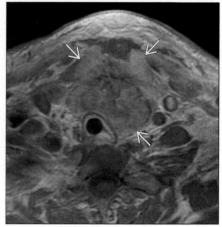

间变性甲状腺癌

术　语

缩写
- 间变性甲状腺癌(ATCa)

别名
- 甲状腺未分化癌

定义
- 侵袭性、致死性甲状腺恶性肿瘤
  - 由甲状腺分化癌(DTCA)或多结节性甲状腺肿(MNG)引起

影像学

一般表现
- 最佳诊断线索
  - 老年女性甲状腺不均匀浸润性肿块
- 位置
  - 开始于甲状腺,但经常跨空间
- 大小
  - 通常在外观上>5 cm
- 形状
  - 大的、不均匀的浸润性甲状腺肿块

CT 表现
- CECT
  - 混杂密度的、具有侵袭性的肿块
  - 75%有坏死和出血
  - 60%有钙化;通常是致密的、不规则形的
    - 可能来自潜在的 MNG
  - 侵入周围结构:喉、气管、喉返神经、食管
  - 侵犯邻近舌骨下的颈部空间
  - 40%的颈淋巴结大
    - 50%的转移结节出现坏死

MR 表现
- T1WI
  - 不均匀性侵袭性肿瘤伴腺病
  - 出血、坏死和钙化可能导致异质性混合信号
- T2WI
  - 典型的扩散性高信号,但可变
- T1WI C+
  - 中度到显著的不均匀性增强

超声表现
- 灰阶超声
  - 定义不明的,侵袭性,低回声肿块

核医疗学结果
- 骨扫描
  - 最常用的核医学检查骨转移
- PET/CT
  - 虽然 ATCA 具有较高的 FDG 亲和力,但不保证成本较低,分期足够
- ^{123}I 或 ^{131}I 扫描
  - 不浓缩碘由于细胞高度未分化
  - 不用于评估或治疗 ATCa

成像建议
- 最佳影像检查方法
  - 如果觉得可疑 ATCa 诊断,则 CECT 足够
  - 当诊断不明时,颈纵隔 MR 是分期的首选检查
- 标准化建议
  - 影像上注意发现淋巴结转移

鉴别诊断

甲状腺非霍奇金淋巴瘤
- 更均匀的肿块,很少钙化或坏死
- 与桥本甲状腺炎有关

甲状腺髓样癌
- 与早期 ATCa 的形态大致相仿

多结节性甲状腺肿
- 甲状腺肿大伴多发结节
- 无浸润性特征或淋巴结

甲状腺腺瘤
- 无淋巴结大的非侵袭性甲状腺内肿块
- 可能有大出血和大小迅速增加

甲状腺分化癌
- 单侧甲状腺肿块±细钙化±囊性腺病

病理学

一般表现
- 病因

间变性甲状腺癌

头颈部肿瘤影像学——诊断、分期、监测

ATCa 分期表

肿瘤分期表(T)

所有甲状腺未分化癌均考虑为 T4 期

T4a:局限于甲状腺内的间变性癌

T4b:向甲状腺外侵犯的间变性癌

摘自第 7 版 AJCC 分期表

- 出现在缺碘区域和先前存在的甲状腺病的环境中
  - 33%多结节性甲状腺肿
  - 25%甲状腺分化癌
  - 可能是由促甲状腺生长激素长期分泌引起的
  - 被认为是由内胚层衍生的滤泡细胞产生的
    - 不浓缩碘或表达甲状腺球蛋白
  - 血管内皮生长因子(VEGF)诱导的血管生成,对肿瘤生长很重要
- 相关异常
  - 远处转移占 50%
    - 肺、骨骼和大脑

分级、分期和分类
- 改编自美国癌症联合委员会(AJCC)2010 表
- 甲状腺发育不全分期为 T4 肿瘤
  - T4a=局限于甲状腺
  - T4b=甲状腺外侵犯
- 所有甲状腺发育不全被认为是 T4 期
  - ⅣA 期=T4a
  - ⅣB 期=T4b
  - ⅣC 期=M1

大体病理和外科特征
- 穿透甲状腺囊的侵袭性肿块

显微表现
- 有丝分裂活性高,有大量浸润
- 常见坏死、出血和钙化
- 发现鳞状上皮细胞和巨细胞变种
- 25%有伴随性 DTCa
- 一些病理学家把间变性癌和未分化癌区分开来
  - 但 AJCC 把它们认为是同一类的

临床线索

表现
- 最常见的体征(症状)
  - 颈部肿块迅速生长、肿大、疼痛
  - 50%的患者有局部侵袭的相关症状
    - 喉或气管:呼吸困难
    - 30%喉返神经:声音嘶哑
    - 食管:吞咽困难
- 其他症状(体征)
  - 诱发因素:既往 MNG、颈部放射
  - 检查时:甲状腺肿块,通常>5 cm
    - 报道显示 40%的患者有淋巴结大

人口统计学资料
- 年龄
  - 通常 70—80 岁
    - 平均年龄 71 岁
- 性别
  - 女男比=3:1
- 流行病学
  - 罕见,1%~2%的甲状腺恶性肿瘤
  - 39%的甲状腺癌死亡

自然病史和预后
- ATCa 是最具侵袭性的肿瘤之一
  - 平均生存期 6 个月
  - 死亡率:70% 的 6 个月内死亡,80%的 12 个月内死亡
- 较少出现的严重预后
  - 年龄<60 岁,甲状腺内肿瘤,使用联合手术和放射治疗
- 通常死于气道阻塞或肺转移并发症

治疗
- 治疗通常是姑息性的

间变性甲状腺癌

- 多模态手术±放射治疗和化疗
  - 如果能早期诊断或肿瘤未扩散到甲状腺以外,则应积极治疗

诊断目录

考虑

- 如果颈部肿块较大,应首先考虑鉴别甲状腺癌;不应进行碘造影对比检查
  - NECT、MR 或超声波
- 碘化造影剂不适用于间变性癌

影像解读要点

- 快速增大的甲状腺肿块:ATCa 或甲状腺 NHL,或腺瘤出血
  - NHL 通常比 ATCA 更均匀
  - ATCa 更常有出血、钙化
  - ATCa 倾向于老年患者

报告提示

- 间变性癌属于 T4 期肿瘤
  - 局限于甲状腺内=T4a=ⅣA 期
  - 甲状腺外侵犯=T4b=ⅣB 期
  - 远处转移=M1=ⅣC 期

参考文献

[1] Baroli A et al: Anaplastic thyroid carcinoma. Practical aspects of multimodal therapy and data emerging from a 40-year experience at a single Italian institution. Minerva Endocrinol. 35(1):9-16,2010

[2] Smallridge RC et al: Anaplastic thyroid carcinoma: pathogenesis and emerging therapies. Clin Oncol (R Coll Radiol). 22(6):486-97,2010

[3] Swaak-Kragten AT et al: Multimodality treatment for anaplastic thyroid carcinoma--treatment outcome in 75 patients. Radiother Oncol. 92(1):100-4,2009

[4] Bogsrud TV et al: 18F-FDG PET in the management of patients with anaplastic thyroid carcinoma. Thyroid. 18(7):713-9,2008

[5] Chen J et al: Surgery and radiotherapy improves survival in patients with anaplastic thyroid carcinoma: analysis of the surveillance, epidemiology, and end results 1983-2002. Am J Clin Oncol. 31(5):460-4,2008

[6] Chiacchio S et al: Anaplastic thyroid cancer: prevalence, diagnosis and treatment. Minerva Endocrinol. 33(4):341-57,2008

[7] Neff RL et al: Anaplastic thyroid cancer. Endocrinol Metab Clin North Am. 37(2):525-38, xi,2008

[8] Volante M et al: Poorly differentiated thyroid carcinoma: diagnostic features and controversial issues. Endocr Pathol. 19(3):150-5,2008

[9] Kebebew E et al: Anaplastic thyroid carcinoma. Treatment outcome and prognostic factors. Cancer. 103(7):1330-5,2005

[10] Wiseman SM et al: Anaplastic transformation of thyroid cancer: review of clinical, pathologic, and molecular evidence provides new insights into disease biology and future therapy. Head Neck. 25(8):662-70,2003

[11] Ishikawa H et al: Comparison of primary thyroid lymphoma with anaplastic thyroid carcinoma on computed tomographic imaging. Radiat Med. 20(1):9-15,2002

(左)CECT 横断面显示局限于甲状腺内的肿块➡️,边界清晰,有囊性变和包膜强化,类似于胶样囊肿。局限于甲状腺的 AT-Ca 不常见,分期为 T4a 期,预后稍好。(右)另 1 例患者的 CECT 横断面表现为左甲状腺叶的均匀肿块➡️,侵犯甲状腺外组织,包绕颈动脉➡️,左气管食管间隙消失⏩

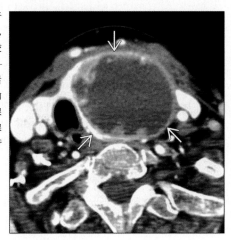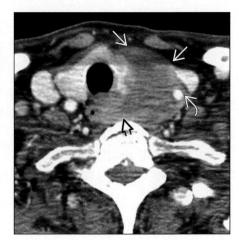

(左)纵斜切面超声显示边界清晰的肿块➡️回声不均匀,坏死灶面积小⏩,超声检查结果无特异性,但涉及肿瘤的,应推荐穿刺活检。(右)PET/CT 横断面合成图像显示大量明显的亲FDG 的肿块➡️,从左甲状腺侵犯周围组织。PET/CT 通常不用于所有 T4 期肿瘤,第Ⅳ阶段疾病

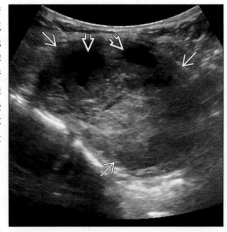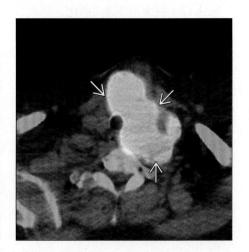

(左)CECT 横断面显示双侧广泛的坏死淋巴结➡️与胸锁乳突肌深部粘连不清,且压迫颈静脉➡️。右侧淋巴结肿块密度不均,与低密度甲状腺浸润性肿块相连⏩。(右)另 1 例患者的CECT 横断面显示右上纵隔内体积较大的不均匀低密度肿块➡️,侵犯气管壁⏩,并包绕右侧颈总动脉➡️

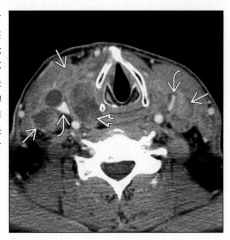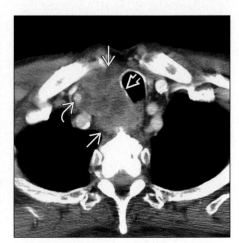

甲状旁腺癌

概　要

术语
- 甲状旁腺癌(PTCa)
- 由甲状旁腺引起的低度恶性肿瘤

影像
- 通常在甲状腺后方,>3cm
- 体积大,厚壁,提示恶性肿瘤
- 通常与 PT 腺瘤难以区分
- PTCa 可能损害更大±转移;与腺瘤相比,患者更年轻
- ^{99m}Tc sestamibi 是最重要的影像学检查手段
- 定位甲状旁腺功能亢进的来源
- 超声是除闪烁法之外最敏感的
- 超声:低回声,边界清晰
- CECT/MR:对异位腺肿瘤和侵袭性疾病的评估十分有用

主要鉴别诊断
- 甲状旁腺腺瘤
- 甲状腺腺瘤
- 甲状腺分化癌

病理
- 80％分化良好

临床线索
- 患者出现严重高钙血症
- 最常见于 40—50 岁,男女患病率相等
- 5 年生存率为 70％～85％

诊断目录
- PTCa 较少使用和 PT 腺瘤的临床表现相似和X 线摄影
- 通常直到病理评估前怀疑是 PTCa

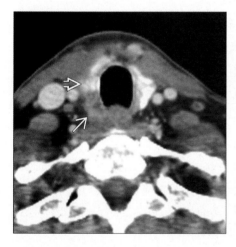
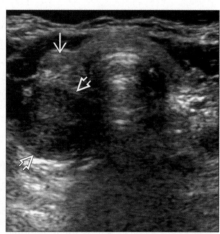

(左)CECT 横断面显示边界不清的肿块➡️位于右侧气管食管间隙内,浸润了整个右甲状腺叶➡️前方,代表甲状旁腺癌。这个表现区别于甲状旁腺腺瘤、外生性甲状腺腺瘤或癌。(右)甲状腺峡部超声纵切面显示均匀的低回声块➡️位于右甲状腺叶后➡️甲状腺前移。病变轮廓清晰,被诊断为甲状旁腺癌

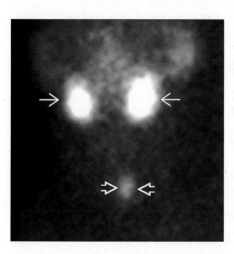
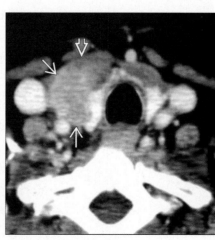

(左)^{99m}Tc Sestamibi 晚期额闪烁扫描显示颌下腺摄取正常,但是有一个异常病灶➡️,位于左下颈部,为甲状旁腺癌➡️。和甲状旁腺腺瘤看起来是一样的。(右)CECT 横断面显示一个大的甲状腺肿块,边界不清,侵犯了带状肌➡️。尽管大多数甲状旁腺癌发生在甲状腺后方➡️,但也可能发生在甲状腺内,与原发性甲状腺癌难以区分

甲状旁腺癌

术　语

缩写
- 甲状旁腺癌（PTCa）

定义
- 甲状旁腺低度恶性肿瘤

影 像 学

一般表现
- 最佳诊断线索
  - 甲状腺内均匀的肿块，伴甲状腺肿大，病灶侵犯周围软组织
- 定位
  - 通常在甲状腺后方，也可能在甲状腺内
  - 很少由异位甲状旁腺引起
- 大小
  - 通常＞3cm；通常比腺瘤大
- 形态学
  - 通常边界清晰，可能会侵犯周围组织

核医学表现
- ^{99m}Tc sestamibi 检查是最重要的影像学检查手段
  - 定位甲状旁腺功能亢进的来源
  - SPECT/CT 融合有用

超声表现
- 灰阶超声
  - 卵圆形，甲状腺后边缘清楚的肿块
  - 与腺瘤的声像图相似
    - 范围大、厚包膜提示癌
  - 除 Sestamibi 检查技术，超声检查最敏感
- 彩色多普勒
  - 富血供更倾向于提示癌而不是腺瘤

CT 表现
- CECT
  - 对转移癌，特别是纵隔的转移癌用处较大
  - 有助于评估肿瘤转移的程度
  - 对评估是否术后复发的无效

成像建议
- 最佳检查方法
  - 首选 ^{99m}Tc Sestamibi，然后用超声或 CECT 确认

鉴别诊断

甲状旁腺腺瘤
- 通常与 PTCa 难以区分

甲状腺腺瘤
- 边界清晰的甲状腺内肿块

甲状腺分化癌
- 边界模糊的甲状腺内肿块±淋巴结
- 通常比 PTCa 更容易转移

病 理 学

一般表现
- 骨小梁型、有丝分裂像、粗纤维带、包膜和（或）血管侵犯

分期、分级和分类
- 80％为良性

临 床 线 索

表现
- 最常见的体征（症状）
  - 严重的高钙血症
    - 疲劳、骨和关节疼痛、头痛、抑郁、消化系统症状、结石
- 其他症状（体征）
  - 与甲状旁腺功能亢进肿瘤综合征（HPT-JT）相关
    - 常染色体显性遗传，chr1q25-q31
    - 甲状旁腺肿瘤＋颌骨纤维骨肿瘤
    - 有无肾错构瘤、多囊肾、Wilms 瘤

人口统计学资料
- 年龄
  - 通常为 40－50 岁；范围：8－85 岁
    - 患者年龄平均比 PT 腺瘤年轻
- 性别
  - 男＝女；注意，腺瘤女＞男
- 流行病学
  - 非常罕见，在英文文献中小于 1000 例
  - ＜1％的甲状旁腺功能亢进

甲状旁腺癌

自然病史和预后

- 缓慢、无痛性生长
- 5 年生存率为 70%～85%
- 肿瘤大小和淋巴结不能预测结果
- 高钙血症比肿瘤更可能导致死亡

治疗

- 肿瘤切除术是治疗的主要手段
  - 通常包括Ⅵ区淋巴结清扫
  - 放射辅助治疗有争议

诊断目录

影像解读要点

- 甲状旁腺癌是罕见的，临床和影像学上类似于腺瘤，除非病理诊断，一般不怀疑是甲状旁腺癌

报告提示

- 甲状旁腺功能亢进的褐色肿瘤不应误认为是骨转移

参考文献

[1] Dudney WC et al：Parathyroid carcinoma. Otolaryngol Clin North Am. 43(2)：441-53，xi，2010
[2] Fakhran S et al：Parathyroid imaging. Neuroimaging Clin N Am. 18(3)：537-49，ix，2008

甲状舌管囊肿癌

概　要

术语
- 胚胎性甲状舌管残余引起的恶性肿瘤

影像
- CECT 或 MR：最常见于 TGD 囊肿内的实质成分±钙化
- 可能发生在从舌根到下颈部的异位甲状腺组织内的实性肿瘤
- CECT 更容易显示钙化
- 超声：显示甲状腺舌管囊肿内实质钙化
- PET：癌可能是亲 FDG

主要鉴别诊断
- 甲状舌管囊肿
- 舌甲状腺
- 口腔皮样和表皮样

病理
- <95％的 TGDCa 为乳头状甲状腺癌
- <5％为鳞状癌，侵袭性更强

临床线索
- 颈部正中肿块扩大；无症状需与良性甲状腺舌管囊肿鉴别
- 最常见于成人；平均 40 岁
- 小于 2％的 TGD 囊肿为癌

诊断目录
- TGD 囊肿中存在实性成分可能是由于先前的炎症所致
- 钙化的存在更支持 TGDCa
- 在甲状舌管囊肿切除术前报告并考虑 FNA
- 评估是否存在正常甲状腺组织

(左)CECT 冠状面显示颈部正中位的囊性肿块➡与舌骨粘连不清➡，囊肿上部软组织见明显强化，内可见致密的钙化➡。(右)另 1 例患者的 CECT 矢状面重建，在舌骨下见实性异质性肿块➡，其下见局灶性钙化➡，舌骨上可见少量实性异位组织残留➡，在下颈部未见正常的甲状腺

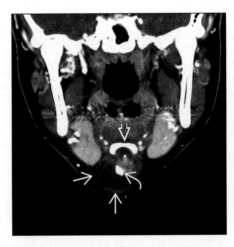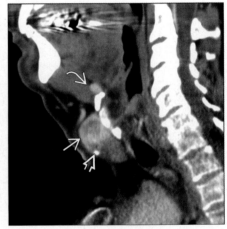

(左)经声门下的 CECT 横断面显示正中位密度混杂的囊性肿块➡。位于舌骨下带状肌内，声门及声门下后内肿块的囊性成分为黏膜➡。在喉外囊性肿块内，可见 1 个强化呈高密度的结节伴点状钙化➡。(右)另 1 例患者的 T2WI MR 矢状位显示舌骨下高信号的多叶囊性肿块➡，其上部实性结节信号强度由中等到低➡这些结节信号相对增高，是 1 个甲状腺舌管癌（TGDCA）

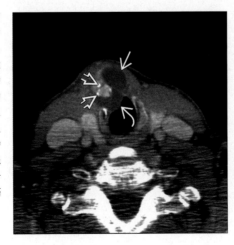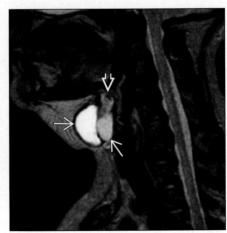

甲状舌管囊肿癌

术 语

缩写

- 甲状腺舌管癌（TGDCa）

定义

- 胚胎性甲状舌管残余引起的恶性肿瘤（TGD）
  - 最常见于甲状舌管囊肿

影 像 学

一般表现

- 最佳诊断线索
  - 甲状舌管（TGD）囊肿内的实性成分±钙化成分
  - 混杂密度的异位甲状腺组织±钙化
- 位置
  - 从舌根（盲孔）到下颈部可能出现异位甲状腺组织
  - 50％的 TGD 囊肿位于舌骨水平附近
    - 25％舌骨上，25％舌骨下
- 尺寸
  - 囊性成分大小可变
  - 肿瘤成分通常很小（约 1cm）

CT 表现

- CECT
  - 舌骨上中央或舌骨下正中旁囊性肿块
    - 寻找实性成分±钙化
    - 可直接看到侵袭性实性肿瘤
  - 肿瘤可能在实性异位甲状腺内
    - 寻找更多不均匀成分±钙化
  - 单纯炎症不常见钙化

MR 表现

- 甲状腺舌管囊肿内的实性成分
- TGD 囊肿 T1 和 T2 信号混杂
  - 依赖甲状腺球蛋白、炎症、出血

超声表现

- 灰阶超声
  - 无回声或低回声中线颈部肿块
    - 寻找实性成分±钙化的回声

核医学表现

- PET/CT
  - 甲状腺舌管囊肿内可见 FDG 摄取
    - 对恶性肿瘤无特异性

成像建议

- 最佳成像工具
  - CECT 可显示与癌相关的钙化
  - CT 和 MR 均显示实性和囊性成分
- 标准化建议
  - CECT：软组织和骨窗查看囊肿是否钙化

鉴别诊断

甲状舌管囊肿

- 中线结构先天性肿块
- 囊性，有无多房性；有无实性成分

舌甲状腺

- 先天性甲状腺功能衰竭
- 颈部甲状腺缺失或甲亢
- 很少并发癌

口腔皮样和表皮样

- 口腔底部或颌下腺区域有囊性或含脂肪的肿块
- 与舌骨无关

病 理 学

显微表现

- 65％的 TGD 囊肿壁内有甲状腺组织
- ＜95％的 TGDCA 是乳头状甲状腺（PTC）
  - ＜5％为鳞癌，侵袭性更强
- 经皮动脉腔内成形术（PTC）常可发现砂粒体，CT 上可见钙化

临床线索

表现

- 最常见体征（症状）
  - 颈部中线肿块异常增大；无症状与良性甲状腺舌管囊肿鉴别

人口统计学资料

- 年龄
  - 最常见的成人；平均值＝40 岁
  - 报告的儿科病例；平均值＝13 岁

甲状舌管囊肿癌

- 性别
  - 女性中的癌稍多见
- 流行病学
  - ＜2％的甲状舌管（TGD）囊肿有癌。
    - 一个成人病例观察组报道了甲状腺舌管癌（TGDCa）发病率约 6.5％。

治疗
- 完全切除 TGD（西斯特朗克手术）
- TGDCA 治疗经常需要行甲状腺切除术

诊断目录

考虑
- 实性成分的存在可能是由先前的炎症引起的

  - 在甲状舌管（TGD）囊肿切除术前应考虑 FNA
- 钙化的存在更支持甲状腺舌管癌（TGDCa）

图像解读要点
- 任何甲状舌管（TGD）囊肿的影像学研究都应仔细评估其实性成分和钙化成分
- 注意是否存在正常甲状腺组织

参考文献

[1] Motamed M et al：Thyroglossal duct carcinoma. Currt Opin Otolaryngol Head Neck Surg. 12（2）：106-9，2004

（刘　刚 **译** 周　钊 **校**）

第九部分

淋巴瘤

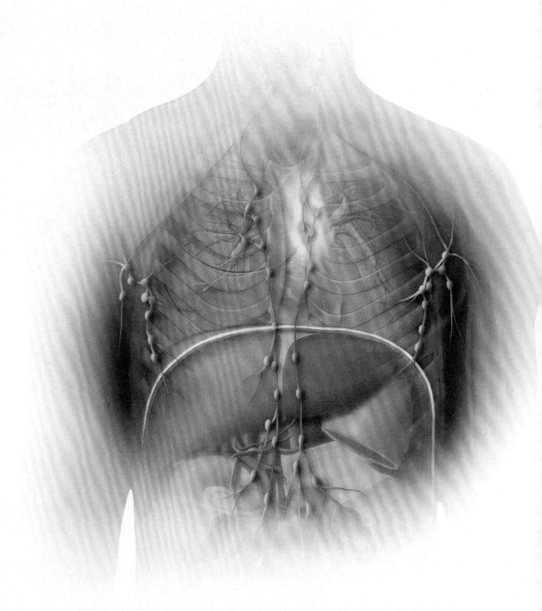

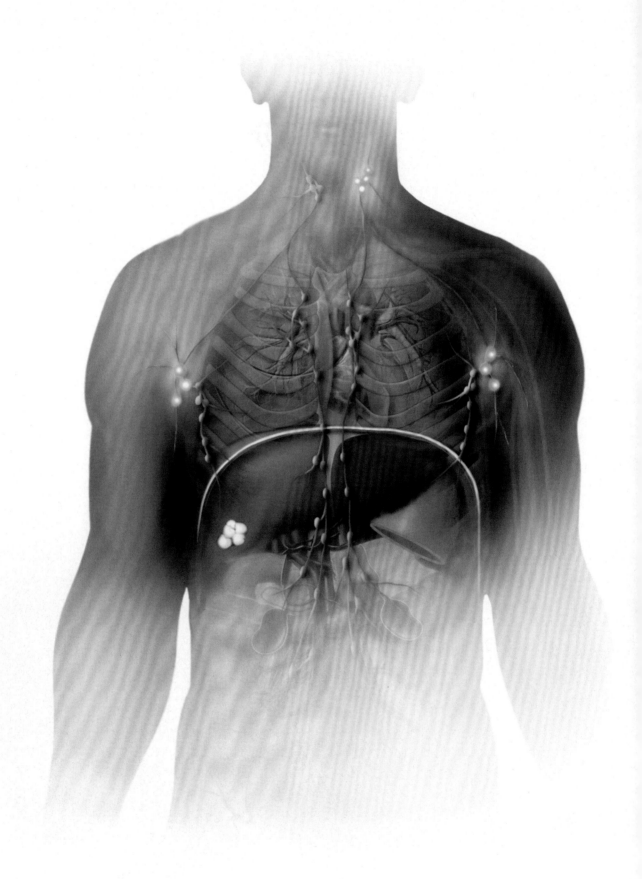

分期:淋巴瘤

安阿伯分类和美国癌症联合委员会分期/预后组　　根据第7版美国癌症联合委员会分期形式改编

分期　定义

Ⅰ　累及单一区域淋巴结(如结节区、咽淋巴环、胸腺或脾)(Ⅰ);或局限性累及一个结外器官或位点,无任何淋巴结受累(ⅠE)(霍奇金淋巴瘤罕见)

Ⅱ　累及横膈同侧2个以上的淋巴结区(Ⅱ);或局限性累及1个淋巴结结外器官或部位,并区域内淋巴结受累,有或无横膈同侧其他淋巴结区受累(ⅡE)。所涉及的区域数可以由下标表示,如Ⅱ3

Ⅲ　累及横膈两侧淋巴结区(Ⅲ),也可能伴随着相邻的淋巴结受累(ⅢE),或脾受累(ⅢS)或两者都有(ⅢE,S)。脾受累由字母S标识

Ⅳ　弥漫性或播散性累及1个以上的结外器官。伴或不伴淋巴结转移;或孤立的结外器官受累,邻近区域无淋巴结受累但远处有受累(S)。第Ⅳ期包括肝或骨髓、肺(除其他部分直接蔓延),或脑脊液任一受累

　　淋巴结区域定义:目前公认的核心结节区域分类是右颈淋巴结(包括颈部、锁骨上、枕、耳前淋巴结)和左颈淋巴结,右腋窝、左腋窝,右锁骨下或左锁骨下淋巴结,纵隔淋巴结,右肺门淋巴结,左肺门淋巴结,腹主动脉旁淋巴结、肠系膜淋巴结、右侧盆腔淋巴结,左侧盆腔淋巴结,右腹股沟淋巴结和左腹股沟淋巴结

　　A和B分类(症状):每个阶段应被归类为A或B,根据有或无全身症状。这些症状如下:

(1)发热:不明原因发热>38℃

(2)夜间盗汗:大汗淋漓(如那些需要更换床上用品的人)

(3)体重减轻:诊断前6个月体重不明的下降超过10%

淋巴瘤患者常用的预后系统

预后系统	危险因素
非霍奇金淋巴瘤(NHL)的国际预后指数(IPI)中的危险因素	年龄≥60岁
	体能降低(如脑电图≥2)
	LDH升高
	≥2个结外部位的受累安阿伯分类第Ⅲ或Ⅳ阶段血清清蛋白<4g/dl
霍奇金淋巴瘤国际预后评分(LPS)中的危险因素	血红蛋白<10.5g/dl
	年龄≥45岁
	男性
	安阿伯分类第Ⅳ阶段
	白细胞计数≥15×10⁹/L
	淋巴细胞减少症<0.6×10⁹/L或<8%

　　脑电图是东部肿瘤合作组体力状况的范围和标准。发表在《美国临床肿瘤学杂志》上 5:649-55,1982

分期:淋巴瘤

国际皮肤淋巴瘤组织/欧洲癌症治疗研究组织对蕈样肉芽肿和塞扎里综合征分期的修订

分期	T	N	M	累及外周血
ⅠA	T1	N0	M0	B0,B1
ⅠB	T2	N0	M0	B0,B1
ⅡA	T1,T2	N1,N2	M0	B0,B1
ⅡB	T3	N0-2	M0	B0,B1
Ⅲ	T4	N0-2	M0	B0,B1
ⅢA	T4	N0-2	M0	B0
ⅢB	T4	N0-2	M0	B1
ⅣA1	T1-4	N0-2	M0	B2
ⅣA2	T1-4	N3	M0	B0-2
ⅣB	T1-4	N0-3	M1	B0-2

蕈样肉芽肿和塞扎里综合征的淋巴结组织病理分期

最新的 ISCL/EORTC 分期	荷兰系统	NCT-VA 分期
N1	1级:皮肤病的淋巴结病(DL)	LN0:没有异型淋巴细胞 LN1:偶然和孤立的非典型淋巴细胞(不按簇排列) LN2:许多非典型淋巴细胞或 3-6 细胞簇
N2	2级:DL;蕈样肉芽肿早期参与(脑回状核节点结构保存存在>7.5μm)	LN3:非典型淋巴细胞聚集;保留淋巴结结构
N3	3级:淋巴结部分消失;许多非典型脑单核细胞(CMCs) 4级:完全消失	LN4:非典型淋巴细胞或肿瘤细胞部分/完全清除淋巴结结构

分期:淋巴瘤

Ⅰ阶段

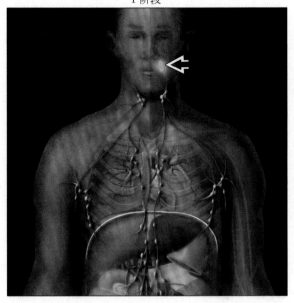

图解说明淋巴瘤局限于咽淋巴环中的腭扁桃体➡,属于第一阶段;按照安阿伯分类,颈淋巴结部位分为 2 组:①咽淋巴环;②颈、枕上、锁骨上和耳前淋巴结

ⅠE 期

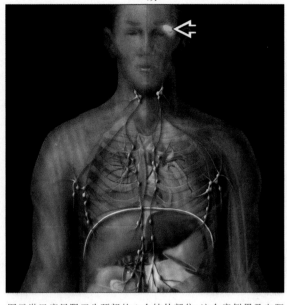

图示淋巴瘤局限于头颈部的 1 个结外部位,这个病例累及左眶内软组织➡,这是ⅠE 期

Ⅱ期

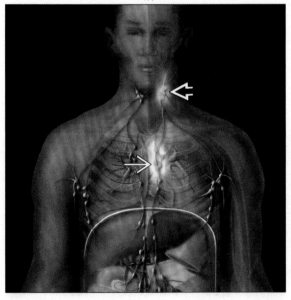

图示左侧颈淋巴结受累➡,纵隔淋巴结受累➡,膈上同侧两个结节区受累属于Ⅱ期

ⅡE 期

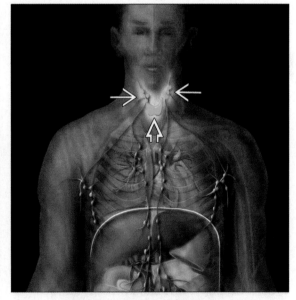

图示甲状腺淋巴瘤(淋巴结外部起源)➡。兼有两侧颈淋巴结组织的参与➡。结外淋巴起源合并区域淋巴结受累属于ⅡE 期

Ⅲ期 　　　　　　　　　　　　　　　Ⅳ期

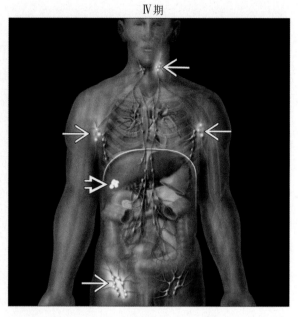

图示膈两侧多个淋巴组受累➡属于Ⅲ期。这例无脾或结外淋巴受累➡

图示膈两侧淋巴结节淋巴瘤➡合并肝受累➡,属于Ⅳ期。骨髓、CSF 或肺受累也属于Ⅳ期

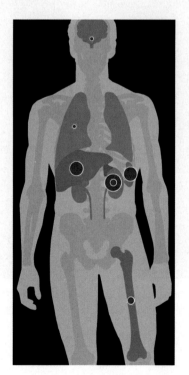

远处转移部位

脾	＞50％(低级别非霍奇金淋巴瘤)
肝	＜50％
骨头	＜25％
肾	20％～75％
中枢神经系统	5％
肺	＜5％

继发性非霍奇金淋巴瘤(NHL)。肝、骨髓、肺或脑脊液受累属于Ⅳ期

头颈部非霍奇金淋巴瘤

概 要

术语

- 非霍奇金淋巴瘤(NHL)
- 淋巴瘤是淋巴系统恶性肿瘤
- 头颈部非霍奇金淋巴瘤形式多样
  - 淋巴结、非结节淋巴(扁桃体和腺样体)、结外淋巴结(例如甲状腺、鼻旁窦)

影像

- 淋巴结非霍奇金淋巴瘤
  - 多个 1～3cm 实性结节
  - 最大者可达 5cm
  - 侵袭性非霍奇金淋巴瘤可能有坏死
- 非淋巴结非霍奇金淋巴瘤
  - 增大、均匀强化扁桃体和(或)腺样体±大的同侧淋巴结
  - 侵袭性非霍奇金淋巴瘤常为异质浸润性非霍奇金淋巴瘤
- 结外非霍奇金淋巴瘤

- 颈部任何组织的局灶性或浸润性肿块

主要鉴别诊断

- 广泛的鉴别诊断依赖于非霍奇金淋巴瘤表现形式:淋巴结、非结节淋巴结、淋巴结外
- 淋巴瘤是伟大的模仿者之一

病理

- 世界卫生组织(WHO)优先分类(2008)
  - 基于免疫表型和形态学
- 改良的安娜堡分期系统适用于临床分期、治疗和预后

临床线索

- 治疗取决于细胞类型、分期、患者的年龄
- 化疗、放疗或联合治疗(CMT)
- 可能是懒惰的,进展性但不能治愈,或侵袭性但往往治愈
- 5 年生存率:Ⅰ/Ⅱ期 85%,Ⅲ/Ⅳ期 50%

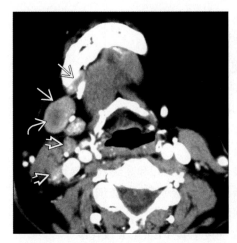

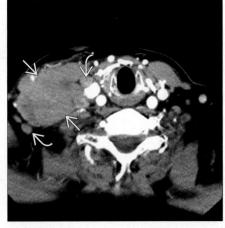

(左)66 岁的既往淋巴瘤患者化疗前轴位增强 CT 上显示颈部多发结节性肿块多在右侧水平Ⅰ B ➡️和ⅡA ➡️结节。右颌下Ⅰ B 结节密度不均并偏心性低密度影➡️,提示坏死和高级别。(右)下颈部轴位增强 CT 显示更均匀肿块,与右胸锁乳突肌分界不清➡️,周围可见多发较小的异常淋巴结➡️。活检显示弥漫性大 B 细胞淋巴瘤

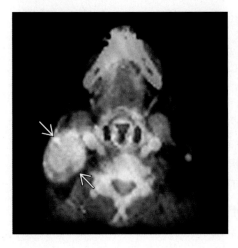

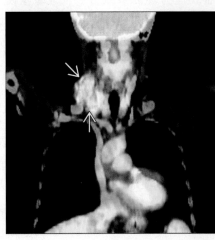

(左)同 1 例患者的水平轴位 PET/CT 显示在右侧ⅡA 结节显著的 FDG 摄取➡️。(右)冠状位 PET/CT 显示更低结节肿块➡️,其中摄取值为 21.2。PET 上显示多发性肺结节,没有其他淋巴结或器官受累。活检显示弥漫性大 B 细胞淋巴瘤(DLBCL)。该患者行放疗和化疗,但在下一年复发,而且抢救无效

头颈部非霍奇金淋巴瘤

术 语

缩写

- 非霍奇金淋巴瘤(NHL)

定义

- 淋巴瘤是淋巴系统恶性肿瘤
- 所有淋巴瘤分为霍奇金淋巴瘤(HL)和非霍奇金淋巴瘤(NHL)
  - 霍奇金淋巴瘤:瘤内混合 R-S 细胞和炎性细胞的肿块
  - 非霍奇金淋巴瘤:B 细胞、T 细胞或 NK 细胞淋巴瘤/白血病的多种亚型
    - 弥漫性大 B 细胞(DLBCL)是最常见的(30%)
- 头颈部非霍奇金淋巴瘤有多种形式
  - 淋巴结的,非结节淋巴(扁桃体,腺样体),淋巴结外的(例如甲状腺,鼻旁窦)

影 像 学

一般表现

- 最佳诊断线索
  - 大而非坏死的结节±扁桃体肿块
  - 颈部任何区域出现的结外形式多表现为浸润性肿块

CT 表现

- 淋巴结节性非霍奇金淋巴瘤
  - 多发 1～3cm 实性结节
  - 占主导地位的大结节可达 5cm
    - 类似神经鞘瘤
  - 侵袭性非霍奇金淋巴瘤表现为坏死或结外蔓延
- 非淋巴结性非霍奇金淋巴瘤
  - 扁桃体±腺样体增大,均匀强化
  - 可能局限于 1 个扁桃体结构,多区域或整个咽淋巴环
    - 鼻咽(腺样体)、腭、舌扁桃体
  - 同侧淋巴结增大
  - 侵袭性非霍奇金淋巴瘤
    - 往往强化不均匀
    - 可能浸润邻近颈部深层次间隙
- 结外非霍奇金淋巴瘤

- 呈局灶性或浸润性肿块
- 可累及颈部任何组织
  - 颅神经,颅底
  - 泪腺,眼外肌
  - 鼻、面部骨骼
  - 咀嚼肌间隙
  - 腮腺
  - 甲状腺

MR 表现

- T1WI
  - 典型的等或高于肌肉
- T2WI
  - 等或高于肌肉
  - 浸润性肿块多不均匀
- DWI
  - 实体成分为低 ADC 值(黑)
  - 坏死区表现出高 ADC 值
- T1WI C+FS
  - 中等均匀强化
  - 浸润性肿块多不均匀

核医学表现

- PET/CT
  - FDG PET 显示不同亲和力
    - 侵袭性 NHL 显示高摄取,惰性 NHL 显示低摄取
    - 高亲和力:DLBCL 和高级别滤泡性淋巴瘤
    - 低亲和力:低级别卵泡,套细胞,边缘区,小细胞淋巴瘤
  - [67]镓很大程度上被 PET/CT 取代了

成像建议

- 最佳的影像工具
  - 标准分期是 CT/MR 和 FDG PET

鉴别诊断

淋巴结性非霍奇金淋巴瘤的 DDx

- SCCa 结节
- 霍奇金淋巴瘤结节
- 反应性淋巴结

非淋巴结性非霍奇金淋巴瘤的 DDx

- 口咽鳞癌

头颈部非霍奇金淋巴瘤

Ann Arbor 分期分类

分期	疾病分布
Ⅰ期	累及单个淋巴结区或淋巴组织(如脾、胸腺、咽淋巴环)或单个结外部位(ⅠE)
Ⅱ期	累及横膈同侧 2 个以上的淋巴结区(Ⅱ);或局限性累及 1 个淋巴结外器官或部位,并区域内淋巴结受累,有或无同侧其他区域淋巴结受累(ⅡE)
Ⅲ期	累及横膈两侧淋巴结区(Ⅲ),也可能伴随着相邻的淋巴结受累(ⅢE),或脾受累(ⅢS)或两者都有(ⅢE,S)
Ⅳ期	播散性累及 1 个以上的结外器官。伴或不伴淋巴结转移;或孤立的结外器官受累,邻近区域无淋巴结受累但远处有受累
额外定义	
A	没有症状
B	发热,夜间盗汗,在 6 个月内不明原因的体重减轻>10%
X	Bulky 病:>10cm 横轴淋巴结肿块或纵隔肿块>1/3 胸径在 T5/6 PA CXR

- 鼻咽癌
- 扁桃体淋巴组织增生
- 小涎腺恶性肿瘤

淋巴结外非霍奇金淋巴瘤的 DDx
- 颅底炎性假瘤
- 眼眶特发性炎性假瘤
- 泪腺癌
- 鼻窦鳞状细胞癌
- 嗅神经母细胞瘤
- 横纹肌肉瘤
- 不溶性甲状腺癌
- 里德尔(Riedel)侵袭性纤维性甲状腺炎
- 纤维瘤病

病 理 学

一般表现
- 病因学
  - 未知,但多重关联
  - 慢性免疫系统刺激
    - 干燥综合征,口炎性腹泻,类风湿关节炎
  - 病毒感染±免疫抑制患者
    - EBV、HIV、HTLV1、HHV8
  - 放射线
- 遗传学
  - 第 1 级亲属发病率增高
    - 亚型决定不同遗传性

分期、分级和分类
- 世界卫生组织(WHO)受欢迎分类(2008)
  - 基于免疫表型和形态
  - 超过 30 种不同类型的 NHL
    - B 细胞肿瘤(80%~85%)
      - 前体 B 淋巴母细胞型白血病/淋巴瘤
      - 外周 B 细胞肿瘤
    - T 细胞和可能的 NK 细胞肿瘤(15%~20%)
      - 前体 T 淋巴母细胞型白血病/淋巴瘤
      - 外周 T 细胞和 NK 细胞肿瘤
- 8 种最常见的 NHL 类型
  - 弥漫性大 B 细胞淋巴瘤(DLBCL):30%
    - 侵袭性 NHL;多种亚型
  - 滤泡性淋巴瘤(FL):20%
    - 惰性,可为高级别
  - 边缘区淋巴瘤(MZL):<10%
    - 脾的 MZL:老年患者无淋巴结
    - 淋巴结 MZL:类似于 FL
  - 黏膜相关淋巴样组织(MALT):5%
    - 惰性 NHL;泪腺,甲状腺
  - 外套细胞淋巴瘤(MCL):7%
    - 在头颈部的咽淋巴环;通常表现Ⅳ型
  - 外周 T 细胞淋巴瘤(PTCL):5%~10%
    - 惰性至侵袭性;可治疗至无法治疗
    - 类似白血病,皮肤结节型
    - 鼻 NKT 细胞淋巴瘤,以前称为"致死性中线肉芽肿"

头颈部非霍奇金淋巴瘤

- ○ CLL 型小淋巴细胞性淋巴瘤：<5%
  - ▪ 慢性淋巴细胞白血病(CLL)的结节表现
- ○ Burkitt 淋巴瘤(BL)
  - ▪ 罕见，高侵袭性，好发于体壮男性
    - 地方(非洲)：面部(下颌)肿瘤
    - 散发性(美国)：腹部包块
    - 免疫缺陷相关性：常表现为淋巴结性疾病
- 改良 Ann Arbor 分期系统用于临床分期、治疗及预后
  - ○ 由疾病部位和临床症状确定

临床线索

表现
- 最常见症状(体征)
  - ○ 结节：颈部肿块表现
  - ○ 无结节淋巴结：常伴有颈部腺病
  - ○ 淋巴结外：肿块、疼痛、颅神经病变
- 其他症状(体征)
  - ○ 系统性"B"症状
    - ▪ 发热，盗汗，体重减轻
  - ○ 寒战、瘙痒、乙醇引起的疼痛、疲劳

人口统计学资料
- 年龄
  - ○ 中位数：53 岁(范围：18—70 岁)
- 性别
  - ○ 男女比＝1.5:1
- 流行病学
  - ○ NHL 的发病率增加
  - ○ 占美国癌症病例的 5%；占头颈部癌症的 5%

自然病史和预后
- 可能是不活跃的，侵袭性的，但不能治愈的，或侵袭性的，且往往可治愈
- 5 年生存率：Ⅰ/Ⅱ阶段 85%，Ⅲ/Ⅳ阶段 50%

- 治疗结果不佳的预测因素
  - ○ 年龄＞60 岁，大于 1 个结外部位，Ⅲ/Ⅳ 期，高 LDH(乳酸脱氢酶)，临床症状重

治疗
- 治疗取决于细胞分型、分期，患者年龄
- 化疗、放疗或联合治疗(CMT)
- 对复发性或难治性疾病可行骨髓移植

诊断目录

影像解读要点
- 坏死者无结外扩散或弥漫性浸润提示高级别，侵袭性 NHL
- NHL，尤其是结外的，是一个典型的模仿者

参考文献

[1] Paes FM et al:FDG PET/CT of extranodal involvement in non-Hodgkin lymphoma and Hodgkin disease. Radiographics. 30(1):269-91,2010

[2] Weiler-Sagie M et al:(18)F-FDG avidity in lymphoma readdressed: a study of 766 patients. J Nucl Med. 51(1):25-30,2010

[3] Gaini RM et al:Lymphomas of head and neck in pediatric patients. Int J Pediatr Otorhinolaryngol. 73 Suppl 1:S65-70,2009

[4] Cheson BD:New staging and response criteria for non-Hodgkin lymphoma and Hodgkin lymphoma. Radiol Clin North Am. 46(2):213-23,vii,2008

[5] Matasar MJ et al:Overview of lymphoma diagnosis and management. Radiol Clin North Am. 46(2):175-98,vii,2008

[6] Swerdlow SH et al:WHO Classification of Tumours of Haematopoietic and Lymphoid Tissues. 4th ed. Geneva:IARC. 158-66,2008

头颈部非霍奇金淋巴瘤

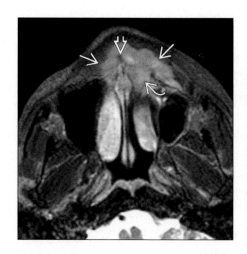

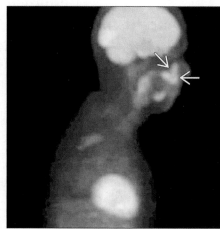

（左）轴位 T2WI FS MR 显示年轻成人上颌骨疼痛数周，在活检显示弥漫性大细胞淋巴瘤之前提示根管治疗➡️。包括左上颌前部，在前鼻棘穿越中线。➡️肿瘤浸润骨➡️及上颌前方组织。（右）FDG PET 侧投影显示上颌骨肿块高摄取➡️，但在身体其他部位无异常摄取。无"B"症状。肿瘤处于 IAE 期，接受综合治疗

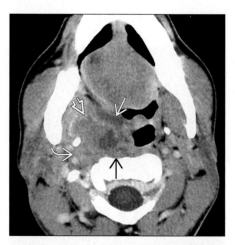

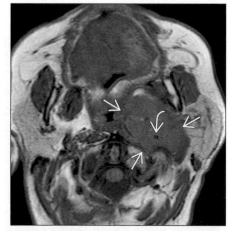

（左）在面部疼痛 HIV 患者轴向 CECT 显示在面部 1 个大的不均质肿瘤，浸润咽黏膜➡️，咀嚼肌➡️咽旁间隙、椎前➡️、咽后间隙、颈动脉间隙➡️。高级别的伯基特样 B 细胞淋巴瘤，即典型的伯基特淋巴瘤。（右）1 例弥漫性大 B 细胞淋巴瘤患者轴向 T1WI MR 显示 1 个大的深面部肿块➡️，侵及多个间隙。这个肿块包埋左侧颈内动脉，管腔狭窄➡️

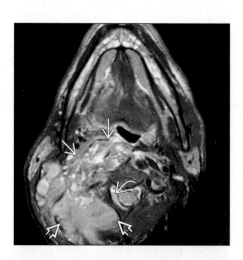

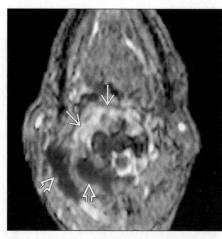

（左）艾滋病患者轴位 T2WI MR 显示 1 个迅速增大的肿块，累及右椎前➡️和椎旁➡️肌肉，范围广泛。肿瘤椎前部分更不均匀，有坏死，而肿块后部成分更实，信号强度更低。这是硬膜外淋巴瘤➡️。（右）轴向 ADC 显示肿瘤后部扩散受限➡️，而椎前部分不受限➡️。这证明是 Burkitt 淋巴瘤

咽黏膜间隙非霍奇金淋巴瘤

概　要

名词
- 咽黏膜间隙（PMS）的非霍奇金淋巴瘤（NHL）
- 多个亚型，通常 B 或 T 细胞的类别
- 咽淋巴环的 3 子站点
  - 鼻咽腺样体
  - 腭扁桃体
  - 舌扁桃体

影像
- CECT：轻度强化巨大肿块充填 PMS 气道，通常无深部浸润
  - 50% 为 NHL 相关淋巴结疾病
- T2 MR：信号强度取决于细胞密集程度
  - 通常中等信号强度

主要鉴别诊断
- 扁桃体淋巴组织增生

- PMS 良性混合瘤
- 鼻咽癌
- 腭扁桃体鳞状细胞癌
- 舌扁桃体鳞状细胞癌
- PMS 小唾液腺恶性肿瘤

病理
- 发生在头颈部，常累及咽淋巴环

临床线索
- 艾滋病、干燥综合征、桥本甲状腺炎、自身免疫性疾病患者发病率增加

诊断目录
- 当影像显示腺样体、扁桃体或舌底巨大肿块，考虑 PMS 的 NHL
- 注意局部或深部浸润和相关淋巴结大，为分期和治疗计划

（左）增强 CT 示右扁桃体巨大低密度肿块➡。咽旁脂肪间隙清晰表明没有穿过侧囊侵入，但要注意右椎前肌肉➡丰满，表明肿块穿过右（后）扁桃体囊侵入。（右）左舌淋巴组织巨大外生性，轻度强化的 NHL➡，几乎完全气道梗阻。Ⅱa 区淋巴结大无中央坏死➡，在淋巴结淋巴瘤的一种常见现象

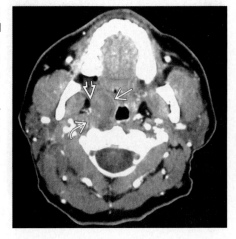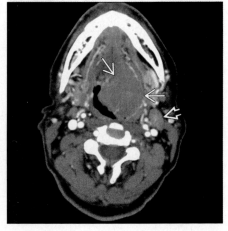

（左）矢状位 T1WI 显示的体积大的鼻咽肿物➡，延伸到口咽水平➡。斜坡异常信号➡意味着中央颅底受侵。（右）轴位压脂 T2WI MR 在同 1 例患者提示肿块➡相对较低的信号强度，并椎前肌肉➡及咽旁间隙➡受侵。注意乳突性白内障继发于咽鼓管口的侵袭。鼻咽癌能准确模拟这样的影像学表现

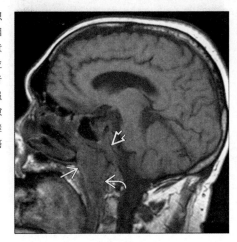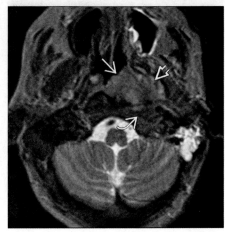

咽黏膜间隙非霍奇金淋巴瘤

名　词

缩写

- 咽黏膜间隙(PMS)的非霍奇金淋巴瘤(NHL)

同义词

- 多个子(亚)类型,通常是 B 或 T 细胞类别
  - B 细胞类型:Burkitt,弥漫性增大,卵泡样,免疫母细胞性大细胞,皮层细胞,慢性淋巴细胞淋巴瘤(CLL),黏膜相关淋巴组织(MALT)
  - T 细胞类型:间变性大细胞,前体系列,蕈样肉芽肿

定义

- PMS 包含咽淋巴环
- 咽淋巴环 3 个子亚型:腺样体、腭扁桃体、舌扁桃体

影 像 学

一般表现

- 最佳诊断线索
  - 巨大 PMS 肿块合并相关颈部淋巴结病概率>50%
  - 影像学表现可能与 PMS 的鳞状细胞癌(SCCa)相同
- 位置
  - PMS 好发部位
    - 腭扁桃体腺样体>鼻咽腺样体>舌扁桃体
- 大小
  - 大,通常>4cm
- 形态
  - 边界不清,弥漫性浸润性肿块最常见(类似SCCa)
  - 发生在扁桃体的单侧,不对称,光滑肿块少见(类似良性混合瘤)

CT 表现

- CECT
  - 轻度强化巨大肿块,堵塞 PMS 气道
    - 往往没有深部间隙浸润
  - 相关的 NHL 淋巴结病 50%时间会出现
    - 节点通常大,>2cm 和坏死后
    - 在高级别 NHL 中,淋巴结可能是中心

坏死
- 特别是艾滋病相关的 NHL

MR 表现

- T1WI
  - 体积大的 PMS 肿块信号与肌肉相同
- T2WI
  - 在信号强度变化(SI),这取决于细胞,但通常均匀中间信号强度
    - 高度的细胞病变在 T2WI 一般为略高信号
  - 侵犯周围结构,包括颅底、PPS 和椎前肌,是常见的
- T1WI C+
  - 腭、舌、扁桃体或腺样体肿块强化
  - 没有内部隔膜强化,与良性淋巴组织增生或扁桃体感染

核医学表现

- PET
  - NHL FDG 摄取值增高
  - PET/CT 用于病期和后处理成像监测
    - PET/CT 对低级别 NHL 灵敏度受限

成像建议

- 最佳成像工具
  - PET/CT 最佳分期和监测方式
  - CECT 推荐为部分 PET/CT 影像
- 标准化建议
  - 影像检查(CT 或 MR)应覆盖整个颅外头颈部,范围从鞍底上方至锁骨下方
    - 范围应当包括 PMS 的原发部位及潜在的颈部淋巴结肿大

鉴别诊断

扁桃体淋巴组织增生

- 患者年龄<20 岁(NHL 患者通常>40 岁)
- 腺样体和扁桃体组织对称性增大

PMS 良性混合瘤

- 严格限定的、无创的 PMS 肿块

鼻咽癌

- 局限性鼻咽部肿块
  - 经常效仿非霍奇金淋巴瘤单独成像

咽黏膜间隙非霍奇金淋巴瘤

- 相关恶性,常坏死、淋巴结肿大

腭扁桃体鳞癌
- 浸润性的舌扁桃体肿块
  - 经常效仿非霍奇金淋巴瘤单独成像

舌扁桃体磷癌抗原
- 浸润性的扁桃体肿块
  - 经常效仿非霍奇金淋巴瘤单独成像

PMS 小涎腺恶性肿瘤
- 可能会区分 H&N 鳞癌
- 相关的淋巴结转移是罕见的

病 理 学

一般表现
- 病因
  - 淋巴系统原发性恶性肿瘤
  - 常为 B 细胞来源的 PMS
- 遗传学
  - 复杂的非霍奇金淋巴瘤和淋巴瘤相关的细胞遗传学亚型
- 相关异常
  - 干燥综合征和桥本甲状腺炎与 MALT B 细胞性非霍奇金淋巴瘤有关
  - 移植后淋巴组织增生性疾病(PTLDs)与 NHL 的医源性免疫抑制的应用移植患者有关
    - 从淋巴增生到恶性非霍奇金淋巴瘤的疾病谱

分期、分级和分类
- 2 个诊断组:不活跃的和有侵犯的
- NHL 临床分期(Ⅰ-Ⅳ)Ann Arbor 分期系统
  - Ⅰ或ⅠE 期
    - 单站点:咽淋巴环
    - ⅠE:单结外部位+无淋巴结病
  - Ⅱ或ⅡE 期
    - ≥2 节区域同侧膈肌
    - ⅡE:单结外部位和>1 个节点区同侧膈肌
  - Ⅲ,ⅢE,ⅢS 期
    - 膈肌两侧≥2 个节区
    - ⅢE:与邻近的淋巴结外淋巴延伸
    - ⅢS:脾的参与

  - Ⅳ 期:弥漫性或播散性受累≥1 个结外器官±淋巴结受累

大体病理与外科特点
- 软而庞大的 PMS 病变,可能是黏膜下或溃疡

显微表现
- 可以看到任何 NHL 的模式和细胞类型
- 最常见的组织学类型是弥漫性淋巴母细胞或大细胞的细胞学特征和标记
  - 鼻咽癌(NPC)与 NHL 的免疫化鉴别
    - 白细胞共同抗原(LCA)与细胞角蛋白
    - 淋巴瘤、免疫母细胞或大细胞型:LCA 阳性,角蛋白阴性
    - NPC,未分化:LCA 阴性,细胞角蛋白阳性

临床线索

表现
- 最常见的体征(症状)
  - 症状类似于 SSCa
    - 鼻咽腺样体 NHL:鼻塞、浆液性中耳炎
    - 腭或舌扁桃体 NHL:咽痛、耳痛、扁桃体肿块
  - 其他体征(症状)
    - "B"症状:全身系统性症状如发热、盗汗、体重减轻
    - 患有巨大 PMS NHL 的儿童表现为气道损伤
- 临床资料
  - 最常见的表现:成人 PMS 肿块和颈部肿块
  - 艾滋病,干燥综合征,桥本甲状腺炎和其他自身免疫患者的发病率增加

人口统计学资料
- 年龄
  - 成人比儿童更常见;>50 岁
- 性别
  - 男女比=1.5:1
- 流行病学
  - 在头颈部 NHL 5x 同霍奇金病一样普遍
  - 头颈部结外 NHL 35% 发生在 PMS
  - 在头颈部 PMS 是最常见的结外部位
    - 腭扁桃体参与(50%)

咽黏膜间隙非霍奇金淋巴瘤

- ▪ 鼻咽腺样体参与(35％)
- ▪ 舌扁桃体参与(15％)
- ○ 50％的 PMS NHL 有恶性淋巴结表现

自然病史和预后

- 通过两阶段确定预后：侵袭性与不活跃型
- ○ 高病理分级和复发性播散性疾病预后最差
- ○ 与艾滋病相关的 NHL 一般预后较差
- 2/3 的患者初始治疗后缓解
- ○ 2/3 例治愈，无复发
- 缓解后复发的患者中有 75％死于 NHL

治疗

- 根据临床分期和侵袭性与不活跃性亚型的表现
- 治疗方案包括为不活跃型从"观察和等待"到联合放化疗
- 完全缓解和治愈率提高联合化疗方案的发展
- 头面部 PMS NHL 总生存率为 60％

诊断目录

考虑

- 当成像显示大量腺样体、扁桃体肿块或舌根(舌扁桃体)PMS 的 NHL 时

影像解读要点

- 局部或深部延伸对分期放射治疗地图识别的重要性

- 相关的颈部淋巴结肿大常见
- ○ 必须扫描整个颈部

报告提示

- 描述 PMS 主要原发病灶和腺病，因为两者都影响准确的分期

参考文献

[1] Aiken AH et al：Imaging Hodgkin and non-Hodgkin lymphoma in the head and neck. Radiol Clin North Am. 46(2)：363-78，ix-x，2008

[2] Laskar S et al：Non-Hodgkin lymphoma of the Waldeyer's ring：clinicopathologic and therapeutic issues. Leuk Lymphoma. 49(12)：2263-71，2008

[3] King AD et al：Non-Hodgkin's lymphoma of the nasopharynx：CT and MR imaging. Clin Radiol. 58(8)：621-5，2003

[4] Prades E et al：Extranodal lymphoma originating from mucosa-associated lymphoid tissue of the nasopharynx. Acta Otolaryngol. 123(9)：1098-101，2003

[5] Urquhart AC et al：Distinguishing non-Hodgkin lymphoma from squamous cell carcinoma tumors of the head and neck by computed tomography parameters. Laryngoscope. 112(6)：1079-83，2002

[6] Urquhart A et al：Hodgkin's and non-Hodgkin's lymphoma of the head and neck. Laryngoscope. 111(9)：1565-9，2001

咽黏膜间隙非霍奇金淋巴瘤

(左)在一个艾滋病患儿的轴位增强 CT 显示不均匀强化的巨大的腺样体 NHL ➡,左侧咽后肿大的淋巴结 ⇥和近侧鼻咽气道阻塞。良性分泌物充满双侧上颌窦及鼻腔。(右)轴位增强 CT 显示多灶性 NHL 累及右扁桃体 ➡及伴有结外侵犯的Ⅱ区淋巴结肿块 ↗。咽黏膜间隙的 NHL 中超过 50% 出现颈部淋巴结病

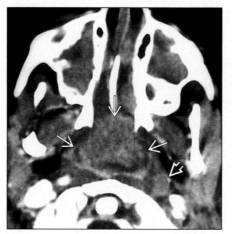
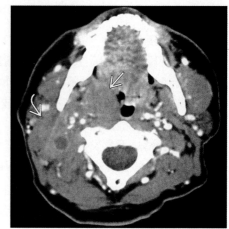

(左)轴位 T2WI 压脂 MR 显示边界清晰的右侧扁桃体 NHL ➡。相对成年人小的左侧扁桃体 ⇥是正常的,淋巴组织随着年龄增长而退化。扁桃体鳞状细胞癌或良性混合瘤与 NHL 可有相同的外观,只有活检能够证实 NHL。(右)同一患者 T1WI 增强 MR 显示均匀强化的扁桃体 NHL ➡。扁桃体感染呈条纹状强化;扁桃体内脓肿呈中央坏死

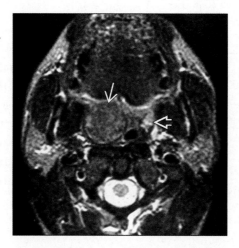
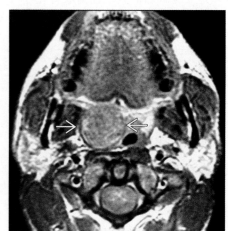

(左)轴位 T2WI 压脂 MR 显示双腭扁桃体 ➡多灶性 NHL。边界清楚的外观提示肿瘤仍在扁桃体囊内。(右)同一患者轴位 T1WI 增强压脂 MR 显示其他部位的 NHL 在左侧舌根部淋巴组织 ↗和左侧 1b 区坏死的肿大淋巴结 ⇥。多个存在小的颈部淋巴结 ➡,只有 PET/CT 等代谢研究才能确定 NHL 的累及

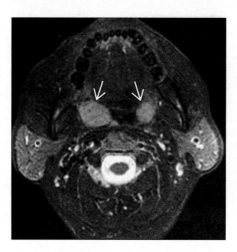
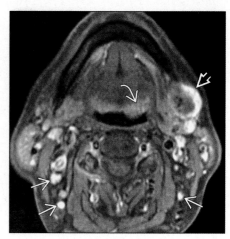

鼻窦非霍奇金淋巴瘤

概 要

术语
- NHL-SN:外周淋巴增殖性恶性肿瘤

影像
- 外观可以模仿各种肿瘤和侵袭性炎症性疾病
- 鼻腔多于鼻旁窦
- CT:均匀肿块有或没有骨重建或破坏
  - 可能是由于 N:C 过高
- MR:T2 低信号
  - 可变均匀增强
- 影像学检查方法选择:多平面 MR 造影后脂肪抑制成像

主要鉴别诊断
- 鼻窦韦格纳肉芽肿
- 鼻窦腺癌
- 鼻腔神经胶质瘤

- 鼻窦鳞状细胞癌

病理
- 3 个病理亚组
  - B 细胞(西方)表型
  - T 细胞(亚洲)表型
  - NKTL(亚洲):T 细胞亚型

临床线索
- 男性患者第 6 年鼻塞和分泌物的非特异性症状
- 局部放射治疗(XRT)是一种主要的联合化疗方法

诊断目录
- NHL 可以包括在 DDx 中,几乎可以用于任何具有侵袭性的成人鼻腔软组织肿块的鉴别诊断
- 影像学诊断线索:颈淋巴结大和 Waldeyer 淋巴肿块的存在

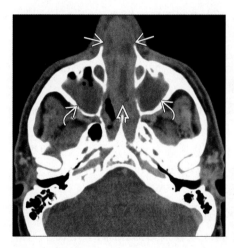
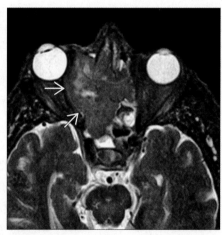

(左)轴位增强 CT 显示大的 NHL ➡️ 集中在鼻腔,轻度不均匀强化,鼻中隔 ➡️ 有明显破坏。双侧上颌窦可见阻塞性分泌物 ➡️。(右)轴位 STIR MR 显示大的淋巴瘤累及鼻腔和筛窦。低强度长 TR 信号是这个高核质比肿瘤的特点。累及右侧眼眶 ➡️ 并导致眼球突出

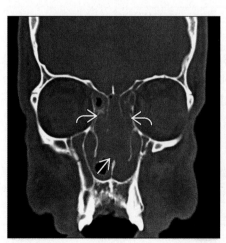
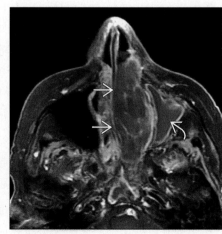

(左)冠状位骨窗 CT 显示鼻窦鼻腔非霍奇金淋巴瘤经典位置。肿块中心围绕鼻中隔,鼻中隔 ➡️ 和多个筛窦分隔 ➡️ 骨质破坏。(右)轴位增强 T1WI 压脂 MR 显示大的淋巴瘤充满左侧鼻腔,鼻中隔被推移 ➡️ 但没有侵蚀,表现轻度均匀强化。阻塞性分泌物 ➡️ 出现在左侧窦腔

鼻窦非霍奇金淋巴瘤

术　语

缩写

- 鼻腔鼻窦非霍奇金淋巴瘤（NHL-SN）
- 弥漫性大 B 细胞淋巴瘤（DLBCL）
- 自然杀伤 T 细胞淋巴瘤（NKTL）

定义

- NHL-SN：结外淋巴组织增生性恶性肿瘤，多见于 B 细胞、T 细胞或 NK/T 细胞来源。
  - NKTL：外周 T 细胞淋巴瘤的亚型
    - 以前称为致死性中线肉芽肿、多形性网状细胞增生症、血管中心性 T 细胞恶性淋巴瘤

影　像　学

一般表现

- 最佳诊断线索
  - 均匀的软组织块，易发生鼻腔骨质破坏
  - 非特异性的影像学特征
    - NHL-SN 可以模拟多种肿瘤和侵袭性炎症性疾病
- 位置
  - 鼻腔＞上颌窦＞筛窦＞前额窦
    - 除了鼻腔外，NKTL 可能同时累及鼻咽和口咽部
- 大小
  - 通常为 2～5cm
- 形态
  - 变量：弥漫性浸润和模糊、结节或肿块影

CT 表现

- NECT
  - 鼻腔鼻窦内体积较大的分叶状软组织肿块影
  - 由于核质比（N∶C）高，肿块的密度可能比软组织密度高
  - NKTL：渗透性＞鼻腔息肉样软组织块在鼻腔内形成溃疡、坏死、骨破坏
- CECT
  - 中度均匀增强
- 骨 CT
  - 倾向于重塑和（或）侵蚀骨骼
  - B 细胞（Western）型：软组织和骨质破坏

- 更有可能侵入鼻腔
- T 细胞（亚洲）型：鼻中隔破坏和穿孔较为常见

MR 表现

- T1WI
  - 中等，均匀的信号，类似于或略高于肌肉的信号
- T2WI
  - 低至中等均匀信号
    - 由于高度细胞性和 N∶C 比
- T1WI C ＋
  - 可变但扩散和均匀增强
    - 通常大于肌肉但小于黏膜
  - 非强化坏死区在 NKTL 中比在其他 NHL-SN 中更常见

核医学表现

- PET
  - 可能表现为中度至高度摄取
  - 可能被误诊为恶性肿瘤

成像建议

- 最佳成像工具
  - 多平面，对比度增强的 MR 与对比后脂肪抑制
    - MR 能更好地确定肿瘤边缘并区分肿瘤黏膜增厚和分泌物
- 标准化建议
  - 从轴位和冠状位的 T1 和 T2 薄层序列开始
  - 通过鼻腔区域鉴别诊断，在同一平面上追踪脂肪抑制 T1 C ＋ MR

鉴别诊断

鼻腔韦格纳肉芽肿

- 可以与 NHL-SN 在成像上区分
- 鼻腔（鼻中隔和鼻甲）
- 需要实验室/活检确认

鼻窦腺癌

- 更可能起源于鼻窦，特别是筛窦
- 可能与职业暴露有关

嗅神经母细胞

- 青少年或中年人

鼻窦非霍奇金淋巴瘤

- 上鼻腔附近的筛状板
- T2 信号通常较高,明显强化

鼻腔鳞状细胞癌(SCCa)

- 最常见于上颌窦
- 更具异质性的骨破坏

鼻腔黑色素瘤

- 起源于鼻腔
- T1 和 T2 信号强化明显
- 骨骼重建倾向＞破坏

病 理 学

一般表现

- 病因
  - 由多种免疫细胞类型引起的恶性淋巴增生性疾病
  - 3 个亚型
    - B 细胞(西方)表型:鼻旁窦最多见;侵袭性较弱
    - T 细胞(亚洲)表型:多见于鼻腔;侵袭性较强
    - NKTL:T 细胞淋巴瘤亚型;更常见于鼻腔;侵袭性较强
      - EB 病毒(EBV)可能在 NKTL 的发病机制中起作用
- 相关异常
  - 淋巴结不常受累
  - 第四期远处转移:肝,脾,脑和骨髓

分期、分级和分类

- 多级分期系统:安阿伯分级系统(ⅠE 到ⅣE),墨菲分级系统
- 组织学分类:世卫组织淋巴样肿瘤系统(1999)
  - 多个附加分类系统:Rappaport,Luke Collins,修订的欧美淋巴瘤(REAL)
- 大肿瘤和鼻外延伸代表较高的肿瘤分期

大体病理和外科特征

- Polypoid,柔软有弹性的团块,均匀的粉红色或棕褐色或浅蓝色肿块
- 局部破坏性溃疡

显微特点

- 各种类型的单一形态恶性细胞浸润
- 各种类型的免疫表型表征
- NKTL:单核细胞在血管中心浸润生长,破坏血管的生长模式
  - 可见黏膜溃疡,假性上皮瘤样增生和炎性浸润
  - EBV(＋)几乎在所有病例中出现

临床线索

表现

- 最常见的体征(症状)
  - 鼻阻塞和分泌物
    - 症状与鼻窦炎相似,导致诊断延迟
  - 由于溃疡和坏死,出血在 NKTL 中更常见
- 其他体征(症状)
  - 单侧面部肿胀,中耳炎,颈部淋巴结肿大,头痛
  - NKTL:鼻中隔软骨破坏导致"鞍状软骨"畸形
- 临床资料
  - 男性患者,60 岁,非特异性的鼻塞、流涕症状

人口统计学资料

- 年龄
  - B-cell(Western)类型:第 6 个 10 年
  - T 细胞(亚洲)类型:第 7 个 10 年
- 性别
  - 西式:男＝女
  - 亚洲形式:男＞女
- 种族
  - B 细胞型在美国和欧洲更常见
    - 占西方人群鼻窦(SN)淋巴瘤的 55％～85％
  - 淋巴瘤 T 细胞型更常见于东亚和拉丁美洲
    - NKTL 型在亚洲和南美洲人中更常见
- 流行病学
  - ＜1％H&N 恶性肿瘤
    - 0.2％～2％的淋巴瘤发生于 SN 腔中
    - 恶性淋巴瘤是仅次于 SCCa 的第二大常见的淋巴系统恶性肿瘤
  - ＜50％的 NHL 发生在 H&N 中
    - 60％的 H&N NHL 位于结外(鼻窦,口腔,

咽喉,唾液腺)
- ▪ 44%的 H&N 结外淋巴瘤发生在鼻腔内

自然病史与预后

- 如果不及时治疗,B 细胞型的病程可能进展缓慢
  - 预后一般良好,5 年生存率>50%
- 亚洲(T 细胞)类型的预后较差;可迅速死亡
  - NKTL:预后比 B 细胞淋巴瘤更差,尽管通常表现为鼻腔局部病灶
  - Ⅰ期和Ⅱ期的 5 年生存率为 42%;在Ⅲ和Ⅳ阶段为 0

治疗

- 初步治疗:局部放疗(XRT)
- 中晚期或侵袭性较强的 NHL-SN 通常用联合化疗或放射和化疗联合治疗
- NKTL:XRT 用于治疗局部疾病;XRT 和化疗用于多发性或弥漫性疾病

诊断目录

考虑

- 鼻窦 NHL 可能难以与其他肿瘤,慢性鼻窦炎和肉芽肿性疾病区分开来
  - 对于几乎所有从肉芽肿疾病中分化出来的侵袭性成人鼻软组织块都可以将 NHL 包含在 DDx 中,但这需要活检和实验室研究

典型图像解读

- 颈部淋巴结和 Waldeyer 淋巴结的增大可能是诊断的线索
  - 除了鼻腔外,鼻咽和口咽同时受累,提示 NK-TL,特别是亚洲患者

参考文献

[1] Kim J et al:Extranodal nasal-type NK/T-cell lymphoma:computed tomography findings of head and neck involvement. Acta Radiol. 51(2):164-9,2010

[2] Sands NB et al:Extranodal T-cell lymphoma of the sinonasal tract presenting as severe rhinitis:case series. J Otolaryngol Head Neck surg. 37(4):528-33,2008

[3] Borges A et al:Midline destructive lesions of the sinonasal tract:simplified terminology based on histopathologic criteria. AJNR Am J Neuroradiol. 21(2):331-6,2000

[4] Harnsberger HR et al:Non-Hodgkin's lymphoma of the head and neck:CT evaluation of nodal and extranodal sites. AJR Am J Roentgenol. 149(4):785-91,1987

鼻窦非霍奇金淋巴瘤

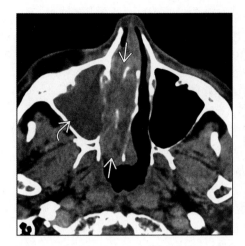

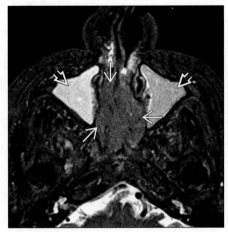

（左）轴位增强 CT 显示均匀的软组织肿块➡️填充右侧鼻腔。NHL 未破坏鼻中隔。病变阻塞右中鼻道，阻塞性分泌物➡️出现在右侧上颌窦。（右）轴位 STIR MR 显示长 TR 影像上 NHL 的典型表现，高度细胞性肿瘤➡️相较于邻近上颌窦内分泌物➡️表现为均匀低信号

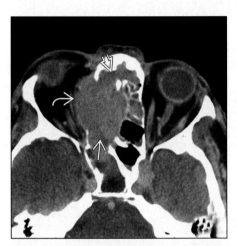

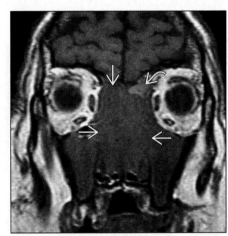

（左）轴位增强 CT 显示大的均匀强化的 NHL，主体位于右侧鼻腔和筛窦。筛窦分隔➡️被破坏，并突入右侧眼眶➡️和额窦➡️。（右）冠状面 T1WI MR 显示大的淋巴瘤➡️充填鼻腔并伴有鼻中隔破坏。阻塞的筛窦分泌物➡️呈高信号。在这个序列，很难区分肿瘤和上颌窦内阻塞的分泌物

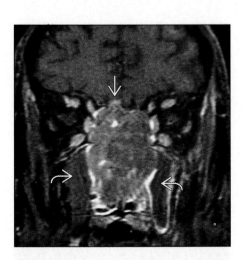

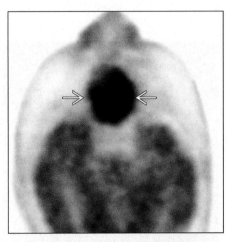

（左）同一例患者的冠状 T1WI 增强压脂 MR 显示整个淋巴瘤弥漫性强化，通过颅底➡️延伸到前颅窝。在这个序列上，肿瘤与上颌窦内➡️被截留的分泌物可以很好地鉴别。（右）在同一患者诊断时所做的轴位 PET 图像显示淋巴瘤内的 FDG 呈弥漫性、强烈的摄取➡️。颈部没有显示其他的吸收

腮腺非霍奇金淋巴瘤

概　要

术语

- 3 种形式的腮腺炎参与 NHL
- 淋巴结 NHL
  - 主要淋巴结 NHL
  - 系统性 NHL 涉及腮腺淋巴结
- 原发性实质 NHL,常为 MALT

影像

- 淋巴结 NHL:多个明确定义的、均匀的腮腺肿块
- 原发性腮腺炎 NHL:浸润性或局灶性肿块,异常囊性
- 经常性周围和上颈部淋巴结大
- 超声检查显示腮腺内低回声肿块
- 彩色多普勒显示多血管性肿块
- PET/CT 通常显著 FDG 增强
- MALT 型初级 NHL 变量;经常减少 FDG 的活性

主要鉴别诊断

- 良性淋巴上皮病变-HIV
- 腮腺 Sjögren 综合征
- 淋巴瘤性乳头状囊腺瘤
- 腮腺淋巴结转移性疾病

临床线索

- 总体 5 年生存率 72%
- 全身 NHL 涉及腮腺 1%～8%
- 原发性腮腺炎 NHL 为腮腺恶性肿瘤的 2%～5%

诊断目录

- 当心:等信号 NHL 可能在 CECT 上"看不见"
- 在 T1 或 T2 FS/STIR 上最佳观察到腮腺病变
- 异种腮腺与新的腮腺肿块
  - 怀疑 NHL 合并干燥症
  - 干燥症可能不是事先被诊断出来的

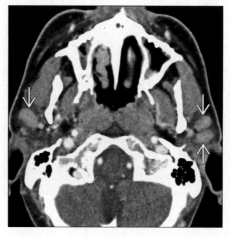
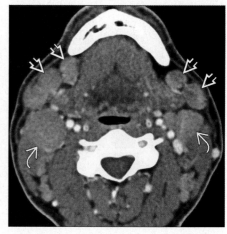

(左)轴位增强 CT 显示多发双侧、界限清楚的、均匀强化的肿块➡。腮腺内≥1cm 的结节值得进一步评估,因为它们可能代表多个 Warthin 瘤、多发转移结节或多发淋巴瘤结节。第一步评估剩余的颈部淋巴腺病变。(右)同一患者轴位增强 CT 显示上颈部广泛的淋巴腺病变,包括Ⅰ区➡和Ⅱ区➡淋巴结。这个病例显示腮腺结节与全身性淋巴瘤有关

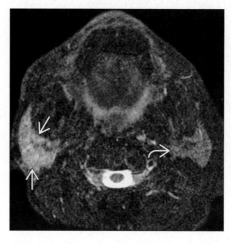
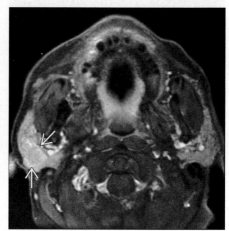

(左)右面颊饱满的同一患者轴位 T2W1 压脂 MR 显示右侧腮腺➡较左侧➡轻度增大且弥漫性高信号。先前的增强 CT 研究没有显示异常或结石。(右)同一患者轴位 T1 增强压脂 MR 显示右侧腮腺弥漫性强化,表浅叶病灶较明显,边界不清,但质地均匀➡。细针穿刺显示 MALT 型原发性腮腺淋巴瘤

腮腺非霍奇金淋巴瘤

术 语

缩写

- 非霍奇金淋巴瘤(NHL)
- 黏膜相关淋巴组织淋巴瘤(MALT)

定义

- 3 种腮腺受累 NHL
  - 淋巴结 NHL
    - 初级淋巴结 NHL
    - 包括腮腺淋巴结的系统性非霍奇金淋巴瘤
  - 原发性实质性淋巴瘤
    - 最常见的是 MALT 型非霍奇金淋巴瘤

影 像 学

一般表现

- 最佳诊断线索
  - 淋巴结 NHL:腮腺多处均质、界限清楚的肿块及上颈部淋巴结大
  - 实质性 NHL:浸润性腮腺肿块
- 位置
  - 腮腺±同侧颈部淋巴结
- 尺寸
  - 淋巴结肿块:1~3cm
  - 原发性淋巴瘤可能累及大多数腺体
- 形态学
  - 最常见的是多个圆形或卵圆形的肿块
    - 单侧的、局限性的或全身的 NTL
    - 双侧系统性全身性 NHL
  - 原发性腮腺淋巴瘤:弥漫性浸润
    - 偶发双侧腮腺肿块
    - 可能为实性和囊性的肿块

CT 表现

- CECT
  - 结节性 NHL:多发边界清楚的腮腺内肿块
    - 轻度至中度均匀增强
    - 坏死,钙化,出血罕见
  - 原发性实质 NHL:侵袭性肿块或实性/囊性肿块
  - 腮腺周围和上颈部经常出现淋巴结肿大

MR 表现

- T1WI

  - 在低信号的腮腺中,见到均匀等信号或弥漫浸润性肿块
- T2WI FS
  - FS 或 STIR 使腮腺病变更加明显
  - 均质中等到低信号强度结节或实性/囊性肿块
- T1WI C +
  - 轻度至中度均匀增强

超声表现

- 灰阶超声
  - 孤立或多发均匀的低回声性腮腺内肿块
- 彩色多普勒
  - 与相邻腮腺相比呈富血供

核医学表现

- PET/CT
  - 淋巴结 NHL 通常显著 FDG 增强
    - 腮腺颈部淋巴结多灶性结节性摄取
    - 良性腮腺病变也可能是 FDG 增强
  - MALT 淋巴瘤可变,往往较少有 FDG 增强
    - PET 的作用有争议
- Ga-67 闪烁扫描
  - 正常腮腺摄取活性的中心
  - 改进了 SPECT 的显示效果
  - 化疗或放射治疗后的唾液腺炎可能具有相同的外观
- Tc-99m 高锝酸盐
  - 腮腺正常摄取期间的冷病灶

其他发现方式

- MR 造影或常规造影
  - 管道在卵圆形肿块周围的平稳位移
  - 分支腮腺导管系统异常扩张
    - 除干燥征外

成像建议

- 最佳成像工具
  - CECT 鉴定颈内病变并允许评估颈淋巴结分期
    - 注意:等密度病变可能是"看不见的"
  - 鳞状细胞病变在 T1 或 T2FS 或 STIR 上更明显
- 标准化建议
  - 确保从颅底到锁骨进行成像,以辅助分期

- PET/CT 通常进行完整分期

鉴别诊断

良性淋巴上皮病变-HIV
- 混合性囊实性腮腺内病变使腮腺肿大
- 如果艾滋病患者有 NHL,影像可能很复杂

腮腺 Sjögren 综合征
- 老年女性结缔组织病,干眼,口干
- 双侧扩大腮腺,小或大囊肿±淋巴样聚集体
- 慢性:萎缩,腺体密度不均匀±钙化
- Sjögren 综合征的 NHL 发病率高出 40 倍

乳头状淋巴囊腺瘤
- 老年男性吸烟者无痛性腮腺肿块
- 实性,囊性或混合
- 20%为多发,可能是双边的
- 缺乏腮腺周围和颈部大的淋巴结

腮腺淋巴结转移性疾病
- 多发单侧或双侧肿块,具有侵袭性,常有中心性坏死
- 通常有其他淋巴结转移:Ⅱ级和Ⅴ级
- 腮腺周围皮肤和头皮最为常见

病 理 学

一般表现
- 病因
  - 未知;可能是多因素的
    - 环境,遗传,病毒,既往辐射
  - 自身免疫性疾病的发病率增加
    - Sjögren 综合征的 NHL 发病率为 40 倍
    - 类风湿关节炎,系统性红斑狼疮
  - 免疫抑制可增加其发生率

分期、分级和分类
- 改良型 Ann Arbor 分期系统用于 NHL 的临床分期、治疗和预后
  - 阶段Ⅰ:单节区或淋巴结构(如脾)或单个外淋巴结(ⅠE)
  - 阶段Ⅱ:在横隔膜(Ⅱ)同侧或相邻的结外器官/位点＋区域节点的同一侧上的 2 个节点区域±隔膜相同侧的其他节点(ⅡE)
  - 阶段Ⅲ:隔膜(Ⅲ),脾(ⅢS),结外(ⅢE),双侧(ⅢSE)淋巴结区
  - 阶段Ⅳ:传播疾病:2 个结外器官或组织,±结节或孤立的外周淋巴病与远端结节
- 世界卫生组织用于 NHL 组织学分类(2008)
  - 基于免疫表型和形态学
  - B 细胞(≤85%),T 细胞和假定的 NK 细胞肿瘤

总体病理和手术特点
- 边界清楚,柔软的软组织肿块

显微特点
- 均匀的淋巴细胞呈弥漫性或滤泡状排列
  - 细分为小裂解型和大细胞型
- 原发性腮腺淋巴瘤
  - 最常见的是 MALT 型 NHL
  - 导管和腺泡组织的单侧弥漫性浸润

临床线索

表现
- 最常见的体征(症状)
  - 缓慢增大的无痛腮腺肿块＋颈淋巴结大
- 其他体征(症状)
  - 系统性"B"症状:发热,体重减轻,盗汗
- 临床资料
  - 中年男性无痛面颊肿块

人口统计学资料
- 年龄
  - 平均年龄 55 岁
- 性别
  - 男女比＝1.5∶1
- 种族
  - 白种人＞非裔美国人、西班牙裔或亚洲人
  - 罕见的 T 细胞淋巴瘤在年轻的非洲裔美国男性中更常见
- 流行病学
  - 原发性腮腺炎 NHL 罕见;2%～5%的腮腺恶性肿瘤
  - 全身 NHL 有 1%～8%的腮腺受累

自然病史与预后
- 取决于组织学,形态学和分期

腮腺非霍奇金淋巴瘤

- 总体 5 年生存率:72%
  - 高度恶性疾病:快速进展,侵袭性强
  - 低度恶性病变:无痛,治疗最少,且进展缓慢
    - 预后最佳:小细胞和滤泡形态
- 原发性腮腺炎 NHL 预后良好
  - 通常早期诊断:Ⅰ期或Ⅱ期
  - 放射治疗(XRT)±化疗

治疗

- 腮腺肿块的肿瘤切除术可用于美容目的
- 化疗和 XRT 仍然是治疗的主要方式

诊断目录

考虑

- CECT 从颅底到锁骨内的颈内病变,并充分评估颈内病变的程度
- 注意:等密度 NHL 可能在 CECT 上"看不见"
- 当使用 T2 MR 时,FS 或 STIR 会使腮腺内病变更明显

图像解读要点

- 仔细评估对侧腮腺、其他唾液腺和泪腺,以及颈部淋巴结的范围
- PET/CT 通常作为系统性淋巴瘤的检查
- 在患有新腮腺肿块的患者中,背景异质性腮腺炎提示 NHL ＋Sjögren
  - Sjögren 可能以前未被诊断过

参考文献

[1] Crampsey DP et al:Parotid lymphoma in west Scotland:two-year 'snapshot' of diagnosis, management and core issues. J Laryngol Otol. 123(11):1237-41,2009

[2] Miyagi T et al:Extranodal adult T-cell leukemia/lymphoma of the head and neck:a clinicopathological study of nine cases and a review of the literature. Leuk Lymphoma. 50(2):187-95,2009

[3] Aiken AH et al:Imaging Hodgkin and non-Hodgkin lymphoma in the head and neck. Radiol Clin North Am. 46(2):363-78,ix-x,2008

[4] Just PA et al:18F-fluorodeoxyglucose positron emission tomography/computed tomography in AIDS-related Burkitt lymphoma. AIDS Patient Care STDS. 22(9):695-700,2008

[5] Ando M et al:Mucosa-associated lymphoid tissue lymphoma presented as diffuse swelling of the parotid gland. Am J Otolaryngol. 26(4):285-8,2005

[6] Hafner JW et al:Childhood primary parotid non-Hodgkin's lymphoma with direct intracranial extension:a case report. Ear Nose Throat J. 83(12):828-30,843,2004

[7] Olivier KR et al:Efficacy and treatment-related toxicity of radiotherapy for early-stage primary non-Hodgkin lymphoma of the parotid gland. Int J Radiat Oncol Biol Phys. 60(5):1510-4,2004

[8] Gasparotto D et al:Extrasalivary lymphoma development in Sjögren's syndrome:clonal evolution from parotid gland lymphoproliferation and role of local triggering. Arthritis Rheum. 48(11):3181-6,2003

[9] Hamilton BE et al:Earring lesions of the parotid tail. AJNR Am J Neuroradiol. 24(9):1757-64,2003

[10] Eichhorn KW et al:Malignant non-Hodgkin's lymphoma mimicking a benign parotid tumor:sonographic findings. J Clin Ultrasound. 30(1):42-4,2002

腮腺非霍奇金淋巴瘤

（左）轴位增强 CT 显示多发单侧腮腺内肿块➡️，边界清晰且均匀强化。在其他地方没有发现病变，所以该病人被诊断为原发性腮腺淋巴结 NHL。（右）同一患者轴位增强 CT 显示腮腺原发性 MALT 淋巴瘤，浸润性肿块累及浅叶➡️和深叶➡️，类似侵袭性原发性唾液腺恶性肿瘤。淋巴细胞性淋巴瘤的边界可能更清晰

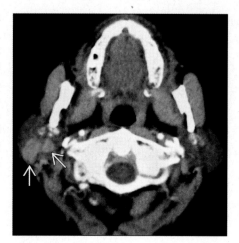
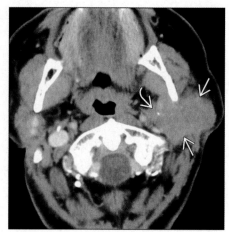

（左）轴位增强 CT 显示双侧腮腺➡️完全均匀强化，发现是长期干燥综合征患者的双侧原发性淋巴瘤，是典型的 MALT 型。（右）对应的轴位融合 PET/CT 图像显示标记典型的淋巴瘤的 FDG 摄取➡️。有趣的是，对于 CT 上的这种同质病变，病灶中央摄取很少，提示坏死。

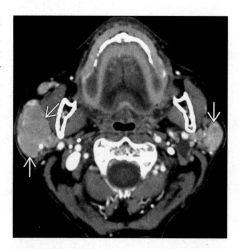
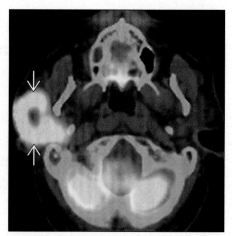

（左）轴位 T1WI MR 显示增大的腮腺明显不均质表现。病人报告有 10 年干燥综合征病史，现在可触及左侧腮腺肿块➡️。临床医师摸到右侧额外肿块➡️。（右）在同一患者冠状 T2W1 压脂 MR 显示双侧多发中等信号肿块➡️，左侧囊实性病变➡️。双侧腮腺肿块穿刺均显示为 MALT 淋巴瘤。病人接受放射治疗

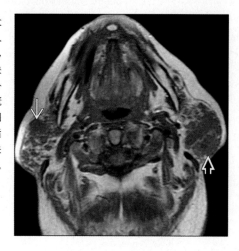
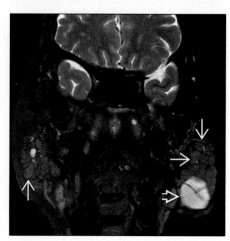

甲状腺非霍奇金淋巴瘤

概　要

术语
- 甲状腺非霍奇金淋巴瘤(NHL)
  - 淋巴瘤出现甲状腺淋巴瘤

影像
- 80％单发均匀的甲状腺肿块
- 20％多发肿块或弥漫性浸润
- CECT:坏死和钙化不常见
  - 结节通常为多个,实性,低密度
- 美国:定义明确,均匀,低回声
- PET/CT 通常有用,除了 MALT 淋巴瘤
- 镓-67 闪烁扫描摄取特征

主要鉴别诊断
- 结节性甲状腺肿
- 慢性淋巴细胞性(桥本)甲状腺炎
- 甲状腺分化癌
- 间变性甲状腺癌

病理
- 最常见弥漫性大 B 细胞淋巴瘤
- 40％～80％的病例发生在慢性淋巴细胞性(桥本)甲状腺炎患者
  - 桥本甲状腺 NHL 风险增加 70 倍

临床线索
- 表现为颈部肿块迅速增大
- 2％～5％为甲状腺恶性肿瘤
- 5 年生存率:75％～95％
  - 甲状旁腺扩张:5 年生存率降至 35％
- 非手术疾病,除非需要紧急解除气道阻塞

诊断目录
- 主要鉴别为间变性甲状腺癌
- NHL 较均匀;无坏死、出血
- NHL 较少侵犯气管等组织

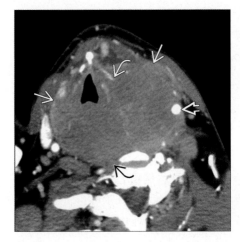
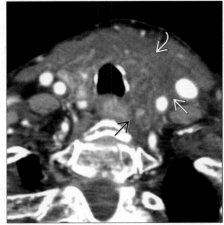

(左)轴位 CECT 显示以甲状腺为中心的大肿块➡,增强轻度强化。肿块侵犯喉软骨➡和椎前肌肉➡,并包绕颈动脉➡。肿块密度均匀,提示淋巴瘤,但间变性甲状腺癌是主要的鉴别。(右)轴位 CECT 显示左侧甲状腺浸润性肿块,侵犯颈动脉鞘➡、食管➡和上覆的带状肌肉➡

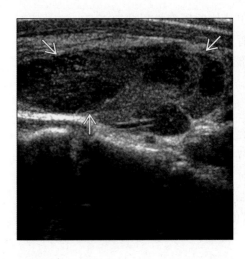
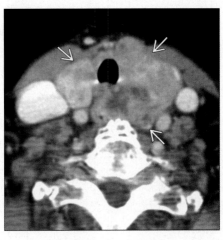

(左)甲状腺纵向超声表现分叶肿块➡低回声。淋巴瘤性质均匀,可导致超声低回声,这可能被误认为是囊肿。(右)轴位 CECT 显示甲状腺多灶性肿块➡。虽然原发性淋巴瘤可能被误认为是多结节性甲状腺肿,但甲状腺边缘的局灶性缺失和无钙化提示可替代另一种诊断。边界不清尤其令人怀疑是恶性的

甲状腺非霍奇金淋巴瘤

术　语

缩写
- 非霍奇金淋巴瘤(NHL)

定义
- 起源于甲状腺的结外、淋巴外淋巴瘤
  - 排除继发于甲状腺的全身淋巴瘤

影像学

一般表现
- 最佳诊断线索
  - 有慢性淋巴细胞性甲状腺炎病史的老年女性甲状腺快速增大、实性、非钙化性肿块
- 大小
  - 通常很大,5～10cm
- 形态
  - 弥漫性,均质性增大的甲状腺
  - 80%为单发的甲状腺肿块,其余为多发肿块或弥漫性浸润

CT 表现
- CECT
  - 最常见的是均匀、实性、低密度的肿块
    - 界限清楚或浸润性改变
  - 坏死、出血或钙化不常见

MR 表现
- T1WI
  - 甲状腺周围低到正常信号
- T2WI
  - 甲状腺周围高到正常信号
- T1WI C＋
  - 原发性肿瘤信号低于周围的残留甲状腺

超声表现
- 通常边界清楚,均匀、明显低回声的肿块
  - 可能被误认为囊肿

核医学表现
- PET/CT
  - 一般在淋巴瘤诊断中有用的注意事项:
    - MALT 通常具有低 FDG 亲和力
    - 伴随甲状腺炎会产生假阳性

成像建议
- 最佳成像工具
  - 诊断后建立 PET/CT 分期
    - 如果 MALT 型淋巴瘤单独行 CECT

鉴别诊断

多结节甲状腺肿
- 甲状腺肿大多发结节
- 无腺病

慢性淋巴细胞性(桥本)甲状腺炎
- 多数为慢性、弥漫性甲状腺肿
- 无腺病

甲状腺分化癌
- 边界不清的甲状腺肿块±钙化
- 腺病实性或囊性

甲状腺未分化癌
- 甲状腺肿块迅速扩大
- 钙化、坏死和出血常见

病理学

一般表现
- 病因
  - 在 40%～80%的病例中,NHL 合并慢性淋巴细胞(桥本)甲状腺炎(CLT)
    - CLT 甲状腺 NHL 风险增加 70 倍

分期、分级和分类
- 解剖分期
  - 局限于腺体的原发性甲状腺 NHL 被划分为ⅠE 期
    - 局部淋巴结转移划分为ⅡE 期

显微表现
- 有 3 种主要类型,主要累及甲状腺
  - 弥漫性大 B 细胞淋巴瘤
    - 最常见的:低分化 NHL
  - 边缘区 B 细胞 MALT 淋巴瘤
  - 滤泡性淋巴瘤很少
- 霍奇金、伯基特和 T 细胞淋巴瘤

甲状腺非霍奇金淋巴瘤

临床线索

表现

- 最常见的体征（症状）
  - 甲状腺肿块迅速扩大，常伴有颈部腺病
- 其他体征（症状）
  - 声带麻痹和声音嘶哑提示喉返神经受累

人口统计学资料

- 年龄
  - 范围：50—80年
- 发病高峰
  - 60岁后
- 性别
  - 男女比＝3:1
- 流行病学
  - 2％～5％的甲状腺恶性肿瘤
  - 1％～2％的结外淋巴瘤发生在甲状腺

自然病史与预后

- MALT具有最佳预后：5年生存率＞95％
- 滤泡性NHL：5年生存率为87％
- 弥漫性B细胞预后最差：5年生存率为75％
- 甲状旁腺外扩散可使5年生存率降至35％

治疗

- 利妥昔单抗＋化疗±放疗
- 手术很少使用

参考文献

[1] Graff-Baker A et al：Primary thyroid lymphoma：a review of recent developments in diagnosis and histology-driven treatment. Curr Opin Oncol. 22(1)：17-22,2010

移植后淋巴增生性疾病

概　要

术语

- 缩写：PTLD
- 控制淋巴器官移植接受者免疫抑制治疗的增长
- 疾病谱系范围从增生到恶性肿瘤
  - 反应性增生→多态性 PTLD →单型 PTLD→HD 和 NHL 类 PTLD

影像

- 模拟任何不同形式的 H&N 淋巴瘤在非移植患者中见到
- 也可能模仿咽部感染和脓肿
- 考虑移植史和任何淋巴结或结外扩大或 H&N 质量的存在
  - 腺扁桃体和（或）淋巴结肿大
  - 鼻腔肿块或浸润到颅底
  - 眼眶或口腔肿块
- 对 PET/CT FDG 摄取增加

主要鉴别诊断

- 扁桃体发炎
- 扁桃体/扁桃体周围脓肿
- 反应性淋巴结
- 侵袭性真菌性鼻窦炎

病理

- 治疗性 T 细胞抑制使 EBV 感染的 B 细胞增殖（治疗 T 细胞抑制使 B 细胞 EBV 感染扩散）

临床线索

- 固体器官移植＞骨髓移植
- 在儿科移植的患者中更常见
- 在移植后的第 1 年达到 80％

诊断目录

- 当影像学提示感染或类似淋巴瘤的病变时，考虑每个移植患者的 PTLD

（左）轴位增强 CT 显示不对称增大的左侧腭扁桃体➡️，但没有异常强化或扁桃体周边强化。上颈颈静脉链可见多发肿大、均匀的颈部淋巴结➡️。（右）同一患者的轴位 PET 图像显示双侧颈部淋巴结明显的 FDG 摄取➡️，左侧腭扁桃体不对称性 FDG 摄取➡️。PTLD 可以类似扁桃体炎反应性淋巴腺病，但移植史是关键。活检可区分这些过程

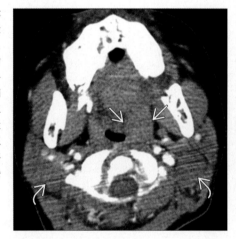
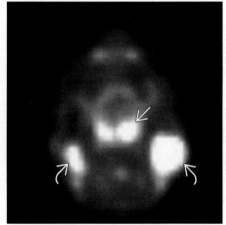

（左）轴位 T1 增强 MR 显示增大且弥漫性强化鼻咽扁桃体➡️。扁桃体有内生生长，黏膜边缘不规则，皱褶中有非强化的碎片➡️。（右）下咽腔被右侧咽后肿大淋巴结➡️挤压变形，位于右侧颈内动脉➡️前内侧。咽后淋巴结中央坏死，周边强化。对于化脓性淋巴结和扁桃体炎，咽后无水肿

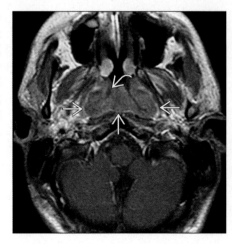
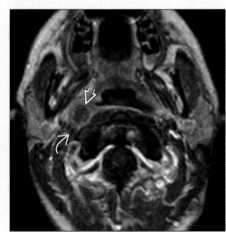

移植后淋巴增生性疾病

术　语

缩写
- 移植后淋巴增殖性疾病(PTLD)

定义
- 免疫抑制治疗后移植受者淋巴细胞生长失控
- 疾病谱:从增生发展到恶性

影　像　学

一般表现
- 最佳诊断线索
  - 移植史及任何淋巴结或结外肿大或 H&N 肿块
- 位置
  - 在 H&N 的任何地方:结外或结内
  - Waldeyer 环、鼻窦、眼眶或口腔结节
  - 受累,可分为 2 种形式
    - 大淋巴结聚集
    - 正常大小的淋巴结群集

成像建议
- 最佳成像工具
  - CT 或 MR 均可用于描述 H&N 肿块
  - FDG PET 用于治疗的分期和对治疗效果的反应
- 标准化建议
  - 增强后图像很好显示坏死和结节

CT 表现
- CECT
  - 腺样明显增大或扁桃体增大
    - 通常比外生肿块更具侵袭性
    - 经常不强化坏死和碎片
  - H&N 肿块或侵犯到颅底的软组织肿块

MR 表现
- T1WI C + FS
  - 明显增强,向中央聚集
  - 坏死或实心结节

核医学表现
- PET/CT
  - PTLD 中 FDG 摄取增加

鉴别诊断

扁桃体炎症
- 扁桃体增大,不均匀增强

扁桃体/扁桃体周围脓肿
- 扁桃体内或周围的低密度影,环状增强

反应性淋巴结
- 对近期病毒或过敏源的反应

侵袭性真菌性鼻窦炎
- 周围脂肪浸润,面部深层脂肪层浸润

病　理　学

一般表现
- 病因
  - 治疗性 T 细胞抑制可使感染 EBV 的 B 细胞增殖
    - 最大的危险因素
      - 未受 EBV 感染的供体器官的受体
      - 更积极的免疫抑制治疗

分期、分级和分类
- 世界卫生组织(WHO)类别(2008)
  - 早期病变
    - 浆细胞增生
    - 传染性单核细胞增多症样病变
  - 多态 PTLD
  - 单型 PTLD(根据淋巴瘤分类)
    - B 细胞肿瘤
    - T 细胞肿瘤
  - 经典霍奇金淋巴瘤型 PTLD

大体病理和外科特征
- 偏向淋巴结外侵犯
  - 胃肠和移植器官最常见

临床线索

表现
- 最常见的症状(体征)
  - 头颈部:淋巴结病,睡眠呼吸暂停,鼻塞,鼻窦炎,喉咙痛

移植后淋巴增生性疾病

- ○ 不常见：口腔黏膜溃疡或肿块
- ○ 全身：发热、体重减轻、盗汗

人口统计学资料

- 年龄
  - ○ 儿科患者的发病率是成人的 4 倍
- 流行病学
  - ○ 2％～3％的成人移植受者
  - ○ 高达 8％的儿科移植患者
  - ○ 移植患者具有 10 倍的 NHL 风险

自然病史与预后

- 大多数是在实体器官移植后，很少在骨髓或干细胞移植后
- 移植后第 1 年高达 80％
  - ○ 最高发病率：心、肺或小肠
  - ○ 最低发病率：肾移植
- 预后取决于诊断时肿瘤的负荷和 PTLD 的类别

治疗

- 降低免疫抑制（RI）是关键

- 其他治疗方案
  - ○ 利妥昔单抗：抗 CD20 单克隆抗体
  - ○ 手术，放疗，化疗，EBV 特异性细胞毒性淋巴细胞，抗 EBV 肽

诊断目录

考虑

- 当影像学提示感染或淋巴瘤样病变时，请考虑每个移植患者的 PTLD

参考文献

[1] Knight JS et al：Lymphoma after solid organ transplantation：risk，response to therapy，and survival at a transplantation center. J Clin Oncol. 27（20）：3354-62，2009

皮肤 T 细胞淋巴瘤

概　要

术语
- 皮肤 T 细胞淋巴瘤（CTCL）
- 皮肤中出现的罕见组和淋巴瘤谱
- 80％的皮肤淋巴瘤是 T 细胞；大多数是真菌病（MF）

影像
- CECT/MR/PET 上可见皮肤斑块和肿瘤
- 评估扩大、异常增强的淋巴结
- CT/MR/PET 可能无法区分反应性和相关淋巴结
- 非常高的结节与 SUV 转换有关

主要鉴别诊断
- 良性皮肤病
- 药物反应
- 特发性红皮病

病理
- 真菌病和 Sézary 综合征（SS）都有自己的 ISCL/EORTC 分类系统

临床线索
- 许多 CTCL 的变异体由病理和血清标准定义，预后各不相同
- MF 局限于皮肤是慢性无痛性疾病，正常生存
  - 以皮肤斑块和肿瘤为特征
  - 如果皮肤肿瘤，皮肤外传播，＞60 岁，LDH 预后较差
- SS 是白血病变异，预后很差，5 年生存率为 10％～20％

诊断目录
- 成像在诊断中没有作用，用于分期
- 寻找淋巴结和内脏疾病

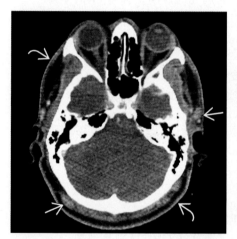
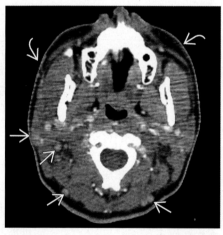

（左）20 岁男性患者，患有淋巴腺病及弥漫性皮疹，穿刺活检显示为 CTCL。外周血涂片同样可见非典型的淋巴细胞。轴位增强 CT 图像显示颈部多发小淋巴结➡，皮肤组织模糊增厚➡。（右）同一患者轴位增强 CT 下方层面显示额外强化的小淋巴结➡和皮肤弥漫性增厚➡。临床诊断为 Sézary 综合征

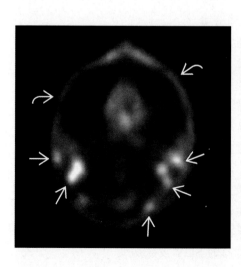
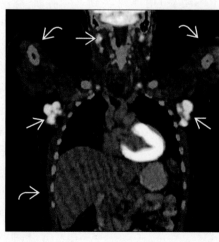

（左）同一例患者的轴位 PET 图像显示小淋巴结➡FDG 摄取，总体显示皮肤➡对 FDG 摄取增加。这在非衰减校正图像中可以看到的情况相似，是 Sézary 综合征的 PET 描述。（右）同一患者的冠状面融合 PET/CT 显示结节的摄取➡和较好的阐明细微，除了皮肤内弥漫性的 FDG 摄取➡。淋巴结吸收可能是反应性的（皮肤病性淋巴腺病），不一定是恶性的

皮肤 T 细胞淋巴瘤

术 语

缩写

- 皮肤 T 淋巴细胞瘤（CTCL）

同义词

- 蕈样肉芽肿（MF）
- Sézary 综合征（SS）
- 皮肤 CD30（＋）T 细胞淋巴增殖性疾病（CC-TCLPD）
  - 皮肤间变性大细胞淋巴瘤（C-ALCL）
  - 淋巴瘤样丘疹病（LyP）
- 皮肤外周 T 细胞淋巴瘤（C-PTCL）

定义

- 少见的皮肤结外 T 细胞淋巴瘤
  - 皮肤淋巴瘤中 80％为 T 细胞淋巴瘤
  - ≥50％为蕈样肉芽肿，30％为 CC-TCLPD，＜5％为 SS

影 像 学

一般表现

- 最佳诊断线索
  - 多发性，弥漫性分布的皮肤病变±淋巴结大
- 位置
  - 70％皮肤 T 细胞淋巴瘤在 H&N 中有皮肤和淋巴结损伤
  - 嗜滤泡性 MF 特别好发于头颈部
    - 异常 T 细胞浸润毛囊导致脱发
- 形态
  - 变异：斑块（在影像学上不明显）增厚斑块到肿瘤肿块＞1cm

CT 表现

- 局限性或弥漫性皮肤增厚融合区
  - 可能是细微的斑块或较厚的≥1 cm 肿瘤
- 可显示实性腺病±强化

MR 表现

- 斑块和肿瘤 T1 和 T2 变量信号一般较低
- 增强检查：轻度均匀性强化

核医学表现

- PET/CT
  - 大多数 CTCL 病灶显示 FDG 摄取增加
    - MF 的大细胞转化与极高的 FDG 摄取
  - 在邻近的良性反应淋巴结（皮肤病淋巴结病）中可见轻度至中度摄取，需要活检以明确

成像建议

- 最佳成像工具
  - PET/CT 对于早期分期和监测很重要
  - MR 对软组织浸润做了最好的描述，尽管通常不需要提供治疗建议
- 标准化建议
  - 包括全身与 FDG PET 研究

鉴别诊断

良性皮肤病

- 接触性、特应性、过敏性皮炎或银屑病
- 大多数皮肤病变的诊断是临床/病理学的

药物反应

- 近期用药史

特发性红皮病

- 当找不到潜在原因时排除的诊断

病 理 学

一般表现

- 病因
  - 生物和流行病学特征提示感染因子的参与
  - 可能与工业暴露有关，特别是油类
    - 可能与接触性皮炎的分期有关

分期、分级和分类

- 世界卫生组织（WHO）定义的不同形式的结外 CTCL
  - 蕈样肉芽肿（MF）
    - 最常见和惰性的形式
    - 皮肤斑块，斑块或肿块
    - 通常没有内脏疾病；可能有腺病
  - MF 具有大细胞转化
    - 侵袭性 CD30（＋）间变性大细胞淋巴瘤
    - 发生占 MF 的 40％
    - 可见淋巴结和内脏病变
    - 非常高的 SUV 皮肤病变

皮肤 T 细胞淋巴瘤

- ○ Sézary 综合征
  - ■ 侵袭性白血病和红皮病性 MF 变异体,常伴有腺病
  - ■ Sézary 细胞:外周循环恶性 T 细胞
    - − 复杂脑回状核
  - ■ 反应性淋巴结可能增大,FDG 也可能增大
    - − 被称为皮肤病
- ○ 皮肤间变性大细胞淋巴瘤(CALCL)
  - ■ 可能难以与良性 LYP 疾病谱区分
  - ■ 1~2cm 非退化性皮肤结节
  - ■ 10% 具有皮肤外受累
- 国际皮肤淋巴瘤学会(ISCL)/欧洲癌症研究与治疗组织(EORTC)分类为蕈样真菌病和 Sézary 综合征
  - ○ 所有其他皮肤 NHL 都使用 AnnArbor 分期
- MF&SS 临床分期系统(ISCL/EORTC)
  - ○ Ⅰ:限于皮肤;IA<10% 或 ⅠB>10% 皮肤表面
  - ○ ⅡA:皮肤斑块＋早期结节(N 1-2);ⅡB:皮肤受累≥1
  - ○ Ⅲ:皮肤受累于红皮病,≤N1,N2 和<1000 Sézary 细胞
  - ○ Ⅳ:>1000 个 Sézary 细胞和(或)广泛淋巴结受累(N3)或内脏受累(M1)

大体病理和手术特点

- MF/SS 3 个特征性皮肤病变
  - ○ 斑块:病变表现为红色、红棕色、紫红色或黄褐色的扁平病变
    - ■ 通常在影像学上不明显
  - ○ 斑块:隆起的、可触及的皮肤病变
    - ■ 可在 CT/MR/PET 上显现
  - ○ 肿瘤:厚而深的病变,大小>1cm
    - ■ CT/MR/PET 图像上可见肿块的显微特征

显微表现

- 组织学诊断困难,特别是早期
- 非典型单克隆 T 细胞的表皮浸润
- Pautrier 微小脓肿
  - ○ 表皮内小细胞聚集
  - ○ 被认为是病理性的,但在早期疾病中不常见
- 骨髓通常不受累

- 分子研究可能有助于交界性病例的病理诊断,但在早期疾病的临床表现中并不常见。

临床线索

表现

- 最常见的症状(体征)
  - ○ MF:进展为斑块或肿瘤的多处红斑皮肤斑块。
  - ○ SS:弥漫性红皮病和淋巴结大
- 其他体征(症状)
  - ○ 强烈的瘙痒
  - ○ 皮肤萎缩、轻度色素沉着和毛细血管扩张
  - ○ 滤泡性黏液病,脱发

人口统计学资料

- 年龄
  - ○ 最常见于成年人和老年人;青少年中可见
- 性别
  - ○ 男女比＝2:1
- 种族
  - ○ 黑人发病率较高

自然病史与预后

- 疾病转归
  - ○ MF:几年或几十年的慢性惰性疗程
    - ■ 预后与普通人群相似
    - ■ 如果皮肤肿瘤,皮肤外扩散,>60 岁,乳酸脱氢酶升高,预后较差。
  - ○ SS:侵袭性疾病 5 年生存 10%~20%
    - ■ 死亡通常来自机会性感染
- SS 与第 2 种恶性肿瘤发病率增加有关
  - ○ 免疫缺陷并丧失正常循环的 CD4 细胞治疗

治疗

- 主要是姑息性治疗,许多患者最终会复发并进展
- 治疗的主要目标:诱导缓解,延长生存期,提高生活质量
- 以皮肤导向治疗是早期疾病的关键
  - ○ 局部化疗、光疗、局部类固醇、局部类维生素 A 类药物治疗是治疗早期疾病的关键
- 病变可能对 XRT 的反应良好,但目前的全身化疗并不能提高生存率

皮肤 T 细胞淋巴瘤

真菌病的 ISCL/EORTC 分类和 Sézary 综合征

肿瘤分期（T）	
T1	疾病局限于＜10％的皮肤表面；斑块（T1A），斑块±斑块（T1b）
T2	≥10％皮肤表面；斑块（T2a），斑块±斑块（T2b）
T3	1 或更多肿瘤直径≥1 cm
T4	覆盖≥80％皮肤表面的红斑融合
节段期（N）	
N1	非典型淋巴结病无至 3～6 个细胞团
N2	非典型淋巴细胞聚集体，保留淋巴结构
N3	结节结构的部分/完全消失
内脏受累（M）	
M0	无
M1	目前和病理证实
血液（B）	
B0	不存在或＜5％Sézary 细胞
B1	＞5％Sézary 细胞，但不是 B2
B2	≥1000/μl Sézary 细胞

ISCL/EORTC 是国际皮肤淋巴瘤协会，欧洲癌症研究和治疗组织。其他皮肤非霍奇金淋巴瘤的分期采用改良的 AnnArbor 分期系统，就像其他地方的非霍奇金淋巴瘤一样

- 异基因干细胞移植已用于治疗顽固性、进行性 CTCL

诊断目录

考虑

- CTCL 主要通过临床和病理手段进行诊断和分期
  - 成像不是诊断的关键
- 影像学检查对结节性疾病或内脏疾病的诊断有一定价值
- PET/CT 可能起着最重要的作用
  - 也可能在评估治疗反应方面发挥作用
- 可能需要图像引导活检来确定转移

报告提示

- 评估是否有增大的、异常强化的淋巴结
  - CT/MR 和 PET 可能不能区分反应性淋巴结和受累淋巴结
  - 关注高 SUV 转型
- 系统性疾病预后差

参考文献

[1] Feeney J et al：Characterization of T-cell lymphomas by FDG PET/CT. AJR Am J Roentgenol. 195（2）：333-40，2010

[2] Muniesa C et al：Folliculotropic mycosis fungoides：clinicopathological features and outcome in a series of 20 cases J Am Acad Dermatol. 62（3）：418-26，2010

[3] Gardner JM et al：Update on treatment of cutaneous T-cell lymphoma. Curr Opin Oncol. 21（2）：131-7，2009

皮肤 T 细胞淋巴瘤

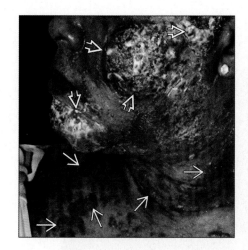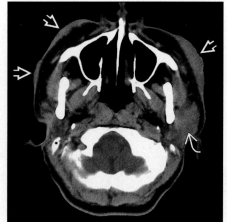

（左）临床照片显示广泛的肿瘤溃疡面 ⇨ 与多蕈样的红色真菌病斑块延伸到颈部和胸部 ➡。（右）同 1 例患者的轴向 NECT 显示多个皮肤肿瘤从额头延伸到脸颊和颈部 ⇨。此外，左侧腮腺 ➡ 有淋巴结，颈部其他部位也有大的淋巴结。蕈样肉芽肿患者在真菌病的大细胞转化后死亡

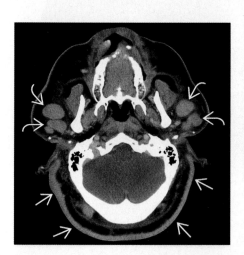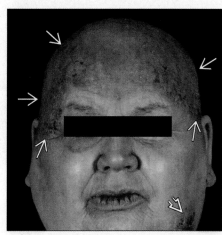

（左）轴位 CECT 显示颈后皮肤 ➡ 弥漫性增厚，从头皮向下广泛的实性腺病也出现在颈部，包括多个颈内淋巴结 ⇨。（右）同 1 例患者的临床图片显示有广泛的头皮增厚 ➡，以及弥漫性红斑参与 CTCL。脱发的发生与皮囊受累（蕈样霉菌病 MF），预后较差。面部皮肤肿瘤也很明显 ⇨

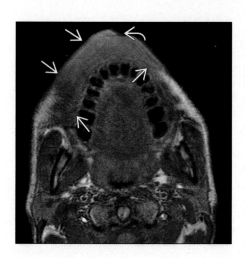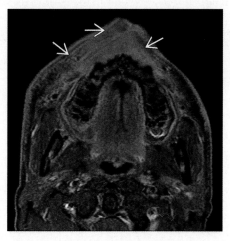

（左）轴向 T1MR 显示浸润性面部软组织 ⇨，其包括延伸到脸颊和下腭的前额，鼻梁和眶周区域的皮肤的完整厚度。也存在局灶性溃疡 ⇨。（右）轴向 T1 C ＋ FS MR 显示浸润性软组织的轻度增强 ⇨，但没有向神经周围肿瘤扩散的证据。该患者无明显的腺体病变。这是一种不具有鼻窦淋巴瘤的 NK T 细胞淋巴瘤皮肤受累的变异病例

（李 明 译 杨志杰 校）

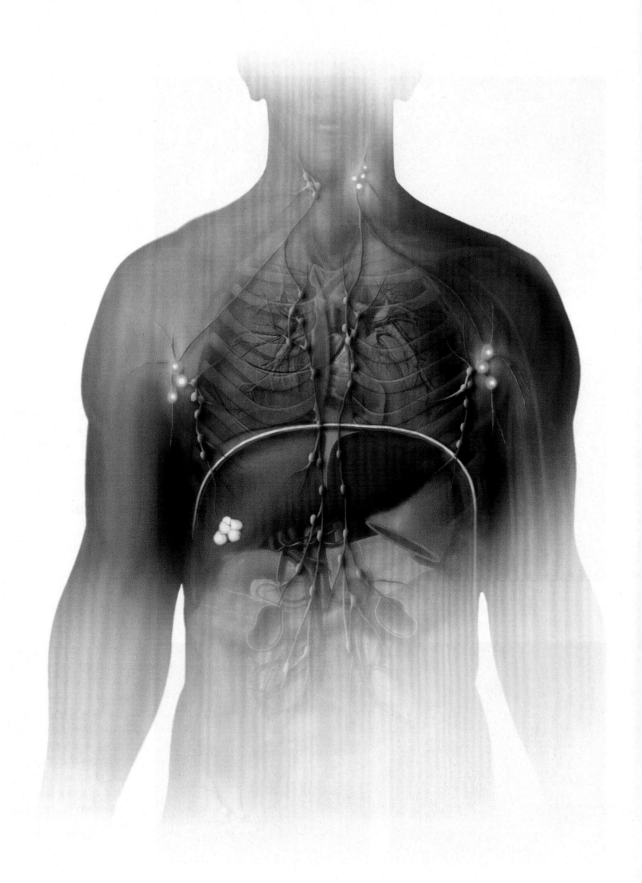

第十部分

非鳞状细胞癌的颈部霍奇金淋巴瘤恶性结节

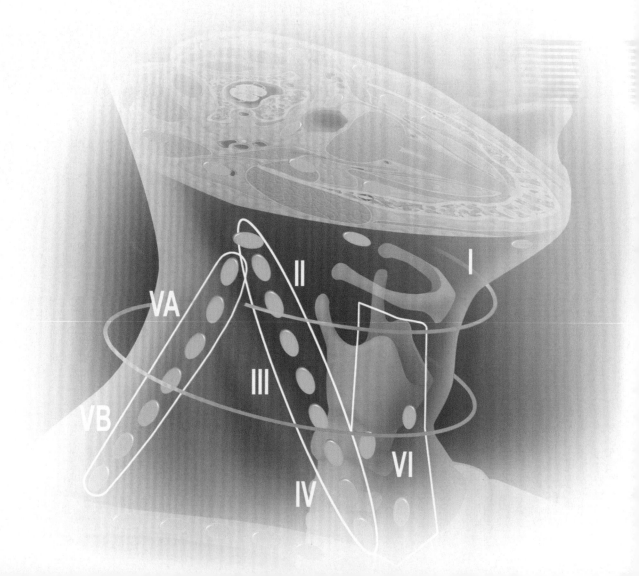

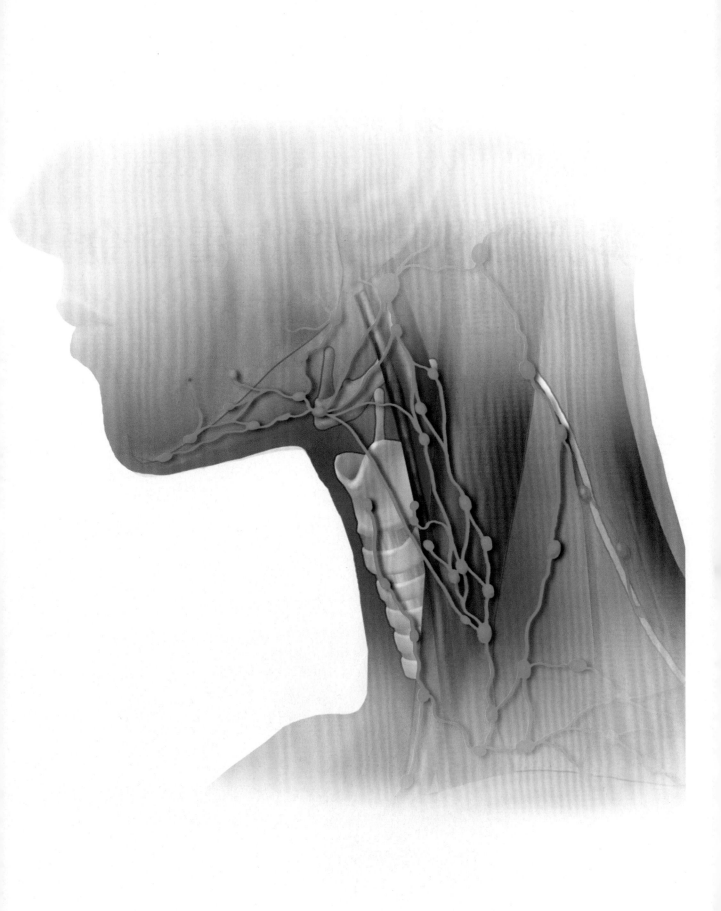

颈部结节样霍奇金淋巴瘤

概 要

术语
- 霍奇金淋巴瘤（HL）
- 已出现里-斯细胞为其特征性表现

影像表现
- 大多数霍奇金淋巴瘤患者以颈部淋巴结大来就诊
- 单组淋巴结或相邻多组淋巴结
- 常常出现纵隔淋巴结受累
- 头颈部霍奇金淋巴瘤很少发生在结外淋巴结
- 增强 CT 表现：密度均匀的实性结节肿块
  - 坏死或钙化不常见
- 增强 CT 和脱氧葡萄糖（FDG）PET 是基础的用于肿瘤分期的检查方式
- FDG PET 可表现出明显的活性
- 治疗期间，PET 持续阳性对复发的预测有较高的敏感性
- FDG PET 也可用于鉴别治疗后无活性的瘢痕和肿瘤残留

主要鉴别诊断
- 反应性淋巴结
- 分化型甲状腺癌结节
- 非霍奇金淋巴瘤结节
- 鳞状细胞癌结节

病理
- 肿瘤细胞是里斯细胞
- 肿瘤主体多为反应性炎性细胞
- 95％为典型的霍奇金淋巴瘤；侵袭性肿瘤
- 5％霍奇金淋巴瘤以结节性淋巴细胞为主

临床线索
- 年轻成人伴有增大无痛的颈部肿块
- 40％有 B 型症状：发热，出汗，体重下降
- 霍奇金淋巴瘤有潜在的可治愈性
- 5 年的生存率：I-III 期（≥85％），IV 期（80％）

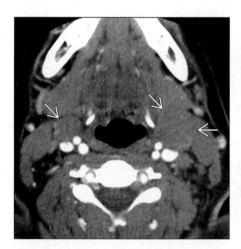
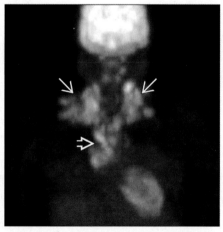

（左）1 例颈部有明显肿块的青年女患者的轴位增强 CT 显示患者双侧淋巴结大➡，左侧较大。结节密度均匀与肌肉密度相等，无坏死或钙化。（右）同一例患者的 FDG PET 冠状位显示双侧颈部及上纵隔明显淋巴结吸收➡。PET 研究显示无横膈膜下病灶➡，尽管有局灶性结节症状（结外疾病）

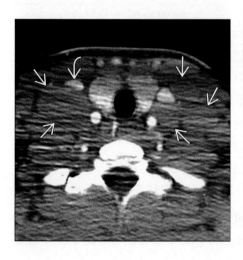
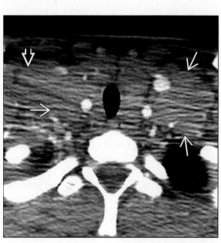

（左）轴位增强 CT 显示更下方层面出现实性增大的结节肿块➡。颈部肿块向两侧推压颈总动脉和颈内静脉（IJV）。右侧颈内静脉受压变扁➡。（右）颈胸交界处的轴位增强 CT 显示患者在毗邻颈动脉鞘处双侧右多发结节肿块➡，锁骨上更加明显。这是结节硬化性霍奇金淋巴瘤➡，被确定为 IV 期。放化疗后成功治愈，并且 4 年之内无复发

颈部结节样霍奇金淋巴瘤

术　语

缩写

- 霍奇金淋巴瘤（HL）
  - 经典型霍奇金淋巴瘤（CHL）
  - 结节性淋巴细胞优势型霍奇金淋巴瘤（NLPHL）

同义词

- 霍奇金病

定义

- 霍奇金淋巴瘤：经典型或结节性淋巴细胞为主
  - 已出现里斯细胞为其特点

影 像 学

一般表现

- 最佳诊断线索
  - 患有颈部和纵隔淋巴结大的年轻患者
- 位置
  - 霍奇金淋巴瘤大部分表现为颈和纵隔结节
    - 颈静脉内侧，脊柱附件，颈横突淋巴结链
    - 包括连续的淋巴结节组
  - 很少涉及 Waldeyer 环或其他颈部淋巴结外组织（<1%）
- 大小
  - 结节变化的范围：2～10cm
- 形态
  - 单个淋巴结节链±蔓延到连续淋巴结链
  - 60%～80%表现为颈部淋巴结节/锁骨上淋巴结节
    - 腋窝淋巴结病占 30%
  - 50%～60%出现纵隔淋巴结节

CT 表现

- CT 平扫
  - 密度均匀分叶状圆形肿块
  - 结节与肌肉密度相等
  - 除治疗后少见钙化
- CT 增强
  - 不均匀强化
  - 坏死可表现为中心低密度

MR 检查

- T1WI
  - 增大的等、低信号的圆形结节
- T2WI
  - 结节比肌肉信号高
- T1WI 增强
  - 有多种表现，通常结节呈现轻度均匀强化

超声表现

- 灰阶超声
  - 增大的圆形结节，边界清晰，内部回声均匀
- 能量多普勒
  - 中心和外周光波增强

核医学表现

- PET
  - FDG PET 显示明显的活性
    - 经典型霍奇金淋巴瘤：高摄取率
    - 结节性淋巴细胞优势型霍奇金淋巴瘤：中等摄取率
  - 治疗期间和治疗后持续阳性结果，对于预测复发具有高敏感度
- 镓-67
  - 评估治疗效果的传统检查方法
    - 很大程度上已被 FDG PET 替代

成像方法推荐

- 最佳成像方法选择
  - 增强 CT 是评估疾病分期的基本方法
  - FDG PET 可用于肿瘤分期和评估治疗效果
- 成像策略建议
  - 颈部与胸部、腹部和盆腔增强 CT 可用于肿瘤的初步评估

鉴别诊断

反应性淋巴结

- 多个结节；个头小于霍奇金淋巴瘤
- 上呼吸道感染的临床病史

淋巴结结节与甲状腺癌鉴别

- 好发于下颈部及上纵隔
- 纵隔淋巴结通常不大
- MR 信号多变：甲状腺球蛋白，囊性变

非霍奇金淋巴瘤的淋巴结节

- 影像不能区分霍奇金淋巴瘤和非霍奇金淋巴瘤

颈部结节样霍奇金淋巴瘤

结节
- 非霍奇金淋巴瘤常好发于结外淋巴结（30％）

鳞状细胞癌淋巴结节
- 淋巴结中央结节坏死，一般出现结节外扩散
- 常有原发肿瘤病史

病理学

一般表现
- 病因
  - 不明
  - 高达 50％的 EB 病毒阳性［EBV（＋）］
    - 几乎 100％的伴发 HIV 的霍奇金淋巴瘤是 EBV 阳性
  - 随着免疫抑制会增加患病风险
- 遗传学
  - 家族性遗传
    - 兄弟姐妹患病，风险增加 2～9 倍
    - 一级亲属患病风险增加不明显
- 伴发异常
  - 虽然不是艾滋病导致的恶性肿瘤，但是艾滋病病毒感染后，发病率增加
    - 呈侵袭性，预后较差

分期、分级和分类
- 世界卫生组织（WHO）是最佳的分类体系
  - 最终结果评估依靠病理
  - 霍奇金淋巴瘤分为经典型（95％）和结节淋巴细胞为主（5％）
- 安娜堡分期系统用于临床分期治疗和预后评估
  - 由肿瘤发生部位和临床症状确定

大体病理和手术特征
- 被描述结实而有弹性的结节
- 细针抽吸（FNA）±骨髓活检后淋巴结切除诊断

显微表现
- 里斯细胞＝多核巨细胞；肿瘤性 B 细胞克隆增殖
- 大部分瘤体为反应性混合炎性细胞，而非肿瘤细胞
  - 典型的霍奇金淋巴瘤亚型由结节形态和里斯

细胞确定
- 结节性淋巴细胞为主霍奇金淋巴瘤
  - 很少或没有里斯细胞，但会有"爆米花"型淋巴细胞和组织细胞

临床线索

表现
- 最常见症状（体征）
  - 无痛的、增大的、"坚韧"的结节
  - 25％～40％具"B"类症状
    - 发热，夜间盗汗，体重下降＞10％
  - 全身器官受累及
    - 肝大、脾大
  - 结节性淋巴细胞优势型霍奇金淋巴瘤很少有结外病变和"B"类症状
    - 通常表现为早期疾病（Ⅰ、Ⅱ期）
- 其他症状（体征）
  - 疲劳，瘙痒，贫血
  - 纵隔淋巴结大可表现为咳嗽，气短，胸痛
  - 25％周期性发热：1～2 周高热，1～2 周无发热
  - ＜10％有乙醇引起的结节性疼痛
    - 少见但是能够确诊的霍奇金淋巴瘤
- 临床表现
  - 20 岁患者出现颈部肿块增大，无痛性颈部肿块±"B"类症状

人口统计学资料
- 年龄
  - 平均年龄 27 岁
  - 经典型霍奇金淋巴瘤发病年龄为 20－24 岁；50 岁以上患者会出现一个小高峰
  - 结节性淋巴细胞优势型霍奇金淋巴瘤：高峰期处于童年期和 40 岁中年期
- 性别
  - 男性＞女性
  - 结节性淋巴细胞优势型霍奇金淋巴瘤中，男女比为 3∶1
- 种族
  - 在亚洲人和非裔美国人中不常见
- 流行病学

颈部结节样霍奇金淋巴瘤

霍奇金淋巴瘤	
世界卫生组织分类(2008)	安阿伯分级系统
经典型霍奇金淋巴瘤(95%)	阶段Ⅰ:单节点区;即单结外器官或部位
结节硬化型(60%~80%)	阶段Ⅱ:≥2节点区;ⅡE外淋巴结区加同侧隔
混合细胞型(15%~30%)	阶段Ⅲ:隔两侧淋巴结;ⅢE加结外部位;ⅢS加脾;ⅢE和S都包含在内
淋巴细胞丰富(5%)	阶段Ⅳ:播散性≥1淋巴结外组织±节点,或孤立远处结外器官
淋巴细胞减少(<1%)	种类A和B
结节性淋巴细胞为主的霍奇金淋巴瘤(5%)	种类A:无全身症状
不同的免疫表型表现为低度恶性非霍奇金淋巴瘤	种类B:发热,10%体重减轻或盗汗

- 占所有淋巴瘤的14%

自然病史和预后
- 潜在的可治愈性
  - 大多数的复发发生在治疗的3年内
- 5年的生存率:Ⅰ-Ⅲ期(≥85%)
- 5年的生存率:Ⅳ期(80%)
- 总体15年生存率(68%)
- 预后不良特征
  - 纵隔增大肿块,患者年龄>50岁,ESR增加,白细胞数量增加,红细胞数量下降,>4个部位受累
- 通常结节性淋巴细胞优势型霍奇金淋巴瘤Ⅰ期,Ⅱ期和低级别非霍奇金淋巴瘤

治疗
- 化疗、放疗或综合疗法(CMT)
- 化疗
  - ABVD(阿霉素,博来霉素,长春新碱,达卡巴嗪)是标准治疗方案
- 放疗(XRT)
  - 30~50Gy照射包括淋巴结节及其连续淋巴链
- 经典型霍奇金淋巴瘤早期:综合疗法(阿霉素,博来霉素,长春新碱,达卡巴嗪+放疗)
- 早期结节性淋巴细胞优势型霍奇金淋巴瘤:放疗
- 晚期霍奇金淋巴瘤:大剂量化疗+放疗
- 复发:大剂量化疗和骨髓移植

诊断目录

考虑
- 治疗后残余肿块不能代表疾病处于活动期
  - FDG PET可用于鉴别无活性的瘢痕组织

影像判读
- CT和FDG PET是霍奇金淋巴瘤的基本分期方式
  - 淋巴结活检后±骨髓活检
- 影像学不能区分结节性霍奇金淋巴瘤结节和非霍奇金淋巴瘤结节
  - 颈部淋巴结大是结节性霍奇金淋巴瘤结节和非霍奇金淋巴瘤结节常见的表现
  - 结外的霍奇金淋巴瘤较为少见
  - 霍奇金淋巴瘤通常见于年轻人
  - 霍奇金淋巴瘤较非霍奇金淋巴瘤少见

参考文献

[1] De Bruin ML et al:Increased risk of stroke and transient ischemic attack in 5-year survivors of Hodgkin lymphoma. J Natl Cancer Inst. 101(13):928-37,2009

[2] Aiken AH et al:Imaging Hodgkin and non-Hodgkin lymphoma in the head and neck. Radiol Clin North Am. 46(2):363-78,ix-x,2008

[3] Allen-Auerbach M et al:The impact of fluorodeoxyglucose-positron emission tomography in primary staging and patient management in lymphoma patients. Radiol Clin North Am. 46(2):199-211,vii,2008

颈部结节样霍奇金淋巴瘤

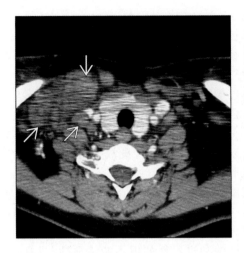
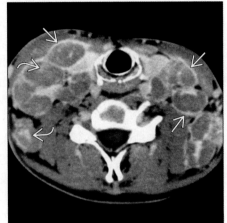

（左）青年患者下颈部轴位增强CT显示多个大的结节➡️融合成块。结节密度与肌肉相等，且无钙化。这被认为是ⅡA期结节硬化性（经典）霍奇金淋巴瘤。（右）另1例患者颈部轴位增强CT显示了颈部双侧多个增大的淋巴结➡️。结节与肌肉密度相等；但是，增强后出现明显的周边强化，和一些内部结节的强化➡️

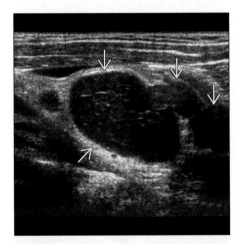
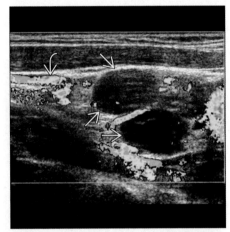

（左）右下颈部超声纵向成像显示Ⅳ级淋巴结大➡️。伴随着结节内部回声不均匀且明显的实性成分，结节大小不等。正常淋巴结门处不应该看到这些结节，并且不应该出现明显的钙化。最大的淋巴结测量为3.1cm×1.9 cm。（右）能量多普勒超声显示静脉部分受压并血液流速减慢➡️中度增大，圆形，实性结节➡️

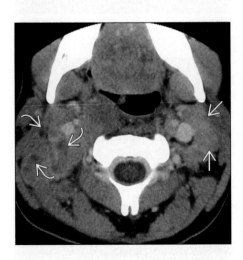
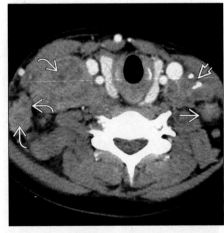

（左）1例年轻患者因结节硬化性霍奇金淋巴瘤而接受放化疗，其轴位增强CT显示。双侧均匀的实性结节提示双侧淋巴结肿大➡️，经典性的霍奇金淋巴瘤并其他囊性改变的混杂的结节，为其典型表现➡️。（右）轴位增强CT更进一步显示了均匀和不均匀的实性结节➡️。霍奇金淋巴瘤➡️放化疗18个月后出现局灶性钙化➡️，非常少见

颈部结节样非霍奇金淋巴瘤

概　要

术语

- 非霍奇金淋巴瘤是淋巴系统恶性肿瘤
- 多种不同亚型的非霍奇金淋巴瘤
- 头颈部多样性非霍奇金淋巴瘤
- 淋巴结性、非结节性淋巴管性、非结节性淋巴结外非霍奇金淋巴瘤

影像

- 多发性双侧淋巴结大累及多条淋巴结链
- 典型的增大的、实性、圆形或椭圆形结节
- 坏死并淋巴结外播散提示侵袭性非霍奇金淋巴瘤
- 可见多形性结节
  - 多发的、轻度增大的、1～3cm 的结节
  - 大多数为明显增大的结节
- FDG PEPT 表现出不同的亲和度
  - 侵袭性非霍奇金淋巴瘤活性高，侵袭性越低的非霍奇金淋巴其活性越低

主要鉴别诊断

- 反应性淋巴结大
- 淋巴结结核
- 结节病淋巴结
- 霍奇金淋巴瘤结节
- 全身原发性淋巴结转移

病理

- 80%～85% 的 B 细胞肿瘤，最常见的弥漫大 B 细胞淋巴瘤
- 常伴发艾滋病

临床线索

- 成人伴有无痛性颈部肿块
- 可能是惰性的和进展性的但不能治愈的，或具有侵袭性但通常能治愈的
- X 线放射治疗、化疗或放化疗
- 5 年生存率：Ⅰ－Ⅱ期（85%），Ⅲ－Ⅳ期（50%）

（左）轴位增强 CT 显示在颈部舌骨上淋巴结链中有多个增大的、圆形、实性结节。双侧结节提示病变处于ⅡA➡，ⅡB➡和ⅠB➡期。如此大的结节没有出现坏死，表明这些结节不是来源于头颈部鳞状细胞癌的转移。（右）另 1 例患者轴位增强 CT 显示结节和扁桃体淋巴瘤。Ⅱ级结节肿块可见部分坏死伴脂肪和椎旁肌肉浸润➡。右扁桃体均匀增大➡

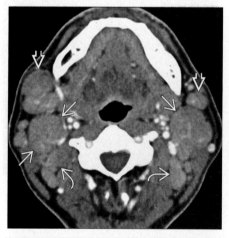
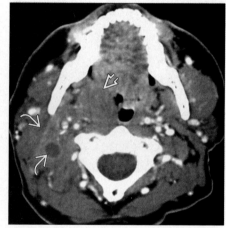

（左）轴位增强 CT 显示左侧大量结节融合成团，部分坏死➡。左侧颈部周围的硬结和搁浅的脂肪有炎症反应。其他大的非坏死结节在双侧可见➡。（右）轴位 T2WI FS MR 显示多发混杂的、显著高信号的结节肿块➡。尽管大，但因小肿块影响，结节围绕组织结构走行没有压迫动脉。最大结节环绕前斜角肌➡

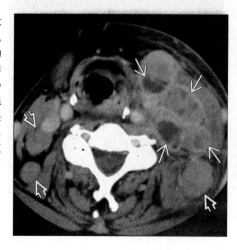
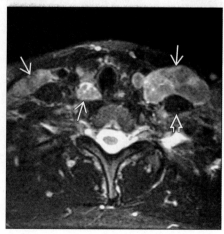

颈部结节样非霍奇金淋巴瘤

术 语

缩写
- 非霍奇金淋巴瘤(NHL)

定义
- 非霍奇金淋巴瘤是淋巴系统的恶性肿瘤,起源于淋巴细胞及其衍生物
- 非霍奇金淋巴瘤具有多种不同亚型
  - 最常见(＞30%):弥漫性大 B 细胞淋巴瘤(DLBCL)
- 头颈部非霍奇金淋巴瘤有多种形式
  - 结节、非结节性淋巴管(扁桃体和腺样体淋巴结),非结节性外淋巴外组织或器官(比如甲状腺)

影 像 学

总体表现
- 最佳诊断线索
  - 多发性双侧增大淋巴结累及多条淋巴结链
- 位置
  - 可累及全部颈部淋巴结链
  - 经常累及Ⅱ、Ⅲ、Ⅳ级
  - 浅表淋巴结,脊柱附属淋巴结(Ⅴ级)结节同时发生
- 大小
  - 结节的不同表现
    - 多发的轻度增大的,1～3cm 的淋巴结
    - 大多数结节大小为 3～5cm,也可以≤10cm
- 形态
  - 圆形或椭圆形增大的结节,典型的实性结节
  - 淋巴结坏死±淋巴结外肿瘤扩散提示侵袭性非霍奇金淋巴瘤
    - 艾滋病相关的非霍奇金淋巴瘤通常是侵袭性的:坏死和周围硬结节

CT 表现
- CT 平扫
  - 结节密度与肌肉相似
  - 钙化罕见,通常在治疗后出现
- CT 增强
  - 双侧多条颈淋巴链可见多个卵形肿块影
  - 增强表现多样,即使在同 1 例患者身上
    - 结节与肌肉等密度→弥漫性强化
    - 淋巴结坏死,边缘强化

MR 表现
- T1WI
  - 结节与肌肉等信号
- T2WI
  - 结节通常与肌肉信号相等或稍高
- T1WI 增强
  - 最低程度结节强化
  - 坏死的淋巴结外周强化

超声表现
- 以弥散性、均匀、回声减低为其典型表现
- 出现"假性囊肿"并中央低回声和后透射传输

核医学表现
- PET
  - FDG PEPT 表现出不同的亲和度
    - 非霍奇金淋巴瘤表现为活性越高,侵袭性越高;活性越低,惰性越高
    - 高活性:弥散性大 B 细胞性淋巴瘤和高级别滤泡性淋巴瘤
    - 低活性:低级卵泡,被套细胞,边缘区,小细胞淋巴瘤
  - 镓-67 已很少使用,已经被 PET/CT 所取代

成像方法推荐
- 最佳成像方式
  - 增强 CT 经常作为初始成像手段
  - 如果淋巴结节较小或较深,医师通常应用超声来引导活检
- 成像建议
  - PET/CT 通常用于确定病变范围

鉴别诊断

反应性淋巴结增大
- 患者通常为 20 岁以下的病毒感染者
- 弥散性、坏死性淋巴结大,通常＜2cm

淋巴结结核
- 系统性疾病患者;强阳性 PPD 和异常胸片

颈部结节样非霍奇金淋巴瘤

- 弥散性淋巴结大,均匀结节

结节病淋巴结

- 弥散性颈部淋巴结大,可能与非霍奇金淋巴瘤相似
- 有钙化的可能性

霍奇金淋巴瘤结节

- 结节性非霍奇金淋巴瘤不能与霍奇金淋巴瘤区别

全身主要淋巴结转移

- 已知的原发性癌(肺癌、乳腺癌等)
- 常为单侧性

病 理 学

总体表现

- 病因
  - 恶性单克隆淋巴细胞不受控制的增殖
  - 有证据表明是病毒引起的,但尚未得到证实
    - 与 EBL 或 HTLV-1 关联,尤其是非洲儿童与艾滋病

相关淋巴瘤

- 遗传学
  - 淋巴瘤可以通过基因表达和重排来分类
- 相关异常
  - 常与儿童和成人的艾滋病有关
    - 艾滋病患者中第二常见的癌症
  - 常见播散性疾病

分期、分类和分级

- 目前世界卫生组织(WHO)的分类为 2008 标准
- 基于病理学评价
  - B 细胞肿瘤(80%～85%)
    - 前期 B 细胞性白血病淋巴瘤
    - 外周 B 细胞肿瘤
  - T 细胞和 NK 细胞肿瘤(15%～20%)
    - 前驱 T 淋巴母细胞白血病淋巴瘤
    - 外周 T 细胞和 NK 细胞肿瘤
- 改良安娜堡分期系统(1989)用于临床分期治疗和预后
  - 由疾病部位和临床症状决定

大体病理和外科特征

- 结节坚韧

微观表现

- 微观特征依赖于起源细胞
  - 由前体细胞组成的 B 和 T 细胞淋巴瘤(淋巴细胞)

临床线索

表现

- 一般体征(症状)
  - 无痛性大或小颈部肿块
  - 全身症状:盗汗、反复发热、体重减轻、疲劳、皮疹和瘙痒
- 其他体征(症状)
  - 肿块占位效应引起的上腔静脉综合征,可能导致面部和颈部水肿
- 临床资料
  - 成人无痛性颈部肿块

人口统计学

- 年龄
  - 平均 53 岁
- 性别比
  - 男女比=1.5:1
- 流行病学
  - 非霍奇金淋巴瘤的发病率增加
  - 5%的患者有头颈部癌症
  - 美国癌症病例的 5%

自然病史与预后

- 可能是惰性的、渐进的,但不能治愈的;或侵袭性的,但往往能治愈的
- 5 年存活率:Ⅰ、Ⅱ级(85%)
- 5 年存活率:Ⅲ、Ⅳ级(50%)
- 预后不良的预测因子
  - 年龄＞60 岁,＞1 结外器官或部位,Ⅲ 或 Ⅳ 级,与艾滋病相关

治疗

- 非霍奇金淋巴瘤的确切治疗取决于分期、细胞类型和患者年龄
- XRT、化疗治疗或联合治疗(CMT)
  - 头颈部非霍奇金淋巴瘤可能仅通过 XRT 治疗即可(Ⅰ、Ⅱ级)

颈部结节样非霍奇金淋巴瘤

安娜堡分期

分期	说明
Ⅰ级	单结区或淋巴管结构（Waldeyer 环）或单个结外器官或部位（ⅠE）
Ⅱ级	对膈肌同侧≥2 节点区（Ⅱ）或 1 个结外器官或部位及其区域节点的其他节点区域±对膈肌同侧局部连续的参与（ⅡE）
Ⅲ级	横膈膜上的结节区（Ⅲ）；可能有脾（ⅢS）或只有 1 个结外部位局部连续的或两者都有（ⅢS、E）
Ⅳ级	传播的疾病：≥1 结外器官或组织，±相关结节或孤立的淋巴结外疾病伴有远处淋巴结转移
额外名称	
A	无症状
B	发热、盗汗、不明原因体重下降 6 个月内体重下降 10%
X	巨大病变：长轴＞10cm 线结节肿块或纵隔肿块在 T5/6 大于胸径 1/3 在后前位胸部 X 线检查

- 扩散性非霍奇金淋巴瘤（Ⅲ、Ⅳ级）通过化疗±XRT 治疗
- 可以进行骨髓移植

诊断目录

考虑

- 提示非霍奇金淋巴瘤的范围
  - 成人淋巴结变异
  - 多个结节链中的多个 1～3cm 的结节
  - 大的非坏死淋巴结没有头颈部初期症状
  - 咽喉、腮腺和枕部、下颌下淋巴结
  - 艾滋病患者有颈部肿块
- 影像学不能区分淋巴结非霍奇金淋巴瘤和霍奇金淋巴瘤
  - 非霍奇金淋巴瘤较常见
  - 非霍奇金淋巴瘤往往出现在老年患者中
  - 结外病变提示非霍奇金淋巴瘤

影像判读

- 成功的治疗后 CT 或 MR 扫描
  - ≥50% 的结节体积缩小和数量减少
- 关于什么是成像的"治疗反应"的争论
- 融合 PET/CT 有助于定义完全反应与部分反应

报告提示

- 报告认为 3 个索引点在初始和后续成像二维测量

参考文献

[1] American Joint Committee on Cancer：AJCC Cancer Staging Manual. 7th ed. New York：Springer. 599-615,2010

[2] Delbeke D et al：Expert opinions on positron emission tomography and computed tomography imaging in lymphoma. Oncologist. 14 Suppl 2：30-40,2009

[3] Fueger BJ et al：Comparison of CT，PET，and PET/CT for staging of patients with indolent non-Hodgkin's lymphoma. Mol Imaging Biol. 11（4）：269-74,2009

[4] Otero HJ et al：CT and PET/CT findings of T-cell lymphoma. AJR Am J Roentgenol. 193（2）：349-58,2009

[5] Rossi M et al：Computed tomography-based tumor volume in non-Hodgkin lymphoma：clinical correlation and comparison with magnetic resonance imaging. J Comput Assist Tomogr. 33（4）：641-9,2009

[6] Abramson SJ et al：Imaging of pediatric lymphomas. Radiol Clin North Am. 46（2）：313-38，ix,2008

[7] Aiken AH et al：Imaging Hodgkin and non-Hodgkin lymphoma in the head and neck. Radiol Clin North Am. 46（2）：363-78，ix-x,2008

[8] Harnsberger HR et al：Non-Hodgkin's lymphoma of the head and neck：CT evaluation of nodal and extranodal sites. AJR Am J Roentgenol. 149（4）：785-91,1987

颈部结节样非霍奇金淋巴瘤

(左)冠状位 MR T1WI 显示大的、双侧的、低级别ⅡB 淋巴结节➡️，并主结节周围有散在的小结节➡️。注意缺乏这些对称结节周围的硬结。(右)冠状位 MR T1WI C+ FS 在同 1 例患者，没有特征表明淋巴结坏死的结节增强程度最小➡️。患者也有没有结节的结外非霍奇金淋巴瘤浸润，轻度强化肿瘤侵犯颅底骨➡️

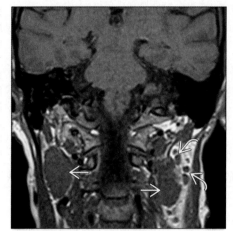
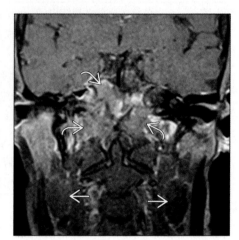

(左)1 例有 Burkitt-型的非霍奇金淋巴瘤男孩的轴位增强 CT 显示咽腔变形咽后淋巴结坏死➡️。明显看到坏死的左颈静脉链结节➡️。(右)1 例免疫系统受损伤的患者的轴位增强 CT 显示多个小的实性结节➡️。活检证实阳性非霍奇金淋巴瘤。在左边，看到大的、坏死的结节肿块周围硬结节并向外扩展➡️。左侧淋巴结肿瘤证明是鳞状细胞癌

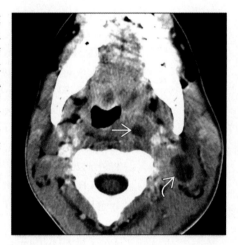
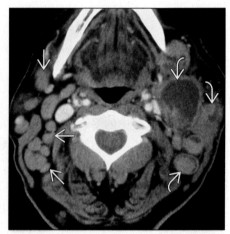

(左)轴位增强 CT 显示无强化的低密度左二级结节➡️推压颈外静脉和颈总动脉。颌下腺侧明显看到 1 个较小的强化结节➡️。FNA 发现高级别非霍奇金淋巴瘤双侧结节。可变的结节并不少见。(右)纵向倾斜平面超声图像显示明显低回声➡️、卵圆形、边界清晰的增大结节➡️，超声引导下穿刺，显示针尖位于结节中心部位

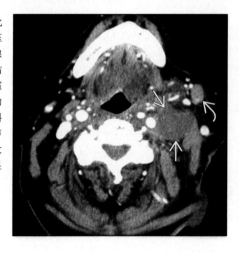
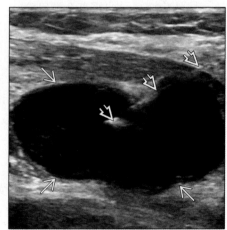

分化型甲状腺癌结节

概　要

术语
- 分化型甲状腺癌(DTC)
- 乳头状或滤泡状甲状腺癌的转移性淋巴结节

影像
- CT 平扫:优于增强 CT 检查,因为含碘对比剂会延迟^{131}I 的放射消融
- 结节多样性:实性,囊性,钙化
- MR:结节的大小和信号多样
- US:可发现囊性改变,强回声钙化,缺乏淋巴门结构
- 外周血管多普勒
- FDG PET:对于诊断分化型甲状腺癌毫无用处
  - 最好当碘化甲状腺球蛋白升高而碘化物扫描为阴性时,使用其复查
- ^{123}I 和 ^{131}I 扫描显示灵敏度低,特异性高

主要鉴别诊断
- 结节性鳞状细胞癌
- 结节性非霍奇金淋巴瘤
- 结节性结核
- 全身淋巴结转移

临床线索
- 淋巴结转移常见;然而,只有当患者年龄＞45岁时判定预后才较为重要
- 缓慢生长的结节肿块可能是肿瘤的表现

诊断目录
- 如果发现结节肿块,一些特征高度提示分化型甲状腺癌
  - 不均质结节
  - 在 CT 或超声上有钙化
  - MR 上的 T1 信号变化多样
- 甲状腺原发灶可能在 CT、MR 没有发现

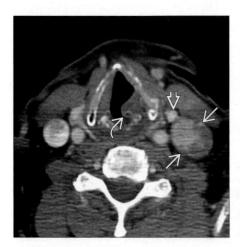
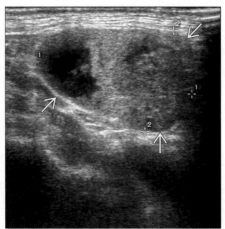

(左)轴位增强 CT 显示一大的、混杂的、向前推压颈内静脉 ➡️ 左Ⅲ级淋巴结节 ➡️,结节下方出现钙化。可见左侧杓状软骨向内侧旋转 ➡️ 显示左侧声带麻痹,是由于甲状腺左侧叶肿块侵犯所致。(右)同 1 例患者的纵轴超声显示Ⅲ级淋巴结肿大的内部结构不均 ➡️,细针抽吸活检显示为甲状腺乳头状癌

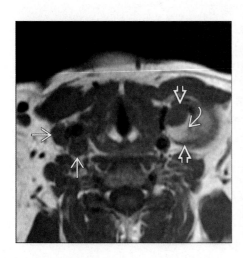
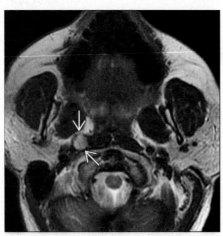

(左)下颈轴位 T1WI 核磁图像显示一簇圆形、轻度增大均质结节位于右侧Ⅲ级水平 ➡️ 和左下颈部复杂囊实性肿块 ➡️。T1高信号位于囊性成分后方 ➡️ 意味着甲状腺乳头状癌最有可能是原发性的。(右)同 1 例患者更靠上的 MR T2WI 轴位层面于显示 1 个增大的、圆形的咽后右侧结节 ➡️。甲状腺切除手术在未增大的不均质腺体内发现甲状腺乳头状癌

分化型甲状腺癌结节

术　语

缩写

• 分化型甲状腺癌（DTC）

定义

• 来源于乳头状或滤泡状甲状腺癌的转移性淋巴结节

影像学

一般表现

• 最佳诊断线索
  ◦ 非均质囊性和实性结节
  ◦ 局灶性钙化（CT/US）或 T1 高信号提示分化型甲状腺癌
• 位置
  ◦ 颈部任何地方；最常见的是 Ⅵ、Ⅲ 和 Ⅳ 级区域
• 大小
  ◦ 不同患者之间或者同一患者大小多样
    ▪ 结节可以是 2～3cm，但通常 <1cm

影像方法推荐

• 最佳成像方法
  ◦ 超声通常作为一线检查方法来发现触诊阴性的转移灶
  ◦ 对于发现肿瘤复发，MR 可能是最有效的方法
• 成像建议
  ◦ 年轻女性颈部肿块考虑甲状腺癌者建议增强 CT
    ▪ 也可以使用 CT 平扫、MR 或超声

CT 表现

• CT
  ◦ 首选 CT 平扫：含碘对比剂[131]I 的延迟消融
  ◦ 由于转移灶通常很小，所以总的敏感度较差
  ◦ 结节不均质：实性、囊性、钙化
  ◦ 增强表现多样：轻微强化→明显强化

MR 表现

• T1WI
  ◦ 信号强度多样
  ◦ 由于甲状腺球蛋白或胶体组织，T1 信号通常是亮的

• T2WI
  ◦ 多样，通常为高信号
  ◦ 囊性结节内可能有液液平面

超声表现

• 灰阶超声
  ◦ 通常为增大，圆形低回声结节
  ◦ 具有如下的 3 个特征者多考虑为恶性肿瘤
    ▪ 囊性表现、强回声钙化、缺乏淋巴门结构
  ◦ 可进行超声引导下细针抽吸活检
• 能量多普勒
  ◦ 周边血管形成高度提示恶性肿瘤

核医学表现

• PET/CT
  ◦ 对分化型甲状腺癌的诊断无作用
  ◦ 对甲状腺球蛋白升高但碘化物扫描阴性者的淋巴结复查效果最佳
• [123]I 和 [131]I 扫描
  ◦ 转移性结节的局部摄取
  ◦ 灵敏度差，特异性接近 100%

鉴别诊断

鳞状细胞癌结节

• 可以是不均质的、囊性的或实性的
• 很少有钙化

结节性非霍奇金淋巴瘤

• 通常为多发的增大的均质结节
• 高级别淋巴瘤可以是囊性的
• 治疗后多可见钙化

结核性淋巴结节

• 边缘增厚并强化伴中央坏死
• 淋巴结周围炎性改变
• 有明显的钙化

全身淋巴结转移

• 胸、腹盆腔肿瘤可能扩散到锁骨上淋巴结
• 腺癌转移时可能伴有钙化

病理学

一般表现

• 病因学

分化型甲状腺癌结节

○ 原发性甲状腺乳头状癌或滤泡性癌的转移

分期、分级和分类

- ＜45 岁：淋巴结疾病不改变分期
- ＞45 岁：更高的局部复发率
  - ○ N1a＝Ⅵ级
  - ○ N1b＝Ⅰ-Ⅴ，咽后部或上纵隔

临床线索

人口统计学资料

- 年龄
  - ○ 大部分患者为 25－65 岁
- 性别
  - ○ 女性多于男性
- 流行病学
  - ○ 乳头状淋巴结转移率＞50%
    - ▪ 高达 64% 的患者有＜1cm 的原发性肿瘤

自然病史与预后

- 只有年龄＞45 岁，结节的预后才有意义

诊断目录

影像判读

- 结节通常不均质
- CT/US 钙化或 MR T1 高亮，提示分化型甲状腺癌
- 甲状腺原发灶在 CT/MR 可能不明显

参考文献

[1] Kaplan SL et al：The role of MR imaging in detecting nodal disease in thyroidectomy patients with rising thyroglobulin levels. AJNR Am J Neuroradiol. 30(3)：608-12，2009

[2] Rotstein L：The role of lymphadenectomy in the management of papillary carcinoma of the thyroid. J Surg Oncol. 99(4)：186-8，2009

颈部全身淋巴结转移

概 要

术语
- 由锁骨下原发肿瘤引起的颈部转移性淋巴结节
- 魏尔啸淋巴结是左锁骨上淋巴结转移

影像
- 通常在下颈部的淋巴结,特别是左颈部
- 结节大小多变,通常>1.5cm
- 可有成簇的小结节
- 可融合成>5～6cm的团块
- 原发肿瘤为腺癌时,CT表现为钙化

主要鉴别诊断
- 反应性淋巴结
- 结节病
- 鳞状细胞癌转移性淋巴结
- 非霍奇金淋巴瘤

病理
- 食管癌、乳腺癌和肺恶性肿瘤是最常见的原发性肿瘤
- 可能是原发灶不明的肿瘤
- 对应的瘤巢或坏死在CT或MR上没有强化

临床线索
- 全身颈部转移较头颈部鳞状细胞癌少见

诊断目录
- 如果患者表现为结节性肿块,则首先考虑头颈部肿瘤
- 如果发现舌骨下淋巴结转移,应考虑患有原发肿瘤
- 当颈部淋巴结钙化时,应考虑患有甲状腺原发性或体部的腺癌

(左)增强CT轴位片显示增大的、非钙化的、均匀强化的双侧ⅡA级颈部淋巴结➡。颈部无明显原发灶,但发现患者有原发性肺癌。（右）卵巢癌患者的PET/CT显示单一大的左锁骨上淋巴结伴FDG活性增高➡。患者以前接受过腹腔转移癌治疗,并在PET/CT检查期间发现肺转移

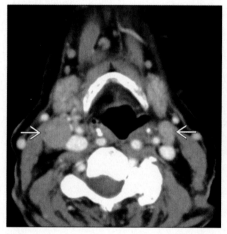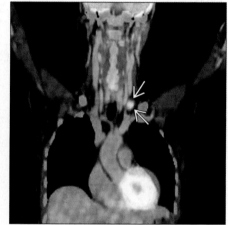

(左)增强CT轴位显示大的复杂的成团的左锁骨上淋巴结肿块➡,伴有广泛的坏死和斜角肌、胸锁乳突肌浸润。患者臂丛神经受侵,神经功能受损。细针穿刺活检显示结肠腺癌转移。（右)增强CT轴位显示乳腺癌转移患者左下颈部多个小结节➡。结节不均匀,多发灶偏心低密度影,提示坏死

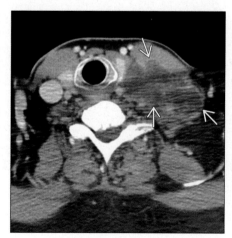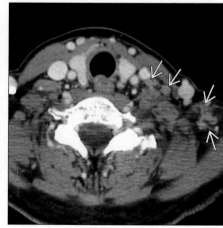

颈部全身淋巴结转移

术　语

定义
- 锁骨下原发肿瘤颈部淋巴结转移
- 魏尔啸淋巴结是左锁骨上淋巴结转移结节
  - 通常为腹部或盆腔原发性恶性肿瘤

影　像　学

一般表现
- 最好的诊断线索
  - 全身性恶性肿瘤患者大的、坏死的颈部淋巴结或淋巴结组
- 位置
  - 通常在下颈部
  - 常单侧
- 尺寸
  - 结节大小不定,通常>1.5cm
  - 可以是成簇小结节
  - 可融合成 5～6cm 肿块

CT 表现
- CT 平扫
  - 原发肿瘤为腺癌时,有明显钙化
- 增强 CT
  - 圆形结节>1.5cm 或成簇结节
  - 淋巴结通常在下颈部,特别是位于左侧
  - 均匀或不均匀强化

MR 表现
- T1WI
  - 颈部淋巴结肿块通常与肌肉信号相等
- T2WI
  - 结节信号相比肌肉稍高

T1WI 增强
  - 通常轻度强化;淋巴结节坏死时有周边强化

超声表现
- 灰阶超声
  - 增大的圆形结节,无淋巴门回声,结节坏死

成像建议
- 最佳成像途径
  - 增强 CT 是评估颈部淋巴结的最佳方式

鉴别诊断

反应性淋巴结
- 结节通常位于颈部舌骨上区

结节病淋巴结
- 下颈部和纵隔淋巴结肿大
- 结节可有钙化

鳞状细胞癌转移性淋巴结
- 已知的原发性鳞状细胞癌(SCCa)
- 淋巴结转移,多位于原发病变同侧,并累及Ⅱ、Ⅲ级

非霍奇金淋巴瘤结节
- 增大、通常非坏死的淋巴结结节遍及整个颈部

病　理　学

一般表现
- 相关异常
  - 食管,乳腺和肺恶性肿瘤最常见
    - 可无原发灶

分期、分级和分类
- 颈部淋巴结肿瘤远处转移至锁骨下

大体病理和外科特征
- 淋巴结肿块>3cm=融合性转移淋巴结
- 左下颈部多于右下颈部,可能是因为胸导管在左侧所致

显微表现
- 肿瘤细胞首先定位在被膜下淋巴窦,然后扩散到全身
- 对应的瘤巢或坏死在 CT 或 MR 上无强化

临床线索

表现
- 最常见的症状/体征
  - 体部的恶性肿瘤患者出现下颈部的肿块

人口统计学资料
- 流行病学
  - 全身肿瘤颈部转移的比头颈部鳞状细胞癌少

颈部全身淋巴结转移

自然病史与预后

- 肿瘤播散者预后不良

治疗

- 可进行选择性颈部淋巴结清扫术
- 大多数患者接受化疗
- 全身性疾病者较少实施放疗

诊断目录

考虑

- 如果患者首先发现结节,要寻找有无头颈部原发性鳞状细胞癌
- 扩大扫描野达胸部,确认有无食管或肺原发肿瘤或其他转移瘤
- 如果有舌骨下淋巴结转移,应考虑位于体部的原发灶
- 当结节钙化时,可怀疑甲状腺癌或体部腺癌

参考文献

[1] Mevio E et al: The role of positron emission tomography (PET) in the management of cervical lymph nodes metastases from an unknown primary tumour. Acta Otorhinolaryngol ltal. 24 (6): 342-7, 2004

（崔华峰 译 刘 刚 校）

第十一部分

肉　瘤

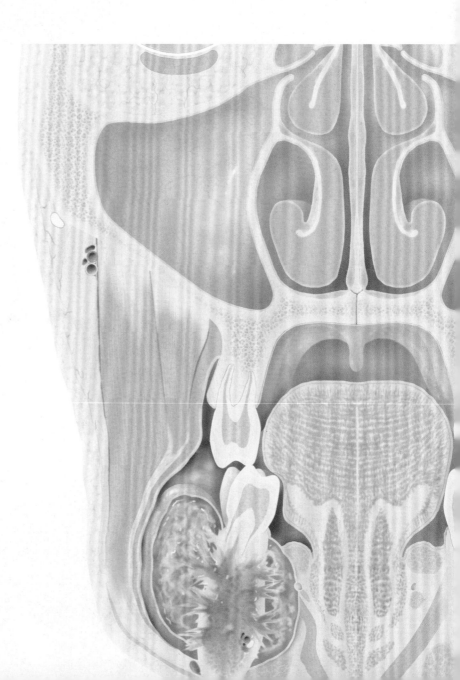

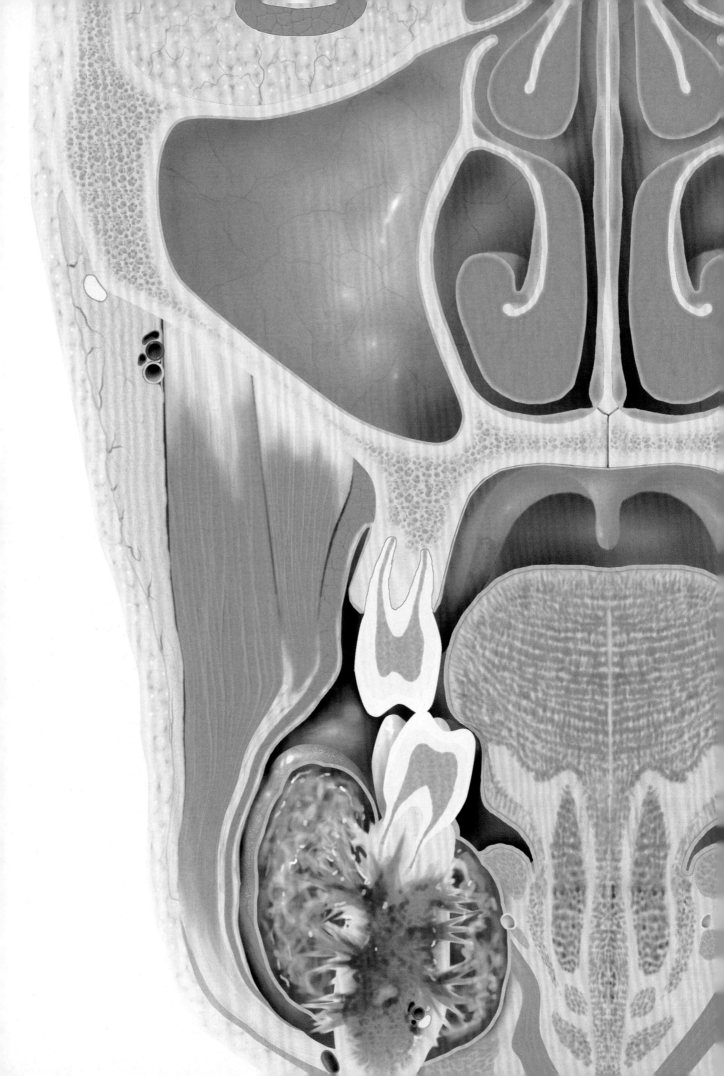

横纹肌肉瘤

概 要

术语
- 横纹肌肉瘤（RMSa）
  - 最常见的儿童软组织肉瘤

影像
- 增强见强化的软组织肿块
- 可能导致骨质破坏或变形
- 好发部位：高达 40％ 发生在头颈部
  - 眼眶、脑膜部位和其他所有头颈区域
- 骨 CT 最适合评估骨质侵犯的范围
- 增强 MR 最好评估颅内扩散
- 包括颈部，以排颈部转移瘤

主要鉴别诊断
- 青少年血管纤维瘤
- 朗格汉斯细胞增生症

- 丛状神经纤维瘤
- 鼻咽癌
- 非霍奇金和霍奇金淋巴瘤
- 白血病

病理
- 来源于骨骼肌分化的间充质细胞
- 分 3 种组织学亚型
  - 胚胎型 RMSA：最常见
  - 腺泡型 RMSA：第二常见；15－25 岁患者
  - 多形性 RMSA：最不常见；40－60 岁成人

临床线索
- 发病年龄
  - 12 岁以下占 70％，5 岁以下占 40％
- 治疗：手术，化疗±放射治疗

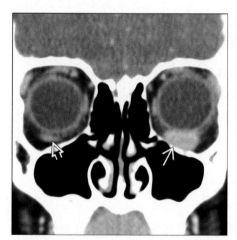

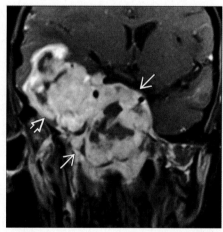

（左）5 岁小孩，冠状位增强 CT 清楚显示轻度增强左眼眶横纹肌肉瘤➡与左眼下直肌分不清。注意对侧正常下直肌➡。（右）1 例 11 岁男孩，增强磁共振冠状位 T1WI FS 显示脑膜的原发性横纹肌肉瘤复发➡向颅内延伸累及双侧海绵窦和右颅中窝➡

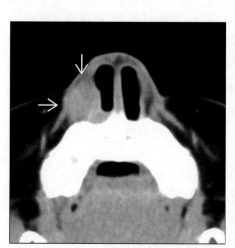

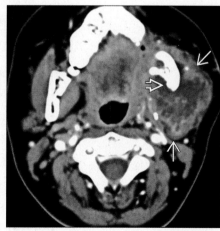

（左）1 例 2 岁女孩，增强 CT 横轴位显示鼻翼的横纹肌肉瘤➡，肿块明显使右侧鼻腔缩小，没有明显骨质破坏；对于有软组织肿块的幼儿，不能因为没有骨质破坏而被诊断为良性病变。（右）11 岁的小孩，既往有横纹肌肉瘤病史，轴位增强 CT 显示左侧面部咀嚼肌间隙的复发➡，见大片的坏死及下颌骨的骨质破坏➡

横纹肌肉瘤

术　语

缩写

- 横纹肌肉瘤(RMSa)

定义

- 横纹肌恶性肿瘤;最常见的儿童软组织肉瘤

影　像　学

一般表现

- 最好的诊断依据
  - 增强见强化的软组织肿块
  - 骨质破坏或变形
- 好发部位
  - 40％发生于头部与颈部
    - 颈部孔道
    - 副鼻咽部:中耳、鼻旁窦、鼻咽(NP)、咀嚼间隙、翼腭窝、咽旁间隙
      - 侵犯颅内高达 55％
    - 所有其他头颈部位,包括颈部、鼻腔
- 大小
  - 可变的,也可继发于好发部位的小间隙及小隆起

CT 表现

- 增强可见强化的侵袭性软组织肿块
- 骨质破坏常见,但并非在所有病例中都可见

MR 表现

- T1、T2 与肌肉对比呈高信号
- 可变对比度增强
- 脑膜 RMSA 的颅内侵犯
  - 脑膜增厚并强化

成像建议

- 最好的成像工具
  - CT 最适合评估骨侵蚀
  - MR 最好评估颅内和神经周围的扩散
- 标准化建议
  - 冠状位 T1 压脂后增强成像适合评价颅内疾病
  - CT 轴位及冠状位薄层骨扫描适合用在骨性内耳骨缺损中的应用
  - 包括颈部以排除颈部转移瘤

鉴别诊断

青少年血管纤维瘤

- 临床:青春期男性的鼻出血或鼻塞
- 影像:强化肿块伴有骨质破坏和病变内丰富的血管
  - 起源于鼻咽侧壁的蝶腭孔
  - 潜在传播模式
    - 翼腭裂和通过翼腭裂进入咀嚼肌间隙
    - 下眶裂轨道
    - 颅内经卵圆孔、蝶窦或直接侵犯
    - 蝶窦或筛窦

朗格汉斯细胞增生症

- 影像:强化的软组织肿块＋边缘光滑的骨质吸收
  - 头颈部的位置:眼眶、上颌骨、下颌骨、颞骨、颈椎、颅内

神经纤维瘤病

- 临床:1 型神经纤维瘤病
  - 周围神经良性肿瘤
- 影像:分叶状,"靶征"＝病灶中心明显的 T2 高信号
  - 骨变形;没有骨质破坏

鼻咽癌

- 临床:好发于少年,大多数是 10－19 岁
  - 在美国,非裔美国人比白种人更常见
- 影像:鼻咽部见强化的软组织肿块,侵犯中颅底
  - 岩骨裂隙扩大,向翼状腭裂、咀嚼肌及咽旁间隙延伸
  - 单侧或双侧咽旁间隙的淋巴结转移瘤

非霍奇金淋巴瘤(NHL)

- 儿童所有头颈部恶性肿瘤发病率的 25％
- NHL 和 HL 影像表现相似
  - 难以鉴别
- 鼻腔、眼眶或鼻咽 NHL 可引起骨侵蚀
- 典型的大且不坏死的淋巴结

霍奇金淋巴瘤

- 占所有儿童头颈部恶性肿瘤的 25％
- 结外部位较少见

横纹肌肉瘤

- 典型的大但不坏死的淋巴结

白血病
- 临床:粒细胞肉瘤(绿色瘤)
  - 急性髓性白血病(AML)罕见并发症>慢性粒细胞白血病(CML)
- 影像:软组织肿块±侵袭性骨质破坏
  - 出现在头颈部的颅骨、面部、眼眶、鼻旁窦、鼻腔、鼻咽、扁桃体、口腔、泪腺、唾液腺

转移性神经母细胞瘤
- 影像:颈部的少见病变,大多数颈部病灶是转移瘤
  - 颅底转移性疾病常伴有强化肿块
  - 侵袭性骨质侵蚀伴骨膜反应

病 理 学

一般表现
- 病因学
  - 起源于骨骼肌分化的原始间充质细胞(横纹肌成纤维细胞)
- 遗传学
  - p53 肿瘤抑制基因突变患儿的发病率升高
  - 大多数胚胎型 RMSa 在 11p15 基因座处具有杂合性缺失(LOH)
  - 腺泡型 RMSa:50% 具有 FOXO1 至 PAX3(或 PAX7)基因融合
    - PAX3-FKHR 基因融合预后较好
- 相关异常
  - Noonan 综合征中胚胎 RMSa 的发生率上升
    - Noonan 综合征中也见到血液系统恶性肿瘤和神经母细胞瘤
  - 很少与神经纤维瘤病 1 型、Li-Fraumern 和 Beckwith-Wiedemann 综合征相关
  - 很少与遗传性视网膜母细胞瘤有关
  - 可能发生于辐射诱发的第二位原发肿瘤

分期、评分和分类
- 组间横纹肌肉瘤研究组(IRSG)
  - 第 1 组:局部肿瘤完全切除
  - 第 2 组:显微镜下残余疾病的全切除术
  - 第 3 组:不完全切除与大体残留病变
  - 第 4 组:远处转移

- TNM:肿瘤部位、大小(5cm),局部浸润,淋巴结,远处转移

显微表现
- 不同分化阶段的横纹肌细胞
- 免疫组化:对于结蛋白、波形蛋白和抗肌肉特异性肌动蛋白抗体阳性
- 3 种组织学亚型
  - 胚胎型 RMSA:最常见
    - 发生在年幼的孩子身上
    - 原始细胞结构
    - 圆形或细长细胞,核深染,不规则,有丝分裂频繁
    - 占所有 RMSA 的 50% 以上,70%~90% 发生在头颈部或泌尿生殖道
    - 葡萄状 RMSa 的外观类似于葡萄串;75% 出现在阴道、前列腺或膀胱中,25% 出现在头颈部或胆管中;大多数患者 2-5 岁
  - 腺泡型 RMSa:第 2 常见
    - 通常发生在 15-25 岁的患者中
    - 最常见于四肢和躯干
  - 多形性 RMSA:最不常见
    - 通常在 40-60 岁的成年人中,很少<15 岁
    - 大多数出现在四肢,很少出现在头部和颈部

临床线索

表现
- 最常见的体征(症状)
  - 不同的位置,体征不同
    - 眼眶:肿块,眼球突出,视力下降
    - 鼻窦:鼻塞,鼻出血,晚期可能会出现软组织面部肿块,颞骨耳后或外耳道肿块,中耳炎,面神经麻痹
    - 颈部:肿块,疼痛,很少出现气道损伤。

人口统计学资料
- 年龄
  - 12 岁以下 70%
  - 5 岁以下 40%
- 种族

○ 白种人更常见

自然病史与预后

- 取决于位置和细胞类型
  ○ 眼眶：最佳预后（80%～90%无病生存率）
  ○ 脑膜：最差预后（40%～50%无病生存率）
  ○ 胚胎型和多形性比肺泡型 RMSA 预后更好
    ▪ 无基因融合的肺泡型 RMSA 与胚胎型 RMSA 的预后相似

治疗

- 手术切除、化疗±放射治疗

诊断目录

考虑

- 并非所有的病变都有骨骼破坏
  ○ 注意没有骨质破坏但强化的软组织肿块；可以类似于婴儿的血管瘤
    ▪ 婴儿血管瘤通常更明显均匀强化＋病灶内高血流
    ▪ 除肺泡型软组织肉瘤外，肉瘤中通常不存在流空血管

参考文献

[1] Kebudi R et al：Rhabdomyosarcoma of the tongue：report of a case and review of the literature. Pediatr Hematol Oncol. 28(1)：60-4，2011

[2] Robson CD：lmaging of head and neck neoplasms in children Pediatr Radiol. 40(4)：499-509，2010

[3] Williamson D et al：Fusion gene-negative alveolar rhabdomyosarcoma is clinically and molecularly indistinguishable from embryonal rhabdomyosarcoma. J Clin Oncol. 28(13)：2151-8，2010

[4] Zevallos JP et al：Modern multimodality therapy for pediatric nonorbital parameningeal sarcomas. Head Neck 32(11)：1501-5，2010

[5] Hayes-Jordan A et al：Rhabdomyosarcoma in children. Curr Opin Pediatr. 21(3)：373-8，2009

[6] Ognjanovic S et al：Trends in childhood rhabdomyosarcoma incidence and survival in the United States，1975-2005. Cancer. 115(18)：4218-26，2009

[7] Sultan I et al：Comparing adult and pediatric rhabdomyosarcoma in the surveillance，epidemiology and end results program，1973 to 2005：an analysis of 2,600 patients. J Clin Oncol. 27(20)：3391-7，2009

[8] Breneman JC et al：Prognostic factors and clinical outcomes in children and adolescents with metastatic rhabdomyosarcoma-a report from the Intergroup Rhabdomyosarcoma Study IV. J Clin Oncol. 21(1)：78-84，2003

[9] Sorensen PH et al：PAX3 FKHR and PAX7 FKHR gene fusions are prognostic indicators in alveolar rhabdomyosarcoma：a report from the children's oncology group J Clin Oncol. 20(11)：2672-9，2002

[10] Schwartz RH et al：Rhabdomyosarcoma of the middle ear：a wolf in sheep's clothing. Pediatries. 65(6)：1131-3，1980

横纹肌肉瘤

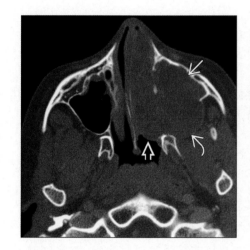 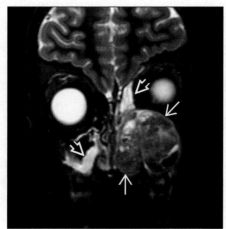

（左）1 例 10 岁的男孩，鼻塞病史 3 周，轴骨 CT 显示左侧上颌窦腔内巨大的膨胀的肿块填充➡️，延伸到左鼻腔➡️，窦后壁骨质破坏➡️。注意没有明显的骨膜反应。（右）冠状 STIR MR 在同 1 例患者中更好地区分肿瘤➡️与高信号炎症性黏膜➡️

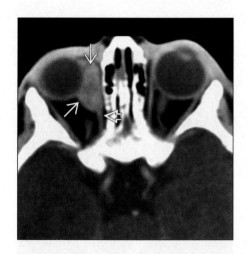 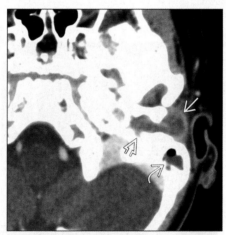

（左）6 个月大的男孩的轴向 CECT 显示右眼眶间隔后的长椭圆形肿块➡️，与内直肌➡️关系密切无法区分，没有侵犯邻近的筛骨纸板。（右）1 例 2 岁男孩的轴性 CECT 表现为左外耳道肿块➡️数天，显示听小骨不规则➡️和阻塞性乳突积液➡️

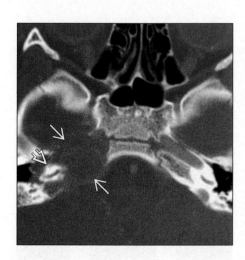 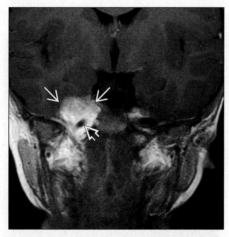

（左）右侧面神经麻痹的 3 岁男孩的轴向骨 CT 显示软组织肿块➡️和右侧岩尖的破坏。颈动脉水平的骨壁也被破坏。可见耳部肿块侵蚀，见残余的右侧耳蜗➡️。（右）同 1 例患者的冠状 T1WI C+ MR 显示增强 RMSa➡️延伸到颅内右侧中颅窝，围绕颈内动脉远端➡️

头颈部骨肉瘤

概 要

术语
- 定义:由骨骼产生的能生成肿瘤类骨组织的恶性肿瘤

影像
- 骨CT:同时显示含有溶骨和成骨细胞成分的骨肿瘤
- MRI:最佳评估骨肉瘤的范围髓内和骨外软组织
- PET/CT:用于明确有无局部复发和远处转移

鉴别诊断
- 下颌骨、上颌骨骨髓炎
- 下颌骨、上颌骨转移瘤
- 尤文肉瘤
- 朗格汉斯细胞增生症
- 下颌骨、上颌骨骨质疏松症

病理
- 含有骨化和非骨化成分的非均质团块
- 软骨细胞＞成骨细胞＞成纤维细胞

临床问题
- 平均年龄:35岁
- 预后取决于病理类型、大小、位置和是否存在转移
- 5年生存率60％
- 完全切除可提供最佳生存机会

诊断检查表
- 下颌骨或上颌骨肿瘤中的骨质基质提示骨肉瘤。如果不存在,考虑转移或骨髓炎
- 如果患者在几年前接受过放射治疗,考虑放射诱导骨肉瘤

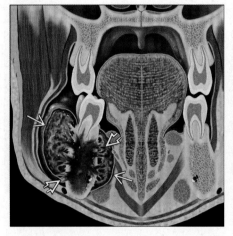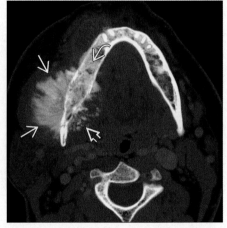

(左)冠状图显示右下颌骨骨肉瘤,注意软组织肿块周围的关系➡,具有侵袭性骨膜反应➡。(右)轴位骨CT显示右下颌体出现大而致密的肿块,肿块同时伴有骨样基质➡和骨膜反应➡。这是骨肉瘤的典型侵袭性骨膜反应,骨膜垂直于骨提起。下颌骨受累部分内有硬化➡

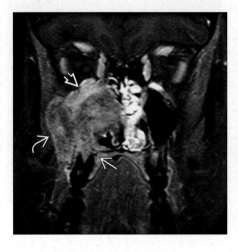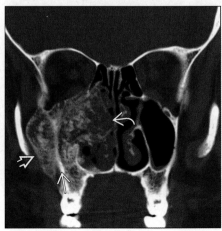

(左)冠状位T1WI C＋压脂MR显示1个大的、不同程度增强的上颌肿块累及牙槽嵴➡、眶底➡和脸颊深部的软组织➡。(右)同1例患者的冠状骨CT显示基质中广泛的新骨形成,从而产生中心低密度。肿瘤是集中在右侧上颌窦外侧壁➡,扩展到脂肪垫➡和鼻腔➡,大多数上颌骨OSa发生在牙槽嵴,而不是本例中的侧壁

头颈部骨肉瘤

术　语

缩写
- 头颈部骨肉瘤(OSa H&N)

同义词
- 成骨肉瘤

定义
- 由骨骼产生的能生成肿瘤类骨组织的恶性肿瘤

影　像　学

一般表现
- 最好的诊断依据
  - 头颈部的骨肿瘤表现为肿瘤基质骨化,伴有侵袭性骨质破坏和软组织侵犯,是骨肉瘤的影像学的直接征象
- 位置
  - 下颌骨＝上颌骨≫颅骨/颅底
    - 其他所有的位置都极其罕见
      - 硬腭,乳突,颧骨,鼻旁
    - 下颌骨 OSa 在下颌体
    - 牙槽嵴上颌骨 OSa
  - 辐射后 OSa:通常在照射野内
    - 最常见的是在照射野内有多块骨头
- 大小
  - 大小范围 1~15cm
  - 大多数在 3~6cm
    - 中位尺寸为 5.5cm
- 形态学
  - 具有骨样组织形成的骨质破坏

影像表现
- X 线表现
  - 对于下颌骨或上颌骨的软组织肿块显示欠佳
    - 可显示新生的肿瘤骨,有或无侵袭性骨膜反应

CT 表现
- CECT
  - 中等度强化的软组织肿块
  - 肿瘤的软组织侵犯很常见(>90%)
- 骨 CT
  - 可能是溶骨性(骨质破坏)或成骨性(骨骼形成)

- 75% 的头颈部的 OSA 存在肿瘤基质骨化(骨样钙化)
  - 早期骨质膨胀性改变,随着肿瘤进展,可出现骨质破坏
  - 侵袭性或"恶性"骨膜反应最常见于下颌骨 OSa
    - 很少见于上颌、颅骨或颅底 OSa

MR 表现
- T1、T2 信号不均
  - 肿瘤骨呈低 T1,低 T2
  - 肿瘤非骨化软组织呈中等 T1,高 T2 信号
- 骨髓/软组织成分显示增强
  - 肿瘤骨表现为低信号,增强为强化肿瘤内的无强化区

核医学表现
- 骨扫描
  - 示踪剂摄取增加
    - 用于分期,检测转移有或无跳跃性转移病变
  - 建议 PET/CT 替代骨扫描
- PET/CT
  - 通常用 FDG
  - OSa 的 PET 适应证
    - 应用于引导在大的不均质肿瘤中活检
    - 预测肿瘤在化疗中的反应
      - 化疗前及化疗后均高 SUV 提示无病生存率低
    - 区分术后变化与残留肿瘤或局部复发
    - 全身成像用于肿瘤有无扩散的随访

成像建议
- 最好的成像工具
  - CT 最适合用于发现骨质破坏、肿瘤骨
    - 薄层骨算法非增强 CT
  - MR 最适合显示软组织和髓内的范围
- 标准化建议
  - 增强 MR 用于显示肿块的范围
  - 骨 CT 用于如果怀疑有肿瘤骨或骨膜反应
    - 骨 CT 发现肿瘤骨及骨质反应提示 OSa
  - PET-CT 用于评估远处转移或局部复发
- 影像引导下活检
  - 针道将被切除,因此不会污染重建手术所需要的组织

- 采取细针抽吸获得核心样本
  - 避免成熟的骨组织和坏死区域

鉴别诊断

上、下颌骨骨髓炎
- 骨质破坏，没有肿瘤骨形成
  - 但可见死骨

下颌骨、上颌骨转移瘤
- 既往恶性肿瘤治疗史
- 侵袭性骨质破坏改变
- 无肿瘤骨或侵袭性骨膜反应性

尤因肉瘤
- 罕见的小圆蓝细胞骨恶性肿瘤
- 下颌骨不规则融骨性肿块
  - 不产生肿瘤骨
- 可能有骨膜反应
  - 少发可见"晕征"

朗格汉斯细胞增生症
- 受累的年龄组（<10 岁）比骨肉瘤（平均年龄 40 岁）年轻
- "筛孔"样融骨样病变
- 可能是多个不同的病灶
- 可能有软组织肿胀但很少强化

上、下颌骨骨质疏松症
- 一般出现在放疗后 2 年内
- 骨质疏松及硬化
- 无肿瘤骨或侵袭性骨膜反应

病 理 学

一般表现
- 病因
  - 大多数为不明原因
  - 放疗后可能会发生
    - 通常发生在放疗 10 年以后
- 相关异常
  - Paget 病、纤维异常增生、巨细胞瘤、骨软骨瘤、软骨瘤

分期、评分和分类
- 基于组织学的分类：成骨细胞、软骨细胞、成纤

维细胞
  - 毛细血管扩张和皮质旁型极为罕见
- 基于细胞异型性程度和可识别的组织学结构进行分级
  - 低级、中级、高级

大体病理和手术特征
- 含骨化和非骨化成分的肿块
- 骨边缘的骨膜反应

微观表现
- 高度异形性，纺锤形肿瘤细胞产生不同形式的骨组织
- 组织学亚型
  - 成骨细胞 77.0％
  - 软骨细胞 15.8％
  - 成纤维细胞 3.4％

临床线索

表现
- 最常见的体征/症状
  - 取决于位置
    - 下颌骨：疼痛，软组织肿块增大
    - 上颌骨：牙槽嵴无痛性肿胀
    - 颅骨：无痛的颅骨肿块
    - 颅底：无颅神经的无痛性病变
  - 在新发或放疗后的 OSa 中未见颈部淋巴结肿大

人口统计学资料
- 年龄
  - 平均年龄 35 岁
    - 在长骨中比平均年龄大 15 岁
- 流行病学
  - 约 10％的 OSa 患者为头颈部的 OSa
    - 是最常见的骨的原发性恶性肿瘤
    - 据报道发病率约 1:10 万
  - 放疗后 OSa
    - 潜伏期 4－50 年（平均 14 年）
    - RB1 基因患者和既往放疗患者潜伏期更短

自然病史与预后
- 头颈部 OSa 转移的可能性小于长骨肿瘤
- OSa 的复发模式

- ○ 局部复发最常见(75%)
- ○ 远处转移不常见(25%)
- ○ 淋巴结复发未见报道
- 预后取决于多种因素
  - ○ 病理类型、大小、位置、有无转移
  - ○ 5年生存率60%

治疗

- 完全切除(根治性手术)提供最佳的生存机会
  - ○ 没有手术切除,放疗+化疗=不切实际的目标
- 放射治疗提高存活率
- 辅助化疗有争议
  - ○ 没有明确显示可以提高生存率

诊断目录

考虑

- 如果没有肿瘤骨,考虑感染或转移性疾病
- 如果患者在几年前接受过放射治疗,考虑放疗诱导的肉瘤

图像解读要点

- 当累及下颌骨或上颌骨的肿瘤显示出肿瘤骨时,可诊断为头颈部的OSa

参考文献

[1] Bajpai J et al:Prediction of chemotherapy response by PETCT in osteosarcoma:correlation with histologic necrosis. J Pediatr Hematol Oncol. 33(7):e271-8,2011

[2] Simon D et al:Juxtacortical osteogenic sarcoma of the jaws:case report and review of the literature. J Oral Maxillofac Surg,69(2):527-31,2011

[3] Eftekhari F:Imaging assessment of osteosarcoma in childhood and adolescence:diagnosis,staging,and evaluating response to chemotherapy. Cancer Treat Res. 152:33-62,2009

[4] Guadagnolo BA et al:Osteosarcoma of the jaw/craniofacial region outcomes after multimodality treatment Cancer. 115(14):3262-70,2009

[5] Chennupati SK et al:Osteosarcoma of the skull base:case report and review of literature Int J Pediatr Otorhinolaryngol. 72(1):115-9,2008

[6] Hewitt KM et al:Parosteal osteosarcoma:case report and review of the literature Head Neck 30(1):122-6,2008

[7] Huber GF et al:Head and neck osteosarcoma in adults:the province of al berta experience over 26 years. J Otolaryngol Head Neck Surg,37(5):738-43,2008

[8] Laskar S et al:Osteosarcoma of the head and neck region:lessons learned from a single-institution experience of 50 patients. Head Neck. 30(8):1020-6,2008

[9] Brenner W et al:PET imaging of osteosarcoma. J Nucl Med. 44(6):930-42,2003

[10] Smith RB et al:National Cancer Data Base report on osteosarcoma of the head and neck. Cancer. 98(8):1670-80,2003

[11] Lee YY et al:Craniofacial osteosarcomas:plain film, CT,and MR findings in 46 cases. AJR Am J Roentgenol. 150(6):1397-402,1988

(左)轴位骨 CT 示右侧下颌支及髁突骨肉瘤。皮质边缘增厚,髁突周围有骨膜反应➡,下颌支有肿瘤骨➡内侧。(右)同 1 例患者的轴向 CECT 显示咀嚼肌空间的 OSa,软组织肿块向后推移腮腺➡,在前内侧,肿瘤累及上颌后脂肪垫➡,并使上颌窦后壁弧形受压➡

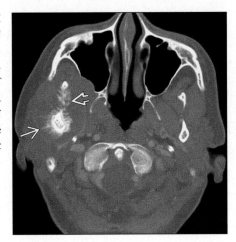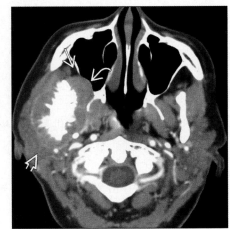

(左)冠状位 T1 C+ MR 显示完整,黏膜增强➡,包绕低信号 Osa➡,肿瘤的大部分出现在骨膜的位置。上颌骨骨膜 OSa 较典型的中央髓型骨膜 OSa 少见,预后较好。(右)同 1 例患者的冠状位骨 CT 显示,MR 低信号是由于骨膜上颌骨牙槽嵴 OSa 向内侧牙槽皮质突出的致密肿瘤骨所致➡

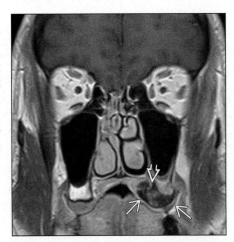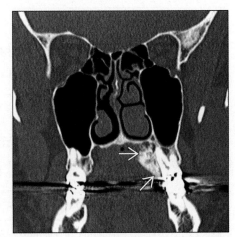

(左)轴位骨 CT 示罕见的无肿瘤骨形成的下颌骨骨肉瘤,右侧下颌骨体的膨胀性溶骨性病变。下颌骨内侧和外侧边界可见皮质破坏➡,未见肿瘤骨。(右)矢状位骨 CT 再次显示下颌骨无肿瘤骨的膨胀性髓样病变,可见皮质壁➡和牙根➡明显的骨质破坏,注意也没有骨膜反应或明显的软组织肿块

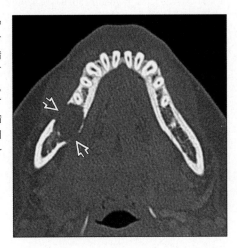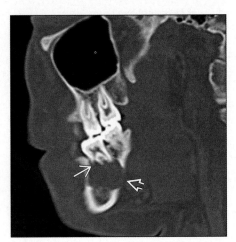

头颈部软骨肉瘤

概　要

术语
- 定义:以软骨形成为特征的头颈部的恶性肿瘤

影像
- CSa 位置和发生率
  - 喉约等于颅底(岩枕裂隙)＞下颌骨(含颞下颌关节、咀嚼间隙)＞上颌骨约等于鼻中隔
- 骨 CT:肿瘤中特征性软骨样钙化
  - 约 50％有基质钙化
  - "环状和弧形"和"爆米花状"的软骨样钙化
- MR 表现:T2 高信号,尤其是未见钙化时
  - 如果大量钙化,T2 信号可能以低信号为主

主要鉴别诊断
- 头颈部的骨肉瘤

- 头颈部的转移
- 头颈部的非霍奇金淋巴瘤

病理
- 基于组织学的分类
  - 透明(5％)、黏液样(30％)或混合(63％)

临床线索
- 平均就诊年龄 55 岁
- 治疗:手术切除＋放射治疗
- 疾病特异性:10 年生存率＞90％

诊断目录
- 当喉软骨、颅底岩枕裂、颌骨、鼻中隔的扩张性或破坏性肿块显示软骨样钙化时,可以作为诊断 CSa 的依据

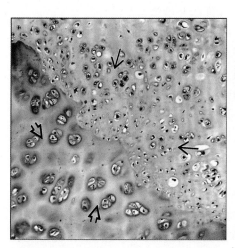
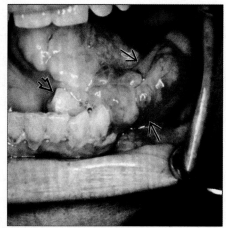

(左)H&E 染色显示正常的软骨➡,其次是低级 CSa 细胞数量的增加➡,注意细胞大小和腔隙分布的差异。(由医学博士 L. Thompson 提供)。(右)下颌骨 CSa 的临床照片显示 1 个光滑的、多小叶的、黏膜下肿物➡引起明显的下颌骨体后部变形,导致牙齿移位➡,注意表面上皮是完整的,不包括对后磨牙三角区 SCCa 的诊断。(由医学博士 L. Thompson 提供)

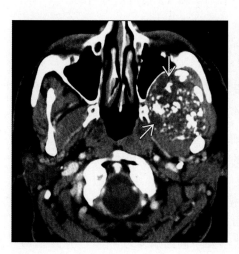
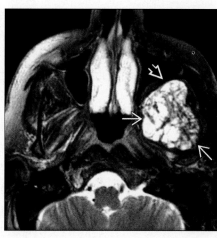

(左)轴位断层扫描显示左侧咀嚼肌有 1 个巨大的肿块,伴有典型的"爆米花"钙化➡,包括"环状和弧形"的钙化。具有可见软骨样钙化的软骨肉瘤通常是较低等级的肿瘤。(右)同 1 例患者的轴向 T2WI MR 显示 CSa➡,具有明显的特征性软骨样肿瘤 T2 高信号。注意上颌窦后壁弧形受压➡,在肿瘤内的线性低信号区域为瘤内钙化

头颈部软骨肉瘤

术 语

缩写
- 头颈部软骨肉瘤(CSa H&N)

定义
- 由头颈部软骨或骨引起的恶性肿瘤,其特征在于肿瘤细胞形成软骨基质

影 像 学

一般表现
- 最佳诊断线索
  - 头颈部肿瘤显示软骨样肿瘤基质直接导致OSa的影像学诊断
- 位置
  - 头颈部的多个位置
    - 难以确定相对频率
  - 喉约等于颅底(岩枕裂隙)＞下颌骨(含颞下颌关节、咀嚼间隙)＞上颌骨约等于鼻中隔
    - 喉部CSa:环状软骨72％,甲状软骨20％,杓状软骨、舌骨8％
- 大小
  - 大小不定,通常＞3cm
- 形态
  - 界限清楚,边缘呈分叶状

CT 表现
- CECT
  - 可变的各种各样的强化
  - 较晚发现软组织的扩展
- 骨CT
  - 肿瘤基质中特征性软骨样钙化
    - 约50％有基质钙化
    - 软骨样钙化的描述术语包括"环形和弧形"和"爆米花"状钙化
  - CSa引起的软骨及骨骼受累的改变
    - 侵犯软骨和骨
    - 肿瘤边缘从良性外观变为局部破坏性的边缘变化并伴有局部浸润
      - 约50％显示软骨或骨破坏

MR 表现
- T1WI
  - 相对低至中等信号强度
    - 肿瘤内的信号降低可能提示潜在的粗基质钙化或纤维软骨成分的病灶
- T2WI
  - 信号高,尤其是钙化不存在时
  - 如果存在广泛的钙化,则T2以低信号为主
- T1WI C+
  - 不均质的强化
    - 增强肿瘤内的低信号灶为钙化

血管造影表现
- 无血管或低血管肿块

成像建议
- 最好的成像工具
  - CT最适合显示软骨或骨破坏及有或无软骨样基质
    - 薄层骨算法非增强CT
  - MR最适合显示软组织范围
    - 擅长界定软骨或骨内肿瘤的范围
- 标准化建议
  - MR增强用于显示肿块的范围
  - 骨CT用于显示肿瘤、骨、软骨的术前解剖

鉴别诊断

头颈部的骨肉瘤
- 下颌、上颌、颅底成骨肿瘤
- CT:具有新骨形成的破坏性肿块,有或无侵袭性骨膜反应
- MR:具有低T1和T2信号的骨组织

头颈部的转移
- CT:任何头颈部(骨、软骨、软组织)可见破坏性肿块
  - 通常没有软骨样钙化
- MR:通常是多发性增强、侵袭性病变

朗格汉斯细胞增生症
- 受影响的年龄组(＜10岁)比CSa(平均年龄55岁)年轻
- CT:"穿凿样"融骨性病变
  - 边缘病变从皮质边缘延伸到松质骨
  - 可以是多发不同的病变
  - 可能有软组织肿胀但很少强化

头颈部软骨肉瘤

H&N 的非霍奇金淋巴瘤
- CT：任何头颈部（骨骼，软骨或软组织）的侵袭性肿块
  - 没有肿块内钙化、骨碎片可能
- MR：低 T1，低至中等 T2 信号
  - 细胞致密

病理学

一般表现
- 病因
  - 起源于胚胎软骨、软骨内骨或残余的原始间充质细胞
  - 很少发生在放疗后
    - 如果是这样，一般发生在放疗后＞10 年
- 遗传学
  - 遗传综合征，内生软骨瘤有退化为 CSa 的风险
    - Ollier 病：罕见的非遗传性散发性疾病，伴有软骨发育不良和异型增生，见为干骺端溶解性病变。
    - Maffucci 综合征：多发性软骨瘤和软组织血管瘤（静脉畸形）的中胚层发育不良。
- 相关异常
  - 诱发条件：骨软骨瘤、软骨瘤、Paget 病、纤维异常增生

分期、评分和分类
- 基于组织学的分类
  - 常规 CSa：透明（5％），黏液样（30％）或混合（63％）
    - 透明细胞，间充质细胞和去分化细胞是极其罕见的
- 基于细胞非典型程度和可识别组织结构的分级
  - 低、中、高级

大体病理和手术指征
- 切面呈灰白色、闪亮的薄壁组织
- 来自软骨或原始骨的光滑的分叶状肿块

微观表现
- 由软骨细胞组成的细胞外肿瘤，具有多色、多形核和突出的核仁
  - 双核或多核细胞最常见

- 透明基质可能在"环状"钙化
  - 细胞间基质呈透明状，黏液/凝胶状基质呈黏液或混合状
- 组织学可能与脊索瘤重叠或混淆
  - 软骨样脊索瘤、软骨肉瘤的组织学特别容易混淆
  - 通过免疫组化可以分辨
- 组织病理学检查显示软骨细胞细胞核不规则，S100 例免疫组化染色，阳性率为 30％。

临床线索

表现
- 最常见的体征（症状）
  - 取决于部位
    - 下颌骨或上颌骨：无痛性肿胀
      - 下颌体或后支的 CSa（咀嚼间隙）：颅神经病变的症状（CNV3）
      - 下颌骨髁（TMJ）的 CSa：咀嚼困难
    - 鼻：鼻阻塞
    - 喉：声音嘶哑，发声
    - 颅底：颅神经病变的症状（CN5，CN6）

人口统计学资料
- 年龄
  - 范围广（取决于起源地）：30－70 岁
  - 平均年龄 55 岁
- 流行病学
  - 包括所有 CSa，占所有头颈部肿瘤的 0.5％
  - 头颈部的 CSa 占所有 CSa 的 12％

自然病史与预后
- 预后取决于肿瘤的范围、组织学分级和手术切除的完整性
  - 无病 10 年生存率＞90％（最近报道）
  - 大多数头颈部的 CSa 具有良好到中等分化
  - 高级别 CSa 比低级别 CSa 更容易转移到骨骼和肺部
- 常规 CSa：生长缓慢
  - 大多数是生长缓慢，局部浸润，很少转移
- 间充质和去分化型（罕见）：侵袭性生长；预后不良

治疗
- 手术治疗

- ○ 下颌骨和上颌骨 CSa
  - ■ 完全切除是首选的治疗方法
- ○ 喉 CSa
  - ■ 对于低级别肿瘤,非手术治疗、选择性手术均可
  - ■ 较高级别的肿瘤需要全喉切除
- ○ 颅底/岩枕裂隙 CSa
  - ■ 通常采用次全切除,因为完全切除太痛苦
- • 放射治疗
  - ○ 除非手术边缘清楚,否则采用术后放射治疗
  - ○ 抗放射性的 CSa
    - ■ 通常需要更高的剂量才能产生效果
- • 化疗
  - ○ 化疗在 CSa 中的作用尚未得到证实

诊断目录

考虑

- • 喉软骨膨胀性或破坏性肿瘤,颅底岩枕裂、下颌骨、上颌骨或鼻中隔软骨样的钙化可诊断为 CSa
  - ○ 若无软骨样细胞基质,MR T2 高信号时应考虑 CSa

参考文献

［1］ González-Pérez LM et al:Temporomandibular joint chondrosarcoma:Case report. J Craniomaxillofac Surg. 39(1):79-83,2011

［2］ Amichetti M et al:A systematic review of proton therapy in the treatment of chondrosarcoma of the skull base. Neurosurg Rev. 33(2):155-65,2010

［3］ Hong P et al:Chondrosarcoma of the head and neck:report of 11cases and literature review,J Otolaryngol Head Neck Surg. 38(2):279-85,2009

［4］ Bathala S et al:Chondrosarcoma of larynx:review of literature and clinical experience. J Laryngol Otol. 122(10):1127-9,2008

［5］ Inwards CY:Update on cartilage forming tumors of the head and neck. Head Neck Pathol. 1(1):67-74,2007

［6］ Sauter A et al. Chondrosarcoma of the larynx and review of the literature. Anticancer Res. 27(4C):2925-9,2007

［7］ Murphey MD et al:From the archives of the AFIP:imaging of primary chondrosarcoma:radiologic pathologic correlation. Radiographies. 23(5):1245-78,2003

［8］ Neff B et al:Chondrosarcoma of the skull base. Laryngoscope. 112(1):134-9,2002

［9］ Thompson LD et al:Chondrosarcoma of the larynx:a clinicopathologic study of 111cases with a review of the literature. Am J Surg Pathol. 26(7):836-51,2002

［10］ Yamamoto S et al:Chondrosarcoma of the nasal septum. Skeletal Radiol. 31(9):543-6,2002

［11］ Lewis JE et al:Cartilaginous tumors of the larynx:clinicopathologic review of 47 cases Ann Otol Rhinol Laryngol 106(2):94-100,1997

头颈部软骨肉瘤

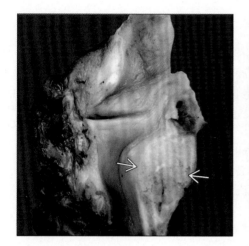

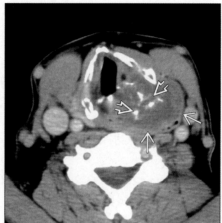

（左）手术标本的侧视图显示，环状软骨后"印戒"内的软骨肉瘤➡️（由医学博士 L. Thompson 提供）。（右）由软骨引起的软骨肉瘤患者的轴向 CECT 显示大的软骨的后外侧大的软组织肿块➡️。注意软骨肉瘤内弧形的钙化➡️。环状软骨是喉软骨肉瘤最常见的部位

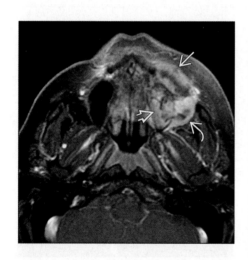

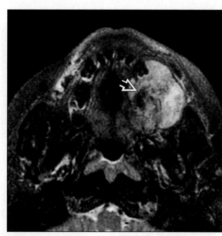

（左）轴向 T1WI C＋ FS MR 示左侧上颌骨侵袭性的、强化的大 CSa，注意肿瘤侵犯到前颌软组织➡️，上颌后脂肪垫➡️和上颌窦底部➡️，增强肿瘤内的低信号区域为肿瘤钙化。（右）同 1 例患者的轴向 T2WI FS MR 显示高信号软骨肉瘤伴低信号区➡️为瘤骨钙化

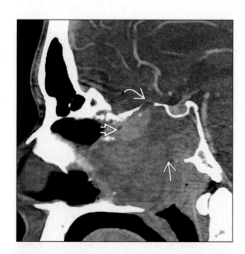

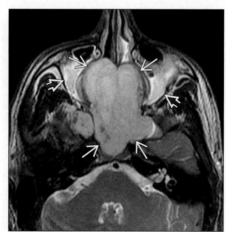

（左）CECT 矢状切面重建显示鼻中隔后巨大的 CSa 伴有蝶窦底部➡️及后组筛窦➡️广泛的骨质破坏，前颅底轻度局灶性破坏➡️。（右）MR 轴位 T2WI 显示鼻中隔 CSa 明显高信号➡️，注意上颌窦分泌物阻塞的信号更高➡️。该肿瘤具有膨胀性和侵袭性特征（手术为 2 级 CSa）

概　要

术语

- 喉癌产生软骨的软骨细胞肿瘤,伴有细胞异型性、骨破坏或局部侵犯

影像

- 喉软骨内膨胀性肿块,黏膜表面完整,呈弧形或环状
- 大多数起源于环状软骨＞甲状软骨
- CT:腔内膨胀性肿块中环状或"爆米花"状钙化
  - 并不是所有的肿瘤都钙化
  - 肿块内非钙化成分与肌肉一样的低密度
  - 软骨/骨破坏或局部浸润,见于侵袭性病变
- MR:高信号肿块,T2 FS,STIR 显示最清楚
  - T1WI C＋:明显强化

主要鉴别诊断

- 软骨瘤
  - 用成像不能准确地区分 CSa;特别是非钙化病变
- 其他肉瘤:肿瘤骨形成
  - 滑膜细胞肉瘤、纤维肉瘤、恶性纤维组织细胞瘤:不容易鉴别

病理

- 起源于透明软骨:环状软骨(72％),甲状软骨(20％),以及极少数杓状软骨
- 弹性软骨(会厌)的 CSa 非常罕见

临床线索

- 吞咽困难或可触及的颈部肿块(外生性生长)、发音困难、喘鸣
- 症状通常持续很长时间,提示进程缓慢

(左)CECT 轴位显示 1 例 55 岁声音嘶哑的女性,主要表现为低密度软骨肉瘤➡️,起源于左侧环状软骨内的钙化➡️。(右)同一例患者的轴位骨 CT 更清楚地显示了软骨肉瘤内多发性钙化➡️。喉软骨肉瘤大约 70％的情况下起源于环状软骨

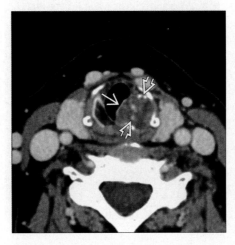 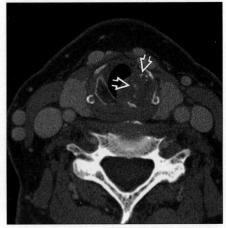

(左)同 1 例患者 MR T2 FS 轴位示 CSa 为高信号肿块➡️,挤压声门下腔➡️,令人惊讶的是缺乏 CT 显示肿块内钙化的不均匀信号。(右)轴向 CT 骨,在另 1 例患者中显示没有钙化的低级别 CSa➡️,在这种情况下,影像学不能区分软骨肉瘤和良性软骨瘤。注意肿瘤引起的气道狭窄➡️需要气管切开装置➡️

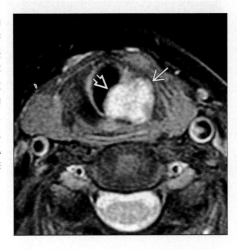 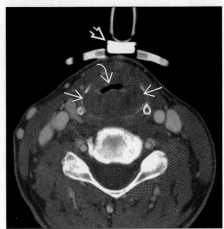

喉软骨肉瘤

术　语

缩写

- 软骨肉瘤（CSa）

定义

- 喉部 CSa：产生软骨的软骨细胞肿瘤，伴有细胞异型性，骨质破坏或局部侵犯

影　像　学

一般表现

- 最佳诊断依据
  - 在喉软骨内出现的膨胀性肿块，具有完整的黏膜表面，弧形或环状钙化
- 位置
  - 在喉部，大多数出现在环状软骨（后侧或后外侧）＞甲状软骨（下侧）
    - 环状软骨：72％，甲状软骨：20％
  - 杓状软骨或会厌少见
  - 通常是位于声门下
- 大小
  - 1～6 cm
  - 如果气道不受影响，通常很大
    - 肿瘤远离喉腔生长
- 形态学
  - 体积大的分叶状肿块
  - 典型的软骨结构

影像表现

- X 线表现
  - 喉软骨的外生性或向内生长的密度不均肿块，使喉部气道变窄
  - 斑点状钙化

CT 表现

- NECT
  - 由环状软骨或甲状腺软骨起源的肿块，表面黏膜光滑，内见环状或"爆米花"状钙化
  - 并非所有肿瘤都会钙化
    - 非钙化肿瘤（软组织）为和肌肉一样的低密度
  - 在侵袭性病变中可见软骨/骨破坏或局部浸润

- 经常导致气道狭窄
- CECT
  - 即便强化也不会很明显

MR 表现

- T1WI
  - 中等信号，与肌肉等强度
- T2WI
  - 信号不均匀的高信号肿块，最常见于钙化严重的病变
- STIR
  - 高信号肿块
- T1WI C＋
  - 不均匀强化

成像建议

- 最好的成像工具
  - CT 是最能显示肿瘤的钙化软骨样基质
- 标准化建议
  - 高分辨率轴向螺旋增强 CT，具有薄（1.5～2.5 mm）准直
  - 多平面重建有助于手术方案的制定

鉴别诊断

软骨瘤

- 无法通过成像准确地区分 CSa
  - 尤其是在没有钙化病变中
- CT：伴有软骨样基质的肿块
- MRI：T2 高信号肿块

其他肉瘤

- 包括骨-纤维-滑膜细胞肉瘤和恶性纤维组织细胞瘤
- 骨肉瘤伴日光放射状钙化
- 其他肉瘤通常不钙化

气管的骨软骨瘤

- 黏膜下钙化的软骨±骨结节
- 通常累及气管的 1/3 以下
- 喉部报道很罕见

多发性软骨炎

- 免疫介导软骨Ⅱ型胶原的炎症破坏
  - 通常出现耳、鼻、关节软骨、喉和气管支气管

树等部位
- 发生于血管炎、胶原血管疾病(包括 SLE)、其他自身免疫性疾病患者
- 在喉部,可能引起水肿、硬化、肿大或软骨脱钙

喉的结节性软骨发育不全
- 创伤后情况
- 纤维软骨(不是透明软骨)

病 理 学

一般表现
- 病因
  - 可能起源于形成透明软骨的多潜能间充质细胞
  - 良性软骨瘤的缺血性改变可能会导致 CSa
- 起源于透明软骨:环状软骨(72%),甲状软骨(20%),极少数为杓状软骨
- 弹性软骨(会厌)的 CSa 非常罕见

分期、分级与分类
- 分化良好(Ⅰ级)
  - 小细胞核,稀少的有丝分裂
  - 可变基质、软骨样和黏液样成分
  - 类似于透明软骨
- 分化中等(Ⅱ级)
  - 细胞核较大,细胞核较多
  - 更突出的黏液样基质,偶尔有丝分裂(<2/10 HPF)
- 分化差(Ⅲ级)
  - 更大的细胞核,有丝分裂常见(≥2/10 HPF)
  - 明显的核仁
  - 基质可含有梭形细胞
  - 坏死

大体病理和手术指征
- 小叶状表面、砂质(易碎)
- 白色至蓝灰色,半透明,具有黏液状黏液基质
- 黏膜完整的黏膜下肿块
- 肿瘤晚期很少有黏液样红斑±溃疡

微观表现
- 细胞过多,核大,深染(嗜酸),多核
- 恶性区域可能局限于良性的病变(软骨瘤)内
  - 有限采样可能会错过

- 即使在完整的显微镜检查中,也可能难以区分良性和恶性病变

临床线索

表现
- 最常见的体征(症状)
  - 进行性声音嘶哑和呼吸困难
  - 其他体征(症状)
    - 吞咽困难或颈部可触及肿块(外生性),发音困难,喘鸣
      - 颈部或喉部疼痛
      - 症状通常持续很长时间,表明生长缓慢

人口统计学资料
- 年龄
  - 平均 64 岁
- 性别
  - 男女比=3.6:1
- 流行病学
  - 喉部 CSa 约占喉部恶性肿瘤的 0.5%
  - 占所有头颈部恶性肿瘤的<0.2%

自然病史与预后
- 大多数 CSa 等级较低,预后良好
- 基于等级、位置或治疗方法的结果无显著差异
  - 黏液样 CSa 患者预后更差
- 可能导致恶性纤维组织细胞瘤或纤维肉瘤去分化,预后不良
- 转移非常罕见

治疗
- 手术切除是最好的治疗
  - 完全切除病变的保护性手术
- 良性和低度恶性病变的手术方法相同
- ≤20%的病例中部分切除与复发相关
  - 患者经常做挽救性喉切除术
- 可能需要全喉切除术
  - 广泛的环状软骨受累
  - 对于大的或复发的肿瘤
  - 部分喉切除术肿瘤边缘无法游离时可能需要全喉切除术
- 环状切除、甲状软骨与气管吻合支架用于治疗大的环状软骨肿瘤

喉软骨肉瘤

诊断目录

考虑

- 肿块是由喉软骨引起的吗
- 喉软骨受累是扩张还是单纯侵蚀(破坏)
- 患者有喉外伤史吗

图像解读要点

- 如果在 MR 上看到的 T2 高信号肿块是由喉软骨引起的,则进行 CT 检查是否含软骨基质
- 弧形或环状钙化是喉软骨肿瘤的病理学表现

报告提示

- 报告喉软骨的起源
- 如果肿瘤是良性的,无法通过成像将软骨瘤与 CSa 区分开

参考文献

［1］ Bathala S et al:Chondrosarcoma of larynx:review of literature and clinical experience. J Laryngol Otol. 122(10):1127-9,2008

［2］ Leclerc JE:Chondrosarcoma of the larynx:case report with a 14 year follow-up. J Otolaryngol Head Neck Surg. 37(5):E143-7,2008

［3］ Sauter A et al:Chondrosarcoma of the larynx and review of the literature. Anticancer Res 27(4C):2925-9,2007

［4］ Baatenburg de Jong RJ et al:Chondroma and chondrosarcoma of the larynx. Curr Opin Otolaryngol Head Neck Surg. 12(2):98-105,2004

［5］ Rinaggio J et al:Dedifferentiated chondrosarcoma of the larynx. Oral Surg Oral Med Oral Pathol Oral Radiol Endod. 97(3):369-75,2004

［6］ Cohen JT et al:Hemicricoidectomy as the primary diagnosis and treatment for cricoid chondrosarcomas. Laryngoscope. 113(10):1817-9,2003

［7］ Jones DA et al:Cartilaginous tumours of the larynx, J Otolaryngol. 32(5):332-7,2003

［8］ Windfuhr JP:Pitfalls in the diagnosis and management of laryngeal chondrosarcoma. J Laryngol Otol. 117(8):651-5,2003

［9］ Dailiana T et al:Chondrosarcoma of the larynx:treatment with radiotherapy. Skeletal Radiol. 31(9):547-9,2002

［10］ Palacios E et al:Chondrosarcoma of the larynx. Ear Nose Throat J. 81(2):83,2002

［11］ Thompson LD et al:Chondrosarcoma of the larynx:a clinicopathologic study of 111cases with a review of the literature. Am J Surg Pathol. 26(7):836-51,2002

［12］ Shinhar S et al:Chondrosarcoma of the larynx:a therapeutic challenge. Ear Nose Throat J. 80(8):568-70,572,574,2001

［13］ Uygur K et al:Chondrosarcoma of the thyroid cartilage. J Laryngol Otol. 115(6):507-9,2001

［14］ Rinaldo A et al:Laryngeal chondrosarcoma:a 24-year experience at the Royal National Throat,Nose and Ear Hospital. Acta Otolaryngol. 120(6):680-8,2000

［15］ Wang SJ et al:Chondroid tumors of the larynx:computed tomography findings. Am J Otolaryngol. 20(6):379-82,1999

［16］ Lewis JE et al:Cartilaginous tumors of the larynx:clinicopathologic review of 47 cases. Ann Otol Rhinol Laryngol. 106(2):94 100,1997

喉软骨肉瘤

(左)CSa 患者的轴向骨 CT 显示由环状软骨上缘产生的内部软骨样钙化 ➡️软骨肉瘤的特征。(右)同 1 例患者的轴位骨 CT 再次显示声门下软骨肉瘤的特征性软骨样钙化➡️,肿瘤缩小声门下气道➡️,注意环状软骨后缘的缺失➡️

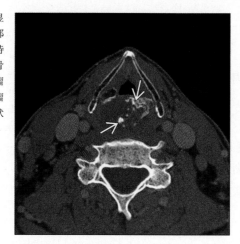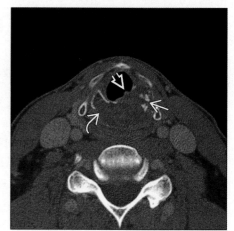

(左)甲状软骨 CSa 患者的轴向 CECT 显示甲状软骨右侧出现明显肿胀性的病变,注意肿瘤已经横向侵犯到表面软组织➡️。超出被破坏的软骨外皮层➡️。(右)同 1 例患者的轴向骨 CT 显示软骨肉瘤的内部细小的"软骨样"钙化➡️

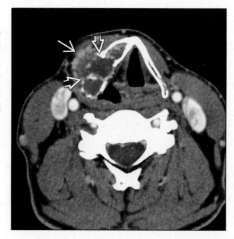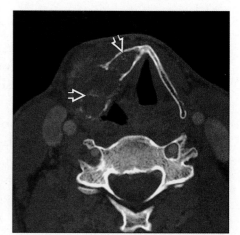

(左)MR T2WI 脂肪抑制的轴位显示高信号的甲状软骨肿块➡️,横向压迫颈动脉向喉腔外侧移位➡️。影像学显示软骨样病变,最初被认为是软骨肉瘤。手术切除为软骨瘤。(右)MR T1WI C+ 伴脂肪抑制在同 1 例患者中显示了外生软骨瘤的明显强化➡️影像学表现可以诊断为脊索瘤或 CSa

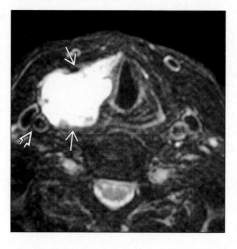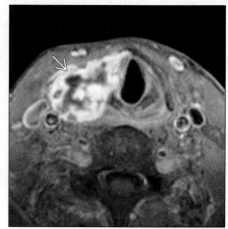

头颈部脂肪肉瘤

概 要

术语

- 由脂肪组织引起的软组织恶性肿瘤
- 异质性肿瘤病理是多种多样的,所以影像表现也多种多样
- 高良好、中等分化(黏液样)和低分化类型(圆形细胞、多形性和去分化)

影像

- 高分化脂肪肉瘤
  - 脂肪量大,>75%脂肪,分隔>2 mm,增强结节,有或无钙化
  - 与复杂的良性脂肪瘤相似
- 低分化脂肪肉瘤
  - 异质性,增强浸润性肿块±无定形脂肪灶
  - 可能在 CT 或 MR 上看不到肉眼可见的脂肪
- PET 在非脂肪的实性成分中摄取 FDG

主要鉴别诊断

- 脂肪瘤
- 肉瘤
- 畸胎瘤

病理

- 一般为新发性,很少来自于原发性脂肪瘤
- T1=肿瘤≤5 cm;T2=肿瘤>5 cm
- 淋巴结很少见,N1=任何淋巴结=第Ⅲ阶段

临床线索

- 可触及无痛性肿块
- 最常见于头颈部的颈后间隙
- 高峰年龄范围:50-65 岁
- 局部复发常见
- 5 年生存率:低级别≤90%,高级别 50%
- 局部广泛切除±放疗±化疗

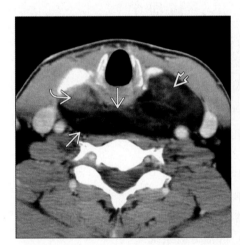

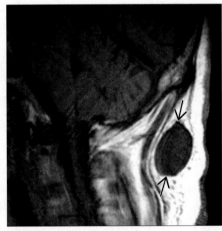

(左)CECT 轴位表现为 1 个大的混杂密度肿块➡,咽后间隙扩大,肿块大部分呈脂肪密度,然而,大部分脂肪位于肿块的左边➡;右边有实性的强化➡。分化良好的脂肪肉瘤边界清楚。(右)MR 矢状位 T1WI 显示 1 个实性肿块➡(1 级黏液样脂肪肉瘤)中线后颈部脂肪,椎旁肌肉浅表。质量没有显示出固有的 T1 高信号,但增强明显强化

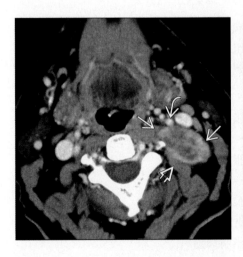

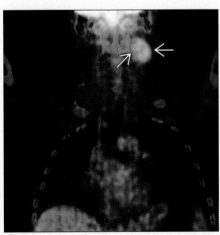

(左)CECT 轴位附近显示不规则、密度不均匀的软组织肿块➡,侵犯左侧颈部棘旁肌➡,颈静脉和颈内动脉向前移位➡,没有明显的低密度脂肪块,也没有明显的其他颈部肿块。(右侧)同 1 例患者的冠状动脉 PET/CT 显示椎旁有中等强度的摄取肿块➡。化疗后切除,病灶为圆形细胞(黏液样)脂肪肉瘤

头颈部脂肪肉瘤

术　语

定义

- 由脂肪组织引起的软组织恶性肿瘤

影 像 学

一般表现

- 最佳的诊断依据
  - 形态多样的软组织肿块
    - 定义明确,大多数为含脂肪组织的肿块±结节
    - 成分复杂、不含脂肪、边界不清的实性肿块与其他肉瘤相似
- 位置
  - 头颈部的最常见于颈后间隙
  - 脂肪肉瘤多见于四肢、腹膜后
- 大小
  - 大小不一
    - 大小对肿瘤的分期非常的重要,T2>5cm
- 形态
  - 高分化:边界清楚、分叶状肿块
  - 低分化:形态不规则浸润性肿块

CT 表现

- CECT
  - 高分化:分叶状肿块,脂肪含量>75%,间隔>2 mm,结节强化,钙化
  - 低分化:异质性,增强浸润性肿块±无定形脂肪灶

MR 表现

- MR 外观,如 CECT 所述
  - 高分化
    - >75% T1 呈脂肪成分的高信号,脂肪抑制脂肪成分信号减低
    - 厚的分隔,实性结节强化
  - 低分化
    - 以实性软组织肿块为主±脂肪
    - 不均匀强化,边界不清

核医学表现

- 在 PET 中实性非脂肪成分 FDG 的摄取

成像建议

- 最好的成像工具
  - MR 显示软组织范围最好

鉴别诊断

脂肪瘤

- 8% 的良性脂肪瘤含有软组织成分
- 与高化化的脂肪肉瘤相似

肉瘤

- 可能与没有脂肪的脂肪肉瘤无法鉴别

畸胎瘤

- 很少产生于所有 3 个胚胎层
- 通常见于婴儿期或儿童期,成年人少见
- 影像表现复杂的房肿块±脂肪

病 理 学

一般表现

- 病因
  - 很少从良性脂肪瘤发展而来

分期、分级和分类

- 所有软组织肉瘤分期采用相同的 AJCC 系统进行分期(2010)
  - T1=肿瘤≤5 cm
  - T2=肿瘤> 5 cm
  - 淋巴结很少见,N1=任何淋巴结=第Ⅲ阶段
- FNCLCC 肿瘤分级系统
  - 等级由总分确定:分化(1~3)＋有丝分裂(1~3)＋坏死(0~2)

大体病理和手术指征

- 取决于组织学、血管、坏死、成熟脂肪和纤维组织的比例

显微表现

- 高分化脂肪肉瘤
  - 20%~30%
- 黏液样脂肪肉瘤
  - 30%~50%
- 圆形细胞型脂肪肉瘤
  - 低分化的黏液样变
- 多形性脂肪肉瘤

头颈部脂肪肉瘤

- ◦ 高度未分化
- 去分化脂肪肉瘤
  - ◦ 5％的病例

临床线索

表现
- 最常见的症状/体征
  - ◦ 可触及无痛性肿块

人口统计学资料
- 年龄
  - ◦ 成人肿瘤,好发年龄 50－65 岁
- 流行病学
  - ◦ 3％～6％的脂肪肉瘤发生在头颈部

自然病史与预后
- 局部复发常见

- 85％～90％的低分化肉瘤出现肺转移

治疗
- 局部广泛切除±放疗±化疗

诊断目录

图像解读要点
- 影像表现多变
  - ◦ 脂肪含量＞75％的分化良好:"复杂脂肪瘤"
  - ◦ 可能是实性的浸润性肿块,没有脂肪组织,与任何其他肉瘤相似

参考文献

[1]　Kind M et al: Histology and imaging of soft tissue sarcomas. Eur J Radiol. 72(1):6-15,2009

头颈部滑膜肉瘤

概　要

术语
- 定义：具有上皮和间充质成分的恶性软组织肿瘤

影像
- 头颈部分叶性非结节性、非黏膜性软组织肿块
- CT/MR：强化的分叶状软组织肿块
- 位置
  - 环状软骨、甲状软骨或环杓关节附近的滑膜
  - 咀嚼肌-颞下颌关节间隙
  - 颈深部的其他间隙

主要鉴别诊断
- 横纹肌肉瘤
- 纤维瘤病
- 血管外皮细胞瘤
- 转移瘤
- 恶性周围神经鞘瘤

病理
- 上皮和间叶细胞分化
  - 双相（20%～30%）：间充质和上皮细胞
  - 单相（50%～60%）：主要为间充质
  - 低分化（15%～25%）：上皮形态

临床线索
- 年轻的成年人呈现孤立性的非淋巴结、非黏膜的头颈部肿块
- 头颈部滑膜肉膜的预后
  - 比四肢的 SSa 预后更好
  - 如果是低分化的预后不良
  - 大于 30 岁的患者、骨侵犯的大 SSa、椎旁 SSa 预后不良
  - 上呼吸消化道病变的预后不良
- 首选治疗：完全切除

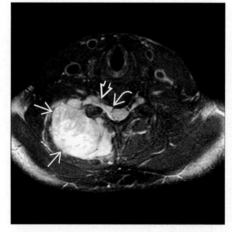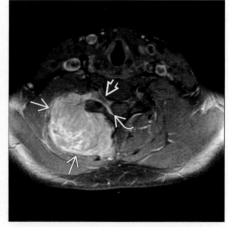

（左）MR T2WI FS 轴位示右侧椎旁间隙浸润性高信号肿块➡，经神经孔向深部延伸➡至硬膜外区➡。最初被怀疑为转移瘤或肉瘤。（右）MR T1WI C+ FS 轴位在同 1 例患者中表现出明显的增强椎旁滑膜肉瘤➡。注意颈部神经根➡为一线条状低信号影，再次可见周围有较深的硬膜外肿瘤➡

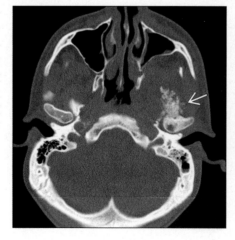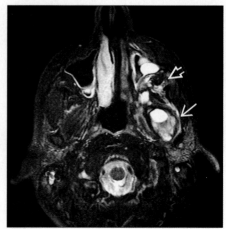

（左）轴位骨 CT 显示在患有牙关紧闭的患者的咀嚼肌空间肿块内有一簇肿瘤钙化➡。初步诊断为软骨肉瘤。（右）同 1 例患者 MR T2WI FS 轴位表明该肿块的信号明显不均匀，肿瘤范围广泛，累及咀嚼间隙➡、上颌窦后方脂肪垫➡。经病理证实为滑膜肉瘤

头颈部滑膜肉瘤

术　语

同义词

- 滑膜瘤

定义

- 滑膜肉瘤（SSa）：具有上皮和间质成分的恶性软组织肿瘤

影　像　学

一般表现

- 最好的诊断依据
  - 在头颈部非淋巴结、非黏膜性分叶状软组织肿块
- 位置
  - 环状软骨、甲状软骨或环杓关节附近的滑膜
  - 咀嚼肌-颞下颌关节间隙
  - 颈深部的其他间隙
- 大小
  - 可变，2～8cm

CT 表现

- CECT
  - 肿块轻度不均匀强化
    - 可能内部含有囊性成分
  - 边缘清楚的分叶状肿块
    - 钙化≤30％
  - 肿瘤邻近的骨浸润

MR 表现

- T1WI
  - 相对肌肉呈稍高信号
- T2WI
  - 相对肌肉呈高信号
- T1WI C+
  - 不均匀强化的分叶状肿块
    - 囊性成分没有强化

鉴别诊断

横纹肌肉瘤

- 中耳、鼻窦、鼻咽及邻近部位
- 侵袭性软组织肿块±结节

纤维瘤病

- 组织学上良性的纤维增生性疾病±侵袭性临床过程
- 通常是侵袭性的跨空间肿块±骨侵蚀

血管外皮细胞瘤

- 鼻窦、硬脑膜、椎间隙
- 动脉和静脉突出的血管性肿块

转移瘤

- 有其他系统的原发恶性肿瘤病史
- 头颈部任何地方的侵袭性肿块

恶性周围神经鞘瘤

- 第 5 颅神经颅外分支
- 其他神经，沿神经走行的侵袭性肿块

病　理　学

一般表现

- 遗传学
  - t(X;18)(pll. 2;qll. 2)易位
  - 命名，起源于滑膜
  - 双上皮细胞和间充质细胞分化
    - 双相（20％～30％）：间充质和上皮细胞
    - 单相（50％～60％）：主要为间充质
    - 低分化（15％～25％）：上皮形态

大体病理和手术指征

- 明显的分叶
- 常见坏死、出血和囊变

临床线索

表现

- 最常见的体征/症状
  - 可触及肿块
  - 有痛的占 50％

人口统计学资料

- 年龄
  - 青少年和青年；典型范围：30－38 岁
- 流行病学
  - 占所有肉瘤的 7％～10％（第 4 常见）
    - 3％的 SSa 发生在头颈部
    - 四肢更常见

自然病史和预后

- 头颈部 SSA 的预后优于四肢 SSA
  - 如果是低分化的预后不良
  - 大于 30 岁的患者、骨侵犯的大 SSa、椎旁 SSa 预后不良
  - 上呼吸消化道病变的预后不良

治疗

- 边缘清楚的完全切除
- 术后 XRT
  - 弥漫性疾病的系统治疗

参考文献

［1］ Nishiguchi T et al：A case of synovial sarcoma in the perivertebral space of the neck：clinical presentation，radiological findings and histopathological descrip-tion. Br J Radiol 81(963)：e72-4，2008

［2］ O'Sullivan PJ et al：Radiological features of synovial cell sarcoma. Br J Radiol. 81(964)：346-56，2008

［3］ Harb WJ et al：Survival in patients with synovial sarcoma of the head and neck：association with tumor location，size，and extension Head Neck. 29(8)：731-40，2007

［4］ Park JK et al：Synovial sarcoma of the head and neck：a case of predominantly cystic mass AJNR Am J Neuroradiol. 25(6)：1103-5，2004

［5］ Rangheard AS et al：Synovial sarcomas of the head and neck CT and MR imaging findings of eight pa-tients. AJNR Am J Neuroradiol. 22(5)：851-7，2001

［6］ Hirsch RJ et al：Synovial sarcomas of the head and neck：MR findings. AJR Am J Roentgenol. 169(4)：1185-8，1997

头颈部恶性周围神经鞘瘤

概 要

术语
- 神经膜细胞或其他神经鞘细胞来源的恶性肿瘤

影像
- CECT 表现
  - 周围神经浸润性软组织肿块
- NECT 表现
  - 骨侵蚀或退化性重塑/椎间孔扩大
- MR 表现
  - 不均匀信号;T2 上无信号
  - 可能看到血管流空
- FOG PET 和 Ga-67
  - 在 NF1 中,可以区分已知的神经纤维瘤和 MPNST

主要鉴别诊断
- 神经纤维瘤

- 神经鞘瘤
- 血管外皮细胞瘤
- 恶性纤维组织细胞瘤

病理
- 大多数出现在正常周围神经
- 30%~50%发生在 NF1 患者中

临床线索
- "神经鞘瘤复发"应提示 MPNST
- 感觉和运动症状是线索:神经功能的缺损罕见于良性肿瘤
- 广泛手术切除±RT
- 总体预后不良
- 常见的转移部位:肺>肝和骨

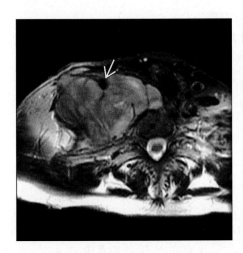

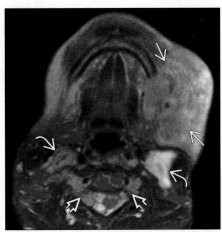

(左)MR T2WI 轴位显示在右前斜角肌和中斜角肌之间的臂丛神经位置的明确病变,T2WI 呈明显不均匀高信号➡️。目前还没有明确的影像学来区分 MPNST 和良性 NST。(右)MR T2WI 轴位表现为左脸颊 MPNST➡️浸润邻近软组织,界限不清。注意这个 NF 1 患者双侧颈部➡️和颈部椎间孔内➡️的多发明确的神经纤维瘤

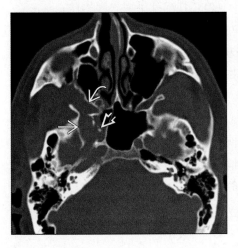

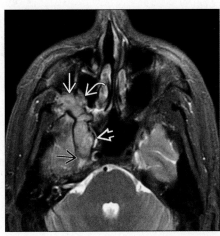

(左)轴向骨 CT 显示 1 例 MPNST 侵犯三叉神经第 2 支(CNV 2)导致翼腭窝➡️、圆孔➡️的增宽及右侧蝶窦壁的破坏➡️,(右)MR T2WI FS 轴位显示 CNV 2 的 MPNST 侵犯翼腭窝➡️及右上颌窦➡️软组织,提示侵犯行为。肿块累及眶下神经、海绵窦➡️和 Meckel 腔➡️

头颈部恶性周围神经鞘瘤

术　语

缩写
- 恶性周围神经鞘瘤（MPNST）

同义词
- 神经源性肉瘤，恶性神经鞘瘤，恶性神经鞘瘤，神经纤维肉瘤

定义
- 来源于神经膜细胞或其他神经鞘细胞的恶性肿瘤

影　像

一般表现
- 最好的诊断依据
  - 与周围神经相关的浸润性软组织肿块
- 位置
  - 头颈部罕见
    - 臂丛神经、交感神经、中枢神经系统
    - 起源于已存在的神经纤维瘤恶变
- 大小
  - 神经纤维瘤病 1 型（NF1）较大

CT 表现
- CECT
  - 不均匀强化的肿块
- 骨 CT
  - 骨浸润，变形，椎间孔的扩大

MR 表现
- T1WI
  - 肿瘤相对肌肉呈等信号
- T2WI
  - 不均匀信号，没有靶征
  - 可能有血管流空
- T1WI C+
  - 不均匀增强

核医学表现
- PET
  - 在 NF1 中，可以区分已知的神经纤维瘤和 MPNST
    - MPNST 中 SUV 普遍较高
- Ga-67 闪烁扫描术
  - 在 NF1 中，可用于筛选神经纤维瘤的恶变
    - MPNST 中的摄取升高

成像建议
- 最好的成像工具
  - 如果有骨骼影响（例如颅底），行增强的 MR±骨 CT

鉴别诊断

神经纤维瘤
- 在 T2 上可有靶征±中心强化

神经鞘瘤
- 不均质时无法与 MPNST 区分
- 可能有中央增强（MPNST 从不出现）

血管外皮细胞瘤
- 不均匀团块状信号，常伴有血管流空，无骨质破坏
- 可能有钙化；MPNST 从不出现

恶性纤维组织细胞瘤
- 影像上无法与 MPNST 鉴别

病理学

一般表现
- 病因
  - 大多出现在正常的周围神经
  - 30%～50% 出现在 NF1 的患者中
    - NF1 为主要风险因素
    - 更深的丛状神经纤维瘤风险更高
  - 10% 的 MPNST 与辐射暴露相关

分期、评分和分类
- 没有相关的评分系统

微观表现
- 没有包膜的梭形细胞
- S100 蛋白局部阳性
  - 良性神经鞘肿瘤呈强阳性
- 组织学诊断困难

头颈部恶性周围神经鞘瘤

临床线索

表现
- 最常见的症状及体征
  - 增大的软组织肿块
- 其他症状及体征
  - 感觉和运动症状
    - 良性肿瘤中罕见神经功能的缺损

人口统计学资料
- 年龄
  - 20—50 岁,(10 年前有 NF1)
- 性别
  - 男性＝女性(NF1 中男性＞女性)

自然病史与预后
- "神经鞘瘤复发"常提示 MPNST 的存在
- 淋巴结的转移罕见
- 远处转移常见:肺(33％)肝和骨骼
- 预后不良

治疗
- 广泛切除术±术后放射治疗

诊断目录

影像解读要点
- 沿周围神经的浸润性梭形肿瘤
- 永远不会在 NF1 患者的 T2 上看到靶征

参考文献

[1] Grobmyer SR et al:Malignant Peripheral Nerve Sheath Tumor:molecular pathogenesis and current management considerations,J Surg Oncol 97(4): 340-9,2008

头颈部 Kaposi 肉瘤

概 要

术语

- 低度血管性肿瘤主要累及皮肤,并引起多种器官播散性疾病
  - KS 亚型:经典 KS,地方性(非洲)KS,艾滋病相关 KS,医源性 KS(免疫抑制)

影像

- 头颈部的皮肤、咽、口腔黏膜的淋巴结为最常见的部位
- CECT/MR:明显强化的多发病灶
  - 皮肤:皮肤/皮下结节
  - 黏膜:结节、息肉或斑块
  - 淋巴结:体积大,不均匀强化
- PET:典型的 FDG 浓聚的病变;可用于分期

主要鉴别诊断

- 黏膜鳞癌(SCCa)
- 头颈部非霍奇金淋巴瘤

病理

- 与艾滋病相关的 KS 和与 HHV8 感染和免疫抑制相关的医源性 KS
- 目前世界卫生组织对软组织肿瘤的分类为"中等、很少转移"
- 因为缺乏传统的恶性特征,称为"血管增生性疾病"可能确切

临床线索

- KS 是艾滋病患者中最常见的肿瘤,被认为是一种定义艾滋病的疾病
- 治疗艾滋病相关的 KS:HAART±化疗
- 医源性的 KS:停用免疫抑制治疗

诊断目录

- 在 AIDS 或移植患者中具有多病灶增强疾病考虑 KS
- 患有艾滋病的高度衰减的淋巴结通常是 KS

(左)舌骨平面 CECT 轴位显示多个肿大且不均匀强化颈部淋巴结➡,强化模式提示血管源性转移(右)。不同患者的 CECT 冠状位表现出多种增强的软组织结节➡,包括皮肤和头皮及面部皮下软组织。卡波西肉瘤是典型的多灶性肿瘤,2/3 的艾滋病相关疾病患者皮肤受累

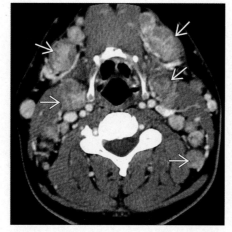
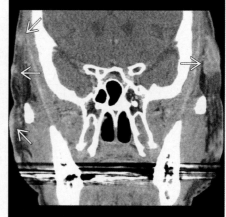

(左)MR T1WI C+ FS 轴位显示下鼻咽区明显强化的分叶状外生组织块➡。鼻咽是上呼吸道最常见的发病部位,明显强化是其特征。(右)不同患者的 MR T1WI C+ FS 矢状位显示硬腭后部黏膜的斑块样病变➡,KS 可以表现出多种形态,包括息肉样和斑块样

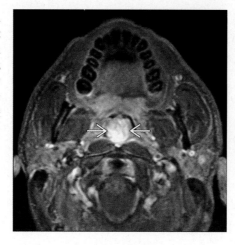
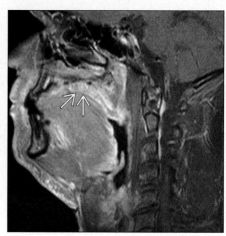

头颈部 Kaposi 肉瘤

术　语

缩写

- Kaposi 肉瘤(KS)

定义

- 低度血管肿瘤主要影响皮肤并在各种器官中引起播散性疾病
  - 4 亚型:经典 KS,地方性(非洲)KS,艾滋病相关 KS,医源性 KS(免疫抑制)

影 像 学

一般表现

- 最佳诊断依据
  - 多发皮肤、黏膜或淋巴结显著强化的病变
- 位置
  - 具有皮肤、黏膜、淋巴结和内脏表现的全身性疾病
    - 头颈部最常见的是:皮肤、咽和口腔黏膜、淋巴结
    - 不常见:结膜、泪腺、腮腺
- 形态
  - 广泛、可变的斑块→外生结节

影像学建议

- 最佳成像工具
  - PET/CT 对分期非常有用,因为它是多发病灶且范围广泛

CT 表现

- CECT
  - 多发强化病灶
    - 皮肤:皮肤或皮下结节
    - 黏膜:结节、息肉或斑块
    - 淋巴结:体积大,不均匀强化
  - 在艾滋病患者中:高减毒性腺病对 KS 的阳性预测值约为 80%。

MR 表现

- 病变可以是结节、息肉或斑块
- 它们都趋向于低 T1、高 T2 信号,增强明显强化

核医学表现

- PET
  - 病变通常是 FDG 浓聚

鉴别诊断

黏膜鳞癌(SCCa)

- AIDS 的患者黏膜鳞癌的风险增加
- 与 KS 比较强化下降,侵袭性增加

头颈部非霍奇金淋巴瘤

- 过度衰减的淋巴结在 NHL 中不常见

病 理 学

一般表现

- 病因
  - 与人类疱疹病毒 8 型相关的所有形式的 KS(HHV8 或 KS 相关疱疹病毒)
  - 艾滋病相关的 KS 和医源性 KS 免疫抑制
- 相关异常
  - 艾滋病患者中大多数头颈部的恶性肿瘤是 KS 和非霍奇金淋巴瘤

分期、评分和分类

- 根据 WHO 目前的软组织肿瘤分类,分类为"中等、很少转移"
  - 由于缺乏恶性肿瘤的常规特征,称为"血管增生性疾病"更正确

微观表现

- 纺锤形细胞的增殖伴有新血管生成、炎症、水肿等病理改变

临床线索

表现

- 最常见的体征(症状)
  - 变量:经典 KS 在 10－15 年内形成皮肤病变,而与 AIDS 相关的 KS 已出现黏膜皮肤/内脏病变

人口统计学资料

- 年龄
  - 经典 KS:老年男性
  - 医源性、地方性和艾滋病相关的 KS 年龄段广泛

头颈部 Kaposi 肉瘤

- 性别
  - 经典和地方性 KS 的男女比例＞10:1
  - 艾滋病相关的 KS 和医源性 KS 的男女比例约 1:1
- 流行病学
  - 表现为 4 种变体中的 1 种
    - 经典（散发，地中海，皮肤）
    - 流行（非洲）
    - 医源性（器官移植相关，免疫抑制相关）
    - AIDS 相关（流行病）
      - KS 是艾滋病患者中最常见的肿瘤，被认为是一种艾滋病定义疾病
      - 在津巴布韦，艾滋病相关的 KS 在男性中最常见（40%），在女性中排名第 2（18%）

自然病史及预后

- 变化很大，从最轻的稳定性疾病到快速生长
  - 免疫重建炎症综合征（IRIS）可能导致 KS 突发

治疗

- 局部凝胶治疗局限性 AIDS 相关的 KS 皮肤病 →HAART±化疗
- 一般来说，医源性 KS 出现在免疫抑制治疗减少或停止后

诊断目录

考虑

- 当艾滋病患者或免疫抑制患者出现多灶性增强疾病时考虑 KS

影像解读要点

- 艾滋病患者的过度衰弱淋巴结最有可能是 KS

参考文献

[1] Davison JM et al: FDG PET/CT in patients with HIV. AJR Am J Roentgenol. 197(2):284-94,2011

头颈部血管肉瘤

概 要

术语
- 罕见的侵袭性间充质血管发生恶性肿瘤

影像
- 大约 60％ 发生在头颈部
- 头皮＞面部＞颈部，通常多灶性
- 头颈部的鼻腔鼻窦、口腔最常见
- CECT：强化的头皮或软组织肿块，可能有潜在的骨侵犯
- MR：中等 T1，高 T2 信号±流空血管，注射钆造影剂明显强化
- PET：通常高 FDG 摄取

主要鉴别诊断
- 头颈部的 Kaposi 肉瘤
- Merkel 细胞癌
- 鼻腔鼻窦 SCCa

病理
- 所有软组织肉瘤的 1％

临床线索
- 表现为快速生长的病变
  - 类似皮肤瘀伤病变；鼻腔鼻窦或口腔病变伴有出血、溃疡
- 危险因素包括先前的 XRT、慢性淋巴水肿
- 总体预后差：5 年生存率＝10％～30％
- 淋巴结复发和远处血行转移的倾向
- 请注意，病变可随着活检出血；由于血液和坏死，细胞学难以解释

诊断目录
- 当快速生长的软组织块具有显著的流空血管和（或）增强时，应考虑血管肉瘤
- 老年人头皮快速生长强化的肿块

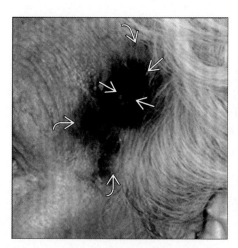

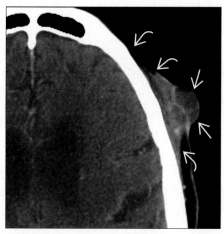

（左）82 岁男性患者的临床影像显示左颞叶有 1 凸起结节➡️，周围有不规则变色的紫色皮肤围绕➡️，皮肤血管肉瘤最初可能与瘀伤混淆。（右）同 1 例患者行 CECT 检查显示快速扩大结节呈不均匀强化➡️，病变突破了头皮，并广泛浸润➡️。淋巴结转移的评估应包括对同侧腮腺的仔细检查

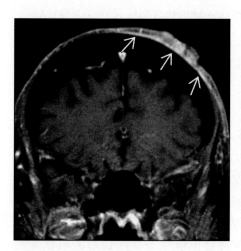

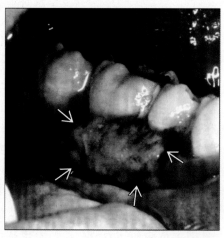

（左）不同患者的 MR T1＋C FS 冠状位表现为 1 个明显不均匀强化的不规则病变，累及整个头皮组织增厚➡️，但不包括颅骨浸润。病变快速扩大的病史也是对病理结果的提示，表明其与较常见的头皮病变如 SCCa 和基底细胞癌的不同。（右）15 岁女性患者的临床影像显示牙龈以出血包块为表现的血管肉瘤➡️，该患者 2 年后因该病死亡（由 B. Nelson，DDS，MS 提供）

头颈部血管肉瘤

术　语

定义

- 罕见的、侵袭性的、快速生长的间充质血管形成性肿瘤

影 像 学

一般表现

- 最佳诊断依据
  - 伴有明显血管和(或)强化的侵袭性强化的软组织肿块
- 位置
  - 头颈部占 50%(其次是在躯干部)
    - 头皮处皮肤和软组织>脸部>颈部
    - 罕见于鼻腔及鼻窦、口腔、甲状腺肿块
  - 常表现为多病灶病变

CT 表现

- CECT
  - 强化的浸润性肿块
- 骨 CT
  - 可能显示邻近骨的侵蚀或侵犯

MR 表现

- T1WI
  - 中等信号,偶尔表现高信号为出血
  - 富血管的肿块可能会看到流空血管
- T2WI
  - 原发肿瘤的高信号
  - 可见流空血管
- DWI
  - 恶性软组织肿瘤的典型极低 ADC 值
- T1WI C+
  - 肿瘤明显强化

影像学建议

- 最佳成像工具
  - MR 对肿瘤范围和潜在的骨侵犯进行最佳评估
  - 如果是软组织、口腔或鼻窦肿瘤可以考虑血管造影栓塞,以减少手术失血量
- 标准化建议
  - MR T2 FS 和 T1 C+ 有助于从脂肪中发现肿瘤

核医学表现

- PET/CT
  - 对软组织肉瘤的敏感度及特异性达到 90%

鉴别诊断

头颈部的 Kaposi 肉瘤

- 与老年男性多处皮肤病变的典型表现可能相似
- 明显增强但没有大血管

Merkel 细胞癌

- 快速转移性皮肤病变
- 原始肿块通常不大;没有流空血管

鼻腔鼻窦 SCCa

- 通常不会快速生长
- 内部找不到流空血管

病 理 学

一般表现

- 占所有软组织肉瘤的 1%

分期、分级和分类

- 目前软组织肿瘤的 WHO 分类为恶性血管肿瘤

大体病理和外科指征

- 红紫结节浸润性病变

显微表现

- 自由吻合迂曲的血管通道
- 不典型扩大梭形上皮样内皮细胞通道
- 各种血管标志物阳性:CD31、CD34、FⅧRAg

临床线索

表现

- 最常见的体征(症状)
  - 快速生长的肿块;瘀伤的扩大
- 其他体征(症状)
  - 鼻腔或口腔病变伴有出血
    - 鼻塞,疼痛性肿块
    - 溃疡很常见
  - 甲状腺血管肉瘤常出现在长期的甲状腺肿

头颈部血管肉瘤

中,无痛性肿块

人口统计学资料

- 年龄
  - 平均年龄 47 岁,范围 8—82 岁
    - 头皮病变平均年龄 73 岁
- 性别
  - 男女比 2:1
- 流行病学
  - 危险因素:放射治疗、慢性淋巴水肿、异物、免疫抑制、病态肥胖

自然病史及预后

- 整体预后不良:5 年存活率 10%～30%
  - 皮肤、软组织、甲状腺预后最差
  - 鼻腔、鼻窦病变:2 年生存率为 40%
  - 唇舌病变预后较好
- 常见淋巴结和远处转移
  - 远处血行转移:肺、肝、骨

治疗

- 完整的手术切除是治疗的首选
  - 其次是广域的放射治疗
- 化疗虽然是姑息性的,但也可以采用

诊断目录

考虑

- 任何快速生长的有明显流空血管的侵袭性软组织肿块
- 老年男性快速生长的头皮肿块考虑血管肉瘤

参考文献

[1] Razek AA et al:Softtissue tumors of the head and neck:imaging-based review of the WHO classification. Radiographies. 31(7):1923-54,2011

血管外皮瘤

概　要

术语

- 血管外皮瘤（HPC）
- 罕见的、生长缓慢的不同恶性程度的血管肿瘤

影像

- 大多数血管外皮细胞瘤发生于下肢和骨盆
- 15％发生于头颈部
  - 颅内/脑膜：鞍旁
  - 眼眶、颈部软组织、鼻窦
- CT 表现
  - 边缘清楚、分叶状、明显强化；如果级别高的话，侵袭性会更强（CECT）
  - 可能会有骨头侵犯和变形（骨 CT）
- MR 表现
  - T1 中等信号，T2 高信号
  - 血管流空常见
- 明显强化，通常是均匀性增强

主要鉴别诊断

- 颅底脑膜瘤
- 颅底转移瘤
- 三叉神经鞘瘤
- 斜坡脊索瘤
- 眼眶海绵状血管瘤

病理

- 50％为典型低度恶性

临床线索

- 切除术是首选的治疗方法±XRT
- 局部复发率≤50％；30％10 年内出现转移
- HPC 与许多常见的肿瘤类似
- 如果明显强化，边界清楚，考虑 HPC

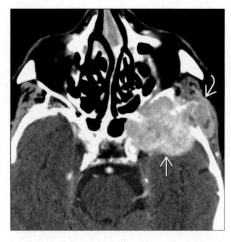 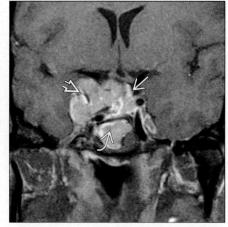

（左）轴位 CECT 显示颅底 HPC 伴骨质破坏，并延伸至中颅窝➡️和咀嚼肌间隙➡️，没有骨质增生提示这不是脑膜瘤，但与其他轴外占位性肿块鉴别困难。（右）MR T1WI C+ FS 冠状位显示鞍旁的 HPC 突入鞍内➡️及鞍下➡️，伴有明显的流空血管➡️，术前诊断为脑膜瘤；这些病变在影像学上难以鉴别

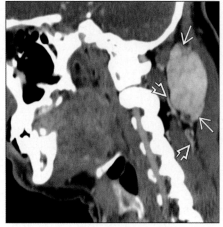 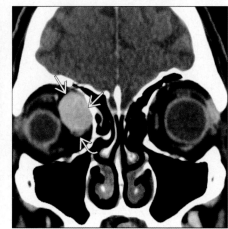

（左）CECT 矢状位重建图像显示枕下肌密集强化肿块➡️，病变附近有明显的血管➡️。脊柱旁软组织是颈部 HPC 的特征性位置。（右）CECT 冠状位显示明显强化、边界清楚的 HPC➡️，毗邻与扭曲的内直肌➡️和上斜肌。海绵状血管瘤是眼眶更常见的病变，可以显示相同的影像学特征

血管外皮瘤

术 语

缩写
- 血管外皮细胞瘤（HPC）

同义词
- 鼻腔 HPC 也称为肾小球铅笔状细胞瘤

定义
- 罕见，生长缓慢，具有不同程度的恶性潜能的血管周围肿瘤

影像学

一般表现
- 最佳诊断依据
  - 非特异性外观：界限清晰，明显强化的实性肿块
    - 类似于许多不同部位的肿瘤
- 位置
  - 最常见于下肢、腹膜后、骨盆
  - 15%于头颈部
    - 颅内（脑膜）：鞍旁
    - 球后
    - 颈椎旁软组织
    - 鼻窦、上颌窦
- 大小
  - 不定
- 形态
  - 边界清晰，高级别的具有侵袭性

CT 表现
- CECT
  - 分叶状、外生性肿块
  - 可能有骨侵袭或变形
  - 明显强化是其特征
    - 均质性＞异质性

MR 表现
- T1WI
  - 中等信号
- T2WI
  - 高 T2W1 信号
  - 流空血管
- T1WI C+
  - 显著强化是其特征

- 均质性＞异质性

鉴别诊断

颅底脑膜瘤
- 脑膜瘤常无蒂，伴有硬脑膜尾、钙化、骨质增生

颅底转移瘤
- 伴有骨质破坏的软组织肿块

三叉神经鞘瘤
- 中心位于 Meckel 腔

斜坡脊索瘤
- 中线破坏斜坡病变
- 典型的 T2 高强度

眼眶海绵状血管瘤
- 软的、膨胀性的球后肿块

鼻窦血管瘤性息肉
- 强化非侵袭性鼻腔肿块

病理学

分期、分级和分类
- 50%是良性的且主要是低级别的
- 范围广泛从良性到恶性
  - 恶性 HPC 被称为低级别的肉瘤

显微表现
- 来源于 Zimmerman 的外周细胞
- 孤立性纤维肿瘤的组织学和免疫与其相似
- 口鼻的 HPC 可能相类似，但是截然不同的实体
  - 最佳名称为"血管外皮细胞瘤"

临床线索

表现
- 常见的体征（症状）
  - 表现取决于肿瘤部位
    - 颅底：脑神经病变，眼肌麻痹
    - 眼眶：无痛性突眼
    - 颈部软组织：无痛性肿块
    - 鼻窦：鼻塞、鼻出血

血管外皮瘤

人口统计学资料
- 年龄:范围宽(高峰在 40 岁)
- 流行病学:罕见肿瘤

自然病史及预后
- 局部复发 50%,30%小于 10 年出现转移
- 转移部位好发于肺
- 鼻窦部位病变通常进展缓慢

治疗
- 广泛局部切除是主要治疗方法
- 高级别肿瘤、手术边缘阳性、复发者需放疗
- 监测复发时间>10 年

诊断目录

考虑
- 界限清晰、明显强化的实性肿块考虑 HPC

◦ 侵犯许多常见部位

参考文献

[1] Bonde VR et al:Two patients with intracavernous haemangiopericytoma. J Clin Neurosci 16(2):330-3,2009

[2] Hayashi Y et al:A reevaluation of the primary diagnosis of hemangiopericytoma and the clinical importance of differential diagnosis from solitary fibrous tumor of the central nervous system Clin Neurol Neurosurg. 111(1):34-8,2009

[3] Palacios E et al:Sinonasal hemangiopericytomas:clinicopathologic and imaging findings. Ear Nose Throat J. 84(2):99-102,2005

（陈发煜　译校）

第十二部分

皮肤恶性肿瘤

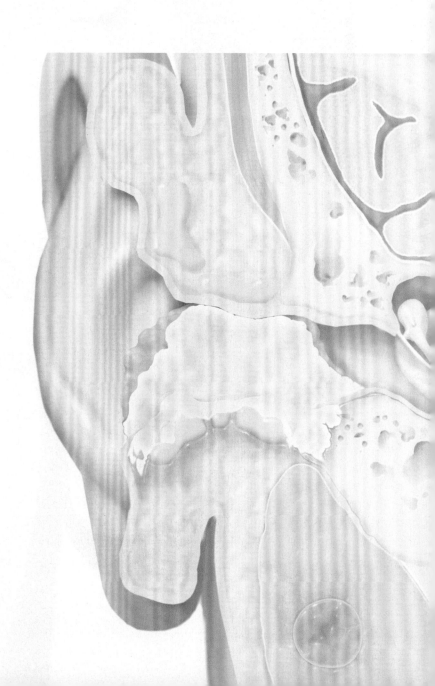

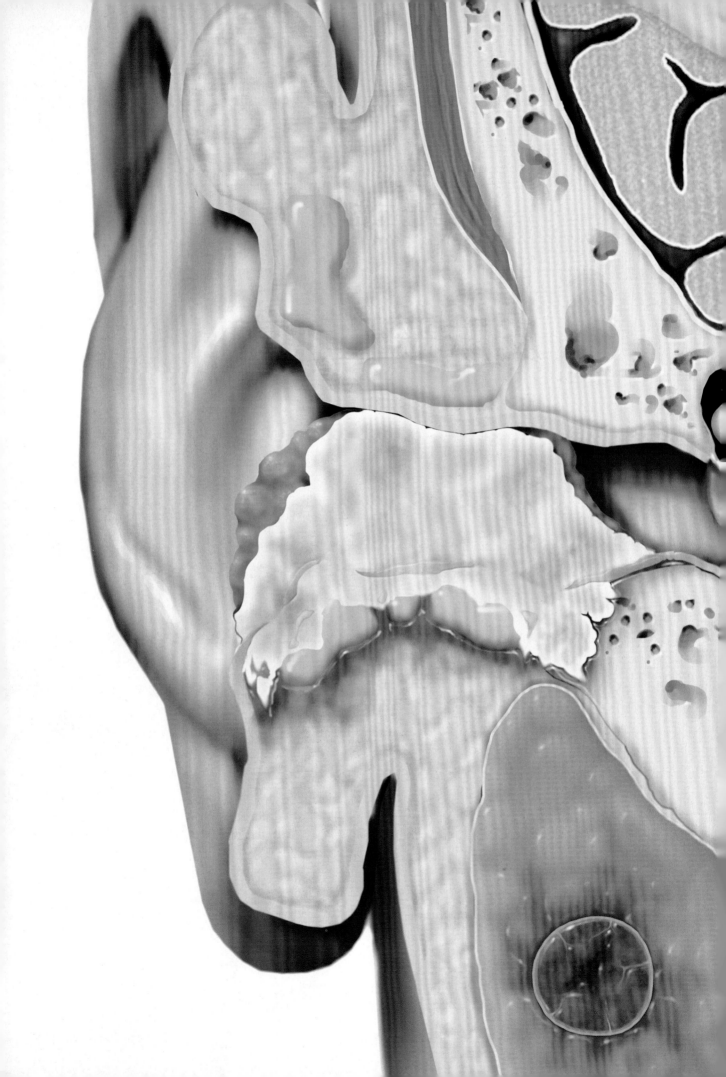

皮肤肿瘤介绍

皮肤肿瘤的概述

皮肤癌是美国最常见的恶性肿瘤,黑素瘤和非黑色瘤皮肤肿瘤的发病率在过去50年中一直在上升。由于紫外线(UV)辐射与所有皮肤T细胞淋巴瘤(CTCL)相关,大多数这些肿瘤在阳光暴露的头颈部(H&N)上发现。尽管患病率相对较高,但皮肤恶性肿瘤并不常见。然而,有成像的重要迹象包括分期,评估肿瘤完全切除的程度,以及评估神经性或转移性疾病。重要的是,放射科医师应熟悉H&N不同的肿瘤行为、肿瘤扩散的模式,以及放射学在管理患者护理中的贡献价值。

成像技术和适应证

CECT和MR是评估具有已知皮肤恶性肿瘤的颈部淋巴结增大的优良技术。鉴于经济和可用性因素,CECT可能是为此目的选择的最佳方式;然而,有一些迹象表明MR可能是更好的成像选择。

对于许多皮肤恶性肿瘤,特别是对于最常见的两种,基底细胞癌(BCCa)和皮肤鳞状细胞癌(cSCCa),完全切除术是最初的最佳治疗方法。在这种情况下的成像通常在存在大的,通常长的肿瘤的情况下进行,或者临床医师怀疑可能需要侵袭性、破坏手术和复杂重建的深入侵。MR与CECT相比有一些优势,用于评估肿瘤侵袭的深度,这可能对完全肿瘤切除术至关重要。T1、T2的饱和与钆增强的序列在评估深层结构的侵入方面非常好。对轨迹的深入渗透可能需要阐割或排除。眶周区域或外耳道深部浸润可能导致颞骨入侵。在这种复杂的情况下,骨CT和MR可能是术前完成评估所必需的。

MR还能更好地评估神经周围肿瘤(PNT)。钆增强的MR成像应覆盖所涉脑神经的整个长度。三叉神经(CN5)和面神经(CN7)的分支是面部组织最常见的皮肤恶性肿瘤。这两个神经之间在深层面也有重要的联系,这需要仔细评估每一种情况下的神经。

PET/CT对于更具侵袭性或晚期肿瘤[例如黑素瘤和Merkel细胞癌(MCC)]的分期及用于肿瘤监测越来越重要。这些成像研究的方案应包括全身(包括下肢)的评估,因为两种肿瘤均具有广泛转移的倾向。

皮肤恶性肿瘤分期

皮肤恶性肿瘤以前是黑色素瘤或非黑色素性皮肤癌(NMSC)。随着美国癌症联合委员会(AJCC)癌症分期手册的第7版,黑素瘤和MCC都有自己的分期系统,而NMSC的81种组织学类型分为"cSCCa和其他皮肤癌"。到目前为止,该组中最常见的两种肿瘤是cSCCa和BCCa。BCCa与cSCCa相同,但BCCa很少转移。这种分期系统有两种排除:眼睑cSCCa具有与所有其他皮肤SCCa不同的分期系统,唇部SCCa与口腔SCCa分期。皮肤T细胞淋巴瘤是具有复杂分期系统作为淋巴瘤一部分的不同组肿瘤。

成像问题的方法

成像对皮肤恶性肿瘤的诊断很少有用。更常见的是,成像用于对具有已知皮肤恶性肿瘤的患者进行分期或调查新的有关症状。如果成像1个大的侵入性肿瘤,重要的是评估病变的完整程度,特别是寻找肌肉,腺体组织或其他深层结构浸润的证据。

皮肤SCCa、BCCa和黑素瘤(特别是其结构形式)具有神经周围肿瘤扩散的倾向。如果在成像检查期间没有特别寻找,则容易错过。PNT的存在通常对手术管理和(或)辐射场规划有重大影响。

请注意,患者出现新的面部疼痛或瘫痪!对放射科医师来说,应该怀疑地认为"三叉神经痛"的新诊断,并将其视为PNT,直到被证明不是为止。先前切除的皮肤病变的历史并不总是给予转诊医师或传给放射科医师,而是面部疼痛和麻痹是PNT的表现。

淋巴结大对所有皮肤恶性肿瘤具有预后意义。虽然淋巴结扩散趋向于遵循可靠的扩散模式,但重要的是要注意腮腺、面部和枕叶淋巴结组,这些组是皮肤恶性肿瘤的常见"引流站",而不是节点"水平系统"的一部分。评估颈部两侧的中线病变很重要。在患有腮腺肿块的患者中,还应考虑从面部或头皮病变转移淋巴结扩散的可能性。SCCa发现在腮腺病变或分离到后三角形的淋巴结的细针抽吸更常见于cSCCa比原发性腮腺SCCa或咽黏膜SCCa。

PET/CT 对患有晚期皮肤癌的患者在转移性疾病的评估中起重要作用,并且在许多情况下也是区域传播。这对侵袭性肿瘤尤其如此,如黑素瘤和默克尔细胞癌。

临床意义

随着皮肤恶性肿瘤的发病率的增加,放射科医师了解皮肤癌分期概念和最常见的肿瘤类型的病理行为是重要的,以便在分期和监测更积极和(或)晚期肿瘤方面发挥重要作用。

参考文献

[1] Marghoob AA:Skin cancers and their etiologies. Semin Cutan Med Surg. 30(4 Suppl):S1-5,2011

皮肤肿瘤介绍

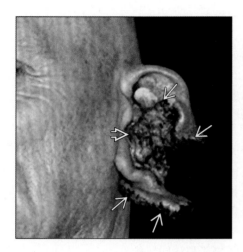

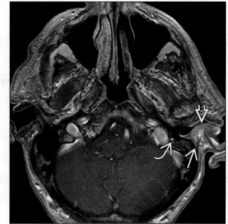

（左）皮肤 SCCa。临床照片显示左侧耳朵➡具有较大的破坏性肿块的患者 延伸到左侧辅助甲盆➡和外耳道（EAC）。（右）轴向 T 1WI C＋MR 在 1 例左侧面部无力和已知未经治疗的 EAC SCCa 的 67 岁男性，显示了锥体碗中➡肿块的优越性。延伸到乳突骨➡。还注意到左乳突的异常增大和增强➡段面神经指示性神经周围肿瘤扩散

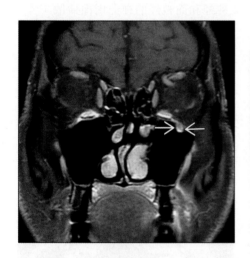

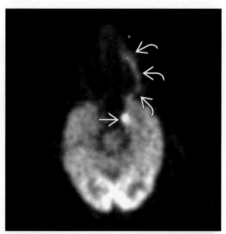

（左）成形皮肤黑色素瘤。冠状动脉 T1C＋FS MR 在 1 例 78 岁的男性患有左脸颊黑色素瘤和面部刺痛的情况下表现出左侧眶下神经的左侧眶下神经➡扎隆地板的不对称扩大和增强。（右）同 1 例患者的轴位 PET 显示沿着眶下神经的线性 FDG 摄取➡和对应于左海绵状窦的局灶性强吸收➡。没有鉴定出异常 FDG 摄取的节点或远处

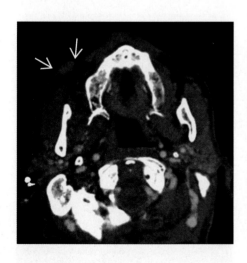

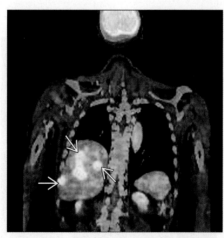

（左）Merkel 细胞癌（MCC）。1 例 78 岁的男子在 5 个月前提供了 8mm 的脸颊 MCC。PET/CT 显示仅在脸颊病变中摄取。XRT 对病变和前哨淋巴结进行淋巴扫描鉴别。监视轴向 CECT 显示结节右侧脸颊病变➡的间隔扩大。（右）➡同 1 例患者的冠状动脉内膜/CT 显示多个脸颊病变和多个新的肝质量与转移性 MCC 一致的摄取

皮肤鳞状细胞癌

概 要

术语

- 皮肤鳞状细胞癌(cSCCa)
- 皮肤肿瘤由表皮角质细胞产生
- 占皮肤恶性肿瘤的 20%

影像

- 最常见于阳光暴露的 H&N 或四肢
- 不进行影像学检查,除非怀疑有深部浸润,神经周围肿瘤或淋巴结转移
- CECT/MR:轻微皮肤增厚或软组织增大
- 最适合怀疑深部和(或)神经周围入侵
- 结节性疾病可能是实体或坏死性的;FDG 多见

主要鉴别诊断

- 皮肤基底细胞癌
- 皮肤黑素瘤
- 梅克尔细胞癌

- 角化棘皮瘤

病理

- 紫外线辐射诱导的皮肤肿瘤
- AJCC 在 2010 年大幅度修订了 cSCCa 分期
- 高危因素显著影响 T 分期:浸润深度,原发部位,肿瘤分化

临床线索

- 常为老年人,男>女,白人患者
- 莫氏手术旨在完全切除
- 淋巴结清扫术±腮腺切除术±辐射
- 淋巴结转移 5 年生存率约 50%

诊断目录

- 描述延伸到相邻和深层结构
- 评估淋巴结疾病,特别注意腮腺
- 寻找沿三叉神经和面神经的神经周围播散

(左)浸润性皮肤鳞状细胞癌的典型病例。临床照片显示鼻窦左侧的鼻窦肿块➡,与鼻孔相邻,具有中枢性溃疡。增厚的相邻皮肤表示局部浸润肿瘤➡。(右)同 1 例患者的轴向 NECT 显示肿块➡,但也说明了这种病变的浸润性质,因为其延伸穿过鼻孔➡,而且还可以更优越地渗透到双侧皮下➡

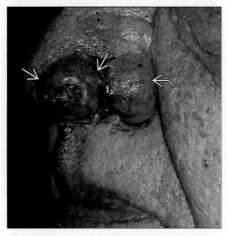
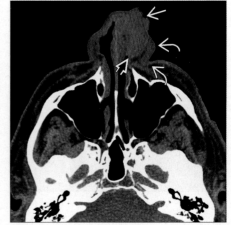

(左)同 1 例患者的轴向 T2 FS MR 显示结节性病变➡,并更好地说明延伸到鼻孔➡的浸润性边缘。肿瘤在信号中弥漫性均匀,T2 相对较低。(右)轴向 T 1WI C + FS MR 在同 1 例患者中显示出具有渗透边缘➡的病变➡的轻度异质增强。中隔软骨看起来完整➡。在颈部其余部位的评估中无明显的面部,腮腺或颈静脉链状腺病变

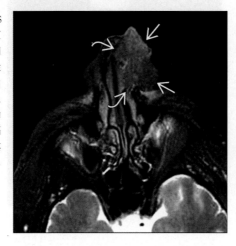
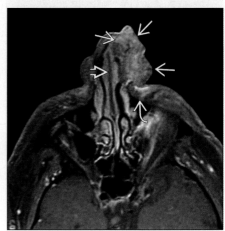

皮肤鳞状细胞癌

术 语

缩写

- 皮肤鳞状细胞癌（cSCCa）

同义词

- 原位 cSCCa，称为 Bowen 病

定义

- 表皮角质形成细胞产生的皮肤肿瘤（外表皮层）

影 像 学

一般表现

- 最佳诊断线索
  - 皮肤/皮下肿块淋巴结
- 位置
  - 头颈部或四肢（阳光照射区域）
    - 脸的中央区域、太阳穴、嘴唇、耳朵和头皮
    - 与基底细胞癌相比，耳和下唇更容易出现鳞状细胞癌
- 尺寸
  - 变化的，可向表面和深处延伸
- 形态学
  - 变化的，范围从不明确的皮肤增厚到离散的皮肤/皮下肿块

CT 表现

- 软组织增厚或微细皮肤增厚取决于原发肿瘤的大小
  - 正常组织的侵袭，包括骨骼侵犯和更严重的病变
- 淋巴结大可能是实性或坏死性的

MR 表现

- T1WI
  - 肌肉呈等信号，可以看到皮下脂肪内肿瘤浸润
- T2W1 FS
  - 变化的，肌肉一般呈高信号
- T1WI C + FS
  - 轻度到中度强化

核医学表现

- PET/CT

- 节点 cSCCa 通常可靠地 FDG 增强
  - 原发部位有时也很明显

成像建议

- 最佳成像工具
  - 影像经常不显示，除非怀疑有深部浸润、神经周围肿瘤或淋巴结转移
    - CECT 最适合于评估结节扩散
    - 增强 MR 最适用于显示软组织、神经周围和颅内入侵
- 标准化建议
  - 脂肪饱和对 T2 和 T1C + MR 有帮助

鉴别诊断

皮肤基底细胞癌

- 紫外线辐射引发的；可能发生在同一类患者身上
- 淋巴结转移和神经周围浸润的倾向减少

皮肤黑色素瘤

- 也是紫外线辐射引发的肿瘤
- 小病变有较高的淋巴结及远处转移倾向

默克尔细胞癌

- 也与紫外线照射有关
- 快速增长的皮肤病变，死亡率高

角化棘皮瘤

- 起源于皮脂腺的低级皮肤恶性肿瘤
- 包含中枢角蛋白

病 理 学

一般表现

- 病因
  - 紫外线辐射，特别是在白色皮肤的个体
    - 大量的儿童和青少年接触会增加患病风险
  - 其他重要诱发因素
    - 免疫抑制，包括器官移植后、白血病、淋巴瘤
      - cSCCa 风险增加，年龄更小
      - 肿瘤更具侵袭性，易复发，有较高的转移倾向

皮肤鳞状细胞癌

皮肤 SCCA AJCC(2010)

原发性肿瘤(T)	区域淋巴结(N)	远处转移(M)
Tis:原位癌	N1:同侧淋巴结≤3cm	M0:无远处转移
T1:肿瘤≤2cm 和<2 高风险特征*	N2a:同侧淋巴结>3 cm,≤6 cm	M1:远处转移
T2:肿瘤>2cm 或≥2 高风险特征*	N2b:多个同侧淋巴结≤6cm	
T3:肿瘤侵犯上颌骨、下颌骨、眼眶或颞骨	N2c:双侧或对侧淋巴结≤6cm	
T4:肿瘤侵犯轴向或附肢骨骼或肿瘤侵犯颅底神经周围	N3:节块>6 cm	
高风险特征		
深度>2mm,克拉克水平≥Ⅳ/Ⅴ 嗜神经侵袭	分化不良或未分化的	主要部位在耳朵或有毛发的嘴唇上

改编自第 7 版 AJCC 分期表

- ■ 烧伤或瘢痕的慢性炎症部位,即所谓的 Marjolin 溃疡
- 相关异常
  - ○ 具有增加的紫外线辐射易感性的遗传性条件
  - ○ 着色性皮肤病:紫外线诱导细胞 DNA 损伤切除修复机制的缺陷
    - ■ 眼皮肤白化病:黑色素的缺乏增加了对紫外线的脆弱性
    - ■ 化学暴露:砷、煤焦油产品和烟草(唇)
  - ○ 人乳头状瘤病毒也与疣相关
  - ○ 分期、分级和分类
- AJCC 在 2010 年大幅度修订了 cSCCa 分期
  - ○ 所有非黑素瘤和非默克尔细胞皮肤癌均使用这个分期
  - ○ 眼睑 cSCCa 分期
- 高风险特征显著影响 T 阶段
  - ○ 深度:厚度(Breslow)>2mm,Clark Ⅳ级或神经周围入侵
  - ○ 主要部位:耳朵或发唇
  - ○ 分化:差或未分化
- AJCC 解剖阶段/预后组
  - ○ 阶段Ⅰ＝T1 N0 M0
  - ○ 阶段Ⅱ＝T2 N0 M0
  - ○ 阶段Ⅲ＝T3 N0 M0 或 N1 M0
  - ○ 阶段Ⅳ＝T4 或 N2 或 N3 或 M1

大体病理和手术指征
- 淋巴结有中央溃疡倾向

显微镜表现
- 组织学范围从良性到恶性

- ○ 光化性角化病→SCCa→原位浸润性 SCCa(穿透表皮基底膜)
- 分化程度由中低分化到低分化
  - ○ 较差/未分化的病变更具侵袭性
- EGFR 的过度表达提示预后不良

临床线索

介绍
- 最常见的体征(症状)
  - ○ 典型的 SCCa 是皮肤颜色的丘疹、结节或斑块,出现在阳光受损的皮肤上
  - ○ 通常伴有中央坏死或出血的角化过度
- 其他体征(症状)
  - ○ 不规则的、光化衍生的、粗糙的粉红色斑块
  - ○ 疣状丘疹或斑块,可能难以与寻常疣区分
- 临床资料
  - ○ 50 岁白人男性,有阳光照射史

人口统计学资料
- 年龄
  - ○ 成年人,通常老年人
- 性别
  - ○ 男性>女性
- 种族划分
  - ○ 最常见于白人患者
  - ○ 世界各地的发病率各不相同,但直接与赤道附近和臭氧消耗有关
    - ■ 在澳大利亚和新西兰发病率高
- 流行病学
  - ○ 20%的皮肤恶性肿瘤,仅次于基底细胞癌

皮肤鳞状细胞癌

（BCCa）

自然病史与预后

- 肿瘤＞2cm 一般预后较差
  - 局部复发风险增加 2 倍,转移风险增加 3 倍
- 增加肿瘤厚度（Breslow）和增加皮肤层入侵深度（Clark）也很重要
  - Breslow＞2 mm 或 Clark≥Ⅳ是高危因素
  - 当厚度＞6 mm,15％会转移
- 如果病变发生在耳部或发唇处,则局部复发和高风险转移增加
- 神经周围浸润与淋巴结转移和远处转移的增加会降低存活率
  - 最常见于耳郭、面颊、上颌和额头
  - 可能显示几厘米的"跳跃病变"
- 淋巴结转移倾向于有序引流
  - H&N 腮腺淋巴结转移常见于头皮或颊部病变
  - 淋巴结转移,5 年生存率约 50％
  - 局部复发约 50％

治疗

- 5-氟尿嘧啶（5-FU）和光动力疗法（PDT）用于光化角化和原位（Bowen）病,但不专门用于侵袭性 cSCCa
- Mohs 显微外科手术（MMS）的目标是组织保存的完全切除
  - 面部功能和美观的关键
  - 如果深部侵袭可能需要更大的切除

- 淋巴结清扫±腮腺切除术（如果存在或怀疑有异常淋巴结）
- 如果有高危症状,可给予辅助放疗
  - 大的或复发的病灶,接近或阳性的手术边缘,神经周围或淋巴结侵犯
- 明确全身化疗的作用
  - 如果淋巴结外扩散或未完全切除,可考虑顺铂
  - 抗 EGFR 抗体（西妥昔单抗）可能被证明是有用的

诊断目录

考虑
- 在成像时,可以看作是腮腺或颈部淋巴结转移
  - 皮肤损伤可能是未知原发性 SCCa 的原因

报告提示
- 描述延伸到相邻和深层结构
  - 腺体、骨骼肌、骨骼、硬脑膜
- 评估淋巴结疾病,特别注意腮腺
- 寻找沿三叉神经和面神经传播的神经病变

参考文献

[1]　Gurudutt VV et al:Cutaneous squamous cell carcinoma of the head and neck. J Skin Cancer. 2011:502723,2011

(左)矢状面 T1WI MR 显示分叶软组织块➡表面不规则,有溃疡。颅骨下➡存在异常信号,提示骨侵犯,这在切除术中很明显。(右)冠状 T1WI C + FS MR 显示具有深度增强的颅盖受累的分叶和溃疡性肿瘤➡,并且肿瘤延伸到硬脑膜➡。在手术切除之前,MR 是鉴别是否存在颅骨➡、硬膜或脑部入侵的有价值的工具

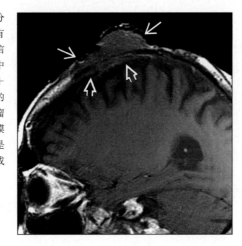
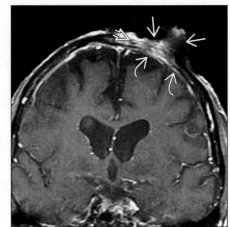

(左)颈部轴位 CECT 显示左侧腮腺➡内的不均匀增强的肿块。腮腺损伤深处切除皮损➡部位多个结节,左侧颈部包括左侧ⅡA节➡。(右)冠状融合 PET/CT 在同一类患者中显示在左腮腺淋巴结转移区➡和在相邻ⅡA节点➡FDG 摄取增强,附加节点明显低于颈部,虽然没有远端转移的迹象

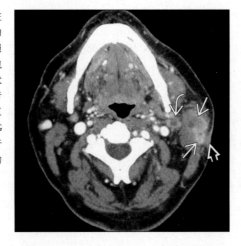
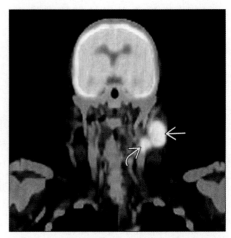

(左)轴位 CECT 显示具有右侧太阳穴➡的局灶型小病变,局部硬化。前右海绵窦➡也存在不对称的充盈。右颞肌➡萎缩。对边界清晰的病变进行莫氏手术。(右)右侧面部病变切除后获得的同 1 例患者的冠状 T1WI C + FS MR 显示卵圆孔➡和海绵窦➡肿瘤。回顾过去,在先前的扫描中没有发现广泛的神经周围肿瘤

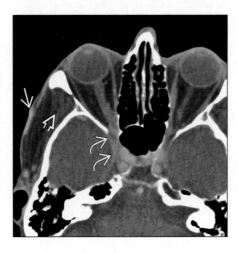
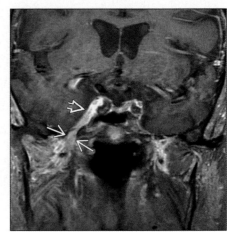

外耳皮肤鳞状细胞癌

概　要

术语
- SCCa 是 EAC 最常见的恶性肿瘤

影像
- EAC 碎片、胆脂瘤、外耳炎和肿瘤在影像学上可能是相似的
- 骨破坏或软组织侵袭表示侵袭性感染或恶性肿瘤
- 颞骨 CT 最能预测骨侵犯
- 增强 MR 可能是评估颅内、腮腺和神经周围扩散的必要手段
- CECT 或颈部 MR 为腺病的检查手段

主要鉴别诊断
- 良性 EAC 碎片
- EAC 胆脂瘤
- 坏死性外耳炎

- EAC 内侧管纤维化

病理
- 老年病；中位年龄 65 岁
- 在耳科疾病患者的发生率上升
- 可能 H&N 辐射后出现

临床线索
- EAC SCCa 首先破坏骨管，然后侵入周围的解剖部位
- 联合手术和术后放射治疗的最佳结果
- 早期 5 年生存期（T1/T2）70%，晚期（T3）41%

诊断目录
- 局部原发性皮肤鳞状细胞癌继发 EAC 比原发性皮肤鳞状细胞癌更常见
- 检查肝内淋巴结，然后是 5A 级和 2 级淋巴结转移

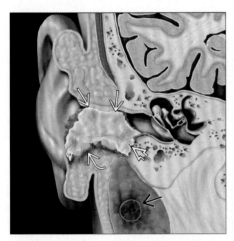
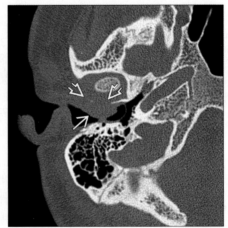

（左）冠状图显示了大的 EAC SCCa 呈块状➡️填充管。注意侵犯性特征，包括耳郭及其软骨➡️浸润，颞骨侵犯➡️和内侧淋巴结转移➡️。（右）颞骨轴向 CT 显示右侧 EAC 的 SCCa，突出的软组织肿块➡️填充右侧 EAC。存在通过右侧 TMJ 髁窝➡️的后壁前方的骨质侵入

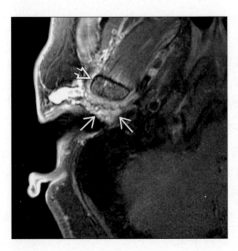
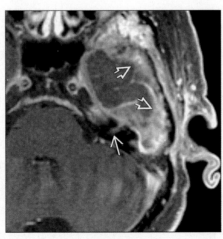

（左）外耳道水平的轴向 T1WI C + MR 显示 EAC 鳞状细胞癌明显强化➡️填充管道并入侵 TMJ 与肿瘤后外侧和右侧髁突头➡️。（右）轴向 T1WI C + FS MR 在不同的患者中显示出更具侵袭性的 EAC SCCa，其硬脑膜➡️具有大的透支延伸到左中颅窝，并沿左第 7 颅神经迷路段➡️和膝状神经节扩散

外耳皮肤鳞状细胞癌

术 语

定义

- 外耳 SCCa 累及 EAC

影像学

一般表现

- 最佳诊断线索
  - EAC 肿块±大量的侵袭性骨质改变
- 相关解剖学
  - EAC,耳郭和相邻头皮淋巴结引流
    - 耳前、后耳和腮腺淋巴结

CT 表现

- CECT
  - EAC,耳郭及邻近头皮淋巴结引流
  - 耳前、耳后腮腺恶性淋巴结
- 骨 CT
  - 早期:EAC 软组织块;没有骨破坏
  - EAC 软骨侵犯可能难以诊断
  - 晚期:骨质破坏改变
  - SCCa 往往扩散到耳郭和 EAC
    - 中耳结构很少受累

MR 表现

- T1WI C +
  - 均匀或不均匀的增强
  - 如果晚期疾病传播到中耳,是罕见的
    - CN7 神经周围传播于晚期疾病
    - 颅中窝入侵

核医学表现

- PET
  - FDG PET 用于检测治疗后残留或复发性疾病

鉴别诊断

良性 EAC 碎片

- CT:没有骨质侵蚀的 EAC 软组织碎片

EAC 胆脂瘤

- 可能完全类似 EACSCCa
- CT:经常看到大量的骨"片"

坏死性外耳炎

- 老年糖尿病患者,继发于假单胞菌
- CT:肉芽组织可能在骨-软骨交界处发生骨侵蚀

病理学

分期、分级和分类

- T 1:肿瘤局限于 EAC,无骨质侵蚀或软组织受累
- T2:局限于 EAC 骨侵蚀或软组织受累的肿瘤
- T3:局限于软组织、中耳、乳突受累的肿瘤侵蚀骨性 EAC
- T4:肿瘤侵蚀内耳深层结构、颞下颌关节、广泛软组织延伸或 CN7 麻痹

大体病理和手术指征

- 表现为界限不清的溃疡性±硬化性病变

显微表现

- SCCa 主要被定义为是鳞状分化
  - 存在细胞内桥或角蛋白化(±角蛋白珠)
- EACSCCa 病理与假性上皮瘤样增生相似

临床线索

表现

- 最常见的体征(症状)
  - 溃疡性耳郭-EAC 皮肤病变
    - 表现可能类似于外耳炎或 EAC 胆脂瘤
  - 其他体征(症状)
    - 耳聋、耳痛、传导性听力损失

人口统计学资料

- 年龄
- 中位年龄 65 岁
- 流行病学
  - EAC 恶性肿瘤相对少见
    - SCCa＞基底细胞 Ca＞腺样囊性 Ca

自然病史与预后

- EACSCCa 破坏骨性 EAC,然后侵入周围的解剖组织结构

治疗

- 几乎所有进行手术

外耳皮肤鳞状细胞癌

○ 对于局限性肿瘤,整体切除往往是有效的
- T1-T2 肿瘤:手术或放疗
- T3-T4 肿瘤:手术和放疗±化疗
- 最佳效果:联合手术-术后放疗

诊断目录

考虑
- 继发 EAC 累及邻近的原发性皮肤 SCCa 比原发性 EAC SCCa 更常见
- 放射学检查可能受侵犯的周围结构
  ○ 腮腺(直接入侵或淋巴结转移)
  ○ 颞下颌关节
  ○ 乳突颞骨

影像解读要点
- 寻找骨的破坏性变化

○ 骨侵犯可预测治疗结果

参考文献

[1] Cristalli G et al:Treatment and outcome of advanced external auditory canal and middle ear squamous cell carcinoma. J Craniofac Surg. 20(3):816-21,2009

[2] Gidley PW:Managing malignancies of the external auditory canal. Expert Rev Anticancer Ther. 9(9):1277-82,2009

[3] Prabhu R et al:Squamous cell carcinoma of the external auditory canal:long-term clinical outcomes using surgery and external-beam radiotherapy. Am J Clin Oncol. 32(4):401-4,2009

[4] Pulec JL et al:Squamous cell carcinoma of the external auditory canal. Ear Nose Throat J. 83(1):9,2004

皮肤黑色素瘤

概　要

术语

- 由神经嵴起源的黑素细胞引起的皮肤恶性肿瘤
- 占皮肤癌的 5％,但约占皮肤癌死亡的 65％

影像

- 全身:女性最常见的是四肢,男性在躯干
- 25％～35％出现 H&N;最常见的是面部
- CT/MR:原发部位可能不明显;小的或以前切除的
- 放射科医师的职责是寻找深部浸润、神经周围肿瘤、淋巴结和远处转移
- PET:黑素瘤具有高 FDG 亲和力

主要鉴别诊断

- 皮肤 SCCa
- 默克尔细胞癌
- 皮肤基底细胞癌

病理

- 与紫外线辐射有关
- 增加遗传综合征的发病率
- 临床病理上＞95％为浅表播散型、结节型、恶性皮疹或肢端雀斑型
- 多发性变异,可能表现不同

临床线索

- 发病率的增长速度比任何其他癌症都要快
- 早期疾病进行广泛的局部切除
- 局部淋巴结转移部位最常见(Ⅲ期)
- 前哨淋巴结活检(SLNB)和(或)完全区域性淋巴结清扫术
- Ⅲ期(淋巴结转移)5 年生存率 40％～78％
- Ⅳ期(远处转移)1 年生存率 40％～60％

(左)6 个月前切除头顶头皮黑素瘤的患者中,在轴向 CECT 显示在头皮➔两侧有多个结节,沿着皮下淋巴管的转移扩散。(右)同 1 例患者的冠状动脉 CECT➔重建显示颈内广泛的双侧淋巴结病变,并伴有腮腺腺病和 2 级淋巴结➔。注意大多数淋巴结不是特别大,在本例中大多数小于 1cm。有些显示坏死

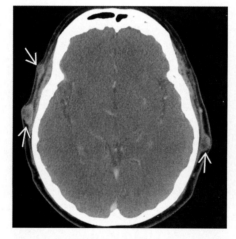
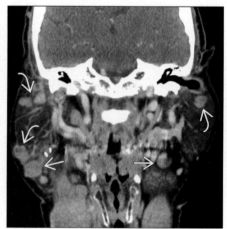

(左)另 1 例没有临床腺病的患者的淋巴造影研究。在右头皮黑色素瘤➔切除前 4 个点周围注射⁹⁹锝硫代硫酸盐胶体。(右)所获得的淋巴显像显示注射部位➔与通道可分为 2➔。多个前哨淋巴结位于右侧后三角➔,左侧无活动。在 1 个节点中显示 0.7 cm 转移灶后立即进行手术切除

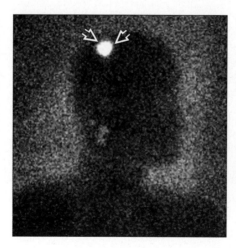
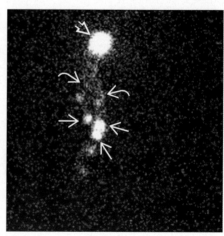

皮肤黑色素瘤

术　语

定义
- 黑色素细胞引起的皮肤恶性肿瘤
  - 起源于神经嵴
  - 广泛分布于皮肤

影　像　学

一般表现
- 最佳诊断线索
  - 多节点肿块
- 位置
  - 女性最常见的是四肢,男性是躯干
  - 25%～35%出现 H&N 中,最常见于面部
    - 增加日晒
    - 黑素细胞含量增加 2～3 倍
- 大小
  - 表面和深度都是变化的
    - 肿瘤厚度(mm)对 T 期很重要
- 形态学
  - 皮肤浸润性病变±上皮表皮溃疡
  - 溃疡是生存率降低的先兆

CT 表现
- 最广泛用于分期、监测和评估治疗效果的方式
- 原发部位可能不明显:小或以前切除
  - 观察骨骼和软组织的深度
- 一些黑色素瘤有神经周围扩散的倾向
  - 颅底孔的扩大或侵蚀
- 淋巴结转移,常坏死

MR 表现
- T1WI
  - 不均匀的;如果黑色素含量高,则可能是高信号
- T2WI FS
  - 不均匀的;如果黑色素含量高,可能会 T2 低信号
- T1WI C + FS
  - 中度到明显的增强

核医学表现
- PET/CT

- 黑色素瘤对 FDG 具有高亲和力
  - 通过检测未观察到的远处转移
- Tc-99m 硫胶体可改变临床治疗
  - 前哨淋巴结定位及外科淋巴结直接活检
  - 增加 SPECT/CT 可以改善前哨淋巴结的可视化和定位

成像建议
- 最佳成像工具
  - 所有方式在疾病早期阶段的使用是有限的
  - 国家综合癌症网络(NCCN)建议
    - 如果 Ⅲ 或 Ⅳ 期,用 CT/PET/脑 MR
    - 如果 ⅡB-Ⅳ 期,则每 6～12 个月随访 CXR、CT 或 PET 5 年
- 标准化建议
  - MR:T2 FS 和 T1 C + FS 在评估原发性和神经周围侵犯深度时可提高组织对比度
  - PET/CT:从头到脚覆盖整个身体

鉴别诊断

皮肤 SCCa
- 面部及头颈部也占优势
- 死亡率和远端转移率降低

默克尔细胞癌
- 快速生长的原发性病变
- 死亡率高于黑素瘤

皮肤基底细胞癌
- 局部浸润,生长缓慢
- 淋巴结转移和远处转移罕见

病　理　学

一般表现
- 病因
  - 紫外线辐射是主要原因
  - 增加遗传综合征的发病率
    - 着色性干皮病
    - 家族性非典型性痣黑色素瘤综合征
- 相关异常
  - 遗传性黑色素瘤与胰腺癌和脑肿瘤的风险增加相关

皮肤黑色素瘤

分期、分级和分类

- 美国癌症联合委员会（AJCC）2010 年 TNM 分期
  - T 分期主要基于原发性黑色素瘤的厚度
    - 基于溃疡和有丝分裂数/mm^2 的子类
      - 有丝分裂率取代了 Clark 水平划分的亚类
  - 区域淋巴结是最常见的转移灶
    - 微转移，临床上隐匿性淋巴结疾病＝a
    - 临床上明确并确诊转移＝b
    - 转移性的和卫星结节代表淋巴结转移（N2c/N3）
  - 远处转移的分期由转移部位决定
- 解剖分期/预后组（AJCC）
  - Ⅰ期和Ⅱ期：无局部或远处转移
    - Ⅰ A 期：T1a N0 M0；Ⅰ B 期：T1b/T2a N0 M0
    - Ⅱ A 期：T2b/T3a N0 M0；Ⅱ B 期：T3b/T4a N0 M0；Ⅱ C 期：T4b N0 M0
  - Ⅲ期：局部淋巴结转移
    - ⅢA：T1-T4a 伴隐匿性微转移（N1a/N2a）
    - ⅢB：伴有大转移（N1b/N2b）或转运/卫星转移（N2c）的 T1-T4a 或具有 Nia/N1b 的 T4b
    - ⅢC：带 N1b/N2b/N2c 的 N3 或 T4b
  - Ⅳ期：远处转移（M1c-M1c）
- 转移到淋巴结、皮肤或皮下组织的黑色素瘤原发部位未知，考虑为Ⅲ期
- 黑色素瘤转移至脏器，原发不明＝Ⅳ期

大体病理和手术指征

- 多种临床病理类别
  - ＞95％表现为弥漫性，结节状，恶性雀斑或肢端黑色素
  - 明显的重要变异：促结缔组织增生、神经变性、有梗性、无丝分裂、退化、球囊细胞黑色素瘤，发生于良性痣内
  - 可能有不同的表现，例如结缔组织蛋白具有较低的前哨淋巴结阳性，但也有神经传播倾向

显微表现

- 免疫组化（IHC）染色是 H&E 染色的辅助染色，但可能有助于检测微转移
  - 黑素瘤特异性：Melan-A/MART-1，HMB-45
    - 敏感度较低，可能为≤15％
  - 敏感但不太特异：S100，酪氨酸酶

临床线索

表现

- 最常见的体征（症状）
  - 有不规则边缘的着色皮肤病变；新的或变化的皮肤痣
  - ABCDE 临床诊断标准
    - 病变不对称，边界，颜色，直径，演变或改变
- 其他体征（症状）
  - 出血，瘙痒，溃疡，疼痛
- 临床资料
  - 70 岁的男性白人，有阳光暴晒史

人口统计学资料

- 年龄
  - 成人；发病率随年龄增长而增加
  - H&N 黑色素瘤患者的平均年龄比身体其他部位的年龄要大
- 流行病学
  - 占皮肤癌的 5％，但占皮肤癌死亡率的 65％
  - 发病率的增长速度比任何其他癌症都要快
  - 总死亡率的增长仅次于肺癌

自然病史与预后

- H&N 原发性黑色素瘤的预后比身体其他部位差
  - 可能是由于区域淋巴管丰富
  - 头皮和颈部病变死亡率最高
- 淋巴结转移和远处的转移倾向
  - 局部淋巴结转移部位最常见
- Ⅰ期和Ⅱ期 5 年生存期 53％（T4b）至 97％（T1a）
- Ⅲ期 5 年生存率 40％（ⅢC）至 78％（ⅢA）
- Ⅳ期 1 年生存率 40％（M1C）至 60％（M1a）

治疗

- 早期疾病进行广泛的局部切除
- 前哨淋巴结活检（SLNB）和（或）全区域性淋巴结清扫术

皮肤黑色素瘤

AJCC 皮肤黑素瘤分期

原发性肿瘤(T)	局部淋巴结(N)	远端转移(M)
Tis:黑色素瘤	N0:无区域性淋巴结	M0:无远处转移
T1:厚度≤1.0mm	N1:1 个淋巴结	M1a:微转移,皮肤转移,皮下
T2:厚度 1.01～2.0mm	N2:2～3 个淋巴结	M1b:肺转移
T3:厚度 2.01～4.0mm	2a:微转移;2b:大转移;	M1c:转移到所有其他内脏
	2c:在转运部位或远处转移到部位/卫星上,没有转移淋巴结,血清 LDH 升高	
T4:厚度>4mm	N3:≥4 个淋巴结,无序的淋巴结或在转移的淋巴结或卫星站	

* 由缺席(a)或溃疡存在(b)修改的所有 T 期。 ** T1a 必须具有<1 有丝分裂/mm^2

改编自第 7 版 AJCC 分期表

- 如果 T1b 除了<0.5mm 以外,应考虑使用 SLNB 分期,如果患者临床分期为ⅠB 或Ⅱ期,则应进行所有临床试验
- 如果不能完全切除,用放疗局部控制
- 晚期或转移性疾病:化疗±放疗
  - 多种化疗方案和试验

诊断目录

考虑
- MR 最适合诊断局部侵袭和神经周围扩散
- PET/CT 对于分期和监测很重要

图像解读要点
- T 分期和微转移依赖于病理和临床
- 放射科医师的作用是寻找深部浸润、神经周围

肿瘤、淋巴结转移和远处转移

报告提示
- 寻找任何增大或异常增强的淋巴结
- 评估 PET/CT 上 FDG 摄取的细微区域
  - 黑色素瘤可能以不可预测的方式转移

参考文献

[1] de Rosa N et al:Sentinel node biopsy for head and neck melanoma:a systematic review. Otolaryngol Head Neck Surg. 145(3):375-82,2011

[2] Klop WM et al:Assessment of lymphatic drainage patterns and implications for the extent of neck dissection in head and neck melanoma patients. J Surg Oncol. 103(8):756-60,2011

(左)左侧顶部头皮黑色素瘤患者行轴向 CECT 检查,显示左侧后颈部区➡有细微的小结节,难以与棘旁肌鉴别。(右)轴向融合 PET/CT 显示,这些小转移淋巴结➡中 FDG 摄取能力很强。PET 成像非常有用,因为淋巴结转移通常很小,黑色素瘤通常具有高 FDG 亲和力

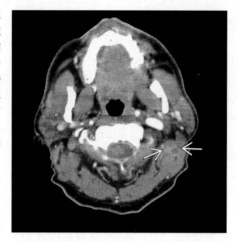
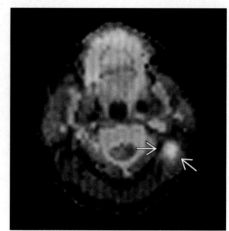

(左)轴位 CECT 示左侧鼻折痕处➡软组织异常,左侧眶底神经预期位置沿眶底➡亦有异常增强。(右)同 1 例患者轴位 T1WI C+ FS MR 表现为左侧脸颊肿块➡浸润增强,沿眶下神经➡向左侧翼腭窝➡浸润。左侧海绵窦也可见异常增强,这是广泛的神经周围纤维瘤

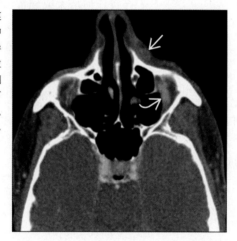
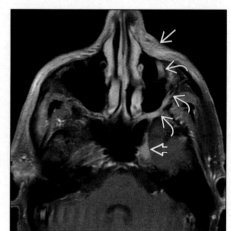

(左)轴向 T2WI FS MR 在年轻患者先前的下唇黑色素瘤切除和新的麻木显示细微的不对称高信号右下牙槽神经在下颌孔➡。与该患者➡的正常左侧相比较。(右)同 1 例患者的冠状 T1WI C + FS MR 显示增强的神经周围肿瘤➡沿着更大的下颌神经向近端延伸到卵圆孔➡,然后向更近端延伸。神经周围肿瘤也延伸至海绵窦

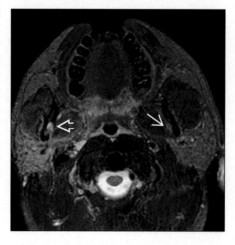
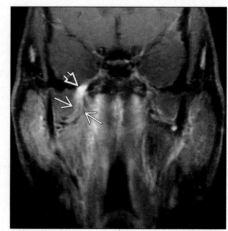

皮肤基底细胞癌

概 要

术语

- 皮肤肿瘤,其细胞与表皮基底细胞相似
- 是最常见的皮肤癌
  - 美国 75% 的非黑色素瘤皮肤癌
- 有 90% 头部和颈部暴露在阳光下

影像

- 大多数病变浅表,未见影像
- 溃疡性病变与肿瘤边缘积聚
- 一般首选 MR 对肿瘤浸润和神经周围扩散作精确定义
- 是否与骨侵犯选择非对比 CT 检查

主要鉴别诊断

- 皮肤 SCCa
- 皮肤黑色素瘤

- 默克尔细胞癌

病理

- 紫外线辐射诱发的皮肤肿瘤
- 其他易感因素:免疫抑制,电离辐射,砷,烧伤瘢痕,遗传综合征

临床线索

- 生长缓慢,往往侵犯局部组织
- 淋巴结转移或远处转移罕见
- 治疗主要是完全切除

诊断目录

- 如怀疑有侵袭性疾病,则 MR 最好
- 影像学常常低估肿瘤的范围
- 寻找延伸到深层结构和周围的组织
- 寻找沿着颅神经 5 和 7 神经周围传播

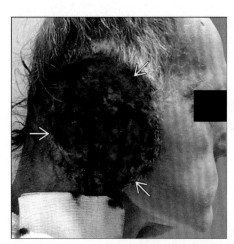
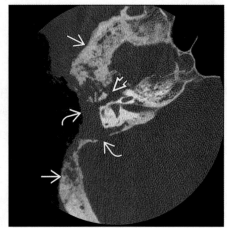

(左)右耳 BCCa 切除后失访 8 年的临床照片。巨大的溃疡性病变➡完全侵蚀右耳郭,并延伸到脸颊,暴露下颌骨。(右)同 1 例患者轴位骨 CT 表现为广泛的鳞状和岩状颞骨异常,表现为渗透性改变➡和明显破坏➡。中耳肿瘤混浊,部分骨小骨侵蚀移位➡

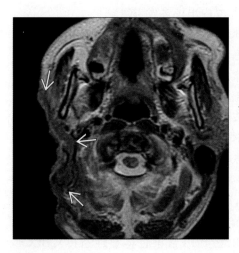
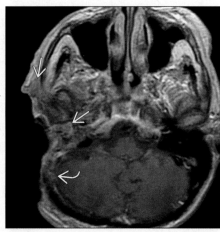

(左)同 1 例患者的轴向 T2WI MR 表现为浸润性病变➡,与肌肉相比呈轻度高信号。肿瘤侵蚀面部软组织的厚度,包括肌肉和右侧腮腺。(右)稍高水平轴位 T1WI C+ MR 显示,随着颞骨和面部组织的侵蚀,肿瘤➡浸润边缘仅轻度增强。注意硬膜增强和增厚➡,提示颅内延伸

皮肤基底细胞癌

术　语

缩写

- 基底细胞癌（BCCa）

同义词

- 也称为"啮齿动物溃疡"

定义

- 皮肤生长缓慢的肿瘤，其细胞类似于表皮（外表皮层）的基底细胞
  - 局部组织浸润倾向；转移罕见

影　像　学

一般表现

- 最佳诊断线索
  - 增强皮肤/皮下肿块±深部浸润
- 位置
  - 90％发生在暴露在阳光下的头颈部
- 尺寸
  - 可变化的，在表面和深层延伸
- 形态学
  - 与肿瘤边缘积聚的溃疡性病变

CT 表现

- 软组织肿块或皮肤增厚取决于原发肿瘤的大小
- 侵犯正常组织，包括骨侵蚀与更具侵略性的病变

MR 表现

- T1WI
  - 肌肉呈等信号；可以看到肿瘤浸润皮下脂肪
- T2WI FS
  - 不均匀，一般肌肉呈高信号
- T1WI C ＋ FS
  - 中度到明显的增强

核医学表现

- PET
  - 适度增加 FDG 摄取

成像建议

- 最佳成像工具
  - 如果在切除前获得成像，MR 首选
    - 对肿瘤浸润和神经周围传播有优良的软组织定义
  - 如果看是否有骨侵犯，用非对比 CT
- 标准化建议
  - MR：T2 FS 和 T1C ＋ FS 提高组织对比度

鉴别诊断

皮肤 SCCa

- 更容易发生淋巴结转移
- 通常在同一患者中发现，也因紫外线辐射诱发

皮肤黑色素瘤

- 淋巴结转移和远处转移的倾向较大，病灶较小

默克尔细胞癌

- 皮肤病变生长较快
- 也与紫外线照射有关

病　理　学

一般表现

- 病因
  - 紫外线辐射是最常见的已知原因
    - 自然暴晒和人工来源（晒黑床）
  - 免疫抑制，电离辐射、砷、烧伤瘢痕也与 BCCa 有关
  - 增加了几种遗传综合征的发病率
    - 基底细胞痣综合征
      - 常染色体显性遗传病，特征为多发性皮肤 BCCa、角化囊肿性牙源性肿瘤、成髓细胞瘤、颅内硬膜钙化、双裂肋骨
      - 30 岁内出现多发 BCCa
      - BCCa 往往具有侵袭性，可转移
    - 着色性干皮病
      - 常染色体隐性遗传病，不能修复紫外线辐射引起的 DNA 损伤
      - 皮肤 BCCa 和其他皮肤恶性肿瘤在年轻时，患者最常死于转移性黑色素瘤或皮肤 SCCa
    - Bazex-Dupré-Christol（X 连锁显性）：BCCa，毛发稀少，面部色素沉着，少汗，粟丘疹
    - 罗姆综合征（常染色体显性遗传）：BCCa，粟丘疹，毛发稀少，外周血管舒张，发绀

皮肤基底细胞癌

- Oley 综合征（遗传方式不明）：BCCa，毛发粗糙，粟丘疹
- 相关异常
  - 30%～40%的患者将在 10 年内出现额外的类似病变

分期、分级和分类

- 美国癌症联合委员会（AJCC）2010
  - BCCa 和皮肤 SCCa 均使用相同的 TNM 分期
- 原发性肿瘤（T）分期的高风险特征
  - 深度/浸润：厚度>2 mm
  - Clark 水平≥Ⅳ
  - 神经周围入侵
  - 原发部位：耳朵，上唇
  - 分化差的或未分化

大体病理和临床特征

- 白色，浅粉红色，肉色或褐色，病变部位可见血管
- 通常有中央溃疡和边界清晰

显微表现

- 多组织变异
  - 结节状：最常见，90%在头颈部
  - 浅表：第 2 常见，头颈部占 40%
    - 很少或没有穿透真皮
  - 侵袭性：能向外侵犯，并深入下层组织

临床线索

表现

- 最常见的体征（症状）
  - 扁平或轻微隆起的皮肤病变，呈梨状或蜡状外观；生长缓慢
- 其他体征（症状）
  - 在该地区没有皮肤损伤史的瘢痕病变
  - 边界不清，轻度色素沉着，扁平，偶有上皮毛细血管扩张
- 临床表现
  - 60-70 岁白人男性，有阳光暴晒史

人口统计学资料

- 年龄
  - 成人；最常见的是 40-79 岁

- 性别
  - 男＞女
- 流行病学
  - 最常见的皮肤癌
    - 大多数被治疗过的病变未经组织学确认，就可能低估发生率
  - 在美国，75%为非黑色素瘤皮肤癌
  - 北美白人人口的发病率每隔 14 年自然翻一番

自然病史与预后

- 生长速度通常很慢，经过几年的增长，直径为 1～2cm
- 通常保持局部不变
  - 可能侵犯附近的组织和结构：眼眶、颅骨、颞骨、血管、硬脑膜
- 转移罕见，0.003%～0.05%
  - 最常见的是通过淋巴管到区域淋巴结
- 组织学变异和患者年龄对识别高危 BCCa 有重要意义，但解剖位置最重要
  - 面部中部复发率最高，其次为耳郭及耳周

治疗

- 治疗的主要目标是彻底切除
  - 额外的目标是保持功能和良好的美容效果
- 辅助放疗可以改善局部区域控制不良特征的病变
  - 神经传播
  - 骨骼肌，骨或软骨侵犯
  - 结节或结外蔓延

诊断目录

考虑

- 如怀疑有侵袭性疾病用 MR 最好
  - 重要的是识别 CT 上的显著特征

影像解读要点

- 影像学常常低估肿瘤的范围
- PET/CT 可能对淋巴结病或远处转移有用，虽然很少见

报告提示

- 观察周围组织的侵犯

皮肤基底细胞癌

AJCC 皮肤 BCCa 分期

肿瘤期（T）	淋巴结分期（N）	远端转移（M）
Tis：原位癌	N1：同侧淋巴结≤3cm	M0：无远处转移
T1：肿瘤≤2cm	N2a：同侧淋巴结＞3cm 但≤6cm	M1：远处转移
T2：肿瘤＞2cm，或具有≥2 个或以上高风险特征的任何大小	N2b：多个同侧淋巴结≤6cm	
T3：肿瘤侵入上颌骨、下颌骨、眼眶或颞骨	N2c：双侧或对侧≤6cm	
T4：肿瘤侵犯颅底的轴向或附属骨骼神经周围神经	N3：淋巴结肿块＞6cm	

改编自第 7 版 AJCC 分期形式（2010）

- ○ 腮腺，血管，眼眶
- • 寻找深层结构的延伸
- ○ 骨骼肌，骨，硬脑膜
- ○ 骨侵蚀在 CT 上显示更好
- • 评估沿三叉神经和面神经的神经周围传播

参考文献

［1］ Nakayama M et al：Basal cell carcinoma of the head and neck. J Skin Cancer. 2011：496910，2011

［2］ Fattah A et al：Big Bad BCCs：craniofacial resection and reconstruction for atypical basal cell carcinomata. J Plast Reconstr Aesthet Surg. 63（5）：e433-41，2010

［3］ Kyrgidis A et al：Clinical, histological and demographic predictors for recurrence and second primary tumours of head and neck basal cell carcinoma. A 1062 patient-cohort study from a tertiary cancer referral hospital. Eur J Dermatol. 20(3)：276-82，2010

［4］ McGuire JF et al：Nonmelanoma skin cancer of the head and neck I：histopathology and clinical behavior. Am J Otolaryngol. 30(2)：121-33，2009

［5］ Morselli P et al：Evaluation of clinical prognostic factors in T1 N0 M0 head and neck basal cell carcinoma. J Craniofac Surg. 20(1)：98-100，2009

［6］ Cohen PR et al：Basal cell carcinoma with mixed histology：a possible pathogenesis for recurrent skin cancer. Dermatol Surg. 32(4)：542-51，2006

［7］ Lovatt TJ et al：Associations between ultraviolet radiation，basal cell carcinoma site and histology，host characteristics，and rate of development of further tumors. J Am Acad Dermatol. 52（3 Pt 1）：468-73，2005

［8］ Lovatt TJ et al：Associations between UVR exposure and basal cell carcinoma site and histology. Cancer Lett. 216(2)：191-7，2004

［9］ Fosko SW et al：Positron emission tomography for basal cell carcinoma of the head and neck. Arch Dermatol. 139(9)：1141-6，2003

皮肤基底细胞癌

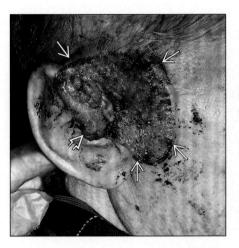

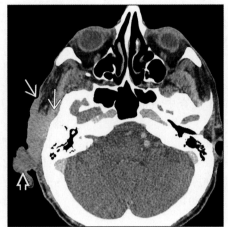

(左)77 岁的具有大的右前耳郭溃疡的患者临床照片描绘了具有厚的"滚动"边缘的碟状病变,累及耳前皮肤➡。肿瘤延伸并填满右外耳道➡。(右)同 1 例患者中的轴向 CECT 显示累及右前耳皮肤全层,皮下组织和颞肌的强化的软组织➡。肿瘤延伸至鳞状颞骨。右耳郭也有肿瘤浸润➡

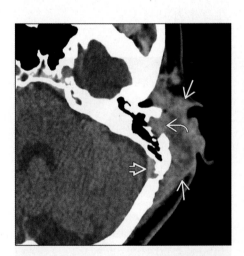

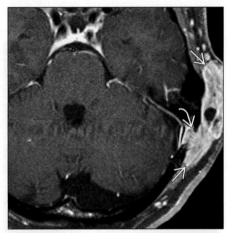

(左)轴向 CECT 患者呈现左侧外耳道后方缓慢生长的大溃疡病史,显示不规则,不均匀增强的耳后肿块➡。肿瘤毗邻并侵入左乳突骨➡并延伸到后窝➡的硬脑膜。(右)同侧患者的轴向 T1WI C + FS MR 显示明显但不均匀强化的肿瘤➡。硬脑膜的扩张明显累及乙状窦➡

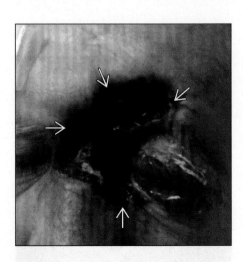

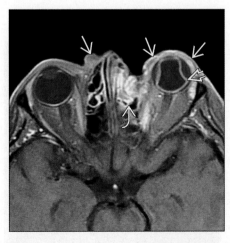

(左)左视力丧失患者的临床照片显示大溃疡性 BCCa 累及前额、内眦、鼻。明显的大溃疡➡,但注意到堆积,厚的边缘,提示浸润性肿瘤。(右)轴位 T1WI C + FS MR 显示左侧球体周围溃疡边缘➡肿瘤的轻度强化,并侵入前筛滤空气细胞➡。注意左侧视网膜脱离➡,没有三叉神经或面神经的神经周围肿瘤的证据

默克尔细胞癌，皮肤病

概　要

术语
- 来自 Merkel 细胞的神经内分泌皮肤恶性肿瘤
- 罕见，但是具有侵袭性、快速增长的皮肤恶性肿瘤

影像
- 原发肿瘤变异，但在临床检查中可能很小或不明显
- 影像学对评估淋巴结很重要
- CT 或 MR：用于评估淋巴结扩散
- MR 可能对淋巴内扩散和肿瘤深度更敏感
- PET：高 FDG 亲和力是理想的分期因素

主要鉴别诊断
- 皮肤基底细胞癌
- 皮肤 SCCa
- 皮肤黑色素瘤

病理
- 与阳光照射有关
- 大多数与默克尔细胞多瘤病毒相关
- 免疫功能低下的患者发病率较高，常出现在晚期，预后较差
- MCC AJCC 分期系统于 2010 年推出

临床线索
- 大多数患者＞65 岁
- 迅速增长的无痛、坚硬、红色的结节
- 局部淋巴结的早期转移和频繁转移是预后最重要的预测因素
- 局部广泛切除很重要；XRT 有作用
- 2 倍于黑素瘤的死亡率
- 如果诊断结果为 N0，则为 5 年相对存活率为75％，否则，生存率为 45％

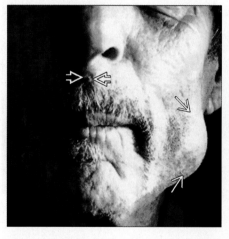
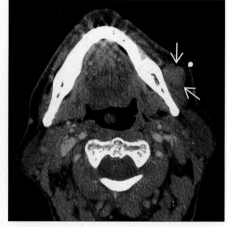

(左)临床照片显示上唇上方➡中线处微小病变，活检证实为默克尔细胞癌。同时还要注意左下脸的丰满度。(右)同 1 例患者皮肤标志物的轴向 CECT 表现出左侧面部增大的淋巴结，无坏死或钙化。这对应于左下脸颊➡可触及的可见肿块。其他小型双侧颌下淋巴结➡也可见于该 CECT

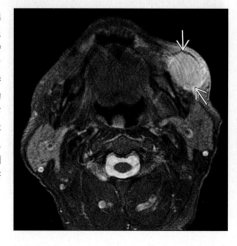
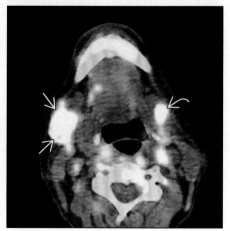

(左)同 1 例患者初次 CT 后近 4 周的轴向 T2WI FS MR MR 显示左侧面部淋巴结➡明显增大，无坏死。病例很好地说明了 Merkel 细胞癌快速生长的潜力。(右)在 MR 前 1 周获得的轴向融合 PET/CT 显示在左下颌下淋巴结➡和右侧 I B 大淋巴结➡中的高度 FDG 摄取。上面 CT 上显示的较大的左侧面部结节和左侧的 MR 也显著摄取 FDG(SUV＝15)

默克尔细胞癌,皮肤病

术　语

缩写
- Merkel 细胞癌(MCC)

同义词
- 皮肤神经内分泌癌

定义
- 来自 Merkel 细胞的神经内分泌皮肤恶性肿瘤
  - 皮肤中机械受体复合物的一部分
  - 位于表皮的基底层
  - 可能来自神经嵴细胞

影 像 学

一般表现
- 最佳诊断线索
  - 颈部结节肿块可能与局灶性皮肤增厚有关
    - 原发部位在临床和影像学上可能很细微
- 位置
  - 最常见于面部皮肤
    - 50％的病例发生在头颈部
      - 脸颊,鼻子,口周,眼睑,眼周
    - 30％发生在四肢
    - 5％~7％发生在躯干上
    - ＜15％未知原发地
    - 更罕见的是黏膜表面
- 大小
  - 初诊时的中位直径 1.1cm
  - 可能由腺病而来,无明显原发性
- 形态学
  - 如果原发性可见,则表现为外生皮下结节

CT 表现
- CECT
  - 主要为皮肤增厚或皮下肿块
  - 实性结节,中度强化

MR 表现
- 原发灶通常很小,在影像学上可能不明显
- 如果看到病变,典型的 T2 高信号,并通过对比中度至明显强化
- 可能看到异常相邻的结节或皮下脂肪的高信号,提示淋巴内扩散

- 所涉及的结节大小不一,通常为实性结节,并通过对比轻度强化

核医学表现
- PET/CT
  - Merkel 细胞癌具有高度 FDG 敏感度
    - 适用于分期,监视复发性疾病的再发和远处转移
    - 即使小淋巴结也可能显示 FDG 摄取的增加
- 淋巴扫描可用于定位前哨淋巴结
  - 在 MCC 治疗中有越来越重要的作用

成像建议
- 最佳成像工具
  - MR 最准确评估原发肿瘤的范围
    - 优越的软组织对比
    - 可用于外科手术和放疗计划中
  - PET/CT 对分期和监视非常有用
- 方案建议非常有用 MR:T2 FS 和 T1 C + FS 增强组织对比

方案建议
  - MR:T2 FS 和 T1 C + FS 提高组织对比度

鉴别诊断

皮肤基底细胞癌
- 缓慢生长的溃疡性皮肤肿瘤
- 淋巴结转移不常见

皮肤 SCCa
- 通常有明显的原发性病变或有病变切除病史
- 淋巴结坏死＞2cm

皮肤黑色素瘤
- 原发病灶可能很小,有淋巴结转移和(或)远处转移

病 理 学

一般表现
- 病因
  - 85％发生在暴露在阳光下的皮肤上
  - 80％与 Merkel 细胞多瘤病毒(MCPyV)有关
    - 肿瘤诱导机制尚不清楚
    - MCPyV 阴性肿瘤预后较差

- 艾滋病毒、移植、慢性淋巴细胞白血病等免疫缺陷的发生率更高
  - 预后更差，常伴有较严重的疾病
  - 倾向于在较小的时候出现

分期、分级和分类

- 美国癌症联合委员会（AJCC）2010
- MCC专用分期系统于2010年首次推出
  - 以前用于"皮肤癌"分期
- AJCC解剖分期/预后组
  - ⅠA：T1，pN0，M0
  - ⅠB期：T1，cN0，M0
  - ⅡA期：T2/T3，pN0，M0
  - ⅡB期：T2/T3，cN0，M0
  - ⅡC期：T4，N0，M0
  - ⅢA期：任何T，Nia，M0
  - ⅢB期：任何T，Nib/N2，M0
  - Ⅳ期：任何T，任何N，M1
- 经常引用的手术分期系统
  - 只有原发部位＝Ⅰ期
  - 淋巴结转移＝Ⅱ期
  - 全身转移＝Ⅲ期

大体病理和手术指征

- 粉红色或红色
- 溃疡或外生生长模式

显微镜特点

- 密集排列、均匀的未分化小蓝细胞
  - 细胞角蛋白20染色（CK20）
- 3组织学形态
  - 小细胞、中间和小梁
    - 似乎不会改变生物行为
    - 小梁是最不常见的孤立形式

临床线索

表现

- 最常见的体征（症状）
  - 迅速增长的无痛、坚硬、红色的结节
  - 可能以肿块的形式出现，有或没有原发性肿块
- 临床资料
  - 80岁白人男性，有阳光暴晒史

人口统计学资料

- 年龄
  - 中位年龄＝75岁
  - 75％的患者年龄＞65岁
- 性别
  - 男性比女性更常见
- 种族
  - 主要在白种人
- 流行病学
  - 美国约1500例
  - 发病率增加；据说在过去25年中翻了两番
  - 发病率最高的是西澳男性：每10万人中有1人患病

自然病史与预后

- 早期和频繁转移到区域淋巴结
  - 1/3存在临床区域性淋巴结增大
  - 最常见的复发部位是区域淋巴结
- 罕见地沿真皮下淋巴管扩散
  - 描述为"正在转移"的区域性转移，可能位于肿瘤远端或肿瘤与引流淋巴结之间
- 6％的患者伴有远处转移性疾病
  - 远端淋巴结、肝、肺、骨、脑
- 5年相对生存
  - 仅有原发疾病为75％
  - 有淋巴结转移为45％
  - 有远处转移性为20％
- 死亡率高于黑素瘤
- 如果免疫抑制，MCC的预后较差
- 如果原发灶不明，预后较好

治疗

- 采用2～3cm宽的局部切除治疗
- 前哨淋巴结活检是很重要的，因为淋巴结状态是最重要的预后因素
  - 超过1/3的患者
  - 前哨活检阴性可提高生存率
- 辅助性局部放疗似乎改善了无病生存
- 目前的化疗方案没有证明有益，虽然经常尝试用于转移性疾病
- 罕见病例完全自发回归报道

默克尔细胞癌，皮肤病

AJCC Merkel 细胞癌(2010)

原发性肿瘤(T)	区域淋巴结(N)	远处转移(M)
T0：淋巴结/转移，但没有明显的	N0：无区域性腺病	M0：没有远处转移
Tis：原位肿瘤	cN0：临床检查/影像阴性	M1 转移到局部淋巴结
T1：肿瘤最大直径≤2cm	pN0：病理检查阴性	M1a：皮肤，皮下组织，远处淋巴结
T2：肿瘤>2cm，直径≤5cm	N1：区域淋巴结的转移	M1b：转移到肺
T3：肿瘤最大直径>5cm	N1a：微转移	M1c：转移到全身其他内脏
T4：转移到骨、肌肉、筋膜、软骨	N1b：大转移	
	N2：单纯转运转移	

关键：微转移＝仅由路径决定；大转移＝临床检查/成像检测和路径确认；转移中转移＝原发性和区域性淋巴结之间或原发性远端的淋巴内扩散

诊断目录

考虑
- 原发性病变可能难以或不可能在影像上看到
- 如果知道病灶，寻找淋巴扩散

报告提示
- 仔细观察淋巴结转移
  - 最重要的预测结果不佳
- 肿瘤具有高 FDG 亲和力；即使是小的淋巴结也可能在 PET/CT 上表现出高摄取

参考文献

[1] Castaño JE et al：Spontaneous resolution of Merkel cell carcinoma of the cheek after incisional biopsy. Otolaryngol Head Neck Surg. 146(6)：1033-4，2012

[2] Chang Y et al：Merkel cell carcinoma：a virus-induced human cancer. Annu Rev Pathol. 7：123-44，2012

[3] Deneve JL et al：Merkel cell carcinoma of unknown primary origin. Ann Surg Oncol. 19（7）：2360-6，2012

[4] Foote M et al：Merkel cell carcinoma：The prognostic implications of an occult primary in stage ⅢB（nodal）disease. J Am Acad Dermatol. 67(3)：395-9，2012

[5] Howle J et al：Sentinel lymph node biopsy in patients with Merkel cell carcinoma：An emerging role and the Westmead hospital experience. Australas J Dermatol. 53(1)：26-31，2012

[6] Howle JR et al：Merkel cell carcinoma：an Australian perspective and the importance of addressing the regional lymph nodes in clinically node-negative patients. J Am Acad Dermatol. 67(1)：33-40，2012

[7] Schrama D et al：Merkel cell carcinoma：recent insights and new treatment options. Curr Opin Oncol. 24(2)：141-9，2012

[8] Schrama D et al：Merkel cell carcinoma-pathogenesis，clinical aspects and treatment. J Eur Acad Dermatol Venereol. 25(10)：1121-9，2011

头颈部肿瘤影像学——诊断、分期、监测

(左)女性，58岁。白细胞减少，面颊肿块快速增长。轴扫显示多灶性融合性软组织结节，位于左脸颊➡深部皮肤畸形，临床明显病变➡，肿瘤向下伸展到Stenson管➡和颊肌的前部。(右)同一例患者的冠状面较好地显示出颊肿胀，肿瘤较深➡，难以进行广泛的局部切除

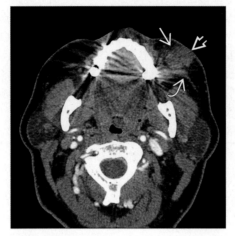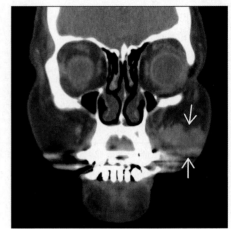

(左)PET/CT CT部分检查中，随着头皮➡肿块的迅速增长，79岁男性的3D重建显示出头皮弥漫性结节，结节向下延伸至太阳穴➡至前颈区➡。(右)同1例患者的轴向融合PET/CT显示腮腺内淋巴结➡和较小的颈淋巴结➡，但具有显著的FDG亲和力。ⅠB，ⅡA和ⅡB水平的颈部双侧淋巴结明显，并且在头皮可见明显的FDG摄取

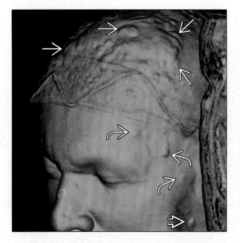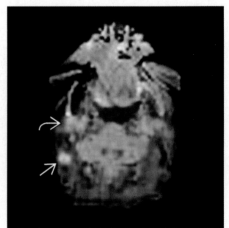

(左)轴位CECT显示左后棘旁软组织大的质硬的肿块➡，毗邻左侧C3椎板及棘突，但未见糜烂。大肌转移不会出现坏死。邻近的圆形非坏死的左侧Ⅱb淋巴结也很明显➡，两处病灶均为FDG高摄取。(右)经腹部轴位电断层扫描(PET/CT)显示，同1例患者有多处肠系膜和腹膜后转移➡，右侧臀部➡有多处软组织结节

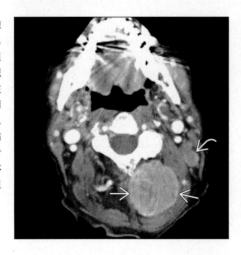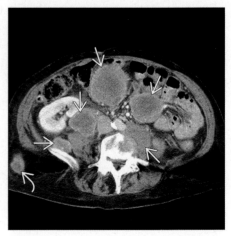

（唐军译刘刚校）